结核病
临床护理实践

◎主　审　卢洪洲

◎主　编　操　静　林　奕

◎副主编　温　敏　罗　蓝　张娇红

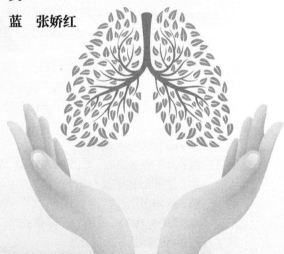

人民卫生出版社
·北京·

图书在版编目（CIP）数据

结核病临床护理实践 / 操静，林奕主编 . -- 北京 ：
人民卫生出版社，2024. 11. -- ISBN 978-7-117-37075-2

I. R473.52

中国国家版本馆 CIP 数据核字第 20242Z9W98 号

人卫智网	www.ipmph.com	医学教育、学术、考试、健康，购书智慧智能综合服务平台
人卫官网	www.pmph.com	人卫官方资讯发布平台

结核病临床护理实践

Jiehebing Linchuang Huli Shijian

主　　编：操　静　林　奕
出版发行：人民卫生出版社（中继线 010-59780011）
地　　址：北京市朝阳区潘家园南里 19 号
邮　　编：100021
E - mail：pmph @ pmph.com
购书热线：010-59787592　010-59787584　010-65264830
印　　刷：北京汇林印务有限公司
经　　销：新华书店
开　　本：710×1000　1/16　　印张：29　　插页：1
字　　数：459 千字
版　　次：2024 年 11 月第 1 版
印　　次：2024 年 11 月第 1 次印刷
标准书号：ISBN 978-7-117-37075-2
定　　价：109.00 元

打击盗版举报电话：010-59787491　E-mail：WQ @ pmph.com
质量问题联系电话：010-59787234　E-mail：zhiliang @ pmph.com
数字融合服务电话：4001118166　　E-mail：zengzhi @ pmph.com

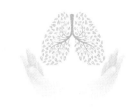

编者

（以姓氏笔画为序）

王　一(深圳市第三人民医院)　　武淑奇(深圳市第三人民医院)

王秀芬(深圳市第三人民医院)　　林　奕(深圳市第三人民医院)

王晓燕(深圳市第三人民医院)　　罗　莉(深圳市第三人民医院)

孔含含(深圳市第三人民医院)　　罗　蓝(深圳市第三人民医院)

石义容(深圳市第三人民医院)　　周红燕(深圳市第三人民医院)

叶美玲(深圳市第三人民医院)　　郑沙沙(深圳市第三人民医院)

吕超群(深圳市第三人民医院)　　郑国琴(深圳市第三人民医院)

伍友春(深圳市第三人民医院)　　胡金花(深圳市第三人民医院)

刘君财(深圳市第三人民医院)　　段　钢(深圳市第三人民医院)

刘晓宁(深圳市第三人民医院)　　侯君莲(深圳市第三人民医院)

刘晓晖(深圳市第三人民医院)　　费　琴(深圳市第三人民医院)

孙璐露(深圳市第三人民医院)　　唐春梅(深圳市第三人民医院)

李　敏(深圳市第三人民医院)　　黄东东(深圳市第三人民医院)

李　静(深圳市第三人民医院)　　曹苏南(深圳市第三人民医院)

李　藕(深圳市第三人民医院)　　朝艳玲(深圳市第三人民医院)

李春静(深圳市第三人民医院)　　程　艳(深圳市康宁医院)

杨相宜(深圳市第三人民医院)　　温　敏(深圳市第三人民医院)

余翠英(深圳市第三人民医院)　　温国欢(深圳市第三人民医院)

张　婕(深圳市第三人民医院)　　廖巧玲(深圳市第三人民医院)

张丹丹(深圳市第三人民医院)　　谭刘婷(深圳市第三人民医院)

张娇红(深圳市第三人民医院)　　操　静(深圳市第三人民医院)

张海琳(深圳市第三人民医院)　　戴文艺(深圳市第三人民医院)

陈子娇(深圳市第三人民医院)　　魏　冉(深圳市第三人民医院)

陈少平(深圳市第三人民医院)

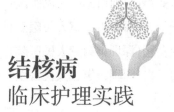

结核病
临床护理实践

序

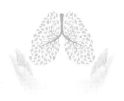

　　结核病是当今全球范围内对人类具有威胁性的一种感染性疾病,是危害人类健康的"杀手"。结核病是单一传染源导致死亡的主要原因之一。由于营养不良、HIV 感染、酒精滥用、吸烟、糖尿病等因素,目前结核病仍在持续蔓延,结核病防治的艰巨挑战依然存在,结核病感染率高、发病率高、病死率高和耐药率高等问题亟须有效地解决,因此,结核病仍是国际社会关注的公共卫生和社会问题之一。

　　为实现世界卫生组织提出全球"2035 年终结结核病流行,2050 年消灭结核病"的目标,医务工作者面临着严峻的挑战。目前,中国仍然是全球结核病负担较大的国家之一,在各种结核病负担指数中排名全球第三。终结结核病流行需要政府、医疗机构及全社会的共同努力,具体行动路线包括全社会动员和创新形式,提高公众对结核病的知晓率;早期筛查、关口前移,降低结核病传播风险;促进预防和规范治疗,提高治疗成功率;加强管理和病人护理,提高治疗依从性;加强科学研究和创新。根据世界卫生组织 2014 年提出的《终止结核病战略》,以及 2023 年为未来五年(2023—2027 年)制订的新目标,我国专家制订了适合我国国情的结核病控制目标。围绕这个战略目标,结核病护理团队要积极参与结核病防治工作,履行团队义务,贡献团队智慧。

　　"三分治疗、七分护理",护理工作者是结核病防治系统中的重要成员,南丁格尔认为："护理是一种有智慧地管理和照顾病人之道,护理界并不缺人,缺的是精英;护理精英不产生,护理永远没有发展,永远是低水平。"临床护理实践中如何智慧地管理和照顾病人,提高结核病病人的治疗依从性;如何做到从病人门诊就诊、住院到出院全过程的精细化与规范化护理;如何在工作中不断创新,引入新思维、新技术、新模式,持续提高护理质量,改善病人临床结局,这些都是护理人员需要重视的工作。我国结核病护理工作者迫切需要了解并学习国内外结核病护理的新理论、新进展、新业务、新技术及临床护理的实践经验。国家感染性疾病临床医学研究中心、深圳市第三人民医院编著的《结核病临床护理实践》正是抓住了结核病临床护理实践中的重点、难点、创新点,并在书目内容编排上体现了"护理学是一门既有人文、社会、自然科学等基础知识,又要与护理技术操作和爱心相结合的应用学科"。全书共十章,除绪论外,从读者关注的问题角度,对结核病诊疗区域建筑设计、病人门诊护理、病区护理管理、病人关怀及护理安全管理、专科护理、化学治疗的护理、临床诊疗技术配合与护理、护理多学科协作、案例展示等方面进行了系统的阐述。该书将为广大读者提供许多新信息和实践经验,供诸位参考及学习。

本书的主编是操静、林奕主任护师,她们经过多年的护理工作,不仅有较高的护理管理水平,而且积累了丰富的护理技术操作经验。她们利用深圳市第三人民医院"强专科、大综合"的学科布局优势,组织该院内、外、妇、儿各专科的护理专家共同编写了此书。本书立题新颖,内容层次分明,理论结合实践,文字通顺,可读性强。我相信,此书对广大从事结核病临床护理的工作者具有较高的借鉴价值和指导意义。

深圳市第三人民医院党委副书记、院长　卢洪洲
2024 年 2 月于深圳

前　言

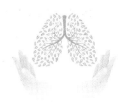

　　结核病作为最古老的传染病之一,人类与之斗争了数千年,但其至今仍然是危害公众健康的全球性公共卫生问题。目前全球结核病防控成效距离世界卫生组织和联合国提出"终止结核病策略"的目标还存在较大差距。除结核分枝杆菌的不断演化产生的耐药性增加了结核病的防控难度外,缺少规范化的防控、诊疗及护理也是重要因素。

　　深圳市第三人民医院为国家感染性疾病临床医学研究中心依托单位,是深圳市唯一定点收治结核病的三级甲等医院,多年来医院一直致力深耕于结核病预防、治疗、护理全流程管理,积累了丰富的临床经验。为传递结核病护理新理念、新方法、新技术,规范结核病护理行为,优化各级结核病防治机构的护理质量,减少因资源不均衡导致的区域性护理水平差异,特组织结核病护理专家撰写《结核病临床护理实践》,以便于结核病护理从业人员参考。

　　本书从结核病诊疗区域建筑设计、结核病病人门诊护理、结核病病区护理管理、病人关怀与护理安全管理、结核病专科护理、结核病化学治疗的护理、结核病临床诊疗技术配合与护理等方面进行了详细的阐述,并通过案例展示护理程序的应用、护理查房,同时探讨了结核病护理多学科协作模式及专科护士在结核病护理中的作用,旨在为结核病临床护理实践提供综合指引。真诚地期待本书可以为广大结核病护理工作者提供切实的帮助与启发,共同携手向

"2035 年终结结核病流行,2050 年消灭结核病"的美好未来、捍卫人民群众的身体健康贡献力量。

　　本书编写过程中力求科学性、严谨性、实用性及创新性,但由于编者的水平所限,难免存在不足之处,敬请广大读者不吝指正！本书中所有建筑图由赵鹏老师提供。

操静　林奕

2024 年 2 月

目 录

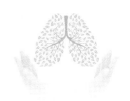

第一章
绪 论

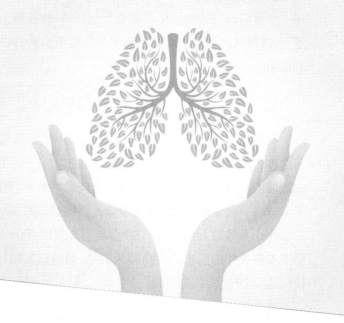

一、结核病的历史

结核病(tuberculosis,TB)是由结核分枝杆菌(简称"结核菌")感染引起的慢性传染病,也是单一病原体导致死亡的常见原因,长久以来对人类生命健康造成重大威胁。结核菌可能侵入人体全身各器官,但主要侵犯肺脏,称为肺结核病。

几个世纪以来,结核病一直是一个重要的公共卫生问题,它对人类健康和社会的影响是深远的。结核病已经在人类中存在了数千年,最早可追溯到公元前2400年,人们在埃及木乃伊遗骸中发现了这种疾病的证据。1973年我国科学家于湖南长沙马王堆一号墓出土的汉代(距今2100年)"辛追夫人"遗体上,发现了肺上部及左肺门的结核钙化灶,这是我国有证可查最早的肺结核病病人。

人类对结核病的现代认识始于19世纪,当时罗伯特·科赫(Robert Koch)发现了导致结核病的病原体是结核分枝杆菌,此发现为结核病治疗的发展奠定了基石,人类从此开启了对结核病精准而强有力的打击,包括20世纪中叶抗生素的使用。

二、全球及我国结核病流行趋势

尽管结核病的防治取得了显著成效,但结核病仍然是全世界面临的一个威胁性极大的公共卫生问题,特别是在低收入和中等收入国家,家庭常陷入结核病造成的灾难性负担之中。此外,结核病对弱势群体(如人类免疫缺陷病毒感染者、难民)的影响巨大,因这部分人群的身体素质、生存条件、经济基础、资源获取往往不尽如人意,且由于社会歧视和忽视,处于失助状态,结核病常常给他们带来毁灭性的后果。在高收入国家,结核病发病率虽然较低,但控制其传染依然是重大的公共卫生问题。

世界卫生组织(World Health Organization,WHO)2023年全球结核病报告显示,估算2022年全球新发结核病约1 060万例,有130万例死于TB,其中包括16.7万例人类免疫缺陷病毒(human immunodeficiency virus,HIV)感染者。由于发现和治疗的不足,耐药结核病(drug resistant tuberculosis,DR-TB)仍然是公共健康的威胁。2021年新增45万例利福平耐药结核病(rifampicin resistant tuberculosis,RRTB)病人。2012—2019 年,虽然全球耐药结核病的治疗成功率一直在稳步提升,但截至 2019 年,仍然很低,仅达到 60%。而自 2020 年以来,新型冠状病毒流行对结核病诊疗服务的可及性以及结核病负担产生破坏性影响,据估算 2019—2021 年全球 TB 死亡病人数有所增加,改变了 2005—2019 年间的下降趋势。

各国结核病流行的严重程度差异较大,30 个结核病高负担国家占全球所有估算发病病例的 87%,其中 8 个国家占全球总数的 2/3。我国 2022 年估算的结核病新发病人数为 74.8 万人,估算结核病发病率为 52/10 万。在 30 个结核病高负担国家中我国结核病新发病例数排第 3 位,占全球发病人数的 7.1%,仅次于印度尼西亚(10%)和印度(27%)。

三、结核病特殊人群的影响

结核病特殊人群是指特殊的生理状态或合并其他疾病状态的结核病病人,因生理状态、基础疾病等多种因素在治疗和护理上有一定的特殊性。特殊生理状态包括儿童、青少年、老年、妊娠等结核人群。结核病与其他疾病的共病(comorbidity)是全球公共卫生的一个重要关注点。某些疾病的存在会增加结核病感染和进展的风险,结核病也会使这些疾病的预后恶化。常见结核病合并感染人类免疫缺陷病毒,它们共同构成重大公共卫生问题。糖尿病、营养不良和慢性肾病等也可增加结核病风险。2021 年全球 TB 新发病例中,220 万例归因于营养不良,86 万例归因于 HIV 感染,74 万例归因于酒精滥用,63 万例归因于吸烟,37 万例归因于糖尿病。因此,预防和管理结核病合并其他疾病的有效战略对于实现 2035 年终止结核病流行的全球目标至关重要。

四、结核病的诊断治疗与护理要求

结核病的诊断涉及多个步骤,包括病史和体格检查、结核菌素皮肤试验、实验室检查及影像学检查等。病史和体格检查是提供有关病人症状和结核病危险因素的重要信息。目前结核菌素试验仍是一种广泛使用的结核病筛查方法。同时,影像学检查,例如胸部 X 线检查或 CT 扫描,也可以提供重要的诊断信息。如果检测到异常,须进一步行确诊检查,例如痰液检测或支气管镜检查。

结核病的治疗需要长期的化学治疗(简称"化疗")疗程,且常因为合并其他感染而涉及抗生素联合治疗方案,因存在共病及合并症的情况,需要多系统、整体性地考量治疗方案。除抗生素治疗外,结核病病人可能还需要其他治疗,例如手术或其他支持性治疗等。这些漫长且复杂多变的治疗手段及方案,对临床护理工作提出了更高的要求。结核病病区的临床护理人员不仅需要具备全科知识和多方面的综合技能,更要具有整体、系统、动态的护理思维及见微知著的病情观察能力。同时,因结核病病人的心理脆弱性,护理人员应具备良好的人文素养及心理素质,更好地发挥护理人员温暖、关爱、真诚、奉献的职业价值。

五、我国结核病护理现状及展望

1. 我国结核病护理全貌缺乏大数据的调研　在我国医学护理发展的进程中,传染病不论是在行业内还是在民众心中,关注度及了解度都远远不够。长久以来,并没有国家级的权威机构对结核病护理现状进行全国性或多中心的调查、分析,发表的报道及研究也多从护理领域的单一方面进行调查与讨论。

2. 结核病护理临床实践缺乏针对性的指导书籍　现阶段,我国结核病专科护理人员主要依据综合性疾病的护理常规、流程、规范及传染病学的通识性知识开展结核病临床护理实践,虽在一定程度上有所指引,但其内容简单、篇幅短小,缺乏针对性的指导书刊。各类临床护理指南也都集中在通用性护理措施上,如气道管理指南、营养治疗指南、早期康复指南等,但结核病的病理生理具有非常强的特殊性,综合领域的规范及指南不能满足结核病临床护理所需。

3. 结核病护理临床实践有待更加规范与完善　随着科学技术的发展,医疗、护理也在各自领域内开展了众多的临床实践探索及科学研究。循证医学理念的提出与发展更新了结核病的诊疗手段。比如胸腔镜的应用对不明原因胸腔积液、结核性胸膜炎的诊断有重要临床价值;抗结核药的新药研发及临床应用给耐药结核病病人带来希望;体外膜肺氧合(extracorporeal membrane oxygenation,ECMO)的应用为重症结核致多器官功能障碍综合征(multiple organ dysfunction syndrome,MODS)病人提供了可靠的救治方案及等待肺移植争取时间等。结核病诊疗的技术与方案都在推陈出新,且成效显著。此时,亟待出现与之相匹配的护理力量,也亟须将结核病专科护理及技术规范化、标准化、流程化,以利于提升病人的满意度、使病人获得良好的临床结局。

4. 结核病护理管理有待精细化、系统化　结核病作为一种慢性呼吸系统感染性疾病,具有诊疗周期漫长、易感人群广泛、感染控制环节繁多的特点,加上疾病本身对病人身心的伤害及对家庭的影响,都要求护理人员应极具专业性及人文关怀。因此,通过针对结核病临床护理质量评价体系的构建,从结构指标、过程指标、结果指标等对结核病护理质量进行全面评价。利用信息化手段,开展前瞻性护理质量管理,促进结核病护理管理的精细化、系统化。

5. 结核病护理专业人才队伍建设迫在眉睫　结核病不仅是一种慢性呼吸系统感染性疾病,还是传染性较强的传染病。从事结核病护理工作的护士,不仅需要扎实的护理学基础知识与技能,还需要良好的传染病护理、医院感染管理、行为管理、心理学等知识,才能胜任工作岗位并高质量地完成护理任务。同时,对重症结核病病人常须多学科合作以取得最佳临床结局。此外,在专科护士培养、高级实践护士培养日渐成熟的当下,仍然缺乏对结核病护理专业人才培养及队伍建设的聚焦,在一定程度上影响了结核病护理的发展,因此亟须加快结核病护理专业人才队伍的建设。

6. 展望与希冀　护士在结核病病人诊疗和管理的整个过程中发挥着重要作用。我国《"十四五"国民健康规划》所形成的新形势、护理发展的新理念将助力结核病护理变革与发展。

新形势下结核病的护理理念由"病人管理"及"少数人管理"转变为"全人群""全周期"管理;而护理模式也从"生物医学模式"向"生物-心理-社会医学模式"转变;工作方式从"以疾病为中心"的功能制护理,转变为"以病人为中心"的责任制整体护理,再到"个案管理"模式的全面转变。

在新时代、新发展趋势下,结核病护理还应继续多方面探索与思考,包括结核病专科护理人才的培养与认证、结核病专科护理门诊开设与探索、互联网+护理服务的落地与推广,以及利用信息化手段实现多中心、多学科的云端查房、疑难护理问题讨论、远程护理会诊以及以区域医疗中心为核心的多中心护理协作等,以促进结核病护理快速发展。

(操静　林奕)

第二章

结核病诊疗区域建筑设计

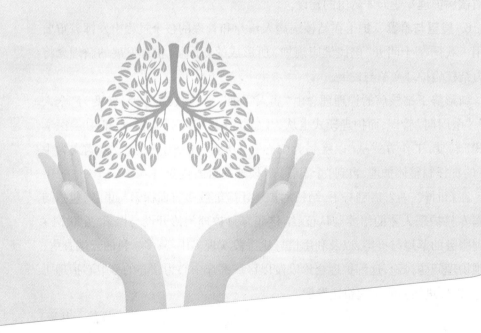

第一节　整体设计布局

2014 年中华人民共和国住房和城乡建设部与国家质量监督检验检疫总局联合发布了《传染病医院建筑设计规范》国家标准,并于 2015 年 5 月 1 日起实施。

《传染病医院建筑设计规范》总则中明确了本规范是为了规范传染病医院的设计,满足使用功能需求,符合安全卫生、经济合理、节能环保等基本要求,适用于新建、改建和扩建的传染病医院和综合性医院的传染病区建筑设计;要求传染病医院的建筑设计应遵照控制传染源、切断传播途径、保护易感人群的基本原则,并满足传染病医院的医疗流程,同时除符合《传染病医院建筑设计规范》外,还应符合国家现行有关标准的规定。《传染病医院建筑设计规范》内容包括:传染病医院流程,选址与总平面,建筑设计,给水排水、污水处理和消防,采暖通风与空气调节,电气,智能化,医疗气体等 8 个方面。

传染病门诊及病房的建筑设计均要达到"三区三通道"要求,即设置清洁区、潜在污染区和污染区;根据医-患分流、洁-污分流、人-物分流的原则分别设置员工通道、病人通道、污物通道。

肺结核为呼吸道传播疾病,主要通过近距离飞沫传播,其预防控制的难度较其他传播方式的传染病大,因此结核病人定点收治医院在物理空间设计时要充分考虑其特殊性,合理分区、科学布局,同时地面、墙裙、墙面、顶棚应采用便于清扫、冲洗、消毒的材料及构造,室内装修应满足易清洁、耐消毒液擦洗的要求,尽量减少不必要的隔层、缝隙及镂雕花纹等设计。同时应在结核病诊疗区域内设计并提供充足的、便捷可用的手卫生设施,尽量采用非接触式水龙头,以预防及减少结核分枝杆菌在医院内的传播,为医院工作人员、病人及其家属提供安全的环境。

（操静　罗蓝）

第二节　门诊建筑设计布局

【空间布局设置】

结核病门诊应单独设置在医院建筑群的一角,且应处于下风位置,并在院区设置单独出入口。室内空间净高≥2.8m,并充分创造自然通风条件。内部诊疗用房布局根据室内风向设置,或使用机械排风装置,使医护工作区域处于室内风向上风位。

病人入口与工作人员入口应分设在楼体不同向的两侧,并应有明确的指引与标识。工作人员入口建议设置门禁系统,并严格分设流线不交叉的工作人员通道与病人通道。由于结核病传播途径的特殊性,在病人通道设置上,应利用物理隔断实现痰检阳性病人与痰检阴性病人分流、耐多药结核病病人与非耐多药结核病病人分流。

【内部区域设置】

为减少致病菌传播的概率及利于病人就诊,结核病门诊设计采用病人就诊"一站式"服务理念,挂号、就诊、缴费、检查、治疗在同一栋建筑空间内完成。

门诊业务用房包括咨询处、挂号处、缴费处、候诊厅、护士站、诊室、注射室、输液室、采血室、留痰室、处置室等;辅助科室包括临床检验科室、影像检查科室、功能检查科室、药房等;其他还包括门诊候诊公共卫生间、污洗间等;工作人员功能用房包括更衣室、值班室、会议室、示教室、洗手间(含淋浴房)、库房等(图2-2-1)。

为避免交叉感染、保障工作人员工作安全,清洁区与潜在污染区之间、潜在污染区与污染区之间,应设置缓冲区域或缓冲间,如病人活动、候诊、诊疗区域与工作人员办公区域之间应设缓冲间以避免空气直接对流,造成感染扩散。

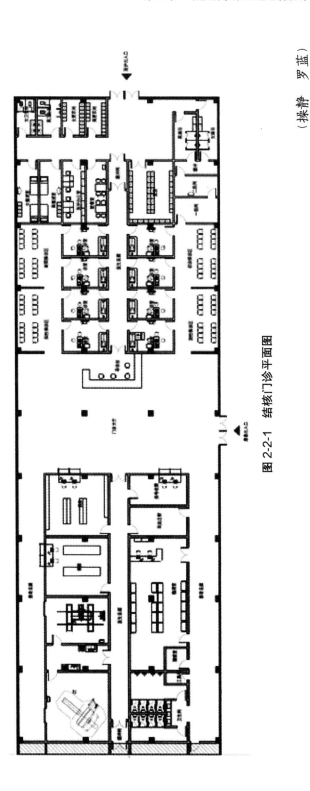

图 2-2-1 结核门诊平面图

（操静 罗蓝）

第三节   急诊科设计布局

【空间布局设置】

急诊科应自成一区,设置独立的、明显易见的出入通道,接诊病人入口及大厅应有醒目标识及指引,便于病人及急救车辆直达;急诊科的设置应紧邻结核病门诊和医技部门,便于病人的快速转介。鉴于急诊科诊疗及救治工作的特殊性,不适宜整体应用负压系统控制空气流向,但可根据情况设置负压隔离处置室。接诊大厅及各诊疗室应考虑充分的自然通风,或安装强制性排风装置,同时可应用上照式紫外线消毒灯或空气净化消毒机,在不影响室内人员活动的情况下进行实时空气消毒。

【内部区域设置】

入室大厅宽敞,分诊台位置宜位于大厅中心位置,候诊区宜设于分诊台对面位置,医生诊室与抢救室应分设于分诊台两侧,便于护士快速有效分诊、分流病人就医,同时对诊室起到协调管理,为保证"一医一患"提供支持,也可有效避免诊室前人流影响抢救效率。

设置挂号、就诊、缴费、取药"一体化"布局;按功能需要配置临床快速检验、影像学检查(如胸部 X 线、CT 检查)等辅助设施;按急诊分级救治要求设置独立的快速抢救区、普通急诊区;按医院感染要求设计隔离观察区,其规模按医院区域定位功能、能力及当地卫生行政主管部门核定执行(图 2-3-1)。

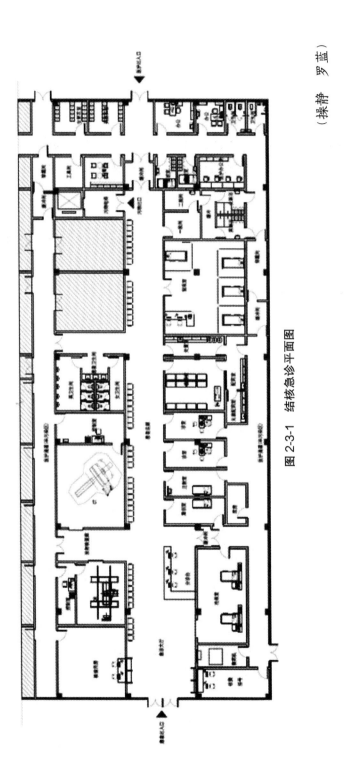

图 2-3-1 结核急诊平面图

（操 静 罗 蓝）

第四节   普通病区设计布局

【空间布局设置】

为便于门、急诊病人的转送,减少结核病病人的院内活动半径,住院病区可考虑与门诊共处一栋建筑,形成就诊、住院流程同楼栋完成的格局。如条件受限,住院病区宜设置在紧邻门诊与急诊处,且应与其他综合病区病人分流线、分通道活动。

严格按"三区三通道"要求,分别设置工作人员出入口及病人出入口,两处出入口应不同朝向,同时病区内医患流线互不交叉。配送、运送物品应考虑洁-污分流要求,并按要求设置清洁物品与污染物品运送通道。

病区应设置负压系统及强制排风措施控制空气流向,保证病区空气质量及人员安全。

【内部区域设置】

按病区内自然风向,自上风处往下风处分别设置清洁区、潜在污染区及污染区,三区之间应按要求设置缓冲区域或缓冲间。根据结核病病人传染性不同及是否存在耐药情况,应分设菌阴病房、菌阳病房、耐药病房三种病房,相对集中收治同类病人,建议菌阴病房设于靠近病区病人入口处,菌阳病房设于病房中部位置,耐药病房设于病区尾端并有明显标识。

护士站宜设于病人入口处,并采用封闭式管理,为便于沟通,可采用落地玻璃幕墙形式,同时增加对讲系统及门禁控制系统。病人入口处设置接待处置室,用于接待新入病人、医护病情告知等工作。

污物通道(有条件应安装电梯)及污洗间、标本间、工具间等功能用房设置于病区末端,实现洁-污分流。

因受结核病病区隔离措施及病房布局的影响,护理工作量较普通综合病区大,单元病床配置32~42张为宜,可按要求设置1人间,但以2人间、3人间为主,不适合设置多人间。每间病房床单位间距≥1.2m,并配备快速手消毒装置及非接触式洗手装置,利于病人手卫生。病房内通道宽度应设置在1.2~1.4m,病房外走廊通道净宽不少于2.4m,以达到隔离要求,同时方便病人转运。每间病房配备独立卫生间,卫生间做到干、湿分离,马桶应用马蹄式座圈,便于清洗消毒。

如为蹲式便器,应采用下卧式冲水设计,同时应安装扶手及应急救助灯,避免不良事件的发生。应减少工作人员非必要地进入病房的次数,在每个病房前设置专用传递窗,用于简单物品传递(图 2-4-1)。

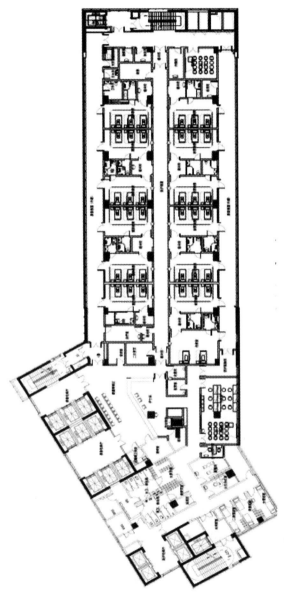

图 2-4-1　结核病区平面图

（操静　罗蓝）

第五节　重症监护病区设计布局

【空间布局设置】

重症监护病房(intensive care unit,ICU)应位于方便病人转运、检查和治疗的区域。建议结核科ICU设置在与结核病房同楼栋内的中间楼层,毗邻手术室,有良好的通风和采光,同时兼顾在楼栋内上下科室之间的便捷转运。整体布局应严格按"三区三通道"设置清洁区、潜在污染区及污染区,同时根据负压梯度及空气流向合理划分区域范围。病区出入口处及三区之间应设置缓冲间,并应用"三门互锁"方式控制缓冲间两侧的门不同时开启,病区内所有门均采用感应式自动开门,避免病菌通过高频接触物体表面传播。

以"医-患分开""洁-污分开"为原则,诊疗区域、医疗辅助用房区域、污物处理区域等应相对独立,分别设置工作人员及病人进入病区通道、清洁物品及污物运送通道,设置醒目标识,并可通过门禁控制及物理隔断实现流线不交叉。

【内部区域设置】

结核科重症监护病区应具备对飞沫传播及接触传播的隔离条件。业务用房应包括缓冲间、重症监护病房、护士站、处置室、仪器间、药品间、值班室、更衣室(含淋浴设施)、卫生间、污洗间、家属等候室等。护士站宜处于病房中心区域,同时各独立病床单位间应采用可视化玻璃门进行封闭,在达到隔离要求的同时便于医生护士观察病人病情。

采用双床及单床小隔间为主的方式设置病床单位,适当设置1~2间多床开间。每个床单位使用面积应不少于15m²,床间距应大于1.2m。单人间应在配备空气消毒机及上照式紫外线消毒灯的情况下,设置为负压病房,使用面积应不少于18m²,用于收治耐药结核病病人及存在多重感染或免疫抑制的特殊病人。其余病房可采用层流洁净装置结合空气消毒机或上照式紫外线消毒灯进行空气质量控制。每个病房单元内设独立卫生间(图2-5-1)。

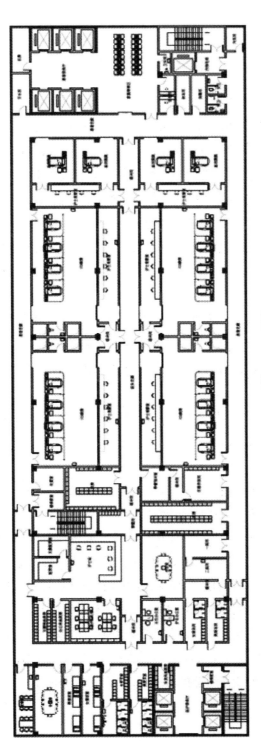

图 2-5-1　结核 ICU 平面图

（操静　罗蓝）

第六节   辅助检查区域设计布局

【空间布局设置】

辅助检查区域室内空间净高不得低于3m，以利于检查设备安装及运作。医学影像科室及检验科室的位置要兼顾门诊、急诊病人以及住院病人，使其前来检查时方便易达，并自成一区，病理科的设置应考虑毗邻手术室。同时按照传染病区域"三区三通道"设置严格划分各诊区布置，病人活动及等候区与工作人员工作区及通道应采用门禁控制及物理隔断方式分开，并在工作人员通向检查区的出入口处设缓冲间或卫生通过室。对承担高生物危险等级病理解剖的用房，应严格按照现行国家标准《生物安全实验室建筑技术规范》（GB 50346—2011）设计。

由于辅助检查区域要求私密性及封闭性较强，建议在区域内采用空气净化消毒及负压系统控制空气质量，条件不满足时应安装强制排风装置，使医生办公室及值班室等相对清洁区域处于上风位置或负压较小的区域，保证工作人员工作安全，避免感染扩散。

检验科宜采用可视化、双层密封门互锁型传递窗接收病人标本，减少与病人的直接接触，同时减少因传递引起的空气逆流。

【内部区域设置】

为提高医学影像科室的室内环境质量与安全，避免医院感染的发生，结核科医学影像科室宜设置单个小型检查间，同时设置耐药病人专用检查间，其内的设备、仪器、用品固定使用，并有专人进行管理。如条件有限，可为病人共同使用的大型影像检查室，分设多个更衣小间，便于替换使用与消毒。

应在检验科室内一些可能存在或沾染危害性物质如病毒及致病菌标本、化学试剂等的区域设置生物安全通风柜或橱，以保证检验科室环境安全和工作人员安全。从生物安全卫生角度考虑，应在细菌检验室的接种与培养实验室之间设传送标本用传递窗，并设专用洗涤池。为防止操作中发生意外，在检验区适当位置设置紧急冲淋龙头及密闭型排水地漏，供工作人员备用。

（操静　罗蓝）

第三章

结核病病人门诊护理

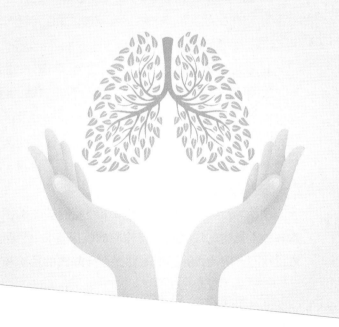

第一节　结核病门诊病人预检分诊

结核病门诊是病人聚集场所,易引起交叉感染。通过预检分诊可以对就诊病人进行简单迅速的评估,分流肺结核病病人与其他结核病病人,避免交叉感染。同时,按病人病情的紧急程度安排就诊顺序,使病人获得及时的治疗与护理,保障病人安全。

一、预检分诊处的设置

(一) 位置选择

1. 预检分诊处设立在门诊主入口处,标识明确醒目,能有效引导病人前往接受预检服务。

2. 通风及采光良好,便于护士对就诊者进行查体、评估。

3. 空间相对独立,与治疗区和就诊区相连,以利于及时、高效协调就诊与治疗。

(二) 用物配置

1. 护理查体用物　血压计、听诊器、体温计、血氧饱和度监测仪等。

2. 便民设施　轮椅、平车、一次性医用口罩、水杯、纸巾、宣传资料等。

3. 办公及消毒防护设施　电脑(安装办公及医院电子病历系统等软件)、电话;各种评估及记录表格;医用手套、符合标准的医用防护口罩;空气及物体表面消毒设施,如非手触式洗手设施、快速手消毒液、空气消毒机等。

(三) 岗位要求

预检、分诊工作由有一定临床经验的护士承担。应具有高度的责任心,熟悉各种常见病的症状及主要检验的临床意义、传染病防治的法律、法规、结核病流行动态及防治、诊疗知识,熟悉职业暴露的预防和处理流程。

二、预检分诊工作职责

1. 评估病人病情及就诊的紧急程度,正确分流病人、安排就诊顺序。

2. 指导病人做好个人防护,防止发生医院感染。

3. 维持医疗秩序,引导病人分区候诊,防止就诊人员聚集,杜绝疾病互相传播。

4. 体现医院的人文关怀,为病人提供便利服务。

5. 为就诊病人提供结核病疾病及防控知识宣教。

三、预检分诊工作程序

(一) 护理评估

询问病人就诊原因,并对病人进行必要的护理查体及生命体征测量,对就诊的病人进行初步预检。以下内容可帮助护士迅速进行导诊安排。

1. 结核病病人是否具有传染性。

2. 病情急危重程度。

3. 即刻须实施的护理措施。

(二) 分诊、导诊

1. 根据病人病情分区候诊。疑似或确诊的肺结核病人、疑似耐药结核病病人(如慢性排菌/复治失败病人、密切接触耐多药肺结核病人的涂片阳性肺结核病人、初治失败的结核病病人、复发的病人、治疗 3 个月痰涂片仍阳性的初治涂片阳性病人)、免疫力低下的病人(例如糖尿病、HIV 阳性、使用免疫抑制剂者等)与其他结核病病人分区就诊。

2. 通过预检评估,安排病人就诊,按病情严重程度分为三类病人。

(1) 一类:危及生命的急危重症病人。病人需要立即进行抢救与治疗,否则将会出现生命危险,例如:重度或极度呼吸困难、大咯血、休克、窒息、呼吸衰竭、心搏骤停、呼吸停止、剧烈的胸痛怀疑心肌梗死等。安排急危重症病人通过"快速通道"优先就诊。

(2) 二类:重症病人。病人病情较重,须尽快接受治疗,但短时间等待不会导致生命危险或永久性损伤,例如:心、肺功能衰竭不伴有严重的呼吸窘迫或高热等。

(3) 三类:普通病人。这类病人通常有轻微不适,没有严重的症状或急性的功能丧失。

3. 帮助病人做好疾病防护。在病人进入门诊时,向病人提供一次性医用外科口罩,有咳嗽症状须提供纸巾,指导病人咳嗽礼仪及正确的防护方法。

4. 对候诊者及有需求的病人开展健康教育及咨询、指导工作。

5. 对候诊病人进行病情观察,发现病情变化及时处理。

6. 做好预检分诊工作记录及护理记录　包括生命体征测量结果及实施的各项护理措施。

四、预检分诊的个人防护

1. 预检分诊人员采取一级防护措施,佩戴符合 GB 19083—2010 或更高级别的医用防护口罩,并严格按照标准预防原则进行防护,如进行可能造成飞沫或体液喷溅的操作时行三级防护。

2. 严格按照区域管理穿戴防护用品,离开时按要求摘脱,并正确处理使用后物品。

（郑国琴）

第二节　结核病门诊区域环境管理

结核病门诊区域严格执行三区三通道指引,《医疗机构消毒技术规范》《医疗废物管理条例》等法律法规要求对诊区的环境空气、医疗器械、物体表面、医疗废物等进行消毒处理,对工作人员手及使用中消毒剂等进行微生物学监测,保持诊区清洁整齐,温、湿度适宜,空气流通,减少交叉感染的风险。

一、清洁区环境管理

结核病门诊的清洁区域包括工作人员就餐室、休息室、卫生间、浴室;公共区域的清洁库房、清洁区电梯、清洁区走廊;办公区域的示教室、工作人员一次更衣室。

（一）区域布局

区域入口及地面有明晰界线标识,空间上不与污染区相邻,清洁区与潜在污染区之间必须设立缓冲区域,区域内于醒目处张贴明确的着装要求及管理要求。使用中央空调时,应调整气流方向,使气流从清洁区到潜在污染区,再到污染区。设有空气及物体表面消毒设备,并有完备的手卫生设施可供使用。

（二）空间、物品管理要求

1. 区域内物品应分类放置,严禁将污染区及潜在污染区物品带入清洁区,如需回收复用物品及贵重仪器时,应经过清洁消毒后方可带入。

2. 严格落实《医疗机构消毒技术规范》(WS/T 367—2012)、《医院空气净化管理规范》(WS/T 368—2012)。保持地面及物体表面清洁,每日对清洁区物体表面及地面进行清洁、消毒,空气消毒每日至少 2 次。

二、潜在污染区环境管理

结核病门诊的潜在污染区为工作人员进行相关诊疗工作的辅助区域,包含除清洁区和污染区以外的所有区域,如处置室、医护办公室、挂号收费室、药房等。工作人员二次更衣区,设在潜在污染区与清洁区之间。

(一) 区域布局

区域入口及地面有明晰界线标识,尽量采用自然通风,自然通风不良的情况下,安装足够的机械通风设施,进行强制排风,定期维护定向风扇和排气风扇,做好维护记录。若使用中央空调,应调整气流方向,使气流从清洁区到潜在污染区,再到污染区。观察和测量空调系统送风口和排气口空气流动情况,安装空气及物体表面消毒设备,并有完备的手卫生设施。

(二) 空间、物品管理要求

1. 严禁将潜在污染区物品带入清洁区,如需回收复用物品,应经过严格清洁消毒后方可带入。

2. 区域内物体表面、地面每日使用 500mg/L 的含氯消毒剂擦拭消毒 2 次,遇污染时及时清洁与消毒,并进行登记。

3. 空气消毒,行紫外线照射每日 2 次,每次不少于 60 分钟。

三、污染区环境管理

包括结核病门诊各诊室、污物间、分诊台、抽血室、候诊区、注射室、抢救室、随访室、影像学检查室、支气管镜检查间、污染区电梯、病人洗手间、病人走廊等。

(一) 空气清洁与消毒

1. 候诊区应尽量采用自然通风,自然通风不良的情况下,安装足够的机械通风设施,进行强制排风。但应注意相邻区域的卫生条件及洁净度要求,避免造成空气逆行进入相对洁净区域。

2. 业务用房设置独立的新风空调系统,形成从清洁区到污染区的室内空气压力梯度,每周对空调排风口清洗、消毒 1~2 次,空调冷凝水集中收集,消毒后排放。

3. 相对密闭的房间安装上照式紫外线消毒灯照射消毒,以保证连续性的空气消毒;无人条件下,可采用紫外线灯进行照射消毒,每日至少 2 次,每次持续照射 60 分钟。使用紫外线灯及空气消毒机进行消毒时应注意保持空间密闭不与室外空气流通。

（二）环境物体表面清洁与消毒

1. 保持区域内环境清洁、干燥,每日对区域内地面、台面、物体表面进行湿式清扫及消毒 2 次。

2. 高频接触的物体表面,包括桌面、台面、门把手、电脑键盘、开关等物,使用 500mg/L 的含氯消毒剂湿巾擦拭,每日 2 次;保持清洁、干燥,遇污染时及时清洁与消毒;擦拭物体表面的湿巾,不同病人之间和从污区到洁区应更换,或按《医疗机构消毒技术规范》(WS/T 367—2012)根据不同病原体选择有效消毒剂。

3. 区域内应配备随时可取用的清洁、消毒工具及用品,发生污染时任何人都应随时进行清洁消毒。

4. 墙面、天花板及不易擦拭的缝隙处可采用喷雾方式进行消毒。

（三）诊疗器械、器具和物品清洗与消毒

1. 接触完整皮肤的医疗器械、器具和物品,如听诊器、各种仪器的导联线、血压计等保持清洁,无明显污染时,每次使用后用 75% 乙醇或含氯消毒湿巾擦拭消毒,被体液、血液污染时及时进行清洁,使用 1 000mg/L 的含氯消毒剂擦拭消毒。

2. 水银体温计使用 75% 乙醇或 500mg/L 的含氯消毒剂浸泡消毒,每天更换,容器每周消毒 2 次。

3. X 线摄片机、B 超检查仪、心电图仪等仪器使用完毕,使用 75% 乙醇擦拭消毒。

4. 复用的可浸泡消毒的物品采用 500mg/L 含氯消毒液(或其他高效消毒剂)浸泡 30 分钟后,清水冲净晾干备用。

5. 文件纸张类可采用臭氧消毒或紫外线消毒柜消毒,放入消毒柜时须平铺,避免重叠,如是紫外线消毒柜,须每一面均在紫外线照射消毒的有效范围内

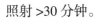

照射 >30 分钟。

6. 收集污染被服(包括工作人员工作服、隔离衣等)应定点、密闭收集,并及时送洗,不宜长久堆放。

(四) 医院感染控制管理

1. 多重耐药管理

(1) 多重耐药菌感染病人单独诊室就诊,按要求隔离,悬挂隔离标识,做好消毒隔离工作。

(2) 多重耐药菌感染病人检查及转科、转院建立管理流程并严格执行。

(3) 科室工作人员对多重耐药菌感染病人管理流程及医院感染预防与控制措施 100% 掌握。

(4) 诊疗用具及设备消毒规范,清洁用具标识清楚,分区放置,不得混用。

2. 门禁及通道管理

(1) 工作人员通道出入口设在清洁区一端;病人通道出入口设在诊区一端。

(2) 在工作人员通道及清洁区出入口安装身份识别门禁,避免病人误入清洁区导致交叉感染。

(3) 病人标本、医疗废物、污染织物、使用后的可重复使用物品均通过病人通道或专用的污物通道运送至指定区域。

3. 人员管理

(1) 严格分区域着装:进入清洁区的工作人员应穿着无污染清洁衣物;进入潜在污染区及污染区时应着隔离衣或防护服,严禁着清洁区服装。

(2) 严格按指定通道和行走流线进入清洁区、潜在污染区及污染区,并保持各区入口处门呈关闭状态。

(3) 培训清洁工人传染病防治知识、个人防护措施、防护用具的正确使用、医疗垃圾的处理、医疗器械的消毒等。医院感染防控专职人员对消毒隔离措施落实情况进行督导检查。

4. 每月进行物体表面、空气和工作人员手等细菌培养 1 次,确保符合管理要求,并做好记录。

5. 每季度监测 1 次紫外线灯照射强度并记录,严格根据监测情况及使用累计时间更换紫外线灯管,以确保消毒效果。

(郑国琴)

第三节　结核病门诊病人的管理

一、结核病门诊病人一般护理

（一）诊疗、候诊护理

1. 严格执行三区三通道指引，分区候诊。

2. 观察病人病情、心理状态，预防意外情况发生。发生突发医疗情况，及时救治。

3. 各项检查及治疗前认真核查病人身份及检验信息，告知检查及治疗注意事项，指导病人就诊，解决就诊过程中的问题，顺利完成检查与治疗。

4. 做好病人隐私保护，诊疗时保证诊室内一医一患。

5. 做好门诊病人的就诊预约、随访工作，并进行健康教育。

6. 严格按照《中国结核病防治工作技术指南》等要求，规范落实结核病病人发现、就诊、转诊、治疗、报告、督导等工作。

（二）病人心理支持

1. 营造和谐的医患关系　主动了解病人心理特征，倾听病人主诉，关心其需要解决的问题，从检查、治疗全过程给予支持与指导。协助初诊病人完成各项检查，告知按时完成检查、及时复诊的重要性，树立战胜疾病的信心，建立良好的治疗合作关系，提高治疗依从性。

2. 帮助增强家庭社会支持　主动向病人及家属宣传结核病家庭防护知识，鼓励家属参与结核病病人居家治疗管理，使病人能获得更多的关怀。

3. 主动提供信息，告知诊疗进展，帮助病人建立信心　在疾病治疗过程中，主动向病人介绍结核病的疾病知识与诊疗护理方案，建立病人交流群，开展及时的咨询服务，提供健康教育平台，帮助病人进一步了解疾病诊疗进展。

二、结核病门诊病人随访管理

评估病人护理需求和复诊检查结果，分析各种健康危险因素，从病人身心需求出发，制订随访计划，对结核病病人及结核病病人密切接触者（潜在结核感染者）进行跟踪随访。随访工作内容如下。

1. 建立病人随访信息 登记电子档案,详细记录病人工作单位、家庭住址、职业、联系电话等,并详细记录每次随访情况。

2. 有检验异常值病人的随访

(1) 检查结果高出正常值,但未达到危急值:向病人交代注意事项,预约复诊时间,进行健康教育及服药指导。

(2) 危急值处理:检查结果达危急值的病人,通知立即返院或就近就诊,并交代就诊注意事项,按危急值报告流程处理。

3. 无须住院治疗的结核病病人 对就诊后无须住院治疗的病人,可在社区治疗或居家治疗,通过定期随访,进行饮食、运动、家庭消毒隔离等相关知识指导,帮助病人建立健康的生活方式,减少家庭成员心理负担,避免交叉感染,使疾病得到有效控制。

(1) 随访时机:一般情况 2~4 周随访 1 次,治疗用药副作用较大、病情复杂的病人治疗后出现不适随时随访。

(2) 随访方式:可采用电话随访、当面咨询、互联网随访等方式。病人复诊时,开展针对性的健康指导,依据复诊检查结果,阶段性评价病人健康状况和自我管理的正确性,及时纠正不良行为,强化自我管理意识和能力,控制健康危险因素。

4. 结核病病人密切接触者随访

(1) 结核病从感染到发病一般需要 1~2 年,对结核病病人密切接触者随访也应持续 2 年。

(2) 督促结核病病人密切接触者每半年检查结核免疫三项、结核菌素(purified protein derivative,PPD)试验和胸部 X 线检查,监测结核病发病情况。

(3) 加强对结核病病人密切接触者的结核病防治知识宣传,增强其自我防护意识,养成良好的卫生习惯。

三、痰标本的管理及转运

(一)痰标本的留取

1. 痰标本采集前充分评估病人口腔清洁度等情况,减少痰标本污染。

2. 病人取正确排痰体位,最大限度促进肺扩张,利于深部痰液的排出。

3. 痰标本采集操作在通风良好、远离人群、具备呼吸道隔离条件或配置紫外线杀菌设备的环境中进行。

4. 指导病人先用清水漱口数次,深呼吸后用力从呼吸道深部咳出新鲜痰液于一次性痰杯中,密闭盖好,痰液量≥5ml。

5. 对于难以取得痰标本的病人,使用3%~7%盐水进行雾化吸入诱导取痰。诱导取痰时,密切观察高渗盐水雾化过程的不良反应,并根据病人情况选择适宜的雾化装置及调整氧气流量,保证痰液留取过程中病人的安全。

6. 痰液收集于洁净专用痰杯内及时送检,勿将唾液、鼻咽分泌物、食物、漱口液等混入痰标本中。

(二)痰标本的保存

标本采集后2小时内送检,若不能及时送检,放入4℃痰标本专用冰箱存放,以减少杂菌等生长;存放的标本应在24小时内送检。痰标本专用冰箱每天监测冰箱温度,用含氯消毒液擦拭,保持冰箱清洁,发现污渍,及时清理。

(三)痰标本转运

1. 送检痰标本时,标本垂直朝上放置,使用标本运送箱送检,运送过程中避免振动、外溅,同时应防止运送过程中的污染。

2. 标本应由专人负责及时送检,而非病人自行送检,避免因送检不及时或存储环境不当等因素影响标本检测结果的真实性。

3. 标本运送人员应严格按照标准预防措施进行个人防护,接触标本杯时必须佩戴防护手套,并严格执行手卫生。

(郑国琴)

第四节　病人的健康教育

结核病健康教育是以控制结核病为目标的专业性健康教育。临床上将医疗手段与健康教育相配合,调动病人维护和促进健康的愿望与行为,对结核病病人及家属进行健康教育,增进病人及家属对结核病的认识,消除或减轻病人负面的心理反应,达到提高病人治疗依从性、提高治愈率、改善结核病病人生活质量的目的。

一、健康教育前的评估

1. 一般情况,包括年龄、性别、文化程度、学习能力、家庭结构、生活环境、工作状况、嗜好及健康需求。

2. 主要症状、体征,急需解决的问题及相关检查结果。

3. 家庭社会支持情况、心理状态、结核病相关知识的认知情况。

4. 对消毒隔离的了解程度及家庭自我护理能力。

二、健康教育内容

1. 结核病病人门诊就诊处理流程。

2. 结核病相关知识、感染控制措施及自我防护技巧。

3. 结核病诊疗、护理知识及服药指导。

4. 居家治疗时自我监测内容及方法,出现急症时的处理要点。

5. 居家自我护理知识,包括饮食营养、休息活动、康复锻炼、消毒隔离等。

三、健康教育的方法

1. 口头讲解　最基本、最主要的教育方法,可以贯穿各个诊疗及护理阶段。

2. 图文教育　宣教手册、健康教育处方、宣传海报、健康教育挂板等,便于病人根据个人需求,获取结核病相关知识。

3. 视频宣传　应用电子显示屏展播结核病防治知识,方便候诊病人了解疾病相关信息。

4. 信息网络　建立科普宣传公众号;利用社交软件扩展健康教育信息传播范围;建立结核病病人随访信息系统与健康教育平台。

(郑国琴)

第四章

结核病病区护理管理

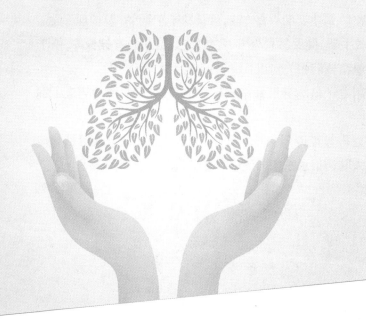

第一节　护理人力资源管理

一、基本情况及应急预案

(一) 概念

护理人力资源是护理人员的数量、综合素质、职称结构、年龄及性别结构,人才梯队建设,临床工作及教学、科研等在组织中发挥功能和作用的综合管理概念。是医院管理的重要组成部分,是病人安全的保障,是护理质量的基础,是护理学科发展的前提,也是构成医院核心竞争力的关键因素之一。

护理人力资源管理是指护理组织对护理人员进行有效管理和使用的思想及行为,是以护理人力资源为对象而开展的一系列的管理活动,包括对护理人力资源的选用、配置、培训及使用。护理人力资源管理的目的为最大限度地调动护理人员工作积极性及能动性,使其充分发挥潜能。

(二) 护理人力资源管理的目的

护理人力资源管理的目的一是确保护理人员人数配置;二是识别人力资源风险及薄弱环节,从而采取措施,最大限度发挥现有人力的效能。

(三) 护理人力资源管理应急预案

该应急预案适用于各级护理管理人员对职责管辖范围内护理人力资源出现绝对或相对不足时的调配。

1. 成立护理人力资源管理小组

(1) 组长与副组长互为 A、B 角,一般由护理部正/副主任担任正/副组长。

(2) 组员由科护士长,如急诊科、重症医学科、血液透析室、感染科护士长组成。

2. 组建护理人力资源库

(1) 护理人员应急小组

1) 人员数量:一般按照全院护理人员总人数的 2% 进行储备。如果医院规模小,护士人力资源少,建议成立兼职的应急小组,成员相对固定,并做好常态化培训、演练以达到应急状态时的护理水平。

2) 人员资质:有急救或危重症护理工作经验,身体健康,政治素质过硬,女性 1 年内没有生育意愿。

3）日常管理：应急小组直属护理部管理；非应急状态下，进入 ICU、急诊科、血液透析室轮转，以便丰富专业知识并保持熟练的专业操作能力。小组成员按季度进行轮流备班，每年进行实战演练两次。

4）小组职责：满足突发特殊情况下的急危重症病人救护的人力需求。

5）启动条件：突发公共卫生事件、自然灾害、大型抢救任务、上级指令及特殊工作任务。

（2）护理人员机动库

1）人员数量：由临床科室各上报 1 名护士组成。

2）人员资质：护师及以上职称，本院工作经验≥1 年，有急救或急危重症护理工作经验优先，身体健康。

3）日常管理：护理人员机动库成员隶属各科室管理，平时在科内完成常规应急能力培训，应急状态接受护理部专项培训。

4）机动库人员职责：作为护理应急小组人力不足时的补充，同时作为院内各科室突发病人增多、科室因特殊事件护理人员骤减或其他突发事件时的人力补充。

5）启动条件：应急小组不能满足应急状态人力需求或某科室人力因故骤减须短时间内补充时。

3. 一般情况下护理人力资源调配

（1）病区临时性人力资源调配由病区护士长完成。

（2）本病区范围内无法完成人力资源调配时，由科护士长在分管片区内进行调配。

（3）科护士长分管片区无法完成人力资源调配时，由护理部启动护理人员机动库进行全院范围内调配工作。

（4）由于床护比不足导致护理部无法完成人力资源调配时，由护理部向院领导提出护理人力资源补充申请。

4. 紧急情况下护理人力资源调配

（1）分管院领导或医院行政总值班通知护理人力资源管理小组组长/副组长相关紧急事件。

（2）护理人力资源管理小组组长/副组长根据事件紧急情况作出判断，立即通知护理应急小组当值人员及其所在科室护士长,启动应急程序。

(3)护理应急小组人员 30 分钟内到达任务指定地点,进入工作状态。

(4)护理人力资源管理小组组长/副组长根据紧急任务完成情况决定是否启动护理人员机动库成员。

(5)由于本院护理人力资源不足导致无法完成紧急任务时,由护理部报护理人力支援需求至院领导审批并上报上级卫生管理部门,请求支援。

二、护理人力资源风险及薄弱环节的识别

护理人力资源风险及薄弱环节的识别包括人力资源配置风险、人力资源调动风险、职业稳定性风险。

(一)护理人力资源配置风险

人力资源配置是指为了实现组织目标而对组织或团队内部的人力资源实施统筹和优化。在实现护理人力资源配置的过程中,可能面临以下风险:

1. 人员配置分析错误 护理人力资源分析是科学、合理地进行人力资源配置的前提,它包括人员数量与工作总量的配置分析、人员结构与工作任务的配置分析、人员素质与工作要求的配置分析、人员抗压能力与工作负荷的配置分析,岗位要求与实际产出的配置分析。因对护理人力资源未作充分了解、对工作任务未进行充分评估而导致的人力配置分析错误,将产生人与事不相匹配的结果,导致低效的人力资源配置结果。

2. 人员数量计算错误 护理人员数量的计算公式为:

护理人员数=病床床位数 × 床位使用率 × 平均护理时数/每名护士每日工作时间 + 机动护士数

3. 机动系数调整失误 机动系数是个比值,是指组织因正常的缺勤状况而在一般编制的基础上需要另外增加的人员的比例,如病假、产假、公休假等。1978 年国家卫生部制定的《综合医院组织编制原则(试行草案)》中规定的机动系数为 20%~25%,而在实际应用中应根据组织的规定工作时数、休假制度、常规工作内容之外的附加工作耗时等计算机动系数。机动系数的计算公式为:

机动系数=全年所有休假人数/(总体护理人员数 × 全年全勤天数)

如未能全面考虑机动系数相关因素导致调整失误,势必导致人力资源配置错误。

（二）人力资源调动风险

人力资源的配置包括人员数量、质量和结构的合理配置,科学的人力资源调动对组织的人岗匹配度起着促进作用,反之则不然。故人力资源调动应遵循以下原则审慎进行。

1. 互补增效原则 应首先对在知识结构、能力结构、年龄结构、职称结构或性别结构上对团队起着增补及优化作用的人员进行调动,从而提高团队实现组织目标的能力。

2. 同素异构原则 调动的人力资源如不能对团队起着明显的增补及优化作用,则调动后需进行同素异构,即在团队内形成新的权责结构和协作关系,达到新的平衡,充分发挥每位劳动者的积极性、技能及特长,从而优化人力资源组合。

3. 激励强化原则 威廉·詹姆斯研究表明,一个没有激励的人,仅能发挥其能力的 20%~30%,而受到激励时其能力可发挥至 80%~90%。激励可调动人的主观能动性,提高工作效率。当个人需求与组织目标达到一致时,激励强化工作则更加容易实施,故团队领导者应尤其注重对调动人员工作动机的激发与强化。

（三）职业稳定性风险

护理人力资源为有情感有思维的个体,具备主观能动性和社会性,有着时效性及不断追求为社会和自己创造更多财富的特点,故个人发展与职业期望与组织给予现状不相匹配时可出现职业稳定性风险。识别人员职业稳定性风险对于稳定护理队伍有着重要意义。

1. 频繁更换工作 在 5 年内更换 2~3 个医疗机构的护理人员多数对自己定位不清,对个人能力及组织情况未作深入了解,盲目下决定,导致更换工作单位频繁。

2. 将工作量及班次作为择业要素 将工作量及班次作为择业要素的护理人员,较难在团队中发挥协同作用,让管理者难以实现根据工作量实际需求而实施的弹性排班等原则。

3. 冲突解决能力缺陷 护理工作需直接面对病人,故冲突解决能力是护理人员综合素质之一。缺乏冲突解决能力的人往往不能在第一时间缓解矛盾,进而给病人及团队带来不良影响,需增加管理成本去做善后处理。而当事人也常常因此产生与团队格格不入的感受从而导致职业稳定性风险。

三、排班模式的介绍

排班作为护理人力资源管理的直接体现形式,是护理管理者的日常重要工作内容之一。合理排班,不仅能保证工作效率,保障病人安全,同时也能缓解护理人员生理、心理压力,提高其满意度,体现组织公平性。

(一) 排班的目的

1. 为病人提供连续性的照顾,使病人最大限度获益。

2. 根据实际工作需要平衡各班次人力,最大限度发挥人力资源潜能。

3. 为应对人力资源突发事件提供实现的基础。

4. 让护理人员能有计划地安排工作与生活,提高工作满意度。

(二) 排班的原则

1. 以病人为中心的原则　护理排班要确保病人可得到连续的、同质的、均衡的护理服务。

2. 合理搭配的原则　综合考虑护士工作经验、年龄、性别、临床技能等,尽可能做到互补增值,合理搭配。

3. 均衡平等的原则　使各岗位轮转机会均等,避免部分劳动负荷重的班次分配不均的情况。

4. 弹性排班原则　针对工作量高峰时段或者工作内容高风险时段增派护理人力。

5. 人性化原则　排班应尽量满足个体需要,提高护士满意度。

(三) 排班模式

1. 自我排班　由护理管理人员确定排班规则,由护理人员自行排班,最后由管理人员根据工作实际情况做协调确定。

2. 信息化排班　将现代化的信息技术与先进的护理管理理念相结合,遵循排班原则及人力资源管理要求,通过计算机软件数学建模后进行排班的方式。

(四) 排班方式

1. "三班制"排班　也叫"连续性"排班,是目前主流的排班方式,可提高护理人力每班均衡性,增强工作连续性,减少交接班次数,提升工作效率。

（1）护士按照早、中、晚三班工作，每天各班之间共 3 次交接，每班护士除 1 小时用餐外工作时间连续不间断，整体无缝隙，确保病人得到连续、同质、均衡的护理服务。

（2）日夜班护理人力相对均衡。

（3）责任组长、责任护士、规培护士及护理员按层级实行小组责任制护理，各层级相对固定，管理的病人尽量固定，为病人安全提供人力资源保障。

（4）各医疗机构可根据专科工作性质配置高年资护士做二线值班或三线值班，弥补夜班抢救工作护理力量薄弱问题。

2. 固定排班　每种班次人员固定，有 1 周制、1 个月制、3 个月制等。按不同班次分为专职夜班制、周班制等。

3. 弹性排班　是在原有的周期性排班的基础上，根据工作实际情况做的调整性排班，具有不确定性、实时性和解决问题的有效性等特征，尤其适用于急诊科、重症监护室及手术室等工作量影响因素较大的科室。进行弹性排班时应充分考虑工作人员的个人需求，在满足工作需求的同时提高工作人员满意度。

4. 特殊情况下的排班　特殊情况或疫情突发时，护理人员可实行"每班 6 小时，每日 1 班，每周 5 天"工作制，每日 4 班轮换。

（温敏）

第二节　病区环境管理

一、病房区域环境管理

（一）病房区域布局及空间、物品管理要求

1. 严格划分病房区域为清洁区、潜在污染区、污染区，并分别设立工作人员通道及病人通道，做到流线无交叉。耐多药结核病（multidrug resistant tuberculosis，MDR-TB）病人与其他病人进行物理隔离，集中收治，若合用病区，其病室设在远离病区出入口位置。

2. 区域入口及地面有明晰界线标识，清洁区与污染区应在空间上不相邻，三区之间必须设立缓冲区域。

3. 各区通风系统独立或整个病房使用新风系统，配备空气及物体表面消

毒设备,并有完备、便捷的手卫生设施可供使用。

4. 采用机械通风装置或压力系统,控制空气流向及压力梯度,使清洁区处于上风位置、高压力梯度区域。

5. 各区域内应于醒目处张贴明确的着装要求及管理要求。

6. 区域内物品应分类放置,同时严禁将污染区及潜在污染区物品带入清洁区,如需回收复用物品及贵重仪器时,应经过严格终末消毒并经物体表面采样检测合格后方可带入。

7. 严格落实《医疗机构消毒技术规范》(WS/T 367—2012)、《医院空气净化管理规范》(WS/T 368—2012),每日对物体表面及地面实施清洁、消毒措施,保持地面及物体表面清洁,空气消毒每日至少 2 次,并至少每季度对清洁区空气及物体表面进行消毒效果监测。

(二)病房空气消毒

1. 通风　通风是减少工作环境中感染性颗粒最好的方法,即空气流通能够确保空气的稀释和交换。可以通过以下方法实现通风。

(1)自然通风:病房进行最大限度的自然通风是达到良好通风效果的最简单、成本最低的方法。

(2)机械通风:在自然通风不能产生足够气流减少感染性飞沫核浓度的情况下使用机械通风。尽量引导空气单向流通,保持气流从相对清洁区域流入,经过病人后流出,空气流出区域应远离进风口从而避免"短循环",如果太近,排出的废气还会通过进风口再次进入。

(3)混合通风:一种结合了机械通风和自然通风的通风系统。

2. 紫外线照射杀菌(ultraviolet germicidal irradiation,UVGI)　每日 2 次,每次 30 分钟;上照式紫外线灯支持在区域内有人员活动的情况下持续开启。

3. 应用空气消毒机　如臭氧空气消毒机、负离子空气消毒机、二氧化氯空气消毒机、光触媒空气消毒机等。

4. 应用过氧化氢消毒　一般采用喷雾法或熏蒸法消毒。气溶胶喷雾法的原理是利用机械方法或化学气雾剂将具有净化空气或消毒作用的药剂形成气溶胶喷洒在空气中,依靠悬浮在空气中的气溶胶对空气进行净化或消毒。

(三)病房地面及物体表面消毒

1. 工具严格分区使用、存放,明确标识,并按床单位"一用一消毒"。

2. 桌、椅、窗台、柜、门(把手)、治疗车及地面用 500mg/L 含氯消毒液或 75% 乙醇擦拭消毒,每日 2 次。

3. 发生病人体液、血液、排泄物、分泌物等泼溅时(≥10ml),首先做好个人防护(戴口罩、帽子、手套,穿隔离服,必要时戴面屏、穿鞋套),用吸湿材料移除污染物,然后用 2 000mg/L 含氯消毒液擦拭消毒,作用 30 分钟,再用拖把清洁处理,使用后拖把用 500mg/L 含氯消毒液浸泡 30 分钟后干燥备用。

4. 耐多药结核病病人病房清洁工具单独使用、专区存放、专用标识,抹布以颜色跟其他病房区分。耐多药结核病病人病房地面及物体表面使用 2 000mg/L 含氯消毒液进行擦拭消毒。

(四) 各类物品的处理及消毒

1. 建议尽量使用一次性物品,用后按感染性医疗废物处理。

2. 复用的诊疗用具应一人一用一消毒,耐多药结核病病人应设专用的诊疗用具。物品使用后遵循消毒—清洁—消毒/灭菌的流程进行处理。

(1) 血压计袖带、体温计、听诊器等低风险诊疗用具可采用 500mg/L 含氯消毒液、75% 乙醇浸泡或医用消毒湿巾擦拭消毒。心电监护仪、呼吸机等床旁使用中的医疗设备表面也可采用消毒液擦拭法,每日消毒 1 次。精密仪器设备表面应参考仪器设备说明书进行消毒。

(2) 耐高温、耐湿的物品和器材,应首选高压蒸汽灭菌;耐高温的器材、油剂类和干粉类物品可选用干热灭菌法。

(3) 不耐热、不耐湿,以及贵重物品,可选择环氧乙烷或低温等离子灭菌器消毒、灭菌。

(4) 金属器械浸泡消毒、灭菌时应选择对金属腐蚀性小的消毒剂。

(5) 玻璃类物品可采用 500mg/L 含氯消毒液或 75% 的乙醇浸泡 30 分钟消毒。

(6) 选择物体表面消毒方法时,应考虑物体表面的性质,光滑表面可选择紫外线消毒法近距离照射或使用液体消毒剂擦拭;多孔材料表面可采用喷雾消毒法。

3. 织物类物品装入双层污衣袋或水溶性防感染织物处置袋,封装好并于袋外标明感染性布草,密闭运送,经清洗、高压灭菌后才能使用。

4. 废弃物及污物的处理

(1) 传染病病房产生的所有垃圾均视为感染性垃圾。

（2）用后的防护服、一次性口罩、帽子、手套、鞋套及其他废物装入医疗垃圾袋内，不超过袋容量的 3/4。使用"鹅颈结"的封口方式，使封口紧实、严密，并注明感染性垃圾的标识。

（3）感染性垃圾应由专人经专用污物通道、专车运送至医院感染性垃圾暂存点。

二、床单位管理

（一）床单位的设置

1. 床单位是病房内为每位住院病人配备的基本服务设施，一般包括病床及床上用品、床头柜、床边椅、床边治疗带及快速手消毒装置等。

2. 病房可按要求设置 1 人间，但以 2 人间、3 人间为主，不适合设置多人间。

3. 平行的两床间距不应小于 1m，靠墙病床床沿与墙面的净距不应小于 0.6m。

4. 病房内通道宽度应设置在 1.2~1.4m。

5. ICU 采用双床及单床小隔间为主的方式设置床单位，适当设置 1~2 间多床开间。每个床单位使用面积应不少于 15m²，床间距应大于 1.2m。

（二）床单位的清洁与消毒

1. 床挡、床头柜、呼叫铃等高频接触物品表面采用擦拭消毒，每日≥2 次，遇污染应及时清洁与消毒；发生病人体液、血液、排泄物、分泌物等污染时，应随时进行污点清洁与消毒。

2. 病人出院时应进行床单位的终末消毒。用 500mg/L 含氯消毒液擦拭病床、床头柜、储物柜、治疗带；更换床单、被套、枕套，并送洗，如被病人血液、体液污染严重无法清洗的必须废弃，并按医疗垃圾进行无害化处理；使用床单位消毒机对床单位进行消毒。

3. 床单、被套、枕套等直接接触病人的床上用品，应一人一更换；病人住院时间超过 1 周时，应每周更换；被污染时应立即更换。使用过的用品应及时清洗与消毒，病房暂存不得超过 48 小时。

4. 被芯、枕芯、褥子、床垫等间接接触病人的床上用品，病人出院后使用床单位消毒机消毒，被血液、体液污染时应及时更换、清洗与消毒；窗帘、隔帘至少每季度清洗、消毒 1 次。

5. 多重耐药病人使用过的床单被服及所在病房的窗帘、隔帘等用物使用水溶性防感染织物处置袋送高温消毒。

三、人员管理

1. 工作人员与病人分别使用专用出入口,病人不得进入工作人员通道。

2. 进入清洁区的工作人员应穿无污染清洁衣物,严禁穿污染区及潜在污染区服装进入清洁区。进入污染区的工作人员,必须穿隔离衣,戴医用防护口罩、帽子,换工作鞋。

3. 工作人员应定期体检和预防接种,有良好的卫生习惯。严格执行手卫生,手部皮肤破损时,接触病人必须戴手套;接触感染不同耐药菌株病人须更换隔离衣、手套。

4. 开展健康教育及督导,指导病人做好个人防护,住院期间佩戴口罩,不得随意串病房、不与病友交换及混用物品等。

5. 严格执行探视陪护制度,指导探视及陪护人员个人防护及消毒隔离措施。

6. 监测工作人员执行手卫生合格率、病人及陪护人员手卫生依从性、病人及陪护人员佩戴口罩依从性等医院感染管理指标。

7. 病人出院时应淋浴更衣。

四、环境学监测

1. 含氯消毒剂应现配现用,并进行浓度监测,达标方可使用。

2. 病房每季度进行环境学监测。

(1) 物体表面监测

1) 选择消毒处理后进行采样。

2) 被采面积 $<100cm^2$,取全部表面;被采面积 $\geq 100cm^2$,取 $100cm^2$。

3) 采样方法:①棉拭子法。对于平面的物体,用浸有含中和剂的无菌洗脱液的棉拭子在 5cm×5cm 的标准灭菌规格板内对被检物体表面横竖往返均匀涂抹各 5 次,同时转动棉拭子,连续采样 1~4 个规格板面积;折去手接触部分,将棉拭子放入装有 10ml 含相应中和剂的无菌洗脱液试管内,立即送检。对于门把手、金属、玻璃等曲面的小型物体则采用棉拭子直接在物体表面按一定顺序涂抹采样。②压印法。采用直径为 5~6cm（面积约为 25cm²）的营养琼脂培养基,将培养基表面压贴在物体上 10~20 秒后送检。

4）注意事项：采集的标本要有足够的样本数量且具有代表性;采样时,棉拭子处于湿润状态,如处于饱和状态可将多余的采样液在采样管壁挤压去除,禁止使用干棉拭子采样。物体表面消毒监测合格标准为菌落总数≤10CFU/cm²。

（2）空气质量监测

1）采样应在消毒处理后、操作前进行。采样前应关好门窗,禁止人员出入及走动 10 分钟。

2）采样方法：平板暴露法。室内面积 >30m² 时设四角及中央共 5 点布点,四角的布点位置应距墙壁 1m;室内面积≤30m² 时设内、中、外 3 点布点,内、外点的布点位置应距墙壁 1m。将普通营养琼脂培养基或血琼脂培养基（直径 9cm）放在室内各采样点处,高度为距地面 1.5m,采样时将平板盖打开,扣放于平板旁,暴露 5 分钟后盖好立即送检。空气消毒监测合格标准为直径 9cm 平皿暴露 5min 后培养菌落总数≤4CFU。

（张海琳　林奕　温敏）

第三节　工作人员职业防护

一、概念

职业防护是指工作人员在从事医疗、护理及相关工作的过程中,对可能造成机体伤害的各种因素,采取适宜的措施,避免受职业损伤因素的侵袭,或将所受伤害降到最低。

1. 标准预防　指基于病人的血液、体液、分泌物、排泄物均可能具有传染性的原则进行隔离,不论是否有明显的血迹污染或是否接触非完整的皮肤与黏膜,均必须采取防护措施。其基本特点为：①既要防止血源性疾病的传播,也要防止非血源性疾病的传播;②强调双向防护,既防止疾病从病人传至工作人员,又防止疾病从工作人员传至病人;③根据疾病的主要传播途径,采取相应的隔离措施,包括接触隔离、呼吸道隔离。

2. 职业暴露　指工作人员从事医疗、护理及相关工作的过程中,意外被病原体感染的血液、体液污染了破损的皮肤或者黏膜,或者被含有病原体的血液、体液污染了的针头及其他锐器刺破皮肤,有可能被病原体感染的情况。

3. 尖锐器械　简称"锐器",是指任何可以引起刺入性损害的物体。通常有两类:一类是一次性使用的尖锐器械;另一类是灭菌后循环使用的尖锐器械。

二、标准预防的基本原则

1. 既要防止血源性疾病传播,也要防止非血源性疾病传播。
2. 双向防护,既要保护医务人员,也要保护病人。
3. 根据疾病传播特点采取相应的隔离措施。
4. 所有医疗机构均应遵循标准预防原则,标准预防措施应覆盖诊疗活动的全过程。标准预防措施不只限于有传染病的病人和传染病医院或感染性疾病科室的医务人员,因为感染性疾病具有潜伏期、窗口期和隐匿性感染的特点,大多数感染性疾病在出现临床症状前就已经具有传染性,因此,不应只在疾病明确诊断后才采取隔离防护措施,而应覆盖诊疗活动的全过程。

三、标准预防的具体措施

(一) 正确使用个人防护用具

所有接触可能具有感染性的物质的人员都应使用由医院提供的个人防护用具。主要防护用具包括:手套、口罩、眼罩(护目镜)、面罩、隔离衣、防护服、鞋套、帽子和围裙。建议使用一次性防护用品。

1. 医用防护口罩

(1) 所有工作人员首次进入呼吸道隔离区域必须进行口罩适合性测试。

(2) 病区须提供不同型号的口罩供工作人员选择使用。

(3) 戴防护口罩前一定要检查口罩完整性及松紧带质量,有异常立即弃用。

(4) 正确佩戴口罩,调节绑带位置及松紧度,每次佩戴均须完成密合性检查,请其他工作人员检查佩戴情况并记录。

(5) 工作中避免大幅度动作、大声说话,随时关注口罩佩戴情况,及时发现口罩移位与潮湿。

(6) 口罩持续使用 4 小时建议更换,如潮湿、损坏或受到病人血液、体液污染后,应及时更换。

2. 手套

(1) 戴手套前修剪指甲并磨圆。

(2) 选择型号合适的手套,检查手套的完整性,有破损则立即弃用。

(3) 应根据不同操作的需要,选择合适种类和规格的手套。如接触病人的血液、体液、分泌物、排泄物、呕吐物及污染物品时,应戴清洁手套;进行手术等无菌操作时应戴无菌手套;涉及锐器、接触细胞毒性物质和消毒剂时在原有手套外加戴丁腈手套;如操作者手部皮肤有破损,建议戴双层手套。

(4) 戴手套时,尽量避免过度牵拉。

(5) 严格按照各项操作规范进行操作,避免直接接触尖锐物尖端,工作中随时检查手套的完整性,如有破损或污染随时更换。

(6) 应注意同一副手套接触同一个病人身体时应从洁到污,当从病人身体的污染区域转至清洁区域进行操作时,必须更换手套。

3. 隔离衣及防护服

(1) 选择尺码合适的隔离衣或防护服;穿戴前检查完整性,如有破损立即弃用。隔离衣应具有良好的防水性能且厚实耐磨损。

(2) 当工作人员接触经接触传播的感染性疾病病人如传染病病人、多重耐药菌感染病人等时,对大面积烧伤病人及骨髓移植病人实行诊疗护理时,可能受到病人血液、体液、分泌物、排泄物喷溅时,应穿隔离衣。隔离衣应后开口,能遮盖住全部衣服和外露的皮肤。隔离衣在没有潮湿或被污染的情况下,连续使用不得超过 24 小时,用后须挂在相应的区域。

(3) 防护服应符合《医用一次性防护服技术要求》(GB 19082—2009)的规定。当工作人员在接触甲类或按甲类传染病管理的传染病病人时,可能受到经空气传播或飞沫传播的传染病病人血液、体液、分泌物、排泄物喷溅时,应穿防护服。防护服不得重复使用,一般 4 小时更换 1 次,如发生破损立即更换。

4. 眼罩、护目镜、面罩、全面型面罩、面屏或呼吸器的使用

(1) 工作人员在进行操作和护理病人过程中,如有可能发生血液、体液、分泌物和排泄物的喷溅,应戴眼罩或面屏,以保护眼睛及口、鼻腔黏膜。

(2) 为病人进行气管切开、气管插管、正压辅助呼吸、吸痰、雾化给药等高危操作时,可能发生病人血液、体液、分泌物喷溅,应使用全面型面罩或呼吸器。

(3) 戴护目镜前,做好防雾处理(使用防雾湿巾或喷雾),建议选用有防雾功能的面屏或护目镜。

(4) 正确佩戴面屏或护目镜,拉紧固定带固定好,摘脱时注意防止污染面部。

5. 鞋套

(1) 鞋套应具有良好的防水性能且厚实耐磨损,包裹覆盖鞋面并一次性使用。

(2) 进入污染区及负压病室时应穿鞋套,进入耐药结核病病人的病房或传染性不同的结核病病人病房时应更换鞋套。

(3) 发现破损应及时更换。

6. 医用帽子

(1) 进入污染区和洁净环境前、进行无菌操作等时应戴医用帽子。

(2) 注意帽子应完全包住所有头发及发际。

(3) 被病人血液、体液污染时,应立即更换。

(二) 手卫生

手卫生包括洗手与卫生手消毒、外科手消毒。

1. 洗手　工作人员在流动水下用肥皂或皂液去除手部皮肤污垢、碎屑和部分微生物的过程。七步洗手法:①洗手掌(内)。流水湿润双手,涂抹洗手液或肥皂,掌心相对,手指并拢相互揉搓。②洗背侧指缝(外)。手心对手背沿指缝相互揉搓,双手交换进行。③洗掌侧指缝(夹)。掌心相对,双手交叉沿指缝相互揉搓。④洗指背(弓)。弯曲各手指关节,半握拳把指背放在另一手掌心旋转揉搓,双手交换进行。⑤洗拇指(大)。一手握另一手拇指旋转揉搓,双手交换进行。⑥洗指尖(立)。弯曲各手指关节,把指尖合拢在另一手掌心旋转揉搓,双手交换进行。⑦洗手腕、手臂(腕)。揉搓手腕、手臂,双手交换进行。

2. 卫生手消毒　工作人员用消毒剂揉搓双手,以减少手部暂居菌的过程。卫生手消毒监测的细菌菌落总数应≤10CFU/cm^2。

3. 外科手消毒　工作人员用肥皂(液)或抗菌皂(液)和流动水洗手,再用手消毒剂清除或杀灭手部暂居菌和减少常居菌的过程。外科手消毒监测的细菌菌落总数应≤5CFU/cm^2。

(三) 呼吸卫生/咳嗽礼仪

咳嗽或打喷嚏时,尽量避开人群。若未佩戴口罩应遮盖口鼻,避免用双手,

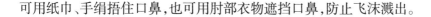

可用纸巾、手绢捂住口鼻,也可用肘部衣物遮挡口鼻,防止飞沫溅出。

四、职业暴露的处理

(一)乙型肝炎病毒(hepatitis B virus,HBV)

1. 工作人员暴露于乙型肝炎表面抗原(HBsAg)阳性的病人,如果工作人员乙型肝炎表面抗体(HBsAb)阴性或其血清水平低于10mIU/ml 的,应于24小时内注射高价免疫球蛋白,分别在暴露后当日、1个月、6个月接种乙肝疫苗。如果工作人员接种过乙肝疫苗并且 HBsAb>10mIU/ml,定期采血追踪。

2. 工作人员暴露后,应在暴露后当日、3个月、6个月各进行 HBV 病原学检查1次。

(二)丙型肝炎病毒(hepatitis C virus,HCV)

1. 目前尚无公认有效的暴露后预防手段,直接抗病毒药物(direct-acting antiviral agent,DAA)可能有效,但尚无成熟的方案。

2. 工作人员职业暴露于 HCV 阳性血液后,应在暴露后当日、3个月、6个月各进行 HCV 病原学检查、肝功能相关项目检查1次。

(三)人类免疫缺陷病毒(human immunodeficiency virus,HIV)

1. 工作人员暴露于 HIV 阳性的病人后,应于2小时内接受专科医生评估决定是否需要预防性用药。

2. 同时立即行 HIV 抗体检测,并于暴露后第4周、第8周、第12周和6个月复查 HIV 抗体。

(四)梅毒螺旋体(treponema pallidum,TP)

1. 工作人员暴露于梅毒螺旋体特异性抗体阳性的病人后,应行苄星青霉素240万 U 单次肌内注射,1次/周,连续3次。青霉素过敏者,选用多西环素100mg 每天2次口服,连服15天。

2. 应在暴露后当日、3个月、6个月检查梅毒螺旋体特异性抗体。

(五)暴露于不明血液(不清楚是否含有经血液传播病原体)处理措施

1. 工作人员暴露于不明血液后,应尽早找到不明血液所属病人或血液样本,以排查是否含有 HBV、HCV、HIV、梅毒螺旋体等病原体,以便采取针对性预防处理。

2. 在无法得到病人病原学检查结果的情况下,则应根据暴露者本人的乙型肝炎表面抗体（HBsAb）结果判断是否接种乙肝疫苗。

3. 工作人员暴露于不明血液后，应在暴露后当日、3 个月、6 个月各进行 HBV、HCV、HIV 和梅毒螺旋体病原学检测以示对照。

（六）呼吸道暴露

1. 立即屏气，快速进入应急处理间更换口罩。

2. 出隔离区，须沐浴，清洗口腔、鼻腔、耳道等。

3. 专家评估后，根据暴露的风险程度，采取相应的干预措施。

4. 必要时进行医学观察。

五、锐器伤的预防及应急处理

（一）锐器伤的预防

所有工作人员必须掌握安全使用和处置锐器的技术和方法。

1. 操作环境应保持光线充足、明亮、舒适。

2. 操作者在操作时保持注意力集中、小心谨慎，并按标准操作程序执行。

3. 禁止用手直接接触针头、刀片等锐器，使用后的注射器禁止直接徒手分离针头，应立即将使用后的各类穿刺针放入利器盒。

4. 应合理放置利器盒，放置于方便工作人员操作的地方，当利器盒达到 3/4 满时，应当更换。

5. 使用后的针头不可套回针帽，如因诊疗需要必须盖回针帽时，采用"单手铲入法"。

6. 宜选择安全型针具，如无针输液接头、安全型采血针、安全型留置针、安全型注射器等。

7. 配合手术或操作时，避免手对手传递锐器，应将锐器放于中立区（指定的桌面或者治疗盘）后传于操作者。

（二）锐器伤的应急处理

1. 小伤口（如针刺伤） 用流动水冲洗伤口，挤压伤口周围，迫使伤口出血（避免用力过大，以防松开后产生负压差引起污染血液回流），尽量挤压出可能污染的血液，再用 0.5% 碘伏消毒局部，根据情况包扎伤口。

2. 大伤口 须请外科医护人员进行专科处理。

六、黏膜及结膜职业暴露的应急处置

1. 黏膜职业暴露　用清水或生理盐水冲洗干净至不可见肉眼污迹（清洁污迹时不能破坏皮肤黏膜完整性），然后用 0.1% 碘伏冲洗消毒。

2. 结膜职业暴露　先清洁双手，然后到就近的洗眼器冲洗或用沐浴间的花洒以冷水冲洗。交替冲洗双眼 5~15 分钟（HIV 暴露则须冲洗 15 分钟）。

（张海琳　温敏　林奕）

第五章

病人关怀与护理安全管理

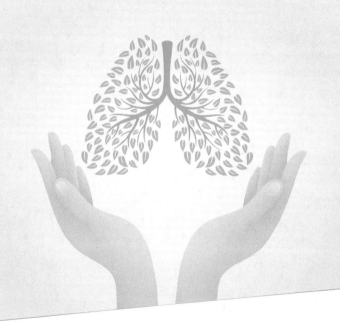

第一节　病人关怀

一、医护人员与病人的沟通机制

(一) 相关概念

医患沟通指医患之间通过言语和非言语沟通来传递和反馈信息的过程。医护人员与病人的沟通机制是指为改善医疗服务质量,实现医护人员与病人及其家属在医疗服务中的主动合作,构筑相互尊重、理解、信任的平等医患关系而形成的一整套系统的医患沟通的制度和方法。

医患沟通应根据病人的文化背景、知识结构、年龄阶段、心理特征、性格类型、健康状况等,有目标、有计划地进行,在沟通中注重人文关怀,为病人提供优质的就医体验。

(二) 医护人员与病人沟通的时机

1. 门诊接诊沟通　结核病门诊护士在接诊病人时,应根据病人的既往史、现病史、症状、体征等对疾病进行初步分诊,并安排相应的诊室诊疗,协助门诊医生与病人沟通,征求病人对诊疗处置的意见,获得病人的配合。协助符合入院指征的病人办理入院手续。必要时,应将沟通内容记录在门诊病历并履行签字互认。

2. 入院时沟通　病房护士在接收新病人入院时,应首先向病人进行自我介绍,完成入院首次护理评估,向病人或其授权委托人/监护人进行入院指导。接诊(主管)医生在作出初步诊断、制订治疗方案后,应将病人目前病情、拟采取的治疗方案向病人或其授权委托人/监护人进行详细讲解及充分的告知,并记录在首次病程记录中。

3. 住院期间沟通　护士在实施各项护理常规操作前,应先向病人或其委托人/监护人进行必要的解释与说明,取得配合。

(1) 护士在进行危险性较大或侵入性的护理技术操作时,应向病人说明可能的医疗护理风险,取得病人同意,并请病人或其授权委托人/监护人在"护理知情同意书"上签名确认;不宜向病人说明的,应当向病人的授权委托人/监护人说明,并取得其书面同意,如肢体约束等。

(2) 当病人实施自我护理时,护士应为病人和/或陪护人员提供指导和帮助,以避免不良事件发生。

(3) 病人病情危重,存在一定的护理安全风险时,护士应与病人或其授权委托人/监护人进行预见性的沟通,告知可能产生的后果,并做好护理记录,必要时须病人或家属签名确认。

4. 出院时沟通　病人出院时,工作人员应向病人本人或其授权委托人/监护人说明病人在院期间的总体治疗情况及疾病恢复、治疗状况等,并详细告知出院医嘱如出院后饮食、服药、居家隔离、康复锻炼、定期复诊等注意事项。

(三) 医护人员与病人沟通的内容

1. 诊疗护理方案的沟通　包括既往史、现病史;体格检查;辅助检查;初步诊断、确定诊断;诊断依据;鉴别诊断;拟给予的治疗方案;存在的护理问题;拟行护理措施;可能的护理风险等。

2. 诊疗护理过程的沟通　医护人员应向病人或其授权委托人/监护人及时介绍疾病情况、主要治疗措施、重要检查的目的及结果、病人病情及预后、服用抗结核药物的不良反应、治疗周期、医疗费用情况等,并听取病人或其授权委托人/监护人的意见和建议。进行护理操作前后,要耐心解释操作目的,取得病人配合。

(四) 医护人员与病人沟通的方法与技巧

1. 沟通方法

(1) 预见性沟通:在医疗护理活动过程中,应加强对重点病人、重点环节的沟通,如将急危重症以及疑难杂症病人作为重点对象开展预见性沟通,防范纠纷隐患。

(2) 更换沟通者:如责任医生/护士与病人或其授权委托人/监护人沟通有困难或有障碍时,应另换其他医护人员如上级医生/高级责任护士、科主任或护士长与其进行沟通。

(3) 书面沟通:对丧失语言能力或须进行某些特殊检查、治疗的病人,以及一些特殊的病人,病人或其授权委托人/监护人不配合或不理解医疗行为的,应当采用书面形式进行沟通并签署相应的知情告知书。

(4) 集体沟通:当下级医护人员对某种疾病或治疗的解释不肯定时,应当先请示上级医护人员,达成一致意见后再和上级医护人员共同与病人进行集体沟通。

(5) 协调统一后沟通:诊断不明或疾病病情恶化时,在沟通前,医护团队应该进行充分的内部讨论,达成统一意见,最后由上级医护人员与病人授权委托人/监护人进行沟通。

2. 沟通技巧

(1) 一个原则:遵循尊重、真诚、平等、信任的原则。

(2) 两个技巧:在聆听和介绍中,注意语言沟通技巧和非语言沟通技巧,对病人要有耐心和同情心。

(3) 三个掌握:①掌握病人病情、检查结果和治疗情况;②掌握病人的医疗费用情况;③掌握病人、家属的社会心理状况。

(4) 四个留意:①留意沟通对象的文化教育程度;②留意沟通对象情绪状态及对沟通的反应;③留意沟通对象对病情的认知程度和期望值;④留意自身的情绪反应,学会自我控制。

(5) 五个避免:①避免使用刺激对方情绪的语气、语调、语句;②避免压抑对方的情绪;③避免刻意改变对方的观点;④避免过多使用对方不易听懂的专业词汇;⑤避免强求对方立即接受医生的意见和事实。

(五) 医护人员与病人沟通的记录

医护人员应依照病历书写规范对医患沟通的情况如实记录。记录内容包括沟通的时间、地点,参加沟通的医护人员、病人及其家属姓名,沟通的实际内容,沟通结果。必要时在记录的结尾处要求病人或家属及参加沟通的医护人员签名。

(六) 医护人员与病人沟通的评价

1. 病人满意度　通过医院、科室内部及第三方满意度调查情况了解沟通的效果。

2. 投诉、医患纠纷的案例　可根据因医患沟通问题导致的病人投诉事件、医患纠纷事件的发生频次来评价医患沟通的效果。

二、病人电话随访的要求与质量控制

(一) 电话随访的主要目的

电话随访的主要目的是为出院病人进行健康指导和延续护理服务。

(二) 电话随访的分类

按照分类随访工作制度规定,随访分为一次性随访、阶段性随访及长期随访。

1. 一次性随访　目标人群通常包括接受一次性医疗干预或治疗(如某些小手术、短期药物试验)的病人,以评估即时效果和短期并发症;参与特定一次性活动(如某类短期健康调研等)的个体,了解其参与后的反馈和影响。

2. 阶段性随访　针对住院期间经过治疗,病情已经明显好转,但仍需一段时间治疗才能痊愈或需门诊进行一定阶段治疗才能痊愈的病人展开,也包括科研病例。

3. 长期随访　目标人群通常包括慢性疾病、手术后、精神疾病病人,特殊人群、高风险人群或参与科研项目的人群等。结核病病程长,需要长期随访监测治疗效果、药物不良反应、并发症等。

(三) 电话随访的要求

1. 随访的内容　①病人出院时,责任护士根据病人情况,在出院病人随访登记本上登记病人的相关信息,包括姓名、年龄、主管医生、出院日期、联系地址、联系方式、出院诊断、应随访日期等;②科室设随访专项负责人对病人进行电话随访,随访内容包括病人居家饮食、用药、休息、康复锻炼、复查安排等;③随访过程中病人有诊疗需求或疑问时,应及时反馈临床医生,并提醒临床医生予以答复。

2. 专病随访要求　国家规定特殊病种如耐药结核病病人须长期随访,由结核病督导办公室负责管理,成立专病随访督导小组,按要求对病人进行随访管理。科室负责人至少每个月对随访工作展开 1 次质控检查。

3. 电话随访人员安排　一次性随访由科室指定的专人负责,一般由责任护士和主管医生负责,随访情况须真实、客观记录。阶段性随访和长期随访由专职的结核病督导办公室负责。

(四) 电话随访的质控

科主任和护士长应每月对出院病人随访和复诊预约情况至少进行 1 次质量检查,并进行总结、分析,对随访中存在的问题进行持续改进。

三、病人居家管理要求与家庭访视

(一) 病人居家行为管理

1. 居家治疗的隔离　结核病治疗周期长,病人居家治疗时,与家庭成员每天在同一空间活动,一旦病人咳嗽产生带结核分枝杆菌的飞沫,极可能引起家庭成员内的传播。因此,对于活动性结核病病人,应注意居家隔离。

具体隔离措施包括:

(1) 如果条件允许,病人应单间居住并保证通风良好,不能分房居住的要分床居住,两床尽可能远离,距离不少于 1.2m,病人处于房间下风口,并用布帘进行空间隔离,布帘高度到达天花板。

(2) 老年人及年龄小于 5 岁的儿童应避免与肺结核病人共居一室,有条件的最好不要居住在一处居所。如与传染期病人密切接触,应对其定期随访,进行肺结核筛查。

(3) 保持居室内空气新鲜,每日两次开窗通风,天气条件允许的情况下,增加病人户外活动的时间。

(4) 肺结核病人在家庭公共区域活动应佩戴口罩,与密切接触者距离应保持在 1m 以上。

(5) 尽可能固定 1 名家庭成员照顾居家隔离治疗的肺结核病人,并佩戴医用防护口罩。

2. 咳嗽礼仪　咳嗽礼仪是指在咳嗽或打喷嚏时遮住口鼻的做法(如佩戴外科口罩或布口罩,或用纸巾、袖子、弯曲的肘部、手捂住口鼻),以减少呼吸道飞沫及飞沫核播散于空气中,从而降低周围人群被感染的风险。咳嗽礼仪须注意以下几点。

(1) 咳嗽时接触过口鼻的纸巾不可随处丢弃,应密闭收集后焚烧处理,或使用含氯消毒剂浸泡消毒后再废弃处理。

(2) 如果手部接触呼吸道分泌物,要及时使用肥皂或洗手液洗手。

(3) 被呼吸道分泌物污染的衣服要及时洗涤并暴露于阳光下晒干,达到消毒的目的,也可使用紫外线杀菌灯充分照射半小时消毒。

3. 口罩的佩戴　选择合适的口罩并正确佩戴可以阻止或减少结核分枝杆菌通过病人的口鼻扩散到空气中,降低传播风险。

(1) 病人使用:具有传染性的肺结核病人,应主动佩戴医用外科口罩,避免咳嗽、大声说话时将细菌传播给他人。但应注意不可选用带呼气阀的工业用口罩。

(2) 接触者使用:接触、照料肺结核病人者被感染的风险较高,应选择佩戴 N95、KN95 或更高安全级别的医用防护口罩。

（3）正确佩戴口罩：注意口罩有颜色的一面朝外，佩戴口罩时首先要做到口罩与面部契合，将口罩的塑形条调整至与鼻骨紧贴，使口罩与鼻面部轮廓完全贴合密闭。

（4）注意事项

1）戴口罩前、摘口罩后均应洗手，戴口罩过程中避免手接触口罩内侧，减少口罩被污染的可能。

2）建议使用一次性口罩，每个口罩累计使用时间不超过 8 小时。

3）已开封未使用过的口罩建议放在原包装内保存，已开封使用的医用防护口罩应放在透气的袋子里（如干净的纸袋），不应在密闭口袋中储存，存放时避免口罩内部（贴脸一侧）受到污染。

4. 病人外出的感染控制措施　病人居家治疗时，应限制外出频次，采取必要的感染控制措施，降低公众和工作人员感染的风险。具体包括以下几点。

（1）肺结核病人应当尽量避免到人群密集的公共场所活动，包括机场、车站、轮渡码头、电影院、学校、饭店、游艺厅、商店等。

（2）如病人因就诊等原因必须外出时，要缩短外出时间，外出时必须佩戴口罩。

（3）肺结核病人因就诊出行应避免乘坐密闭的公共交通工具，如飞机、高铁和动车等。

（4）病人外出时，应准备足够的个人防护及感染控制用品，如一次性口罩、密封收集袋等，将个人垃圾带回居处集中处理。

（5）与人交谈时应注意保持距离在 1m 以上，并尽量避免或减少在密闭空间内进行，同时主动选择站于他人的下风位置。

5. 洗手　肺结核病人及直接照顾者护理病人后或接触病人的口鼻分泌物后均须洗手。①洗手时涂抹足够的肥皂或洗手液；②尽量使用流动水，双手下垂，将手指向下，让水顺手指冲下；③手的各个部位（指尖、指缝、拇指、指关节、手腕等）要充分搓洗 30 秒；④每次洗手后最好采用一次性擦手巾（纸）擦干双手。

6. 其他　除了做到以上病人居家行为管理外，病人家庭也要注意家庭成员间的关爱，杜绝歧视，帮助病人建立战胜肺结核的信心。督促病人遵医嘱按时服药，确保病人早日康复，减少肺结核的传播。

（二）居所设置与通风

1. 居所设置　病人居所应按照"防止居室内交叉感染,防止污染环境和病原微生物传播扩散"的要求进行区域划分,满足隔离、通风和消毒等要求。

（1）病人居住的卧室和病人活动区域均应设在下风向,尽量选择日照充足、通风良好的房间。病人生活物品单独摆放、单独使用。

（2）居住环境应有较好的通风条件,如果自然通风条件不好,可安装排气扇等机械通风设施。

（3）衣物、床上用品定期更换、清洗、晾晒,被褥、睡枕应经常在阳光下暴晒。室内减少杂物堆放,房间采取湿式打扫,避免尘土飞扬。

（4）使用带盖的垃圾桶和双层垃圾袋,废弃的污染物放入带盖的垃圾桶内,丢弃时封好袋口,防止感染性废物对环境的污染。

2. 居所通风　通风是简便、经济、有效的感染控制措施,可减少空气中飞沫核的浓度,降低居所内人群暴露风险。

（1）自然通风:天气条件允许的情况下,肺结核病人居住的房间须尽可能进行充足的开窗通风,以实现空气流动达到稀释结核分枝杆菌密度和进行空气交换的作用。注意进行通风时暂时转移病人至另一房间,避免病人直接受风。

（2）机械通风:如不具备自然通风条件,可采取机械通风方式,如安装电风扇或排风扇等达到换气的效果。注意控制风向由清洁的房间向污染的房间流动,最终将空气排到室外。

（3）高效空气过滤器（high efficiency particulate air filter, HEPA filter）:有条件者可在居所内安装通风系统过滤装置,将室内的空气过滤后由通风管道排到室外。

（三）日常消毒方法

家中有传染性肺结核病人或治疗早期的肺结核病人时,日常生活中应采取必要的消毒措施,切断传播途径,预防肺结核在家庭中的传播。

1. 痰液消毒　①禁止随地吐痰,痰应吐在配制好消毒液（2 000mg/L 含溴或含氯消毒液）的带盖容器内,根据痰量及时倒弃,清洗干净后重新加入消毒液备用。②一次性集痰器用后焚烧。③可将痰吐在纸巾上,连同擦拭口鼻分泌物的纸巾焚烧处理,不可随处乱扔。

2. 餐具消毒　病人的餐具须专人专用,单独放置。病人餐具可按下列流程进行消毒:①餐具先煮沸 15~20 分钟进行消毒,剩余食物煮沸 15~20 分钟后方可弃倒。②再行餐具清洗去污。③煮沸/流通蒸汽消毒 30 分钟,或用 1 000mg/L 含氯消毒液浸泡 30 分钟,消毒后的餐具须用自来水冲去残留消毒剂。一次性餐具用后统一收集进行无害化处理。

3. 物品消毒 ①煮沸消毒法:耐煮物品(病人的衣物、被褥、毛巾、口罩等)及一般金属器械均可采用本法,100℃ 1~2 分钟即完成消毒。②化学消毒法:家具、陈设品、墙壁和地面可用 1 000mg/L 含氯或含溴消毒溶液擦拭消毒,保持消毒液作用 30 分钟后再用洁净水擦拭干净。③紫外线照射法:病人书籍等物品可以采取日光下暴晒的方法,通过阳光中的紫外线照射进行消毒,每次直接日光暴晒 6 小时并注意翻面才能达到消毒效果;紫外线消毒灯可有效杀灭结核分枝杆菌,但由于穿透力弱,常用于空气和物体表面消毒,使用时应注意避免人体紫外线暴露。

4. 居室消毒 病人居住的房间,可以安装紫外线消毒灯或空气消毒器进行消毒,须在专业人员指导下实施;也可采用 100mg/L 的次氯酸消毒剂按 0.005L/m³ 进行喷雾,对室内空气进行随时消毒。

(四) 家庭访视

访视护理是发生在家庭环境中的,访视人员与访视对象、家庭成员之间的互动过程,其目的是改善访视对象的健康状况,并协助访视对象更好地掌握社区卫生资源、增强自理能力。家庭访视的特点是服务场所家庭化、服务过程的交互性与人文性、服务对象的广泛性、服务内容的多样性。

1. 成立家庭访视小组 由跨学科小组团队组成,包括医生、护士、物理治疗师、心理治疗师、社会工作者等。

2. 建立病人档案 出院前评估病人病情、生理指标、家庭支持情况、经济状况、心理状态和健康需求等内容并记录。

3. 设计"家庭访视登记表" 内容包括访视时间,访视对象姓名、性别、年龄、诊断、文化程度、职业、家庭主要成员(是否一同居住)、现存护理问题、护理措施、效果评价等。

4. 访视前准备 电话预约,征得同意并询问病人一般情况,准备家庭访视登记表、相关健康教育处方、体检用物(血压计、体温计、听诊器、脉氧仪等)。

5. 访视时间 视病人情况每月 1~2 次,其间可通过电话给予指导。

6. 访视内容　内容涉及从预防保健到治疗康复的一系列生理、心理以及社会互动方面的内容。具体的可分为行为干预、相关知识的宣传教育、心理辅导。

(1) 行为干预：以改变家庭的不良生活习惯和培养遵医行为为主。主要目标是改变不良嗜好，如禁烟、限酒，养成良好的生活习惯，并将主要亲属培训为病人就医行为和按时按医嘱服药的督导员和生活的护理者，减少结核病家庭内传播。

(2) 相关知识的宣传教育：主要以宣传结核病相关的预防、治疗、日常保健知识为主，通过讲解知识、发放相关阅读材料、观看视频等使病人以及家庭成员掌握疾病相关的正确知识，消除不必要的担心与误解，提高病人和家属对结核病的认知程度和自我管理能力。须特别注意的是，在进行宣传教育时，要考虑病人的年龄、文化和其他社会因素对宣传教育的影响。

(3) 心理辅导：以减少病人的负面情绪，提高病人对生活的热情和信心为主，可以采用冥想法、音乐疗法和积极心理学等方法。目的是对病人及家属进行心理指导，减少他们的消极情绪，在病人焦虑烦躁时能给予关心和理解，减轻或消除病人的情感障碍。

7. 访视注意事项　建立良好的医患关系，认真听取病人及家属询问和汇报的问题，对病人的治疗与处置给予必要的解释。

四、病人的心理与社会评估

(一) 概述

结核病具有病程长、治疗时间长、容易复发等特点，开放性肺结核病人传染风险大，加重了病人及其家庭的经济负担，也给病人及其家属造成较大的心理困扰，这使得结核病病人社会支持水平低下，病人容易出现焦虑、抑郁、紧张、悲观等负性心理，而这些都会对结核病病人预后及生活质量产生重大影响。

对结核病病人的社会家庭支持系统进行全面评估，并采取干预措施提高病人资源利用度，为病人建立良好的心理和应对方式，可以消除病人的紧张、焦虑、抑郁等负性心理，促使病人的心理和精神达到平衡，更好地配合、坚持治疗，最终改善病人结局，提高病人生活质量。

(二) 病人的社会支持评估

1. 社会支持评估的内容　社会支持即从来自社会各方面(包括家庭、亲属、朋友、同事、伙伴、团体等个人或组织)关系网中获得的情感、物质、信息和实际帮助。社会支持对于个体的心理健康和身体健康都非常重要。它可以减少压力,提高应对压力的能力,增加个体的幸福感和生活满意度。病人的社会支持评估包括客观支持、主观支持和对社会支持的利用度。

(1) 客观支持:指客观的、可见的或实际的支持,包括物质上的直接支持,社会网络、团体关系的存在和参与等。

(2) 主观支持:指个体在社会中受尊重、被支持、被理解的情感体验。

(3) 对社会支持的利用度:个体对社会支持的利用存在差异,有些人虽可获得支持,却拒绝别人的帮助,并且人与人的支持是一个相互作用的过程,一个人在支持别人的同时,也为获得别人的支持打下了基础。

2. 影响结核病病人获得社会支持的因素

(1) 复治或耐药:复治或耐药结核病病人病情反复和延长,家庭成员会因耗费精力较大而产生支持疲劳;朋友、同事等对病人的关注逐渐下降;病人也更加封闭自我,社会交往进一步减少,致使社会支持下降。

(2) 经济因素:由于结核病其他辅助治疗导致病人家庭的经济负担较重,久而久之,家庭支持能力下降,尤其是低收入家庭,此种问题更为突出。

(3) 年龄大于 60 岁:老年病人社会活动能力下降,使其社会支持系统处于减缩趋势;另外,老年病人担心自己成为儿女、家庭的负担而产生自暴自弃心理。

(4) 文化程度:文化程度越高的病人对疾病的认识越深刻,越能积极配合治疗。而且其拥有相对较稳定的职业,社会支持网络更广,因而感受到的客观支持与主观支持较高。

(5) 情绪及心理因素:①心理健康的病人能较积极参与各种社会活动,从而获得更多社会支持。②抑郁病人在很大程度上会形成一种社交隔离状态,导致社会支持资源受损。③结核病病人病耻感与社会支持存在负相关,社会支持在一定情况下可以降低威胁或伤害风险的感知,还可以为个人提供管理和应对压力源的选择,也可以减少结核病病人负性情绪,降低其病耻感。

(6) 生活环境:医疗资源比较落后的地区的结核病病人对先进医疗技术的知晓也较欠缺。

(7) 婚姻状态:婚姻关系在社会支持中具有重要作用。在婚姻状态的病人,其社会支持水平明显高于离异或单身的病人。

3. 社会支持评定量表(见附录一)　包括客观支持、主观支持和对社会支持的利用度 3 个维度,其中客观支持维度 3 个条目(条目 2、6、7),主观支持 4 个条目(条目 1、3、4、5),对社会支持的利用度 3 个条目(条目 8、9、10)。将 10 个条目得分相加即为社会支持总分,总分范围为 12~66 分,总分越高,表明获得的社会支持程度越高。其中≤22 分为低水平社会支持;23~44 分为中等水平社会支持;≥45 分为高水平社会支持。

4. 提高社会支持的护理对策

(1) 充分、广泛地宣传,提高社会大众对结核病的正确认识:可面向社会开展讲座、发放宣传手册、设立宣传栏等,也可结合看录像、幻灯片等多媒体形式以增加感性认识,还可通过广播、电视等媒体进行疾病防控宣传,以增加社会大众对疾病的了解,从而给予病人更多的经济支持和情感支持。

(2) 指导病人及其家属、朋友等正确认识结核病:可采取讲解、发放宣传资料的方法,减轻人们对疾病的恐惧心理,从而为病人提供更多的帮助和关爱,提高病人的社会支持水平。

(3) 督导病人正确服用抗结核药,帮助病人控制疾病:护理人员要加强教育和管理,对病人进行全程服药督导。住院病人实施服药到口,当面看服;居家治疗的病人,指导家属配合督导病人服药,尤其是儿童、老年病人,也可采取视频督导方式提高病人服药依从性。

(4) 关注病人的心理状况,帮助病人树立战胜疾病的信心:如为其列举治疗成功的范例;使其增加与外界的接触和沟通,主动接受家人、亲戚、朋友的帮助,从而使病人获得更多的倾诉渠道和帮助途径。

(5) 做好延续性护理,为病人提供及时的指导:病人离院时可发放健康教育手册,并详细讲解居家治疗及休养的注意事项;另外,可专设结核病病人健康咨询电话,随时回答病人的问题并定期做电话随访,将健康教育贯穿始终。

(6) 帮助复治病人获得社会支持:呼吁家庭成员应注意对病人支持的持久性,帮助病人克服困难。

(7) 对护理人员开展针对性培训:对护士及护理管理者进行结核病护理的专项培训,提升护理人员对结核病病人群体特性的认识,使其在日常护理工作中除了重视疾病的疗效观察与护理外,还能给予病人更多情感上的支持,同时能主动为病人调动社会资源,提升社会支持力度。

（三）病人的心理支持

1. 结核病病人心理评估　可利用心理卫生评定量表全方位地采集病人的心理信息。常见的心理卫生评定量表有"凯斯勒心理困扰量表（K10）""90项症状自评量表（symptom checklist 90, SCL-90）"等。

2. 结核病病人常见的心理问题

（1）焦虑：结核病病人易出现疲乏无力、食欲减退等症状,导致病人生活质量下降,可能发生不同程度的焦虑。

（2）孤独：结核病因其传染性,易使大众冷落或疏远病人,而结核病病人通常对此比较敏感。多数病人患病期间对人际交往产生紧张情绪,往往采取回避的态度,从而使自己陷入孤独的境地。

（3）自卑、自怜：由于结核病病程长,尤其是初治失败的病人,感到自己成为家庭和他人的累赘,常常产生自怜、自卑的心理。

（4）主观感觉异常：患结核病后,病人角色强化,过分认同疾病状态,会把注意力转向自身,对外界声音、光线、温度也异常敏感。病人能感觉到自己的呼吸、心跳,对体位、姿势等高度关注。甚至有些病人对悦耳的声音也会产生反感,或出现时间错觉,如感觉度日如年等。

（5）退化心理：长期患病后,病人表现为依赖性强、过度以自我为中心,对许多事情失去兴趣,过分关注自身。

3. 病人心理支持措施

（1）情感支持：护理人员要尊重病人的人格,主动与病人建立真诚信任的治疗性人际关系。细心观察病人的言行、情绪、神态、饮食及睡眠变化,通过积极暗示,运用鼓励支持性语言,诱导其宣泄情绪,说出导致不良心理反应的原因,并对原因进行认真分析,有针对性地做好开导工作。同时,在不违背医疗原则的前提下,尽量满足病人的需求,安慰疏导病人,合理安排家属、朋友探视,消除病人焦虑、抑郁、孤独、恐惧的情绪。

（2）健康教育：对病人进行相关知识宣教,使其正确认识结核病,避免由于不了解病情而产生各种各样的推测和担心。知识宣教内容包括控制结核病的公共卫生意义、治疗用药原则、可能出现的副作用、饮食指导、日常生活的注意事项等,帮助病人树立正确的疾病意识,坦然面对疾病,树立战胜疾病的信心。

(3) 增强病人的社会支持:社会支持水平与病人的心理状态呈正相关。护理人员应鼓励病人保持适当的社会交往,并主动与病人家属联系,鼓励家属多探视病人,指导恰当的隔离措施和防控方法,消除家属的恐惧和忧虑感,从而为病人提供关怀和支持。

(4) 创造轻松的治疗环境:包括物理环境和人文环境,如病房的环境、同病房病人疾病的严重程度、病人之间的关系、医患及护患之间的关系,都应有利于病人的身心健康。鼓励病人之间进行交流沟通,互相倾诉自己的感受和想法,以缓解病人内心的苦闷与不安,减少病人的孤独感。病人保持乐观的情绪能提高机体的抗病能力,也可使药物发挥最大效能。

4. 肺结核病人心理干预

(1) 疾病宣教与指导重点

1) 初治肺结核:初次确诊的病人,主要目的在于建立病人对治疗的依从性。①讲解有关结核病的基本知识及治疗要求,帮助病人树立治愈疾病的信心。②特别强调规律服药的重要性和目的,督促病人坚持完成规律、全程结核病化学药物治疗,定期检查,不要自行停药;同时关注药物不良反应,若出现不良反应及时报告医生处理。③指导正确的居家防控知识,消除病人及家人的疑虑。

2) 复治肺结核:应针对病人的心理变化,适时地疏导,让病人了解自己的病情发展情况及全程规范治疗的意义。

3) 耐药肺结核:耐药肺结核由于其本身的特点和目前医疗的局限性,已成为一种严重影响病人生活质量的强烈心理刺激。因此,应着重向病人宣讲抗结核治疗的新方案及控制感染传播的方法,并以症状控制为主建立病人坚持治疗的信心。同时应将心理治疗放在与药物治疗同等的地位。

(2) 早期心理干预阶段:以改善病人心理状态为主,向病人详细讲解结核病知识,讲解疾病形成的原因、治疗及预后,讲解情绪与健康的关系,树立病人的治疗信心。

(3) 调节干预阶段:①发现病人出现自卑、焦虑等心理情绪,应给予及时的疏导,采用交流沟通、课堂讲座等方式,指导病人掌握自我放松的方法。②可根据病人的爱好给予支持,如听音乐、绘画等,帮助病人重新认识自我,树立治疗的信心。

(4) 强化心理干预阶段:①注意观察病人躯体不适情况,了解病人感受,指导病人进行自我护理以协同药物治疗,并向病人及家属讲解药物使用方法及可能出现的不适症状,定期复查。②加强社会支持心理干预,向病人家属、朋友讲解病人疾病情况,使病人得到亲朋的支持与鼓励。

（王秀芬　孔含含　温敏）

第二节　病人护理安全管理

一、常见护理风险管理

（一）概述

1. 护理风险　指护理人员在临床护理过程中,可能导致病人及护理人员本身发生的护理目的之外的不良事件。

2. 护理风险管理　是对现有的和潜在的护理风险进行识别、评估、处理和评价,有组织、系统地消除或减少护理风险事件的发生,降低护理风险对病人、护理人员和医院的危害,以最低成本实现最大安全保证的科学管理方法。要规避护理风险,防范和减少护理纠纷,为病人提供安全、优质、高效、满意的护理服务,必须实施有效的护理风险管理。

（二）结核病病区常见护理风险发生的相关因素

1. 病人因素

（1）急危重症病人:急危重症结核病病人病情复杂多变,治疗周期长,医疗费用高,预后差,往往导致病人焦虑、烦躁,甚至恐惧。

（2）耐药结核病病人:我国是耐药结核病疫情较重国家之一。据统计,中国的耐药结核病病人占全球的 1/4,耐药率、耐多药率普遍处于较高水平,新病人的耐多药率也达到 5.71%,耐多药结核病已成为我国结核病控制的主要限制因素。与一般结核病相比,耐药肺结核病人的治疗和关怀要求高、相对复杂,尤其是耐多药肺结核治疗使用二线抗结核药副作用大,疗程长,病人坚持全程治疗的难度大,这类病人极易引发心理问题,甚至可能出现自杀等意外情况。

（3）低收入病人:低收入病人或者因病致贫病人,由于经济问题,容易出现就诊延误。

2. 护理人员因素

（1）护士职业态度:职业态度是个人对特定职业比较持久的心理反应倾向

和评价。肺结核是一种慢性呼吸道传染病,护士职业态度积极性不佳会影响护士自身综合素质发展,如缺乏慎独精神、工作执行力、团队合作精神以及风险意识等,这些均为引发护理风险的隐患因素。与专科知识不同,职业认知及职业精神难以通过短期培训提高,须管理者进行常态化培养、持续正向引导,形成良好的科室文化,潜移默化对护士造成影响。

(2) 护士专业核心能力不足

1) 护士专业知识不足:医院发展过程中,由于护理人员补充、更迭及护士成长需要一定周期等因素,少数护士可能缺乏评判性临床思维能力,存在对病情观察不全面的风险,引起护理不良事件的发生。

2) 护士专业技能不足:如护士穿刺技术不佳造成多次穿刺,静脉穿刺后药液外渗;女性导尿管误插入阴道而影响治疗及病情观察;鼻胃管置入不能 1 次成功,反复插管致鼻黏膜损伤出血等。

3) 沟通协调及应急处置能力不足:护患沟通中,由于护士语言行为不当、解释不耐心、服务态度欠佳、隐私保护与病人沟通不到位等原因,往往会导致病人情绪激动;另外在病人病情发生变化时、病人或者家属有疑问时,应急处置能力不足,则极易发展为护理纠纷。

(3) 安全与法律知识缺乏:在治疗护理过程中,如果护理人员欠缺法律知识,自我保护意识差,未及时将疾病相关的护理风险、注意事项等知情告知,易发生护理纠纷。

3. 系统因素

(1) 组织管理方面

1) 肺结核病区属于呼吸道传播的传染病病区,有较为严格的感染控制要求,护理工作比普通病区更繁杂,如果人力不足会造成护士工作劳动强度大;另一方面,结核病病区护士还面临结核病职业暴露感染的风险,这些都在无形中增加护士的身心负担。

2) 临床护理风险管理制度不健全,科室应急预案不完善,缺乏相应的监督质控机制,都有可能导致临床护理风险发生。

(2) 支持系统方面

1) 后勤保障系统不完善,导致病人就医体验不佳,或出现安全隐患,比如订餐问题、环境问题、物资供应问题等均易引发病人不满或安全隐患事故。

2）信息支持系统不完善,导致病人就医及诊疗流程不顺畅,如检查结果不能及时获知、医嘱识别错误、风险预警系统故障等也会导致临床护理风险发生。

3）在部分综合医院,结核病病人仍须与其他病人共享诊疗资源,但按医院感染管理要求,结核病病人手术、检查等均须安排对公共诊疗资源影响最小的时段进行,容易导致病人不理解,引发纠纷。这一现象随着医院信息化建设的推进,通过分时段预约可以得到较好解决。

（三）常见临床护理风险的管理

1. 加强护理风险预防

（1）教育培训

1）定期开展护理风险管理培训,包括护理风险的识别、规避、应对及上报。可通过案例教育,增强护士风险意识和应对能力。

2）定期对护理人员开展法律知识培训,组织学习《医疗事故处理条例》《护士条例》以及行业相关法律、法规。

3）加强业务培训,提升护士临床护理知识及技能,保证护理质量。

4）加强护士职业道德教育,培养护士爱岗敬业、慎独自律的精神。

（2）风险预警:对容易出现缺陷的环节要进行风险预警管理。

1）"七新要素"的管理:重视新人(新护士、新转科护士、实习护士)、新仪器、新药品、新材料、新操作、新知识、新制度的管理。

2）薄弱时段人力管理:合理弹性排班,加强节假日、夜班、交接班等薄弱时段的安全管理,繁忙时段适当补充人力,保证护理工作有序完成。

3）纠纷预防管理:加强护患之间的交流和健康信息传播,及时解决病人的问题,使护患之间逐步建立信任感;同时,要尊重病人的知情权和隐私权,履行告知义务,取得病人的理解和配合。

4）设备设施管理:定期对医院内设施、家具、仪器设备进行检修,保持状态良好、功能正常,特别是抢救仪器设备要专人负责,并按要求对仪器设备进行三级维护,故障设备悬挂警示牌,及时报修处理。在走廊设置环境危险标识,如"地面湿滑,小心跌倒";在开水器旁设置"小心烫伤"标识;在微波炉旁粘贴使用注意事项等。

5）对各类可能出现的高风险情况设立护理警示标识,如防外渗、防压力性损伤、防跌倒、防静脉血栓栓塞(venous thromboembolism, VTE)、防误吸等,提醒医、护、患三方共同关注并积极落实相关预防措施,将护理风险发生率降至最低。

2. 加强护理环节管理

(1) 建立以临床护理问题及病人结局为导向的护理质量持续改进方式,建立三级质控系统(责任护士—责任组长—专科护士/护士长),细化环节质量管理。

(2) 强化过程质量:护士长通过业务查房、护理质量自查,实施护理质量动态管理;护理部通过对现场巡查、资料核查、护士访谈、病人访谈等方式,采用行政查房、护理单元绩效考核、个案追踪、系统追踪等方法对临床科室护理质量进行定期考核评价,及时发现存在或潜在的护理风险。

(3) 关注结果质量:①重视不良事件管理,实行非惩罚性护理不良事件管理制度,鼓励护理人员主动报告不良事件,及时对不良事件进行原因分析、制订对策并落实整改,如果存在系统性问题要及时进行多部门协调解决,营造良好护理安全文化,提升护理质量。②建立护理质量指标,定期对指标数据进行趋势分析并持续改进。

3. 加强护理风险环节应急管理,提高风险应对能力　对科室工作程序进行脆弱性分析,建立科室护理风险清单和护理风险事件应急预案,定期组织应急演练并对演练情况进行总结分析,通过反复演练与改进,提升护士对突发护理风险事件的应对能力。

(四) 护理风险管理效果评价

1. 不良事件发生率　通过梳理不良事件发生的种类及概率评价风险处置方案的效果,并对现行的风险管理措施进行分析、检查、评估和修正,评估风险处置方案是否最佳。

2. 病人满意度　通过护理服务病人满意度评价护理服务能否为病人提供最佳的安全保障。

3. 护理纠纷投诉案件　通过护理纠纷投诉案件评价护理风险管理效果。

二、常见护理管理风险控制

(一) 概述

管理风险是指管理运作过程中影响管理职能及水平发挥的因素,如信息不对称、决策错误、管理方法不佳、控制不足等。这种风险具体体现在构成管理体系的各个要素上,可分为4个部分:管理者的素质、组织结构、医院文化、管理过程。护士长作为护理管理体系中最基层的管理者、病区管理的第一责任人,担负着护理专业与行政管理的双重责任,必须具备较强的个人素质、质量管理意识和风险管理意识。

（二）护理管理中的风险点

1. 护士长个人素质因素　包括护士长的修养品德、知识构成、综合素质、业务能力。

（1）修养品德:是推动管理者行为的主导力量,对管理效果和效率有直接影响。包括优良的政治品德以及公平公正、实事求是、宽厚待人等个人品质。

（2）知识构成:体现在管理者对专业知识、制度规范、法律政策的把握,及对人文知识、社科知识等的了解。

（3）综合素质:护士长应具备良好的领导力,如管理者的共情能力、表达能力、逻辑思维能力、情绪管理能力等,在一定程度上反映管理者影响力（包括权力影响力和非权力影响力）。

（4）业务能力:反映管理者干好本职工作的能力。包括专业知识技能、决策能力、计划能力、指挥能力、协调能力、创新能力、预见能力等。

2. 护士长的质量管理意识　护士长作为管理者,应清楚且坚定地认识到安全是质量的最低或基本标准,没有安全就没有质量,更没有优质。质量的最高要求是"零缺陷",安全就是追求"零缺陷"。

3. 护士长的风险管理意识　护士长在进行日常管理时,应具备较高的风险意识和敏锐的觉察能力,当发现异常现象时,不要只看表面现象,须深入思考,应用管理知识分析系统问题,由小问题发现大隐患,从浅层表象找到核心问题,挖掘深层次需求。

4. 护士长管理过程中的风险点

（1）打破常态工作的突发事件:这类事件多因缺乏针对性的管理程序或动态的管理决策,而导致事态失控,对管理效果造成极大影响。①突发灾害事件,如台风、强雷暴、洪水、火灾、地震、降雪、冰雹等。②突发公共卫生事件,如感染性疾病暴发、食物或饮用水严重污染、环境受到有毒有害物质污染等。③人员损害事件,如病人出现病情变化、用药错误、跌倒、坠床、误吸、窒息、走失、自杀、自伤、财物失窃、输液反应、输血反应、猝死等;工作人员遇到职业暴露、暴力伤医、医疗纠纷、财物失窃等。④设施设备故障,如信息系统故障、仪器设备故障、氧气或负压故障、暖气或空调故障、火灾(医院内部)、停电、停水等。

(2)护士长管理环节中的风险点:这些事件组成护士长日常管理工作的内容,护士长须严格控制并落实,否则会严重影响护理安全与质量。

1)护士资质准入:包括护士注册、夜班准入、特殊岗位准入的落实,护理门诊人员和互联网+护理服务人员资质的审核等。

2)环境管理:①落实生产环境属地化管理,尤其注意消防设施及强酸强碱、易燃易爆物品管理。②病区环境安全、整洁、干净,设施完备无风险,传染病病区三区三通道符合要求。③治疗环境,标识清晰、设备设施满足治疗需求、业务用房满足基本运行要求。④物品贮存环境,监测温/湿度达标,无菌物品和非无菌物品分开放置且基数满足临床需要等。

3)排班管理:班次时间设定符合《中华人民共和国劳动法》,独立上班人员已完成夜班准入/专科二级准入,不同能力强弱和年资高低护士搭配排班等。

4)护理文书管理:护理文书作为客观法律依据,护士长应重视并对护理文书进行严格管理。

5)急诊急救管理:急救设施处于备用状态,且能满足专科需要;急救指引符合本科室临床需要,护士有据可依;开展有效、充分的训练及演练,保证护理人员急救处理安全有效等。

6)医院感染管理:护士长积极组织开展医院感染控制工作,使护理人员操作达标,降低医院感染风险,比如开展全员培训和考核、制订规范管理护理行为、器械物品管理流程可追溯等。

7)医疗器械管理:护士长应对病区内的医疗器械进行全过程管理,确保其功能完备并保证能安全应用,设备操作者应符合资质,设备定期年检、时间定期校准、参数设置合理、故障处理及时等。

(3)病人管理过程中的风险:作为护理工作的主要服务对象,病人自身存在很多不稳定、易失控的影响因素,护士长应充分认识病人管理的重点及风险点,从而实施针对性的管理措施。如急诊应提高分诊准确率、快速识别病人病情;门诊护士应定时巡查分管范围内的就诊病人,及时识别候诊高风险病人;新生儿进/出温箱应遵循护理规范;护士应慎独个人行为;病人转运应做好准备与安全评估；应严格要求护士按护理级别巡视病房、观察病情变化，及时发现和处理病人外出情况等。

（三）如何降低护理管理风险

1. 提升护士长护理管理风险点的控制能力

（1）认真落实日常管理：包括制度、流程、规范、培训等。

（2）始终谨记责任意识与管理风险意识。

（3）提高应对能力：持续学习、模拟演练、与护士及其他工作人员建立紧密的合作关系、培养自信心。

2. 建立处理护理管理风险的相关机制

（1）建立应急反应机制：建立适合科室的应急反应处理程序及管理体系，一旦有行政管理事件发生，如医疗纠纷事件的迹象，抓住关键时机，立即启动预案，分级处置引导，力求及时、妥善、有效处理。

（2）建立信息报告机制：在科室内建立逐级处理及上报机制，出现管理风险事件，要及时预处理，在处理范畴及能力之外时，及时上报，控制影响范围并避免事态升级。

（3）建立协调联动机制：与其他部门及机构建立协调联动机制，当需要多部门协调处理时，能高效、及时展开协作，避免事态陷入僵化或矛盾激化。

（4）建立保险机制：与保险公司建立合作关系，降低风险。

3. 护理管理风险的期望值可控、能控和在控。

（1）可控：是指事物的发展在管理者能够预期和把握的范围内。要求：①相关制度、规范制订符合行业管理法律、法规要求。②能正确识别、评价和处理现有的或潜在的护理风险。③各级人员活动均在可控范围内。④定期进行事故风险评估、应急资源调查，明确预警信息报告流程、应急响应保障措施。⑤明确质量指标可控数量及指标的准确性。⑥对不同的流程管理方法进行归纳总结。

（2）能控：是指所有人员对可控、在控的正确态度，有信心做到可控、在控。要求：①加强自身的内控性，相信自身的行为、个性与能力是事情发展的决定因素，进而提升自我效能感。②提高护理人员的风险意识。③建立良好的人际交往关系有利于应对各种应急问题。④熟知预案启动条件和预案实施流程。

（3）在控：是指影响安全生产的所有要素均在控制之中，要求对影响安全生产的各个因素都进行在线控制。通过对这些要素的管理、控制和解决，达到本质安全状态和受控状态。要求:①对医疗护理行为中各环节、流程进行在线控制,通过对全流程各要素管理、控制,解决存在的问题,达到医疗护理质量安全处于在控状态。②强化应急管理,包括建立应急预案、进行预案推演和演练。

4. 管理风险导致应急问题的处理

(1) 风险转移:将风险责任转移给其他机构,是最常见的风险处理方式,如购买医疗风险保险等。

(2) 风险滞留:指将风险损失的承担责任保留在机构内部,是医疗机构传统应对医疗风险的办法。在护理服务出现失败或错误时,对病人(家属)的不满和抱怨当即做出的补救性措施,其目的是重新建立病人(家属)的满意和信任。

三、常见医院感染风险管理

(一) 概述

1. 医院感染的定义　医院感染(nosocomial infection)指住院病人在医院内获得的感染,包括在住院期间发生的感染和在医院内获得的出院后发生的感染;但不包括入院前已开始或入院时已处于潜伏期的感染。医院工作人员在医院内获得的感染也属于医院感染。

2. 医院感染管理的发展及意义　医院感染关系到病人安全和医疗质量安全,一旦发生医院感染将会给病人及医院带来不同程度的损失,如增加经济负担、延长住院时间、加重病人基础疾病等。世界卫生组织于 2004 年创建了全球病人安全联盟。1986 年中华人民共和国卫生部发文,在卫生部医政司的直接领导下,成立"医院感染监控协调小组",开启全国医院感染管理工作。近年来医院感染管理越来越受到公众的关注。

从近年来发生的传染性重大公共卫生事件中,可以看到医院感染管理面临着全新的挑战,管理和决策的复杂性和难度日益增加。引入风险管理的理念,系统化和科学化地对医院感染高风险部门、高危环节进行评估及干预,尽早识别风险因素,尽快采取干预措施,防患于未然,对有效防范医院感染事件具有重要意义。

(二) 结核病病区常见医院感染风险

结核病是严重威胁人类身体健康的公共卫生问题,我国虽然在结核病防控方面取得了巨大的成就,但当今的流行趋势仍然不容忽视,特别是 HIV 感染者和耐药结核病病人正在不断增多,医院感染防控形势严峻。

1. 医院感染管理中存在的风险因素

(1) 医院感染管理体系不完善:医院感染管理三级架构不健全,职责分工不清,各级人员不能够正确履行职能,监管不到位。医院管理层对医院感染的重视程度不够,感染控制专职人员大部分从临床、护理等部门转岗而来,未接受系统的医院感染相关知识与技能教育,医院感染管理及相关学科继续教育缺失;专职人员对岗位的认同感、公平感、安全感、价值感、工作使命感和成就感等的缺位,专职人员队伍流动性较大。

(2) 环境布局不合理:如诊室空气不流通、空气净化消毒设备落后、手卫生设施不健全、三区设置不合理、标识不清、没有负压病房、没有设立耐药病人隔离病房、没有设立医疗废物暂存点或设立在人员流动多的区域、医疗废物处理不规范等均影响医院感染管理措施的落实。

(3) 部门间协作不顺畅:包括对医院感染突发事件的认识不足、对医院感染甄别不清、医院感染管理措施落实不佳、监测结果反馈滞后、预警及应急机制缺乏、物资匮乏、病人检查及转运流程指引欠缺等。

(4) 信息系统滞后:可导致医院感染管理过程中各种数据的收集、整理、查找、保管占用人力物力较多;科室级医院感染预警和评估不能及时进行;对医院感染发病趋势及危险度不能进行实时监控;医疗网络安全问题等。

(5) 工作人员职业防护环节不健全:肺结核是慢性呼吸道传染病,通过飞沫传播。在各种医疗活动中,尤其一些能产生气溶胶的操作,如气管插管及相关操作、心肺复苏、支气管镜检查、吸痰术、咽拭子标本采集等,由于工作人员自我防护意识淡薄、职业防护管理制度不健全、工作忙乱、操作不规范或不熟练、未推广使用或未正确使用安全器具等因素,导致各级各类人员存在医院感染的风险。

(6) 心理-社会因素:病人及其家属的消极、负面情绪影响病人依从性和自理能力,影响治疗进程,进一步影响护患、医患关系;社会的不理解甚至歧视给结核病科护士、病人及家属造成较大的心理压力;工作人员长时间接触结核病病人,难免有较大心理压力。不良的护患、医患关系及较大的心理压力,导致工作人员出现精神疲惫、注意力不集中,易造成医院感染事件等。

2. 医院感染风险管理措施

(1) 建立健全医院感染管理三级架构,明确各级职能分工

1）医院感染管理委员会：根据国家有关法规，结合本医疗机构的实际情况，制订经空气传播疾病医院感染预防与控制的制度和流程，结核病病区建筑布局合理、区域划分明确，并根据本医院结核病耐药现状，配合药事管理委员会提出合理使用抗菌药物的指导意见，监督实施。

2）医院感染管理科专职人员：对有关预防和控制医院感染管理规章制度的落实情况进行检查和指导；对医院感染及相关危险因素进行监测、分析和反馈，针对问题提出控制措施并指导实施；对工作人员有关预防医院感染的职业卫生安全防护工作提供指导；对工作人员进行预防和控制医院感染的培训工作等。

3）医院感染管理小组：负责本病区医院感染管理的各项工作，结合本病区医院感染防控工作特点，制订相应的医院感染管理制度，并组织实施；根据本病区主要医院感染特点，如医院感染的主要部位、主要病原体、主要侵袭性操作和多重耐药菌感染，制订相应的医院感染预防与控制措施及流程，并组织落实等。

（2）环境管理（详见本书第二章、第四章第二节相关内容）

1）结核病病区建筑布局合理，三区三通道区域划分明确，病房通风良好或安装空气净化消毒装置，病房内设卫生间，手卫生设施完善，防护物资充足，有条件者可设立负压病房。

2）各科室、部门配合良好：完善的预约就诊流程，无人员聚集；有结核病病人尤其是耐药病人检查、转运流程，与普通病人不交叉；完善的医院感染报告制度，检验结果反馈及时等。

3）加强医院信息化建设，保障医院网络安全。

（3）工作人员管理

1）提供多种型号的医用防护口罩，并对所有进入结核病病区的工作人员开展医用防护口罩适合性测试，且3~6个月重复测试；工作人员根据检测结果选用合适型号的医用防护口罩。

2）结核病病区工作人员在入科工作前均应进行常规结核菌素试验及胸部X线检查，免疫力低下者、患有糖尿病或慢性肺部疾病者尽量避免结核病病区临床护理等工作。

3）所有结核病病区工作人员进行个人防护及消毒隔离培训后方可上岗（工作人员职业防护要求详见本书第四章第三节相关内容）。

4）适当组织娱乐活动与体育活动,促进医院各科室工作人员进行沟通与交流,缓解工作人员工作压力。

5）合理安排结核病病区工作人员工作时间与休息时间,调控工作强度。

6）严格落实结核病病区工作人员定期健康体检,并建档记录,建议增加胸部 CT 检查。

（4）病人管理

1）结核病病区内病人产生的所有垃圾均属于医疗废物,按医疗废物处理。

2）疑似病人应单人单间安置,确诊后同种病原体感染的病人可安置于同一病室,床间距不小于 1.2m,不串病房。病情允许时宜佩戴医用外科口罩。

3）耐药结核病病人单间安置,确诊后同种耐药结核病病人可安置于同一病室,床间距不小于 1.2m,不串病房。

4）有条件者宜安置在负压病房中,非必要不要陪护,不探视。

5）病人转出、出院或死亡后,按要求进行终末消毒。

6）病人死亡后,应使用防渗漏的尸体袋双层装放,必要时应消毒尸体袋表面,并尽快火化。

（5）培训及健康教育

1）建立专业教育体系:提升感染控制人员专业素养。

2）定期开展医院感染预防与控制知识培训:对就诊病人和工作人员进行飞沫传播疾病防控的健康教育,内容包括常见飞沫传播疾病的种类、传播方式与隔离预防措施,防护品的正确选择及佩戴,呼吸道卫生、手卫生、通风、痰液的消毒处理等。

3）营造感染防控文化:医院感染防控措施的落实需要全体工作人员的参与,因此,让感染防控的理念深入人心,将感染防控的要求自然融入诊疗行为中,是医院感染防控最终的目标和理想状态。

（王秀芬　孔含含　温敏　操静）

第六章

结核病专科护理

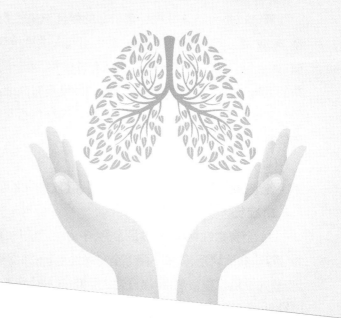

结核病是全球流行的感染性疾病,被列为我国重大传染病之一,是严重危害人民群众健康的呼吸道传染病。2023 年 WHO 全球结核病报告显示,中国2022 年在全球 30 个结核病高负担国家中排名第 3 位。结核病的疫情呈现高感染率、高患病率、高耐药率、死亡人数多和地区患病率差异大的特点。近年来,随着结核病防治工作的大力开展,我国结核病总的疫情虽有明显下降,但流行形势仍十分严峻。结核病的防治仍是一个须高度重视的公共卫生问题,我国结核病防治工作仍然任重道远。

第一节　肺结核病人的护理

一、肺结核

(一) 概述

肺结核是由结核分枝杆菌引起的慢性感染性疾病。结核分枝杆菌分为人型、牛型、非洲型和田鼠型 4 类,其中引起人类结核病的主要为人型结核分枝杆菌,其余型少见。结核分枝杆菌具有抗酸性、生长缓慢、抵抗力强、菌体结构复杂的生物学特性,其致病性、病变范围及发病时间取决于人体的免疫状态、机体的过敏反应和感染的细菌菌量及毒力。飞沫传播是肺结核最主要的传播途径。传染源主要是痰中带菌的肺结核病人。

(二) 常见临床表现

各型肺结核的临床表现不尽相同,但有共同之处。

1. 症状

(1) 全身毒性症状:发热最常见,多为午后低热,体温一般 37.5~38℃,伴有乏力、盗汗、食欲缺乏、体重下降等全身毒性症状;如反复肺部感染可出现持续性高热,呈弛张热或稽留热,体温可达 39~40℃,无时间规律性;女性可有月经不调或闭经,儿童可出现发育不良;若肺部病灶进展、播散时,可有不规则高热、畏寒等。

(2) 呼吸系统症状

1) 咳嗽、咳痰:是肺结核最常见症状,多为干咳或咳少量白色黏液痰。有空洞形成时,痰量增多;合并其他细菌感染时,痰呈脓性且量增多;合并厌氧菌感染时有大量脓臭痰;合并支气管结核表现为刺激性咳嗽。

2）咯血：约 1/3~1/2 病人有不同程度的咯血,病人常有胸闷、喉痒和咳嗽等先兆,以小量咯血多见,少数严重者有大量咯血。

3）胸痛：炎症波及壁胸膜时可引起胸痛,为胸膜炎性胸痛,随呼吸运动和咳嗽加重。

4）呼吸困难：当病变广泛和/或患结核性胸膜炎有大量胸腔积液时,可有呼吸困难。多见于干酪样肺炎和大量胸腔积液病人,也可见于纤维空洞性肺结核病人。

2. 体征　因病变范围和性质而异。病变范围小可无异常体征;渗出性病变范围较大或干酪样坏死时可有肺实变体征;慢性纤维空洞性肺结核或胸膜粘连增厚时,可有胸廓塌陷、纵隔及气管向患侧移位;结核性胸膜炎早期有局限性胸膜摩擦音,以后出现典型胸腔积液体征;支气管结核可有局限性哮鸣音。

（三）辅助检查

1. 病原学检查　病原学检查是确诊肺结核、制订化疗方案和评价治疗效果的主要依据,检查方法主要包括细菌涂片法(抗酸染色或荧光染色)、结核分枝杆菌培养及鉴定(固体或液体培养法)、分子生物学检测方法(Xpert MTB/RIF、qRT-PCR、结核杆菌核酸检测等)。

2. 病理学检查　包括病理形态学检查及病理组织病原学检查方法。典型的病理形态学改变为结核结节,其中心为干酪样坏死改变,周围可见类上皮细胞、朗汉斯巨细胞及淋巴细胞等。结核结节多提示结核病,但某些疾病如非结核分枝杆菌(NTM)肺病等也可出现类似改变,因此进一步区分须进行病原学检查,尤其是分枝杆菌菌种鉴定。

3. 影像学检查　包括胸部 X 线检查及胸部 CT 检查。肺结核好发于双肺尖后段及下叶背段,通常伴有多种形态变化如渗出、实变、空洞、增殖、钙化等,且短期内变化较缓慢,CT 较 X 线检查更容易发现某些隐匿区病变及微小病变。

4. 免疫学检查　包括 γ-干扰素释放试验(interferon-γ release assay,IGRAs)、结核菌素纯蛋白衍生物(tuberculin purified protein derivative,PPD)试验、结核抗体(TB-Ab)。免疫学检查阳性通常提示有结核菌感染,但不能区分活动性肺结核及非活动性肺结核或结核潜伏性感染。

（四）治疗原则

1. 化学治疗　结核病病人的化疗须遵循早期、联合、适量、规律、全程 5 个基本用药原则(详见第七章"结核病化学治疗的护理"相关内容)。

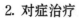

2. 对症治疗

（1）毒性症状：一般在有效抗结核治疗 1~3 周内消退，无须特殊处理。如毒性症状严重者，可短期加用糖皮质激素，减轻毒性症状和炎性反应。

（2）咳嗽、咳痰：咳嗽是机体保护性反射，咳嗽伴大量痰液时不宜使用强镇咳药，但应加强观察，警惕病人因咳嗽引起的并发症状，如缺氧、气胸、疼痛等，可运用雾化、气道廓清技术，协助病人顺利排出痰液，保持呼吸道通畅。必要时遵医嘱使用抗炎、祛痰、镇咳、平喘药并注意观察药物疗效及不良反应。

（3）咯血：咯血量少者，可患侧卧位休息，口服止血药物。工作人员应安抚病人，消除紧张情绪。中等至大量咯血活动期病人应严格卧床休息（患侧卧位），帮助病人保持情绪稳定，并指导病人及家属突发大量咯血时立即通知工作人员及紧急处理方法。保证病人呼吸道通畅，严防窒息，床旁备吸引装置及抢救物品，必要时配血备用。可静脉滴注或缓慢静脉推注垂体后叶激素，必要时可经支气管镜局部止血或插入球囊导管压迫止血。咯血窒息是致死的主要原因，须注意紧急抢救并严加防范。

（4）胸痛：予患侧卧位休息，指导病人在咳嗽、深呼吸和活动时，用手按压疼痛部位制动，以减少局部胸壁与肺的活动，缓解疼痛。对疼痛评分≥4 分者可酌情使用镇痛药物，并观察记录疗效和不良反应。

（5）呼吸困难：鼓励并指导病人有效咳嗽、排痰，维持呼吸道通畅，根据病人血气分析或血氧饱和度（SpO_2）合理氧疗，视情况采取高流量氧疗或无创正压通气，必要时行有创机械通气，如气管插管、气管切开。

3. 手术治疗　用于经合理化学治疗无效、多重耐药的厚壁空洞、大块干酪灶、结核性脓胸、支气管胸膜瘘和大量咯血保守治疗无效者。

（五）护理评估

1. 基本资料　包括病人性别、年龄、职业、籍贯、民族、婚姻状况、文化程度、生活习惯、入院方式、入院途径等。

2. 健康评估

（1）疾病与病症：疾病诊断、症状、体征、影像学检查、实验室检查、现病史、既往史、个人史、家族史等。

（2）健康状况：神志与生命体征、饮食及营养、大小便、皮肤、肌力/活动度、生殖、言语行为、心理情绪、社会支持等。

（3）系统评估：神经系统、循环系统、血液系统、呼吸系统、消化系统、泌尿系统等。

1）神经系统：①意识及瞳孔。②运动及活动能力，如行动是否自如、是否使用行走辅助工具、肌力、肌张力、生理反射及病理反射情况。③感觉是否正常。

2）循环系统：心率、心律、既往有无心血管疾病史及用药情况、血压控制情况、有无心前区不适或憋闷感、有无使用起搏器或其他植入物等。

3）血液系统：皮肤和黏膜的色泽（贫血的评估），有无出血倾向或瘀点、瘀斑、淋巴结肿大或压痛等。

4）呼吸系统：①有无呼吸困难、咳嗽、咳痰、气促、胸痛、咯血等症状。②呼吸频率、呼吸节律、呼吸音是否正常，体位对呼吸有无影响。③是否使用氧气或呼吸支持。④是否带有人工气道。

咳嗽按病程可分为急性咳嗽（<3周）、亚急性咳嗽（3~8周）和慢性咳嗽（>8周），按性质又可分为干咳与湿咳（痰量>10ml/d）。肺结核咳嗽为慢性咳嗽。可用视觉模拟评分法（visual analogue scale，VAS）评估咳嗽严重程度，也可用咳嗽程度评分表（cough evaluation test，CET）简易评估咳嗽严重程度及其对健康影响。

VAS：由病人根据自己的感受在标记0~10cm或者0~100mm的直线上划记相应刻度以标识咳嗽严重程度，但在应用过程需要注意其局限性，并结合其他评估方法使用以获得更准确的结果。

CET：包括病人日间咳嗽程度、夜间咳嗽对睡眠的影响、有无剧烈咳嗽、咳嗽对日常生活的影响及咳嗽对心理的影响5个条目，量表总分为5~25分，分数越高代表咳嗽程度越重，见表6-1-1，具有很好的重测信度与效度。

表6-1-1　咳嗽程度评分表（CET）

问题条目	无	很少	有一些	经常	频繁
1. 您白天有咳嗽吗 *？	1	2	3	4	5
2. 您会因咳嗽而影响睡眠吗？	1	2	3	4	5
3. 您有剧烈咳嗽吗？	1	2	3	4	5
4. 您会因咳嗽影响工作、学习和日常活动吗？	1	2	3	4	5
5. 您会因咳嗽而焦虑吗？	1	2	3	4	5

注：请阅读以上问题，并根据您目前的咳嗽情况在相应的地方打√；* 白天指晨起至入睡前这段时间。

5) 消化系统:①饮食状况,普通饮食或是否需要治疗饮食、流质饮食等其他特殊饮食;进食方式(有无管饲)。②排泄状况,排便习惯与规律,有无腹泻、便秘、黑便;有无排便方式改变,如大便失禁、肠造口等。③其他症状,有无恶心、呕吐、腹胀、腹痛等。

6) 泌尿系统:有无尿频、尿急、尿痛、血尿、留置导尿管、膀胱造瘘;尿量及尿液性状等。

(4) 国际功能、残疾和健康分类(ICF)自理能力:认知能力、吞咽能力、生活自理能力(basic activities of daily living,BADL)、感觉功能、排泄功能、交流能力、健康感知与健康管理(治疗配合度)。

(5) 风险与并发症

1) 压力性损伤风险评估:可应用 Braden 量表进行评估。

2) 跌倒/坠床风险评估:可应用跌倒/坠床危险因素评估表进行评估。

3) 静脉血栓栓塞(VTE)风险评估:非手术治疗的内科住院病人,应用 Padua 风险评估量表进行 VTE 风险评估。外科住院病人,应用卡普里尼评分(Caprini score)评估量表进行 VTE 风险评估。

4) 营养风险评估:评估病人体重及体重指数、体表测量情况(包括皮下脂肪厚度、三头肌皮褶厚度、上臂围等)、实验室指标(肌酐、前白蛋白、血清白蛋白及甘油三酯等)。推荐使用营养风险筛查 2002(nutritional risk screening 2002,NRS 2002)(见附录二),≥3 分提示存在营养不良的风险,应启动营养干预。

5) 非计划拔管风险评估:留置管道时。

6) 潜在并发症:坠积性肺炎、肌力下降/肌肉萎缩、泌尿系统感染等。

3. 专科评估 既往是否有结核病史及就诊治疗情况;病人咳嗽礼仪及个人防护知识掌握情况;有无乏力、午后低热、盗汗等结核病毒性症状。

(六) 常见护理诊断/问题

1. 清理呼吸道无效 与肺部感染、痰液黏稠、咳痰无力有关。

2. 体温过高 与结核分枝杆菌引起的肺部感染、毒性症状有关。

3. 营养失调:低于机体需要量 与机体消耗增加、食欲减退有关。

4. 疲乏 与结核病毒性症状有关。

5. 焦虑 与结核病病程长、治疗预后的不确定性及传染性疾病产生的病耻感有关。

6. **知识缺乏**:缺乏结核病治疗、护理及个人防护的相关知识。

7. **潜在并发症**:呼吸衰竭、大咯血、窒息。

（七）护理措施

1. 隔离　菌阳肺结核病人须进行呼吸道隔离预防,症状消失后连续3次培养结核菌阴性方可解除隔离。

2. 休息与活动　咯血、高热者或结核性胸膜炎伴大量胸腔积液病人,应卧床休息,恢复期可适当增加户外活动,加强锻炼,增强体质。轻症病人在坚持化疗同时可正常工作,但应劳逸结合,避免劳累和重体力劳动。

3. 饮食护理　结核是一种慢性消耗性疾病,应给予高热量、高蛋白、富含维生素的饮食,以增强抵抗力,促进机体的修复能力,使病灶愈合。避免烟、酒及油腻、辛辣刺激、易产气的食物。大量出汗应多饮水,及时补充水分。如大量咯血时应暂禁食,咯血停止后可给予温凉半流质饮食。

4. 病情观察要点

（1）常见症状护理

1）发热:监测体温变化并做好记录,高热时卧床休息,可给予物理/药物降温,注意及时擦拭汗液,更换衣物,防止受凉。

2）咳嗽、咳痰:①如咳嗽频繁,可使用镇咳药,慎用中枢性镇咳药。②加强观察,警惕病人因咳嗽引起的伴随症状及并发症,如缺氧、气胸、疼痛等,一旦发生应及时处理。③评估病人的咳嗽能力,指导有效咳嗽;对于排痰困难的病人,可运用雾化治疗、胸部物理治疗、体位引流、主动呼吸循环技术等协助病人排痰,必要时进行机械吸痰。④观察痰的性状、颜色、量,如发现痰中带血时,及时通知医生处理;如发现咯血或血痰暂不可留取痰标本,以免影响检验结果。⑤病人应适当休息,减少耗能,给予充足水分,每日保证饮水量1 500ml以上,予高蛋白、高维生素、易消化食物。

3）痰中带血或小量咯血:嘱病人休息,避免劳累和大量体力劳动。观察病人痰液/血液的性状、颜色、量,如发现咯血增多或颜色由暗红色变为鲜红色,提示有活动性出血,及时通知医生对症处理,并观察药物疗效,做好护理记录。

4）胸痛:指导病人保持情绪稳定,可取患侧卧位休息,适当使用镇痛药。教会病人减轻疼痛的方法,如放松技术、局部固定、穴位按压及欣赏音乐等,转移病人对疼痛的注意力、延长镇痛药的使用间隔时间。

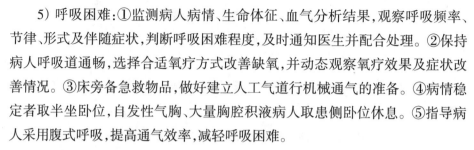

5）呼吸困难：①监测病人病情、生命体征、血气分析结果，观察呼吸频率、节律、形式及伴随症状，判断呼吸困难程度，及时通知医生并配合处理。②保持病人呼吸道通畅，选择合适氧疗方式改善缺氧，并动态观察氧疗效果及症状改善情况。③床旁备急救物品，做好建立人工气道行机械通气的准备。④病情稳定者取半坐卧位，自发性气胸、大量胸腔积液病人取患侧卧位休息。⑤指导病人采用腹式呼吸，提高通气效率，减轻呼吸困难。

（2）常见并发症处理

1）大量咯血、窒息：①大量咯血者应严格卧床休息，建立2条静脉通道。②使用止血药物时观察药物疗效，使用垂体后叶激素或酚妥拉明止血时要关注病人血压变化。③严防咯血窒息和失血性休克的发生，注意保持呼吸道通畅，床旁备吸引设备，急救设施处于备用状态。如发生窒息，立即取头低足高45°俯卧位，尽快吸出口腔、咽喉部、鼻腔血块，同时拍背促进气道血块排出，解除窒息。给予高流量氧疗，缓解缺氧。④对于反复大量咯血且止血治疗无效者，可考虑介入治疗或手术治疗，做好术前准备。

2）自发性气胸与液（脓）气胸：①肺组织压缩<20%保守治疗者，严格卧床休息、吸氧，避免用力、屏气、咳嗽等增加胸腔内压的活动；如使用镇静、镇痛药物，用药后须进行跌倒和疼痛评分。②保守治疗过程中须密切观察病情，尤其在气胸发生后48小时内。③胸腔穿刺排气，适用于呼吸困难较轻、心肺功能尚好的闭合性气胸病人。通常选择患侧锁骨中线外侧第2肋间为穿刺点（局限性气胸除外），一次抽气量不宜超过1 000ml。④张力性气胸者须立即胸腔穿刺排气，并根据情况行胸腔闭式引流。⑤对于复发性气胸、长期气胸、张力性气胸引流失败、双侧自发性气胸、血气胸、胸膜增厚致肺膨胀不全或影像学有多发性肺大疱的病人，须行外科胸腔镜手术治疗或行开胸手术，做好术前准备。

5. 健康教育

（1）用药指导

1）严格按照医嘱正确、规律用药，不可自行停药或增减药量。利福平或利福喷丁宜早餐前1小时空腹顿服，以免食物影响药物的吸收。利福喷丁应固定日期（如周二、周五）服用，告知病人服药后尿液及唾液略带红色是正常药物排泄。丙硫异烟胺宜在进餐期间或餐后服用，可减少对胃肠道的刺激。服用吡嗪酰胺者要多饮水。

2）如有以下症状属于药物不良反应,应立即到医院就诊:①食欲减退、厌油、恶心、呕吐、胃部不适、皮肤巩膜黄染、肝区不适。②发热、皮疹、皮肤瘙痒等过敏及药疹情况。③眩晕、头痛、耳鸣、听力下降、耳聋、四肢无力、麻木、蚁走感或关节酸痛肿胀等神经系统症状。④血尿、眼睑瘙痒、眼窝疼痛、流泪、畏光、视力减退等。

（2）饮食指导:加强营养,如无其他基础疾病可进食高热量、高蛋白、高维生素饮食,如各种肉、蛋、豆制品、新鲜蔬菜、水果等,少吃生冷、油炸、辛辣食品,戒烟酒;服药期间避免进食深海鱼虾及易过敏食物。

（3）休息与活动:避免劳累和重体力劳动,保证充足的睡眠和休息,适当体育锻炼,劳逸结合。

（4）生活指导:居家病人排菌期间应单独居住,并注意选择下风位置。居室要经常开窗通风,每天早晚各 1 小时;注意手卫生、不随地吐痰,咳嗽或打喷嚏时用纸巾掩住口鼻,避免到人流密集处。住院病人应佩戴口罩,禁止互串病房,限制人员探视及陪护。

（5）痰液管理:指导病人及家属掌握呼吸道隔离及肺结核防治的知识和技能,住院病人咳痰后用纸巾包裹痰液并放入封闭带盖的医疗垃圾桶中;居家病人可将痰液吐进装有 2 000mg/L 含氯消毒液的专用带盖痰罐内,30 分钟后倒入卫生间马桶并立即冲走。

（6）心理护理:肺结核的发生、发展与精神因素有一定关系。结核病是感染性疾病,病程长,病人患病后会严重影响生活和工作,产生消极、多疑、恐惧、悲观等心理状态,使病情加重,影响治疗效果。护士应细心观察病人的言谈举止,了解病人的生活需求、心理特征,用专业的护理知识、良好的服务态度和语言,进行个体化心理护理。包括耐心细致介绍疾病相关知识、科学解释病人的疑问及必要的精神安慰,激发病人治疗的主动性和积极性,消除其不良的情绪和心态,使其正确对待疾病。同时协助病人进行必要的生活护理,满足病人生活需要,使病人有效地配合治疗。对初发的病人要以安抚为主,对复发的病人则着重于鼓励。

（7）定期复查:指导病人遵医嘱定期复查,如有不适症状应立即复诊。合并糖尿病、高血压等其他疾病者,还须到相应专科进行治疗,并按照疾病种类对饮食进行调控。

二、气管支气管结核

（一）概述

气管支气管结核（endobronchial tuberculosis，EBTB）是气管、支气管的黏膜、黏膜下层和外层（软骨和纤维组织）的结核病变，曾称支气管内膜结核。常与肺结核或支气管淋巴结结核并发，多发生于中青年人，但老年人发病率有增加趋势，女性发病率是男性的2~3倍。双肺的上叶和中叶为好发部位，且左肺较右肺多见，常可导致肺叶或远端肺段不张，严重者全肺肺不张。国外有文献报道，约10%~40%的活动性肺结核病人合并有EBTB，我国尚无EBTB的流行病学数据。

气管支气管结核多数继发于肺结核，少数继发于支气管淋巴结结核，经淋巴或血行播散引起支气管结核者极少见。感染途径包括直接接触感染、邻近脏器结核病蔓延、淋巴或血行播散感染。

1. 直接接触感染　为气管支气管结核最常见的感染途径。当肺结核病人含有大量结核分枝杆菌的痰液通过支气管、气管时，或吸入含有结核分枝杆菌的空气时，结核分枝杆菌直接侵及气管、支气管黏膜，或经黏液腺管口侵及支气管壁，形成结核病变。

2. 邻近脏器结核病蔓延　肺实质结核病变蔓延至支气管、气管，或肺门及纵隔淋巴结结核发生干酪样坏死时，可侵及或穿破邻近支气管壁，形成支气管结核或支气管淋巴瘘，极少数胸椎结核病人的椎旁脓肿可波及气管、支气管，形成脓肿支气管瘘。

3. 淋巴或血行播散感染　结核分枝杆菌沿支气管周围的淋巴管、血管侵及气管和支气管，病变首先发生在黏膜下层，然后累及黏膜层，但这种淋巴管、血行播散感染的发生机会较少。

（二）常见临床表现

气管、支气管结核的全身症状同继发性肺结核，结核病毒性症状轻重不等。非活动性支气管结核可无明显全身症状，气管、支气管结核的呼吸道症状比继发性肺结核重，典型临床表现如下。

1. 症状

（1）刺激性咳嗽：因气管、支气管黏膜炎症或干酪样坏死刺激所致。多为

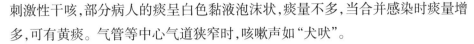

刺激性干咳,部分病人的痰呈白色黏液泡沫状,痰量不多,当合并感染时痰量增多,可有黄痰。气管等中心气道狭窄时,咳嗽声如"犬吠"。

(2) 咯血:由于气管、支气管黏膜血运丰富,支气管结核病变可导致黏膜血管充血、扩张,血管通透性增高及血管壁破坏,因而导致咯血发生并造成咯血量不同。部分病人可有咯血,多为痰中带血,偶见小到中等量咯血,大量咯血极少见。

(3) 喘鸣及呼吸困难:气道黏膜充血、水肿、肥厚、肉芽增殖及瘢痕狭窄,或炎症致气道分泌物增多均可造成呼吸时气流受限,因而发生喘鸣、呼吸困难。气道轻度狭窄可引起喘鸣,狭窄部位位于气管或左、右主支气管时可出现呼吸困难,早期可为阵发性呼吸困难。气道炎症性狭窄导致排痰不畅引起的呼吸困难,排痰后可缓解。结核性支气管淋巴瘘形成时,可造成肺不张,甚至可致窒息。

2. 体征　早期单纯型气管、支气管结核可无异常体征。合并肺结核者具有肺结核的体征。气管、支气管结核引起气道狭窄或软化时,可闻及肺部哮鸣音及干、湿啰音,呼吸音减弱,出现胸廓不对称、气管偏移等。

(三) 辅助检查

1. 实验室检查　因病变位于气管、支气管黏膜和黏膜下层,故痰结核分枝杆菌涂片、培养以及分子生物学检测的阳性率远远高于继发性肺结核。结核菌素试验、血结核抗体检测、IGRAs 等实验室检查的临床意义同继发性肺结核。

2. 影像学表现　轻症气管、支气管结核的影像学检查一般无明显异常表现。气管、支气管结核合并气道狭窄时,影像学表现有以下特点。

(1) 肺不张、支气管扩张、局限性肺气肿。

(2) 一侧或两侧出现支气管播散病灶。

(3) 纵隔、肺门淋巴结肿大。

(4) CT 显示气管、支气管黏膜增厚,管壁不光滑,管腔狭窄、扭曲、变形甚至闭塞。

3. 支气管镜检查　支气管镜检查是确诊气管、支气管结核的重要手段。可直视气管、支气管内情况,也可经支气管镜留取相关刷片、灌洗液等标本进行结核分枝杆菌的活检组织病理学及分子生物学等检查。

(四) 治疗原则

抗结核药是治疗气管、支气管结核的主要方法,同时为解决呼吸道症状,常开展针对性的症状治疗,根据气管、支气管结核的分型和分期不同,所采取的治疗方法也有所不同。

1. 全身抗结核药物化学治疗　初治病例抗结核化学治疗方案总疗程要求不少于 12 个月。复治病例疗程应适当延长。耐药气管、支气管结核的治疗参照耐药结核病。结核性支气管淋巴瘘者,疗程不少于 18 个月。气道狭窄行球囊扩张术、支架植入术等介入治疗者,术后疗程 9~12 个月。

2. 局部应用抗结核药　局部药物应用必须是在全身抗结核药物化学治疗的基础上才能实施,所用药物应与全身抗结核药物化学治疗方案所用药物相一致。

(1) 针对活动期、部分好转期者,选用局部刺激较小的抗结核药进行雾化吸入。

(2) 经支气管镜气道内给药,如溃疡坏死病灶表面喷洒或气道内肉芽肿、淋巴结瘘内注入。

3. 糖皮质激素　有下列情况可考虑应用糖皮质激素。

(1) 病人对结核分枝杆菌感染呈超敏状态。

(2) 炎症浸润型和溃疡坏死型气管、支气管结核。

(3) 气道狭窄行球囊扩张术或支架植入术等介入治疗后,气道局部急性水肿、肉芽肿增殖者。糖皮质激素须在强有力全身抗结核药物化学治疗的基础上方可使用,多为局部或短期使用。

4. 经支气管镜介入治疗　方法包括气道内给药术、冷冻术、球囊扩张术、热消融术(激光、高频电刀、氩气刀及微波等)及支架植入术等。

5. 对症治疗

(1) 咳嗽、咳痰:避免食用辛辣刺激性食物,如咳嗽剧烈、痰多,可予止咳化痰、雾化吸入等对症治疗。

(2) 咯血:量少者,卧床休息,口服止血药物。中等至大量咯血的活动期病人应严格卧床休息,保持呼吸道通畅,防止窒息,可静脉滴注或缓慢静脉推注垂体后叶激素。必要时可经支气管镜止血或手术治疗。

(3) 呼吸困难:可半卧位休息,行吸氧等对症治疗。有窒息先兆者应行外科手术治疗。

(4) 全身毒性症状:毒性症状严重者,可短期加用糖皮质激素,减轻毒性症

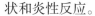

状和炎性反应。

6. 外科手术治疗 原则上应彻底切除病变的支气管和肺组织。

（1）气管支气管结核手术适应证

1）气管狭窄合并严重呼吸困难，有窒息先兆者。

2）气管、支气管瘢痕狭窄超过管腔内径 2/3 者，或有毁损肺和支气管扩张，合并反复感染者。

3）支气管狭窄合并远端肺结核，有顽固性呼吸道症状，抗结核治疗无效。

（2）常见术式

1）肺叶切除术：适用于阻塞或狭窄段远端支气管及肺组织有广泛病变，或有不可逆性并发症，肺叶支气管以下部位狭窄或阻塞者（包括肺叶支气管本身远端）。

2）支气管成形术：适用于气管、主支气管或中间段支气管等大支气管局部狭窄或阻塞，而远端支气管和肺组织没有产生不可逆的变化，或肺叶支气管内膜病变累及近端主支气管或中间干支气管者。

3）气管阶段切除重建术：切除病变段气管后，行气管端吻合重建，仍须确定残端内膜有无病变。

（五）护理评估

详见本节"一、肺结核"中相关内容。

（六）常见护理诊断/问题

1. 气体交换受损 与通气功能障碍，炎症导致气道狭窄、阻塞有关。

2. 低效性呼吸型态 与通气功能障碍、气流受限有关。

3. 清理呼吸道无效 与气道狭窄，合并感染致痰液黏稠，咳痰无力有关。

4. 焦虑 与结核病病程长、气管镜侵入性检查及治疗有关。

5. 知识缺乏：缺乏结核病治疗及气管镜诊疗的相关知识。

6. 有窒息的危险 与气道狭窄有关。

7. 潜在并发症：低氧血症、窒息。

（七）护理措施

1. 隔离 菌阳肺结核病人须进行呼吸道隔离预防，症状消失后连续 3 次培养结核菌阴性方可解除隔离。病人进行雾化治疗时，病情允许下应在雾化室进行雾化，严防气溶胶传播。

2. 休息与活动 咳嗽剧烈,伴有咯血、呼吸困难的病人应卧床休息;恢复期可适当增加户外活动,加强锻炼,增强体质;应劳逸结合,避免劳累。

3. 饮食护理 给予高热量、高蛋白、富含维生素、易吞咽软食,避免引起呛咳或误吸;剧烈咳嗽时,避免进食,防止误吸;避免烟、酒及油腻、辛辣刺激食物。

4. 病情观察要点

(1) 常见症状护理

1) 发热:监测体温变化并做好记录,高热时卧床休息,可给予物理/药物降温,注意及时擦拭汗液,更换衣物,防止受凉。

2) 咳嗽、咳痰:注意病人咳嗽声音,及时发现咳嗽所引起的并发症,警惕低氧血症及窒息,指导病人正确行雾化治疗,并指导有效咳嗽法;如咳嗽频繁,可使用镇咳药。注意保持室内空气清新,避免刺激性气味及化学挥发物引起刺激性呛咳。

3) 咯血:量少者,嘱病人休息,避免劳累和大量体力劳动,观察病人痰液/血液的性状、颜色、量。中等至大量咯血活动期病人应严格卧床休息,保证呼吸道通畅,防止窒息,使用止血药物。对症处理并观察用药后反应,做好记录。

4) 呼吸困难:可半卧位休息,行吸氧等对症治疗。指导病人放松情绪,深慢呼吸,避免因情绪紧张导致气管痉挛而加重呼吸困难。有窒息先兆者应行外科手术治疗,并在床旁备气管插管/切开用物及简易复苏球囊。

5) 咽痛、声嘶:少数病人由于剧烈咳嗽及声带受累导致咽痛、声音嘶哑,指导病人减少说话,使气道充分休息,必要时可遵医嘱予双料喉风散喷喉对症治疗。

(2) 电子气管镜术前术后护理:见第八章第七节"电子气管镜检查的护理"章节。

5. 健康教育

(1) 用药指导

1) 强调规则、全程治疗,严格按照医嘱用药,病人不要自行停药或增减药量,具有气道安抚作用的止咳口服液应最后服用,药物避免和牛奶、豆浆、咖啡等同服。行氧气雾化吸入法治疗时,注意用氧安全,观察病人咳嗽及排痰情况,雾化后及时漱口、清洁面部。

2) 药物不良反应的观察详见本节"一、肺结核"中相关内容。

　　（2）饮食指导：了解病人饮食习惯，嘱病人注意营养均衡，饮食以不易引起气道刺激、利于吞咽的软食为主，同时注意避免引起咽痒、呛咳的食物，如花生外衣、饼干碎屑、芥末等，禁烟酒。

　　（3）休息与活动：注意呼吸系统症状严重时不宜户外活动，避免劳累和重体力劳动，保证充足的睡眠和休息，适当体育锻炼，劳逸结合。

　　（4）生活指导：居家病人注意避免动物毛发、严重粉尘及刺激性气味刺激，保证空气温湿度合适（温度 26℃，湿度 50%~60%），以保护受损的气道。病人排菌期间应单独居住，每天早晚各开窗通风至少 1 小时；不随地吐痰，咳嗽或打喷嚏时用纸巾掩住口鼻，避免到公共场所。住院病人应佩戴口罩，禁止互串病房，限制人员探视。

　　（5）痰液管理：指导病人及家属掌握呼吸道隔离及肺结核防治的知识和技能，不随地吐痰，咳嗽、打喷嚏时要用纸巾遮住口鼻，减少结核分枝杆菌的传播。住院病人咳痰用纸巾包裹痰液后放入带盖封闭的医疗垃圾桶中；居家病人可将痰液吐进装有 2 000mg/L 含氯消毒液的专用带盖痰罐内，30 分钟后倒入卫生间马桶并立即冲走。

　　（6）心理护理：由于疾病具有感染性、病程长、长期刺激性干咳，甚至伴有声音嘶哑，导致病人身体严重不适，影响病人日常社交、生活与休息，且病人对疾病知识缺乏，容易产生紧张、恐惧、消极、悲观等心理。护士应积极与病人沟通，了解病人的生活需要，掌握病人的心理特点，进行个体化心理护理；向病人介绍疾病知识，进行必要的精神安慰，及时告知治疗方案；调动家庭支持，帮助病人尽早摆脱不良情绪，解除心理负担，树立战胜疾病的信心。

　　（7）定期复查：遵医嘱定期复查，如有不适症状应立即复诊。合并糖尿病、高血压等其他疾病的病人，应接受相应的专科治疗，并按照疾病要求对饮食进行调控。

三、结核性胸膜炎

（一）概述

　　结核性胸膜炎是一种由结核分枝杆菌引起的胸膜炎症，有原发性的，即结核分枝杆菌直接感染胸膜，也有继发性的，即由于身体其他部位的结核感染通过血液传播到胸膜。临床上常分为干性胸膜炎、渗出性胸膜炎、结核性脓胸 3

种类型。

（二）常见临床表现

1. 症状　结核性胸膜炎的临床表现与其病程（早、中、晚期）、病变范围、病变部位及机体的超敏反应状态等因素有关。

（1）干性胸膜炎：早期表现为结核性胸膜炎，受累胸膜较局限，部分免疫力强的病人可自行痊愈。①早期病人干咳、无痰，有不同程度的胸痛，深呼吸及咳嗽时加重，呈尖锐的针刺样痛。②肋胸膜炎时壁胸膜神经受累，疼痛可波及肋间神经、脊神经引起胸背部和腰部疼痛。③膈胸膜炎时则刺激膈神经引起颈肩部和上腹部痛。④纵隔胸膜炎有前胸部痛。⑤叶间胸膜炎不累及壁胸膜，常无胸痛。⑥病人可有程度不同的发热，变态反应强的病人会表现出更严重的发热症状，如不及时治疗或治疗不当可转变为渗出性胸膜炎。

（2）渗出性胸膜炎：多数是干性胸膜炎的延续。①病人起病急缓不一，咳嗽不如干性胸膜炎剧烈，随着胸腔积液的出现和增多，胸痛逐渐减轻甚至消失。②当大量积液压迫肺、心、血管后，因肺呼吸面积、静脉回心血量及心排血量减少，病人出现胸闷、气促和呼吸困难，胸腔积液产生的速度越快，病人胸闷、气促症状越严重。③起病急的病人往往有高热；起病缓的病人有午后低热，且胸腔积液量少，易形成包裹性积液。

2. 体征

（1）干性胸膜炎：双侧胸廓对称，双侧触觉语颤相等，叩诊呈清音，听诊可闻及胸膜摩擦音。

（2）渗出性胸膜炎：患侧胸廓饱满，肋间隙增宽，呼吸运动受限，常以腹式呼吸为主；气管向健侧移位，触觉语颤减弱或消失；渗出液量比较少时患侧叩诊呈浊音，渗出液量比较多时患侧叩诊呈实音；听诊呼吸音低或消失。久治不愈的渗出性胸膜炎，患侧胸廓塌陷，气管及纵隔向患侧移位。

（三）辅助检查

1. 胸腔积液结核分枝杆菌检查　结核分枝杆菌快速检测及利福平耐药诊断（Xpert MTB/RIF）等分子生物学检测方法具有敏感性高、特异性强以及快速等优点，是诊断结核性胸膜炎的重要方法。

2. 胸腔积液常规检查　结核性胸腔积液为渗出液，易凝固，外观草黄色，透明或微混浊，少数可呈黄色、深黄色、浅红甚至为血性。

3. 胸腔积液生化及免疫检查　胸腔积液腺苷脱氨酶(adenosine deaminase，ADA)/血清 ADA>1 是目前诊断结核性胸膜炎常用指标之一。

4. 胸膜活组织病理检查　包括闭式胸膜活检、B超或CT引导下胸膜活检、经胸腔镜胸膜活检。胸膜活检是诊断结核性胸膜炎的重要手段。

5. 影像学检查　渗出性胸膜炎病人少量胸腔积液表现为肋膈角变钝；中量胸腔积液，正位胸片为典型的渗液曲线，即外高内低、上淡下浓的弧线状阴影；大量胸腔积液正位胸片表现为一侧胸腔均匀的致密阴影。

（四）治疗原则

结核性胸膜炎的治疗包括化学治疗、糖皮质激素治疗、胸腔穿刺抽液或置管引流、内科胸腔镜手术治疗、胸腔内注药、外科手术治疗等。

1. 化学治疗　结核性胸膜炎的化学治疗须遵循早期、联合、适量、规律、全程五项基本原则。详见第七章"结核病化学治疗的护理"相关内容。

2. 糖皮质激素治疗　急性渗出性胸膜炎病人，毒性症状较严重，胸腔积液较多，可在化学治疗和胸腔穿刺抽液治疗的同时应用糖皮质激素治疗，治疗时要注意激素的禁忌证和不良反应。对胸膜炎已转为慢性者，不宜使用激素治疗。

3. 胸腔穿刺抽液或置管引流　抽出胸腔积液可解除肺、心及血管压迫，改善呼吸功能，减轻毒性症状。极少量积液可不抽液，或只做诊断性穿刺；中量以上积液应尽早抽液。详见本书第八章第二节"胸腔穿刺置管术的护理"相关内容。

4. 内科胸腔镜手术治疗　适用于包裹性积液病人，可一次性抽尽胸腔积液，剥脱并清除胸膜表面纤维素膜，冲洗胸腔以清除蛋白质和炎性介质，减轻胸腔积液渗出和胸膜炎症反应，防止胸膜腔分隔，促进肺复张。

5. 胸腔内注药

（1）抗结核药：对于慢性包裹性积液或有脓胸倾向的病人可胸腔内注抗结核药。

（2）纤溶酶：可降低胸腔积液的黏稠性，利于充分引流，防止胸膜增厚和粘连。常用尿激酶 10 万~25 万单位加生理盐水 20ml 胸腔内注射，注药后嘱病人转动身体(翻身或做深呼吸等)，使之与胸膜充分接触，保留 4~24 小时后抽出胸腔积液。

6. 外科手术治疗　包裹性积液者脏胸膜形成很厚的纤维板,影响肺功能,内科胸腔镜手术不易剥脱,应行外科胸膜剥脱术,对无功能的病肺可行胸膜肺切除术。

(五) 护理评估

1. 基本资料、健康评估见本节"一、肺结核"中相关内容。

2. 专科评估

(1) 病史评估

1) 患病及治疗经过:①了解发病时的症状,如发热、胸痛、气促、呼吸困难等症状及持续时间、诱发或缓解因素。②患病后检查及治疗经过、病情严重程度。③有无服用抗结核药、抗生素等。

2) 评估病人疾病相关知识掌握程度、自我护理知识及能力,如是否掌握有利于呼吸的正确体位、减轻疼痛的方法等。评估疾病对病人日常生活和工作的影响程度。

(2) 身体评估

1) 一般状态:注意观察病人的生命体征和精神状态,是否因胸痛及胸腔积液而影响休息及睡眠,有无体位及活动受限等。

2) 呼吸系统:①评估胸廓形态及气管位置,明确病变是否引起肺及相邻组织牵拉。②评估呼吸型态及气体交换情况,监测血氧饱和度及口唇、面颊等皮肤有无发绀,注意观察呼吸频率、节律和深度等,明确有无因胸痛及胸腔积液引起的呼吸困难及缺氧症状。③评估病人是否需要氧疗等呼吸支持。

3) 疼痛评估:评估是否有胸痛,胸痛的部位、性质、持续时间、疼痛评分,是否需要使用镇痛药。

4) 心血管系统:心率及心律是否正常,有无胸前区不适或憋闷感,有无胸腔积液压迫心脏导致胸闷及双下肢水肿等。

5) 消化系统:排便习惯与规律是否变化,评估引起改变的可能原因;有无因循环淤血导致消化道症状,如消化不良、腹胀,有无恶心、呕吐等。

(3) 心理-社会状况评估:病人精神及情绪状态,评估有无抑郁、焦虑、恐惧等心理反应;评估病人及其家属对疾病的认识、学习意愿、有无影响病人及家属学习的因素、家庭及社会支持是否有效。

(4) 外科手术指征评估:经正规内科抗结核治疗,合并穿刺或引流 45 天,胸腔积液不能完全吸收,双肺无明显活动性结核病灶,无明显发热、盗汗、疲乏等结核病毒性症状,红细胞沉降率小于 3mm/h,并有下列情况之一者,应考虑外科手术治疗。

1) 胸膜腔包裹、分隔,分隔厚度 >0.5cm 者。

2) 胸膜板形成者。

3) 有早期感染征象者。

4) 已形成脓胸者。

5) 合并严重的胸廓畸形、脊柱侧弯者。

(六) 常见护理诊断/问题

1. 体温过高 与结核分枝杆菌引起的身体毒性症状有关。

2. 低效性呼吸型态 与胸膜炎症引起疼痛、胸腔积液导致呼吸运动受限有关。

3. 疼痛 与胸膜摩擦或胸腔穿刺引起胸痛有关。

4. 营养失调:低于机体需要量 与胸膜炎、胸腔积液引起高热、机体消耗增加有关。

5. 活动无耐力 与结核病毒性症状有关。

6. 知识缺乏:缺乏结核病治疗的相关知识。

(七) 护理措施

1. 休息与活动 病人以安静休息为主,避免引起呼吸急促的活动。

(1) 结核性胸膜炎伴大量胸腔积液病人,应按照胸腔积液的部位选择适当体位,一般予半卧位或患侧卧位休息,减少胸腔积液对健侧肺的压迫。

(2) 待病人体温恢复正常,大量积液被引流或吸收后,可鼓励病人逐渐下床活动,增加肺活量,注意劳逸结合,避免劳累。

(3) 恢复期应指导病人进行腹式呼吸训练,减少胸膜粘连的发生,提高肺通气量;指导病人进行适当的活动和呼吸功能训练,以改善肺功能。

2. 饮食护理 结核病是慢性消耗性疾病,尤其是行胸腔积液引流的病人,因为大量丢失蛋白质及水分,易发生营养不良,应给予高热量、高蛋白、富含维生素的饮食。禁烟、酒,避免油腻、辛辣刺激、易产气的食物。

3. 常见症状护理

(1) 发热:观察病人生命体征变化并做好记录,高热时卧床休息,可给予物理/药物降温,注意及时擦拭汗液,更换衣物,防止受凉。

(2) 胸痛:①观察病人胸痛程度,采用数字评分法评估疼痛的程度,分值 >4 分,或疼痛影响病人日常休息时,遵医嘱行镇痛治疗。②协助病人取患侧卧位,必要时可用宽胶布固定胸壁,减少胸廓活动幅度,减轻疼痛。③早期嘱病人避免活动过多,以减轻胸膜摩擦引起疼痛。

(3) 气促、呼吸困难:①观察病人呼吸困难的程度,监测血氧饱和度或动脉血气分析的变化。②予半卧位或患侧卧位,症状明显者可给予氧疗。③当有大量胸腔积液时,行胸腔穿刺抽液治疗,指导深呼吸锻炼,促进肺复张。④在胸腔穿刺过程中应注意观察抽液速度、抽液量及病人呼吸、脉搏、血压的变化,如出现呼吸困难、剧烈咳嗽、咳大量泡沫样痰,双肺满布湿啰音,可能是胸腔抽液过快、过多,使胸腔压力骤降,出现复张后肺水肿或循环衰竭,应立即停止抽液并给氧疗,根据医嘱应用糖皮质激素及利尿药,控制液体入量,必要时准备气管插管进行机械通气。⑤若抽液时病人发生头晕、心悸、冷汗、面色苍白等表现应考虑胸膜反应,胸膜穿刺置管护理详见本书第八章第二节"胸腔穿刺置管术的护理"相关内容。

(4) 内科胸腔镜术前、术后护理:详见本书第八章第八节"电子胸腔镜检查的护理"相关内容。

4. 健康教育

(1) 用药指导:同本节"一、肺结核"相关内容。

(2) 饮食指导:结核性胸膜炎的病人因疾病自身消耗及胸腔积液引流、发热、炎症反应等因素,易发生营养不良,尤其是蛋白质及水分丢失严重,应指导病人进高热量、高蛋白、高维生素饮食,如各种鱼、肉、蛋、豆制品、新鲜蔬菜、水果等,少吃生冷、油炸、辛辣食品,戒烟、酒。

(3) 休息与活动:居住环境宜保持安静,保证充足的睡眠和休息,胸痛明显时取患侧卧位,以缓解疼痛和减轻对肺组织的压迫,必要时予氧疗。恢复期应鼓励病人每天行腹式呼吸锻炼,以减少胸膜粘连的发生。指导病人根据自身活动能力适量运动,注意劳逸结合。

(4) 心理护理:因患病会影响生活和工作,加上干性胸膜炎引起的持续性胸痛、胸腔积液导致心、肺压迫症状,限制病人活动能力,病人易产生消极、多疑、恐惧、悲观等心理状态。护士应主动了解病人的生活需求、掌握病人的心理特点,进行个体化心理护理;向病人耐心介绍病情和治疗护理知识,进行必要的精神安慰,能激发病人治疗的主动性和积极性,消除不良的情绪和心态,使其正确对待疾病,配合治疗。

(5) 定期复查:遵医嘱定期复查,如出现呼吸困难、气促加重、咳嗽和咯血,可能为胸腔积液复发,应立即复诊。合并糖尿病、高血压等其他疾病者,还须进行相应专科治疗,并按照疾病种类对饮食进行调控。

(6) 内科胸腔镜术前、术后健康教育:详见本书第八章第八节“电子胸腔镜检查的护理”章节。

四、耐药肺结核

(一) 概述

近年来,随着国家结核病防治规划的实施,我国的结核病防治工作取得了一定的成绩。但由于耐多药结核病(multidrug-resistant tuberculosis,MDR-TB)的流行和传播,当前结核病的预防和控制面临着新的挑战。

1. 耐药结核病产生的原因

(1) 原发耐药(primary drug resistance):即健康人直接感染耐药结核菌而发生耐药结核病。未接受过抗结核药物治疗或抗结核治疗不足 1 个月的耐药结核病病人属于原发耐药。

(2) 获得性耐药(acquired drug resistance):在治疗中产生的,即病人首次感染的结核菌为非耐药结核菌,由于病人在治疗过程中不规范或不恰当的用药、药物质量差等原因导致体内非耐药结核菌变异导致耐药。

2. 耐药结核病的分类和定义　判断结核病病人感染的结核分枝杆菌是否耐药,须通过实验室药物敏感试验证实。耐药结核病是指结核病病人感染的结核分枝杆菌经体外药物敏感试验(drug susceptibility testing,DST)证实对 1 种或多种抗结核药物耐药的现象,耐药结核病一般分为 6 类。

(1) 单耐药结核病(mono-drug resistant tuberculosis,MR-TB):结核病病人感染的结核分枝杆菌经体外 DST 证实对 1 种一线抗结核药物耐药。

(2) 多耐药结核病(poly-drug resistant tuberculosis,PR-TB):结核病病人感染的结核分枝杆菌经体外 DST 证实对 1 种以上一线抗结核药物耐药(但不包括同时对异烟肼和利福平耐药)。

(3) 耐多药结核病(MDR-TB):结核病病人感染的结核分枝杆菌经体外DST证实至少同时对异烟肼和利福平耐药。

(4) 准广泛耐药结核病(pre-extensively drug-resistant tuberculosis,pre-XDR-TB):结核病病人感染的结核分枝杆菌经体外DST证实在耐多药的基础上同时对任意一种氟喹诺酮类药物耐药。

(5) 广泛耐药结核病(extensively drug-resistant tuberculosis,XDR-TB):结核病病人感染的结核分枝杆菌经体外DST证实在耐多药的基础上至少同时对一种氟喹诺酮类药物和一种二线注射类抗结核药物耐药。

(6) 利福平耐药结核病(rifampicin-resistant tuberculosis,RR-TB):结核病病人感染的结核分枝杆菌经体外DST证实对利福平耐药,包括对利福平耐药的上述任何耐药结核病类型:MR-TB、PR-TB、MDR-TB和XDR-TB。

以上分类与定义适合于所有初治和复治结核病病人,包括肺和肺外结核病,该分类对结核病临床治疗与疫情控制工作具有重要的指导意义。

(二) 常见临床表现

耐药结核病的症状和体征与药物敏感性结核病是相同的,详见本章各系统结核病相关内容。

(三) 辅助检查

1. 实验室检查　痰结核分枝杆菌涂片及培养结果、药物敏感试验结果。

2. 影像学检查　X线检查或数字X射线摄影(digital radiography,DR)、CT检查,确定病变范围、部位、形态、密度、与周围组织的关系及病变阴影的伴随影像;判断病变性质、有无活动性、有无空洞,若有空洞判断空洞大小和洞壁特点等。

(四) 治疗原则

耐药结核病化学治疗仍应遵从“早期、规律、全程、联合、适量”五原则,耐药结核病化学治疗的方式分为标准治疗方案和个体化治疗方案两种。

1. 标准治疗方案　依据国家或本地区耐药结核病的检测资料、针对不同耐药类型群体设计统一的耐药结核病化学治疗方案进行治疗,该治疗方案将涵盖绝大多数病人。根据不同的用药种类、适用对象和用药时间的长短,还可分为常规标准治疗方案(18~24个月)和短程标准治疗方案(9~12个月)两种。

2. 个体化治疗方案 依据结核病病人临床分离菌株 DST 结果、既往用药史、耐药结核病病人接触史和病人的依从性等进行综合考虑后实施的治疗方案。

中国疾病预防控制中心编写的《中国结核病防治工作技术指南》指出,如病人适合则优先选择短程治疗方案。如不能使用标准治疗方案,可根据上述治疗方案原则,制订个体化治疗方案。

3. 耐药结核病化学治疗方案

(1) 基本原则:耐多药和广泛耐药结核病化学治疗方案的设计应遵循在准确的病原学诊断依据下,由专家组集体讨论确定,而非医生的个人行为。

(2) 方案包括所有 A 组药物和至少一种 B 组药物;当 A 组药物只能选用 1~2 种时,则选择所有 B 组药物;当 A 组和 B 组药物不能组成方案时可以添加 C 组药物。治疗耐药结核病药物分组见表 6-1-2。

表 6-1-2 治疗耐药结核病结核药物分组

组别	药物	缩写	主要毒性	备注
A 组	左氧氟沙星 或莫西沙星	Lfx Mfx	QTc 延长(Mfx>Lfx)、关节痛	Lfx/Mfx 与 Bdq 联用时建议密切监测 QTc,尤其是在含其他延长 QTc 药时
	贝达喹啉	Bdq	QTc 延长、关节痛、肝炎和头痛	
	利奈唑胺	Lzd	周围神经病变、骨髓抑制和眼毒性	骨髓抑制发生在治疗的最初数月,此时 Lzd 可能需要停用、酌情输血。在某些情况下可能需要减量使用 Lzd
B 组	氯法齐明	Cfz	QTc 延长、皮肤和结膜色素沉着	建议注意皮肤色素沉着;与氟喹诺酮(Fq)、Bdq 和 Dlm 共用时应监测 QTc
	环丝氨酸 或特立齐酮	Cs Trd	中枢神经系统损害,包括精神病和抑郁	严重者应永久停用

续表

组别	药物	缩写	主要毒性	备注
C组	乙胺丁醇	E	眼毒性	
	德拉马尼	Dlm	低钾血症、恶心、呕吐、头晕和QTc延长	建议密切监测QTc,尤其是在与其他延长QTc药联合使用时
	吡嗪酰胺	Z	肝毒性、痛风	肝酶显著升高的病人应停用
	亚胺培南-西司他丁或美罗培南	Ipm-Cln Mpm	癫痫发作	应尽可能通过皮下深静脉导管给药。通常与克拉维酸盐(口服的阿莫西林克拉维酸)共同给药
	阿米卡星(或链霉素)	Am (S)	肾毒性、耳毒性、电解质(K^+、Mg^{2+}和Ca^{2+})紊乱	糖尿病病人慎用,肾病或听力障碍者禁用
	乙硫异烟胺或丙硫异烟胺	Eto Pto	腹泻、恶心、呕吐和甲状腺功能减退	伴恶心、呕吐症状者应考虑药物性肝炎或胰腺炎;应监测促甲状腺激素水平
	对氨基水杨酸	PAS	腹泻、甲状腺功能减退、恶心和呕吐	

注:QTc指经过心率校正的QT间期(corrected QT interval)。

　　(3) 综合考虑病人的既往用药史和药敏试验结果。利福平、异烟肼、氟喹诺酮类以及二线注射类抗结核药物药敏试验结果相对可靠,乙胺丁醇、链霉素和其他二线抗结核药物药敏试验的可靠性相对不高,应根据病人的既往用药史、治疗效果等情况制订方案。

　　(4) 口服药物优先于注射类药物。

　　(5) 考虑群体耐药性水平、药物耐受性以及潜在的药物间相互作用。

　　(6) 主动监测并合理处理药物不良反应,降低治疗中断的危险性。

(五) 护理评估

1. 基本资料、健康评估见本节“一、肺结核”相关内容。

2. 专科评估

(1) 病史评估:耐药结核病病人及可疑者接触史、结核病治疗史。了解既往结核病治疗不规律或治疗中断的情况；了解是否合并其他疾病，如：HIV感染、糖尿病、肾脏疾病、恶性肿瘤、慢性吸收不良综合征，是否有长期的皮质醇治疗、其他免疫抑制治疗史。

（2）心理-社会状况评估：耐药结核病病人因病程长、负担重，常存在较复杂的心理状态，应综合运用访谈、观察、测评的方法，对病人的心理状态进行全面、系统和深入的分析评估。常用的心理评估工具有"90项症状自评量表（SCL-90）""医院焦虑抑郁量表（hospital anxiety and depression scale，HADS）"等。

（六）常见护理诊断/问题

耐药结核病病人除存在与普通结核病病人相同的疾病症状与护理问题外，还存在以下几个重点问题。

1. 医院感染及院内播散的风险　与结核分枝杆菌可经空气传播有关。

2. 知识缺乏：缺乏疾病相关知识及感染防控知识。

3. 焦虑、抑郁、恐惧　与相关知识缺乏、疾病迁延不愈、家庭及社会支持不足有关。

4. 治疗依从性欠缺：不能坚持长期服药及自行停药　与相关知识缺乏及药物副作用有关。

（七）护理措施

1. 加强消毒隔离管理，控制医院感染

（1）病区区域设置：设立三区三通道，耐药结核病病人应安置在单独的病房或隔离病房，最理想的做法是安置在负压病房，减少和其他病人接触的机会。病房门口悬挂"空气隔离"标识。为避免交叉感染，耐药结核病病人通道设置与其他病人通道尽量不交叉，设置专用的活动区域及进出通道。

（2）工作人员防护：工作人员接触病人实施二级防护，佩戴医用防护口罩、一次性医用帽子、一次性隔离衣、工作鞋。防护口罩每4小时更换；一次性隔离衣应每病床专用或同房间同类型耐药病人专用，每8小时更换，防止发生交叉感染。如实施可能存在气溶胶喷溅的操作，须增加护目镜或防护面屏。

（3）病人管理：病人应佩戴医用防护口罩，护理人员应对病人进行感染防控健康教育，指导咳嗽礼仪、个人用物管理及行为要求，以防止疾病传播。

（4）陪护及探视管理：一般限制陪护及探视，建议实施无陪护病房管理。陪护及探视人员应佩戴医用防护口罩，与病人接触加穿隔离衣，指导其正确执行手卫生、做好个人防护,限制探视时间在 30~60 分钟。

(5) 环境控制:通往医务人员通道的门窗随时保持关闭状态;保持病房空气清新、干净。加强病房空气消毒,保持病房通风良好,病人病床置于下风向,按每立方米空间装紫外线灯的瓦数≥1.5W 计算灯数,每次照射时间大于 30 分钟,每日 2 次;负压病房保持压力 –30~–15kPa 压力梯度,每小时换气不少于 6 次。

(6) 用物管理:物品应专人专用,并尽量采用一次性诊疗用具,如一次性血压计袖带及一次性血氧饱和度监测探头等,做好专用标识以免与其他病人诊疗用品混淆。病人使用后的诊疗用品可采用 1 000mg/L 含氯消毒液擦拭或浸泡消毒。

2. 加强心理干预,树立战胜疾病的信心

(1) 耐多药结核病病人的心理特征

1) 盲目乐观:病情较轻、年龄较小的病人对自身疾病情况的认识不充分,常常盲目乐观。

2) 焦虑与恐惧:①担心经济问题。②担心疾病会传染给他人。③担心疾病会影响自己的学习与工作,甚至是婚姻。

3) 多虑、多疑、抑郁和自卑:①担心受到家人、同事、朋友的歧视,产生自卑、压抑的不良心理。②疾病和用药因素带来的疼痛、不适、生育问题等都极大地影响病人情绪。③对耐药结核病相关知识不了解,或者因经济状况而无法坚持治疗,擅自停药,造成病情反复,引起悲观和抑郁情绪。

4) 期望:病人对医院、医生、护士有着特别的信任和依赖,希望被理解、支持和帮助,希望受到尊重和呵护;另一方面,希望获得最佳的治疗效果,早日摆脱疾病。

5) 绝望:对疾病治疗缺乏信心、缺乏家庭及社会支持、疾病导致社会交往的脱离以及治疗效果不确切等都导致病人身心疲惫、陷入绝望。

6) 愤怒:习惯于外归因的病人会产生"命运太不公平了,为什么偏偏是我得了这种疾病"之类的愤怒情绪,而出现过激言行或依从性下降。

(2) 心理干预方法:详见第五章第一节"四、病人的社会家庭支持评估及心理支持"相关内容。

3. 指导正确用药,提高服药依从性

(1) 参考病人的用药史,制订个体化治疗方案,加大服药的督导力度,药物定时分餐发放,看服到口。

(2) 药物不良反应监测:①用药前应向病人讲解可能出现的不良反应,指导病人自我监测。②指导病人定时监测肝功能、肾功能、血常规、尿常规、电解质、促甲状腺激素、听力、视力等。③跟进并记录病人服药后反应,观察病人有无恶心、呕吐、失眠、听力下降、面色发黄等,及时向医生反馈。

4. 健康教育

(1) 病因预防教育:教育病人预防感染及提高自身免疫力的方法,如生活规律、防止饮食失调、注意蛋白质及维生素的摄入、戒烟酒、避免情绪过度激动,以减少或消除致病危险因素。

(2) 防止疾病发展及合理化疗的教育:①通过宣传使病人了解疾病的发生、发展与转归,克服悲观情绪,正确对待疾病,自觉接受并积极配合治疗。②让病人掌握消毒隔离措施,控制致病菌的传播,保证他人安全。③指导病人正确服药,并讲解药物副作用及正确的处理方法,使其积极配合化疗方案实施。④告知病人只有坚持正确的治疗原则才能达到有效的治疗效果,提高病人配合度,使病人不擅自停药和换药。

(3) 出院指导:病人经多药联合方案住院强化治疗,并建立有效安全化疗方案后可出院,接受居家治疗。为保证和巩固疗效,完成全程化疗,应对病人作如下指导。

1) 嘱病人出院后到所在地结核病防治单位建立督导治疗随访登记管理卡,既可检查病人是否坚持用药及服药后的副作用、疗效等情况,又可督促病人每月按时复查。出院时向病人交代应服的各种药品的剂量、注意事项等。

2) 制作规范服药视频在出院时通过社交软件或社交平台发送给病人,运用服药闹钟、智能药盒、督导随访 APP 和小程序等智能化手段督促病人规律服药,提高服药依从性。

3) 要求病人一定按时复查,并嘱病人服药后发生任何不适都应到医院复查,以保证完成全程治疗并防止其他脏器损害。

4) 家庭隔离详见本书第五章第一节中"三、病人居家管理要求与家庭访视"相关内容。

(廖巧玲 陈子娇 杨相宜 林奕)

第二节　肺外结核病病人的护理

结核分枝杆菌通过呼吸系统感染而使人患肺结核,结核分枝杆菌还可由肺部病变处通过血液或淋巴系统播散至人体的各个脏器。发生在肺部以外各部位的结核病称为肺外结核。常见肺外结核有以下几种:淋巴结结核、结核性脑膜炎、结核性腹膜炎、肠结核、肾结核、附睾结核、女性生殖器结核(包括输卵管、子宫内膜、卵巢结核)、骨关节结核等。

《中国结核病防治工作技术指南》推荐肺外结核治疗方案:2HRZE/10HRE(异烟肼,H;利福平,R;吡嗪酰胺,Z;乙胺丁醇,E;2HRZE 表示此方案治疗 2 个月,10HRE 表示此方案治疗 10 个月),推荐化学药物固定剂量复合制剂(Fixed-Dose Combination,FDC)。强化期使用异烟肼、利福平、吡嗪酰胺、乙胺丁醇 4 联 FDC 治疗 2 个月,巩固期(也称继续期)使用异烟肼、利福平 2 联 FDC+ 乙胺丁醇治疗 10 个月。药物用量和用法同结核性胸膜炎。结核性脑膜炎、骨结核巩固期延长至 16~22 个月,治疗疗程为 18~24 个月。

一、结核性脑膜炎

(一) 概述

结核性脑膜炎,是结核分枝杆菌经血液循环或直接途径侵入蛛网膜下隙引起软脑膜、蛛网膜病变,进而累及脑神经、脑实质、脑血管和脊髓的疾病。临床常见 4 种类型:脑膜炎型、脑内结核瘤型、脊髓型和混合型。

结核性脑膜炎是最严重的结核病,发病率与结核病的总体发病情况有关。在我国是常见病,各地的发病率有所不同,具有儿童高于成人、农村高于城市、北方高于南方的特点。

(二) 常见临床表现

1. 一般表现　多为不规则低热,也可出现高热;伴有乏力、盗汗、食欲缺乏、恶心、头晕、头痛等。可有畏光、易激动、便秘、尿潴留。合并其他脏器结核可有其各自的症状,如合并肺结核可有咳嗽、咳痰,如合并急性血行播散性肺结核(hematogenous disseminated pulmonary tuberculosis)可表现弛张热或稽留高热。

2. 神经系统表现

（1）脑膜刺激征：一般 1~2 周后出现，多数病人出现颈项强直、克尼格征及布鲁津斯基征阳性。婴幼儿及老年人此征可不甚典型。

（2）脑神经损害表现：如视力减退或象限盲、眼睑下垂或闭合不全、眼位不一致、瞳孔不等大等圆。

（3）颅内压增高表现

1）头痛：多为结核性脑膜炎首发症状，常较剧烈而持久，以枕后及额部痛多见。

2）呕吐：是颅内压增高、脑膜受刺激的一种常见症状，多发生在头痛剧烈时，有的呈喷射状呕吐，可伴或不伴有恶心。

3）视神经盘水肿：由于颅内压增高，压迫视网膜中央血管，妨碍视网膜中央血管周围与视神经周围间歇的液体流通，发生视神经盘水肿。

4）意识障碍：表现为嗜睡、昏睡、意识模糊、谵妄，甚至昏迷。

5）脑疝：颅内压进一步增高，脑组织向压力小的地方移位形成脑疝。临床常见小脑幕切迹疝及枕骨大孔疝。小脑幕切迹疝表现为昏迷、一侧瞳孔散大、对光反射消失、对侧肢体瘫痪、全身抽搐及生命体征改变。枕骨大孔疝表现为急性发生，突然呼吸停止、深昏迷、双侧瞳孔散大、对光反射消失、四肢弛缓性瘫痪、血压下降、迅速死亡。

（4）脑实质损害表现

1）癫痫。

2）瘫痪：可出现偏瘫、单瘫。

3）去大脑强直：病人意识障碍表现为醒状昏迷，貌似清醒，但无任何意识活动，对各种刺激不发生反应，二便失禁。强痛刺激后，表现为四肢强直性伸直。

4）去皮质强直：病人表现为双眼凝视无目的活动，无任何自发性语言，呼之不应，貌似清醒，实无意识。强痛刺激后，双上肢屈曲，双下肢强直性伸直。

5）锥体外系受损：手足徐动、震颤、舞蹈样运动，为基底节区及中脑红核等锥体外系受损所致。

6）自主神经系统受损：自主神经功能紊乱，如呼吸异常、循环障碍、胃肠紊乱、体温调节障碍，还可表现肥胖、尿崩症和脑性耗盐综合征等。

7）脊髓受损：脊神经受刺激、脊髓受压迫，表现为神经根痛、运动障碍及排泄障碍。

（三）辅助检查

1. 脑脊液检查　颅内压一般升高到 180mmH$_2$O（1.8kPa）以上，有时可高达 500mmH$_2$O（4.9kPa）。外观多为清亮或呈淡黄色，甚至呈草黄色，或稍混浊，或呈磨砂玻璃状。

（1）细胞学检查：多数白细胞升高在（300×10^6~500×10^6）/L，少数可达 1.5×10^9/L。

（2）脑脊液生化改变：糖含量降低，常低于 2.5mmol/L。氯化物含量降低，比糖含量的指标灵敏，可作为结核性脑膜炎诊断的重要参考。

（3）脑脊液病原学检查：包括涂片和培养、液基细胞学检查、结核分枝杆菌 DNA 检测等。

（4）脑脊液免疫学检查：结核抗体、抗原检测，细胞因子测定。

2. 影像学检查　CT 和磁共振成像（magnetic resonance imaging，MRI）检查，结合临床病史和其他检查有助于医生对疾病类型、分期、病变部位、范围和性质作出正确判断，选择适当的治疗方法，评价治疗效果并推测预后。

（四）治疗原则

1. 抗结核治疗　结核性脑膜炎应采取以有效抗结核药物为主的综合治疗措施，可提高治愈率，降低病死率，减少后遗症的发生，方案的选择主要考虑药物透过血-脑脊液屏障的能力。

（1）抗结核药物透过血-脑脊液屏障的能力

1）自由透过血-脑脊液屏障的药物：异烟肼、吡嗪酰胺、丙硫异烟胺、乙硫异烟胺、环丝氨酸、利奈唑胺、莫西沙星、亚胺培南、美罗培南。

2）炎症时透过血-脑脊液屏障的药物：链霉素、阿米卡星、卡那霉素、利福平、利福布汀、左氧氟沙星、加替沙星。

3）不易透过血-脑脊液屏障的药物：利福喷丁、对氨基水杨酸、乙胺丁醇。

4）是否透过血-脑脊液屏障目前还不清楚的药物：氯法齐明、贝达喹啉、德拉马尼、卷曲霉素、克拉霉素。

（2）治疗方案：按《中国结核病防治工作技术指南》推荐的肺外结核治疗方案。

2. 对症治疗

（1）控制脑水肿：控制脑水肿是结核性脑膜炎治疗极其重要的环节。可使用甘露醇、甘油果糖注射液、利尿剂（袢类、噻嗪类和保钾利尿剂）等减轻脑水肿，降低颅内压。

（2）脑代谢活化剂治疗：结核性脑膜炎炎症、水肿和充血可使脑细胞功能受到严重损害。使用胞磷胆碱、辅酶 A 等药物可改善脑代谢紊乱，促进脑功能恢复，防治和减少脑损害的后遗症。

（3）鞘内用药：对于顽固性高颅压、脑脊液蛋白定量明显增高、脑脊髓膜炎有早期椎管梗阻、病重伴昏迷等病人，可予异烟肼 0.1g 加地塞米松 3~5mg 混合缓慢鞘内注射。

3. 手术治疗

（1）侧脑室引流：适用于结核性脑膜炎所致急性脑积水，经内科治疗无效的病人；慢性脑积水急性发作时或慢性进行性脑积水用其他降低颅内压措施无效时也可考虑采用。

（2）脑结核瘤可引起癫痫频繁发作或肢体瘫痪，应考虑手术治疗；结核性脑脓肿所致高热不退者，内科治疗无效时可考虑手术治疗。

（五）护理评估

1. 基本资料、健康评估见本章第一节"一、肺结核"中相关内容。

2. 专科评估

（1）神经系统

1）意识状态：严密观察病人的神志、瞳孔的变化。应用格拉斯哥昏迷评分（Glasgow coma scale，GCS）（表 6-2-1）评估病人昏迷程度，分数越低意识障碍程度越重。最高为 15 分，表示意识清楚；12~14 分为轻度意识障碍；9~11 分为中度意识障碍；8 分以下为昏迷。

表 6-2-1　格拉斯哥昏迷评分

评分项目	反应	得分
睁眼反应	自发性睁眼	4
	言语呼唤时睁眼	3
	疼痛刺激时睁眼	2
	任何刺激无睁眼反应	1

续表

评分项目	反应	得分
运动反应	按指令动作	6
	对疼痛刺激能定位	5
	对疼痛刺激有肢体退缩反应	4
	疼痛刺激时肢体过屈(去皮质强直)	3
	疼痛刺激时肢体过伸(去大脑强直)	2
	对疼痛刺激无反应	1
语言反应	能准确回答时间、地点、人物等定向问题	5
	能说话,但不能准确回答时间、地点、人物等定向问题	4
	对答不切题	3
	言语模糊不清,字意难辨	2
	对任何刺激无言语反应	1

2) 病理体征:病人是否有头痛、颈项强直、克尼格征和布鲁津斯基征阳性等脑膜刺激征,评估头痛与体位关系。

3) 感官功能:病人是否出现面瘫、复视、视力下降或失明、嗅觉异常等脑神经损害表现;肢体活动是否协调;是否有语言障碍及吞咽功能障碍。

(2) 心血管系统:颅内压增高的时候常引起心率过慢,持续的压力反射能引起心脏停搏。

(3) 呼吸系统:评估病人自主呼吸情况,比如呼吸节律,有无呼吸困难、咳嗽、咳痰、气促、胸痛、咯血等症状;是否使用氧疗或为气管插管/切开状态。颅内压增高时呼吸慢而深,节律不规则,甚至呼吸骤停。

(4) 消化系统:评估病人自主进食能力及吞咽功能,了解病人是否出现胃潴留、大便失禁、排便困难等神经源性肠道表现。

(5) 泌尿系统:评估病人是否出现尿失禁、尿潴留等神经源性膀胱表现。

(六) 常见护理诊断/问题

1. 急性疼痛:头痛　与颅内压增高有关。

2. 体温过高　与感染及体温调节中枢功能障碍有关。

3. 潜在并发症:颅内压增高、脑疝。

4. 有窒息的危险　与吞咽功能受损、意识障碍有关。

5. 有皮肤完整性受损的危险　与长时间卧床、病人自主活动受限有关。

6. 有跌倒的危险　与意识障碍及肢体功能障碍有关。

7. 自理能力缺陷:进食自理缺陷、沐浴自理缺陷、穿衣自理缺陷、如厕自理缺陷、使用器具自理缺陷。

8. 有失用性萎缩的危险　与长期卧床有关。

9. 知识缺乏:病人及家属缺乏结核性脑膜炎疾病相关知识。

(七) 护理措施

1. 休息与活动

(1) 保持病室环境安静整洁,注意空气流通,避免强光及噪声刺激。

(2) 尽可能将病人安置在单间,保证病人情绪稳定,减少探视,卧床休息,集中操作。

(3) 急性期及颅内压增高时,抬高床头,以减轻头部充血,降低颅内压。

(4) 避免突然变换体位;昏迷病人应头偏向一侧,以免痰或呕吐物吸入气管,必要时建立人工气道。

(5) 稳定期及恢复期病人改半坐位、坐位,并逐渐增加床上活动,1 个月无异常表现才可下床活动。

2. 饮食护理

(1) 给予高热量、高蛋白、富含维生素、清淡、易消化的饮食,少量多餐保证每日摄入量。

(2) 避免烟、酒及油腻、辛辣刺激、易产气的食物。

(3) 对昏迷病人应严格按照医嘱要求积极行营养支持治疗,给予病人静脉营养或鼻饲,观察病人鼻饲情况和营养改善情况。

(4) 忌食高糖食物,因为这类食物会导致能量堆积,从而使大脑加快氧化;宜多食用含维生素丰富、高蛋白食物,例如鸡肉、牛奶、水果和新鲜蔬菜。

(5) 禁食腌制品、酱油、面包、汽水等高钠食物,避免增加颅内压。

(6) 应用脱水剂时,注意监测并补充钾盐及水,如选用含钾高的豆类食物、韭菜、橘子等。

3. 病情观察

(1) 行心电监护,监测生命体征的变化,颅内压急剧增高时可出现"两慢一高"(呼吸、心率减慢,血压升高)。

　　(2) 警惕脑疝:若病人突发两侧瞳孔大小不等,头痛和呕吐加重,呼吸不规则,提示脑疝形成,应立即通知医生配合抢救,紧急抢救流程见图6-2-1。

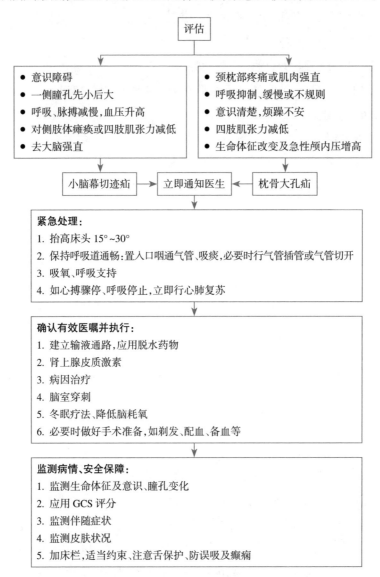

图 6-2-1　脑疝紧急抢救流程图

　　(3) 严密观察意识状态:了解病人意识障碍的程度是判断脑损伤情况的重要指征,如意识障碍进行性加重,提示病情恶化。

　　(4) 精确记录出入量,保证出入平衡,避免水、钠潴留。

4. 头痛护理

（1）保持病房安静，消除增加颅内压的因素，如屏气、剧烈咳嗽、便秘、尿潴留、气道堵塞等诱因，便秘时可使用缓泻剂。

（2）观察病人头痛的性质、程度、部位、持续时间及伴随症状。

（3）向病人及其家属解释头痛发生的原因，帮助病人转移注意力，缓解因头痛引起的负面情绪。

（4）必要时遵医嘱使用降颅内压药物或镇痛药，观察药物疗效。

5. 高热护理　结核性脑膜炎的病人可能存在中枢性高热。

（1）嘱卧床休息，同时警惕抽搐、昏迷、休克、出血等高热危象。如出现高热危象应紧急处理：①保持呼吸道通畅、吸氧。②迅速控制中心体温至38.5℃，循环良好的病人先采用物理降温，必要时应用冬眠疗法及血液净化治疗。③建立静脉通道保证循环，并予对症支持治疗。④严密观察病人神志及生命体征，监测体温变化并记录。⑤如有惊厥、抽搐，给予镇静、吸氧、降温等急救措施。

（2）药物退热：①非甾体抗炎药，如布洛芬、阿司匹林等；②甾体抗炎药，类固醇皮质激素。

（3）如用药后脉搏细速、面色苍白、口唇发绀、四肢厥冷等应注意保暖，及时补充水、电解质、热量和氨基酸等，补偿高热时的消耗。

（4）物理降温：中枢性高热以物理降温为主，如冰敷、乙醇或温水擦拭、冰盐水灌肠、亚低温治疗仪等。

（5）调节室温，减少盖被，并保持空气流通。及时擦干皮肤、更换衣物，防止受凉。

6. 护理风险预防　结核性脑膜炎病人由于中枢神经功能受损，常存在多种安全隐患，易发生护理并发症，应注重基础护理及护理安全管理。

（1）防跌倒/坠床：及时发现并控制惊厥、抽搐发生，加床挡及约束带保护，防止病人发生坠床；意识不清者应留陪护。

（2）防压力性损伤：结核性脑膜炎病人活动受限、长期大量应用激素，因此须特别注意保持病人皮肤清洁干燥，协助病人取舒适体位，应用气垫床等减压装置，每2小时翻身，严格交接皮肤情况，防止压力性损伤发生。

（3）防窒息：严密观察呼吸情况，对意识不清伴呼吸功能障碍或呕吐的病人，应保持呼吸道通畅，头偏向一侧，解除舌根后坠，必要时建立人工气道；松解衣领,及时清除分泌物及呕吐物,防误吸、窒息。

(4)注意血管保护:①建立外周静脉通道时应选择使用少、弹性好的大静脉。②尽早建立深静脉通道,推荐常规建立外周中心静脉导管(peripherally inserted central catheter,PICC),减少对血管壁的损害,保证治疗的有效性、及时性。

7. 用药护理

(1)甘露醇:临床常用 20% 甘露醇静脉滴注控制脑水肿。①滴速以 10ml/min 为宜,使药物在血中迅速达到所需浓度,起到脱水作用。②甘露醇注射液易析出结晶,输液前仔细检查,避免细小结晶的甘露醇注射液输入静脉。③发现有结晶时,可将甘露醇注射液置于 80℃左右热水内加热,摇至溶解,静置 1 小时后再观察透明度,对于仍有结晶者,作为不合格制剂,禁止使用。④尽量避免外周静脉输注。⑤精细过滤输液器其末端有过滤装置(滤过膜),能有效滤除甘露醇注射液中的微小结晶,减少对血管的损伤,推荐常规用于甘露醇的输注。

甘露醇外渗处理措施:甘露醇输注过程中出现穿刺周围皮肤红、肿、胀痛,提示药液外渗,应立即停止该处继续输液,抬高患肢,并根据不同损伤程度选择相应的治疗方法。症状较轻者可使用土豆泥或新鲜的薄土豆片外敷肿胀部位,肿胀及疼痛较重者可用多磺酸黏多糖乳膏、50% 硫酸镁冷湿敷,或应用水凝胶敷料持续外敷,必要时行外科封闭处理。

(2)类固醇皮质激素:①按医嘱严格掌握用药疗程和剂量,严密观察药物反应,及时通知医生处理。②告知病人应用激素后会出现库欣综合征的表现(满月脸、向心性肥胖、痤疮、高血压、骨质疏松及多血质外貌等),停药后可逐渐恢复正常,避免病人产生负面情绪。③根据病情逐渐减少给药剂量,避免突然停药引起反跳现象发生。④糖皮质激素在抑制炎症、减轻症状的同时,也降低了机体的防御功能,可能引发真菌感染。

8. 腰椎穿刺的护理　详见第八章第一节"腰椎穿刺术的护理"。

9. 侧脑室引流的护理　详见第八章第五节"脑脊液引流术的护理"。

10. 心理护理　结核性脑膜炎具有症状严重、病程长、恢复慢、预后差、病情复杂的特点,严重影响病人的生活质量,易产生消极、恐惧、悲观等心理状态。护士应细心了解病人的生活需求、心理特征,根据实际情况进行个体化心理疏导,消除病人不良的情绪和心理,正确对待疾病;同时对病人进行必要的生活护

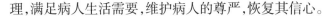

理,满足病人生活需要,维护病人的尊严,恢复其信心。

11. 健康教育

(1) 用药指导:详见"7. 用药护理"及本章第一节"一、肺结核"中相关内容。

(2) 饮食指导:结核性脑膜炎是一种慢性消耗性疾病,尤其是蛋白质消耗较明显,良好的营养有利于增强机体抗病能力、促进病人康复。指导病人增加高热量、高蛋白、高维生素、易消化的食物摄入,如牛奶、鸡蛋、鱼、虾、豆浆、排骨等,多吃新鲜蔬菜、水果。特别是香蕉、橘子等含钾量高的水果,食疗对低钾病人的状况改善有一定的作用。禁烟、酒及辛辣刺激性食物。

(3) 休息与活动:指导病人肢体功能锻炼的方法,并嘱根据头痛等症状情况调整活动强度,避免引起颅内压增高。指导病人合理安排生活,保证充足的睡眠和休息时间,不可从事强体力劳动。注意保持情绪稳定,保持大便通畅,避免屏气、剧烈咳嗽、搬抬重物等增加腹压及颅内压的动作。

(4) 病情自我监测:指导病人及其家属关注其症状,进行疾病自我监测,如出现持续头痛或头痛进行性加重、精神或意识障碍、肢体功能异常及感官功能异常时,应及时就医复诊。

二、结核性腹膜炎

(一) 概述

1. 定义　结核性腹膜炎是由结核分枝杆菌感染腹膜引起的腹腔慢性炎症,多继发于肺结核或体内其他部位结核病。结核分枝杆菌侵犯腹膜的途径有直接蔓延、淋巴或血行播散感染。其病理特点可分为渗出型(腹水型)、粘连型、干酪型和混合型。本病可发生于任何年龄,以中青年为主,女性居多。

2. 发病机制　大多数结核性腹膜炎是由于腹腔脏器的活动性结核病灶如肠系膜淋巴结结核、肠结核、输卵管结核等直接蔓延侵及腹膜引起。少数病例可由血行播散引起。常见的原发病灶有粟粒型肺结核,关节、骨、睾丸结核,可伴有结核性多浆膜炎等。

(二) 常见临床表现

1. 一般表现　大多数病例起病缓慢,症状轻;少数起病急骤,以急性腹痛、高热为主要表现;极少数病人起病隐匿,无明显症状,因其他原因在腹部手术时偶然发现。

（1）发热：初起常有发热，以低热或中度发热多见。约 1/3 病人有弛张热，少数可呈稽留热，体温可达 39~40℃。高热伴有明显毒血症者，主要见于渗出型、干酪型、或伴有粟粒型肺结核、干酪性肺炎等严重结核病的病人。伴有盗汗、乏力、食欲减退。

（2）腹痛：是结核性腹膜炎的主要症状。起病缓慢者腹痛多位于脐周或右下腹，间歇性发作，常为痉挛性阵痛，进餐后加重，排便、排气后缓解。急性发病者可表现为急腹症，系肠系膜淋巴结结核、腹腔内其他结核的干酪样坏死病灶破溃，或肠结核急性穿孔所致。

（3）腹泻与便秘：由腹膜炎造成的胃肠功能紊乱引起。排便次数每天 2~4 次，重者可达 10 次，大便多为糊状，不成形，无里急后重，部分病人表现为便秘或腹泻与便秘交替。

（4）腹胀：为常见症状。病人可出现不同程度的腹胀，多为结核病毒血症或腹膜炎伴有肠功能紊乱引起，也可因腹水或肠梗阻所致。

2. 腹部体征　存在腹壁柔韧感、腹部压痛与反跳痛、腹部包块、腹水等体征。

（三）辅助检查

1. 血常规检查　常见轻度或中度贫血，白细胞多在正常范围；多数病人红细胞沉降率增快，可作为活动性病变的指标。结核菌素试验呈强阳性、血和腹水结核抗体阳性有助于诊断。

2. 腹水检查　多为草黄色渗出液，少数病人为淡血色、乳糜性，比重一般超过 1.018，蛋白质含量在 30g/L 以上，腺苷脱氨酶活性增高，白细胞计数超过 $500 \times 10^6/L$，以淋巴细胞为主。有时因低清蛋白血症或合并肝硬化，腹水性质可接近漏出液。如果腹水葡萄糖 <3.4mmol/L、pH<7.35，提示细菌感染。腹水浓缩找结核分枝杆菌或结核分枝杆菌培养阳性率均低，腹水动物接种阳性率则可达 50% 以上，但费时较长。

3. 影像学检查　腹部超声可早期发现少量腹水，并可及时监测腹水量，同时有助于观察腹部肿块及性质。X 线钡餐检查可发现腹腔结核征象，可见小肠扩张、胀气、活动减退，肠粘连时肠管固定、相互牵扯，腹膜增厚，肠梗阻。腹腔 CT 和 MRI 检查可见增厚的腹膜、腹水、腹腔内包块及瘘管。

4. 腹腔镜检查　可见腹膜、网膜、内脏表面有散在或聚集的灰白色结节，浆膜混浊粗糙,活组织检查有确诊价值。此项检查一般适用于有游离腹水的病人,禁用于腹膜有广泛粘连者。

（四）治疗原则

本病的治疗关键是及早给予规则、全程抗结核化学药物治疗,以达到早日康复、避免复发和防止并发症的目的。

1. 一般治疗　①改善结核病毒性症状:改善饮食、加强营养,改善全身情况,卧床休息等。②严重腹泻或入量不足病人,注意纠正水、电解质代谢紊乱与酸碱平衡失调以及营养监测指标。③腹痛可根据病人耐受情况给予镇痛药。

2. 抗结核治疗　按《中国结核病防治工作技术指南》推荐的肺外结核治疗方案,积极、有效抗结核治疗可明显降低结核性腹膜炎的死亡率。

3. 腹水治疗　限制钠和水的摄入,使用利尿剂如螺内酯、呋塞米。提高血浆胶体渗透压,定期输注血浆、新鲜血或白蛋白。腹水过多可行腹腔穿刺置管放腹水,注意补充白蛋白。放腹水后予抗结核药和地塞米松腹腔注射,促进腹水吸收、减少粘连。

4. 皮质激素应用　渗出型结核性腹膜炎病人应用皮质激素能改善结核病毒性症状,促进腹水吸收,减轻浆膜纤维化,但必须结合强有力的抗结核治疗;慢性腹膜炎结核病毒性症状不明显,特别是并发肠结核时,不宜使用皮质激素。

5. 外科治疗　内科治疗不能缓解的肠梗阻及不完全性肠梗阻应手术治疗;肠穿孔、急性腹膜炎或局限性化脓性腹膜炎者,如抗生素治疗无好转或肠瘘久治不愈者应手术治疗。手术方式包括肠部分切除术、粘连松解术、瘘管切除术等。

（五）护理评估

1. 基本资料、健康评估见本章第一节"一、肺结核"中相关内容。

2. 专科评估

（1）消化系统:①评估营养状况,病人体重及体重指数,皮下脂肪厚度,食欲、摄食量。②评估腹部情况,腹部皮肤是否完整,有无窦道;有无腹部膨隆,是否有移动性浊音或蛙腹等腹水体征;有无胃型、肠型及蠕动波;有无腹壁柔韧感,有无腹胀、腹部包块;肠鸣音是否正常。③评估病人腹痛的部位、性质、程度、持续时间、规律性及伴随症状。④评估排便情况及规律,有无腹泻、便秘等。

（2）呼吸系统:①评估病人有无咳嗽,咳嗽发生的持续时间、规律、性质、程度、伴随症状等。②评估病人有无咳痰,观察痰液的颜色、性质、量、气味等。③评估病人体温、呼吸型态,两肺呼吸运动一致性,有无干、湿啰音。

（六）常见护理诊断/问题

1. 体温过高　与结核菌感染有关。

2. 疼痛　与腹膜炎及伴有盆腔结核或肠梗阻有关。

3. 腹泻　与结核性腹膜炎引起的炎症刺激、肠道功能紊乱有关。

4. 营养失调:低于机体需要量　与营养素吸收不足、消耗增加有关。

5. 体液过多　与结核性腹膜炎引起腹水过多有关。

6. 潜在并发症:肠梗阻、肠穿孔、肠瘘、腹腔脓肿。

（七）护理措施

1. 体温过高的护理

（1）病情观察:监测并记录生命体征,观察病人病情变化。

（2）休息与环境:高热病人应卧床休息,以减少氧耗量,缓解头痛、肌肉酸痛等症状。病室应尽可能保持安静并维持适宜的温、湿度。

（3）饮食:提供热量、蛋白质和维生素足够的流质或半流质食物,以补充高热引起的营养物质消耗。病情许可时,鼓励病人多饮水。

（4）高热护理:可采用温水擦浴、冰袋、冰帽等物理降温措施,以逐渐降温为宜,防止虚脱。病人大汗时,及时协助擦拭和更换衣服,避免受凉。必要时遵医嘱使用退热药或静脉补液,补充因发热而丢失较多的水分和电解质,加快毒素排泄和热量散发。

（5）口腔护理:做好口腔护理,鼓励病人经常漱口,口唇疱疹者局部涂抗病毒软膏,防止继发感染。

2. 疼痛护理

（1）观察腹痛特点:严密观察腹痛的性质、部位、伴随症状及病程进展情况。如病人腹痛突然加重,压痛明显,或出现便血、肠鸣音亢进等,应考虑是否并发肠梗阻、肠穿孔或肠内出血等,及时协助医生采取抢救措施。

（2）疼痛的护理措施:根据医嘱给病人解痉、镇痛药,向病人解释药物作用和可能出现的不良反应。

3. 腹泻护理

（1）观察排便情况:了解病人排便时伴随症状;注意病人有无水、电解质代谢紊乱及酸碱平衡失调,有无血容量减少的表现;观察病人的生命体征、神志、尿量、皮肤弹性等。全身症状明显时病人应卧床休息,注意腹部保暖,可用热敷,有利于腹痛症状的减轻。慢性轻症者可适当活动。排便频繁时,因粪便的刺激,可使肛周皮肤糜烂及感染;排便后应用温水清洗肛周,涂抹保护软膏预防。

(2) 用药护理:以病因治疗为主。应用止泻药时注意观察病人排便情况,腹泻得到控制后,及时停药。

(3) 饮食以少渣、易消化食物为主,急性腹泻应根据病情和医嘱,予禁食或流质、半流质、软食等。

4. 营养护理

(1) 饮食护理:结核病是一种慢性消耗性疾病,只有保证充足的营养供给,提高机体抵抗力,才能促进疾病的痊愈。因此,应向病人及家属解释营养对治疗结核病的重要性,并与其共同制订饮食计划。应给予高热量、高蛋白、高维生素且易于消化的食物。腹泻明显的病人应少食乳制品以及富含脂肪和粗纤维的食物,以免加快肠蠕动。

(2) 静脉营养治疗:对于严重营养不良的结核性腹膜炎病人,应协助医生进行静脉营养治疗,以满足机体代谢需要。建议采用中心静脉输注,严格执行操作规范,预防静脉炎的发生。

(3) 营养监测:每周测量病人的体重,并监测白蛋白、前白蛋白等营养指标,以评价其营养状况。

5. 体液过多的护理

(1) 结核性腹膜炎伴有腹水的病人,宜半卧位休息,利于呼吸。

(2) 腹腔穿刺引流腹水护理:腹水过多时,可行腹腔穿刺置管引流术。术前向病人说明注意事项,测量体重、腹围、生命体征,排空膀胱以免误伤;术中及术后监测生命体征,观察有无不适反应。术毕用无菌纱布覆盖穿刺口,固定引流管。记录腹水的量、性质和颜色。腹水多为草黄色渗出液,少数病人为血性、乳糜性。定时更换腹腔引流袋,降低感染风险。每天引流量应小于 1 000ml,避免腹腔压力下降过快。

(3) 观察腹水的消长,准确记录出入量,每天测量腹围、体重。进食量不足、腹泻,或使用利尿药、放腹水后,应密切监测血清电解质和酸碱度的变化,以便发现问题及时纠正。

6. 心理护理　　对病人及家属做好心理护理,消除病人的紧张情绪。解释各项检查及治疗的过程、目的、注意事项等,取得病人及家属的配合。稳定病人的情绪,树立疾病康复信心,使病人坚持长期、规范治疗。

7. 健康教育

(1) 疾病预防指导:加强有关结核病的卫生宣教,肺结核病人不可吞咽痰液,提倡用公筷进餐及分餐制,牛奶及乳制品应灭菌后饮用,粪便要消毒处理,防止病原体传播。

(2) 指导病人保证充足的休息与营养,生活规律,劳逸结合,保持良好的心态,以增强机体抵抗力。

(3) 指导病人坚持抗结核治疗,保证足够的剂量和疗程;定期复查;学会自我监测抗结核药物的作用和不良反应,如有异常,及时复诊。

三、结核性心包炎

(一) 概述

1. 定义　　结核性心包炎是结核分枝杆菌侵犯心包,引起心包脏层和壁层炎症而产生的一系列临床症状和体征。

2. 发病机制　　①结核分枝杆菌侵犯心包后大量繁殖,使得心包脏层和壁层心包充血,并产生由纤维蛋白、白细胞、内皮细胞组成的渗出液,液体成分较少,此期称为急性纤维蛋白性心包炎。②随着机体对结核分枝杆菌及其代谢产物产生超敏反应,渗出增多,渗出液中液体增加,成为浆液纤维蛋白渗液,称为结核性渗出性心包炎。③当病变进入慢性期,成纤维细胞增多,纤维组织和胶原蛋白代替了肉芽肿,蛋白质和纤维形成条索在心包腔内造成分隔,纤维组织沉积于心包壁层和脏层使其粘连,其结果为心包腔闭塞导致结核性缩窄性心包炎。

结核性心包炎常继发于身体其他部位的结核病灶。常见的侵犯途径有以下几种:①纵隔淋巴结结核破溃直接进入心包腔。②结核分枝杆菌经淋巴管逆行波及心包,尤以气管分叉部位淋巴结及主动脉弓淋巴结结核、动脉导管淋巴结结核最为常见。③血行播散,多发生在粟粒型肺结核或并发于结核性多浆膜炎。④肺结核、胸膜结核、气管支气管结核、胸骨或脊柱结核等结核病灶直接蔓延而致。

（二）常见临床表现

1. 结核性渗出性心包炎

（1）症状

1）全身症状：发热，可由低热至高热，伴随有倦怠、无力、盗汗、食欲减退、消瘦等结核病毒性症状。

2）局部症状：主要为疼痛，多在胸骨下、胸骨后或者心前区。疼痛性质可分为锐痛、钝痛或胸部紧迫感，有时可反射至颈部、左肩部、左手臂或上腹部；在吸气、咳嗽和胸部运动时加剧。少数病人疼痛剧烈，酷似心绞痛。

3）心脏压塞症状：最突出的症状是呼吸困难，呼吸浅而费力，面色苍白、烦躁、发绀。

4）心包积液对邻近器官压迫的症状：肺、气管、支气管、大血管受压迫引起肺淤血，肺活量减少，呼吸浅快；气管受压可出现咳嗽和声音嘶哑；食管受压可出现吞咽困难。

（2）体征

1）心包摩擦音是急性心包炎最具诊断价值的典型体征，以胸骨左缘第3、4肋间最为明显。

2）心脏扩大，心脏叩诊浊音界向两侧增大，心尖搏动减弱。

3）心音弱而遥远，脉搏可减弱或出现奇脉。积液量大时可于左肩胛骨下出现浊音，听诊闻及支气管呼吸音，称尤尔特征（Ewart sign）。

4）如渗液积聚较慢，则出现亚急性或慢性心脏压塞，产生体循环淤血征象，表现为颈静脉怒张，库斯莫尔征（Kussmaul sign）（吸气时颈静脉充盈更明显），还可出现奇脉。

5）短期内出现大量心包积液可出现心脏压塞，其典型临床特征为 Beck 三联征，即低血压、心音低弱、颈静脉扩张。

2. 结核性缩窄性心包炎

常由结核性渗出性心包炎发展而来，随着病程的延长，纤维蛋白的沉着逐渐增加，致使心包不断增厚成为坚硬的纤维组织，可出现钙质沉着，使心包脏、壁层粘连，从而导致缩窄性心包炎。

（1）症状：劳力性呼吸困难，即活动后气短；呼吸困难严重时，端坐位，不能平卧；同时伴有腹胀、乏力、食欲减退、腹泻、尿少等症状。

（2）体征

1）心尖搏动减弱或消失，心浊音界正常或稍大，心音低弱，半数病人可无心包叩击音。

2）常伴心动过速，20%~30% 的晚期病人发生心房颤动或心房扑动。

3）颈静脉怒张，吸气时加重。

4）肝淤血、有压痛，后期肝硬化、腹水、胸腔积液和下肢水肿，35% 的病人出现奇脉。

（三）辅助检查

1. 结核性渗出性心包炎

（1）X 线检查：可见心影向两侧增大，心脏搏动减弱或消失，肺部无明显充血现象而心影显著增大是诊断心包积液的有力证据。

（2）心电图：可见肢体导联 QRS 低电压，大量渗出时可见 P 波、QRS 波、T 波电交替，常伴窦性心动过速。

（3）超声心动图：对诊断心包积液迅速可靠。

（4）心包穿刺：能迅速缓解心脏压塞；同时，可以对心包积液进行相关检查，以明确病因。

2. 结核性缩窄性心包炎

（1）X 线检查：心影偏小、正常或轻度增大。

（2）心电图：有 QRS 低电压、T 波低平或倒置。

（3）超声心动图：诊断价值较高，可见心包增厚、室壁活动减弱、室间隔矛盾运动等。

（4）心脏 CT 和 MRI：对该病诊断价值优于超声心动图。

（四）治疗原则

1. 病因治疗　针对病因，按《中国结核病防治工作技术指南》推荐的肺外结核治疗方案。

2. 对症治疗　呼吸困难者给予半卧位、吸氧；疼痛者应用镇痛药，首选非甾体抗炎药。

3. 心包穿刺引流　可解除心脏压塞和减轻大量渗液引起的压迫症状。

4. 心包切除术　是缩窄性心包炎唯一的治疗措施。

（五）护理评估

1. 基本资料、健康评估见本章第一节"一、肺结核"中相关内容。

2. 专科评估

（1）病史评估

1）患病及治疗经过：①既往有无结核病史，有无与开放性结核病病人接触史。②有无上呼吸道感染史。③有无糖尿病、冠心病、心肌病等基础疾病。④是否长期使用激素、免疫抑制剂等。

2）目前病情与一般情况：①确定病人现存的主要症状，有无发热、胸痛、呼吸困难等。②患病后日常活动与休息、饮食、排便是否规律。

（2）身体评估：评估病人有无生命体征异常；有无乏力、消瘦、盗汗等表现；有无急性病容和胸痛；可否平卧。评估病人疼痛的部位、性质及其变化情况，是否可闻及心包摩擦音；叩诊心浊音界是否正常；有无颈静脉怒张，以及水肿的部位和程度等。呼吸困难是心包积液时最突出的症状，当出现心脏压塞时更为明显，病人可有端坐呼吸、身体前倾、呼吸表浅而快，伴发绀等，循环系统表现为窦性心动过速、血压下降、脉压变小和静脉压明显升高。

（六）常见护理诊断/问题

1. 气体交换受损　与肺淤血、肺组织或支气管受压有关。

2. 潜在并发症：心源性休克　与心脏压塞、心排血量显著下降有关。

3. 疼痛　与心包炎症有关。

4. 体温过高　与心包炎症有关。

5. 活动无耐力　与心排血量减少、呼吸困难有关。

（七）护理措施

1. 一般护理　①协助病人选择舒适卧位，如血流动力学稳定，以半坐卧位或坐位为主，以减轻心肺压迫。②保持环境安静及适宜的温、湿度，避免加重心肺负担，避免病人受凉。③病人衣着应宽松轻柔，以利于呼吸及循环。④嘱病人进食高热量、高蛋白、高维生素、易消化的饮食，限制钠盐的摄入，并注意保持大便通畅。

2. 呼吸困难的观察和护理　严密观察病人呼吸型态及节律，协助病人取适宜体位，监测血气分析结果及 SpO_2。如出现低氧血症或胸闷、发绀者给予氧气吸入，同时伴有浅快呼吸的病人可考虑应用经鼻高流量氧疗（high flow nasal therapy）。

3. 休克预防及护理　严密监测生命体征,如病人突然出现呼吸困难加重,被迫端坐呼吸、心动过速、血压下降、发绀等心脏压塞症状时,立即配合医生紧急行心包穿刺术抽液,并置管引流(详见本书第八章第六节"心包穿刺引流术的护理")。根据血流动力学稳定情况,适当扩容治疗,注意控制输液速度,防止加重心脏负荷。

4. 疼痛护理　指导病人卧床休息并保持情绪稳定,避免用力咳嗽、深呼吸或突然改变体位,以免引起疼痛加重。若疼痛影响呼吸及睡眠,或疼痛评分(数字分级评分法)大于 4 分,应给予药物镇痛。给予非甾体类解热镇痛药时应注意观察病人有无胃肠道反应、出血等不良反应;若疼痛加重,可应用吗啡类药物,以减轻疼痛对呼吸功能的影响。

5. 发热的观察和护理　每 4 小时测体温 1 次,结核分枝杆菌感染常引起低热,可嘱病人注意休息及注意饮食清淡,若体温超过 38.5℃给予物理降温;注意体温、脉搏、呼吸变化,若持续高热不退、脉搏快、呼吸急促,均提示病情加重,应及时通知医生;做好口腔、皮肤护理,防止感染并发症。

6. 健康教育　向病人强调坚持完整疗程抗结核治疗的重要性,不可擅自停药,防止复发;注意药物不良反应;定期随访检查肝、肾功能。对缩窄性心包炎病人讲明行心包切除术的重要性,消除思想顾虑,尽早接受手术治疗。术后病人仍须坚持休息半年左右,加强营养,以利于心脏功能的恢复。

四、淋巴结结核

(一) 概述

1. 定义　淋巴结结核是由结核分枝杆菌经淋巴循环、血液循环或邻近病灶侵入淋巴结,引发淋巴结的慢性炎症,也称为结核性淋巴结炎(tuberculous lymphadenitis)。

该病全身各处淋巴结皆可发生,以浅表淋巴结最为多见,好发于颈部、腋下、腹股沟等,发生于单个或多个成串的淋巴结,常沿淋巴结和淋巴管蔓延,呈串珠样改变,无明显压痛。如遇身体抵抗力低则结节逐渐增大,皮肤渐变紫色,最终破溃并排出黄浊的干酪样脓液,且破溃后伤口不易愈合,中医称之为"瘰疬""老鼠疮"。

2. 淋巴结结核根据发病部位不同进行分类,主要有以下几种。

（1）颈部淋巴结结核：是最常见的一种淋巴结结核，多见于青少年，女性发病率高于男性，发病部位以单侧多见。

（2）腋窝淋巴结结核：病人往往以腋窝部肿物、疼痛就诊，也有在胸部 X 线检查时发现腋窝部有肿大淋巴结和钙化灶。多数是由肺结核或纵隔淋巴结结核经淋巴管传播而来。

（3）胸内淋巴结结核：多为纵隔淋巴结、气管旁淋巴结、气管支气管淋巴结、隆突下淋巴结等结核。

（4）腹腔淋巴结结核：指位于腹膜、网膜、肠系膜和腹腔的淋巴结结核，在腹部结核中常见，可单独出现，也常与肠道、腹膜、脾、胰腺等器官结核同时存在。多见于肠系膜和腹膜后淋巴结，常以并发症为首发表现，给诊断带来困难。

（5）腹股沟淋巴结结核：较少见，多来自下肢或外阴部的外伤，结核菌经伤口侵入而发病，偶见源于血行播散。

（二）常见临床表现

浅表淋巴结结核发病部位以颈部最多，占 80%~90%，其次为腋窝、腹股沟，单侧多见。部分病人可同时于两个部位发病（多见于同侧颈部、腋窝）。根据病程的发展，可分为初期、中期、晚期三个时期，但实际上有些病人可能同时兼有两个或三个时期的病变。

1. 初期单侧或双侧发病，可扪及一枚或数枚肿大淋巴结，质地中等偏硬，推之活动，皮色、皮温正常，无明显疼痛。一般无全身症状。

2. 中期病变继续发展为淋巴结周围炎，使淋巴结与皮肤和周围组织发生粘连，各个淋巴结也可相互粘连，融合成团形成不易推动的肿块，边界不清，有疼痛感，皮色稍红，肿块中央有轻微波动感。部分病人会出现午后潮热、盗汗等全身症状。

3. 晚期淋巴结发生干酪样坏死，液化形成寒性脓肿。脓肿破溃后流出豆渣样或稀米汤样脓液，或夹有败絮样坏死组织。最后形成经久不愈的窦道或慢性溃疡，溃疡边缘皮肤暗红，肉芽组织苍白、水肿；窦道可有多个支道，伸向不同方向。病程迁延，经久不愈或愈后易复发。此时病人出现乏力、头晕、食欲减退、精神萎靡等症状。

（三）治疗原则

1. 化学治疗 按《中国结核病防治工作技术指南》推荐肺外结核治疗

方案。

2. 手术治疗　手术治疗是治疗淋巴结结核最主要的手段,将保守治疗时无法消退的和液化坏死的病灶清除,有效地防止复发。淋巴结结核手术治疗前必须经过 2~4 周以上规范、系统的抗结核治疗,并补充营养、合理休息、调整情绪,提高机体免疫力。

(1) 手术适应证

1) 经过 2~4 周以上规范、系统的抗结核治疗后不能治愈的结节型、浸润型、脓肿型和溃疡窦道型淋巴结结核均适合外科手术治疗。

2) 药物治疗无效且诊断不明,须和肿瘤等进行鉴别诊断的肿大淋巴结也适合手术治疗。

(2) 手术禁忌证

1) 病人全身一般情况较差,无法耐受麻醉和手术创伤者。

2) 有严重肝、肾功能异常,或者出、凝血时间明显延长者。

3) 未经过任何抗结核药物治疗的或治疗时间不足 2 周的淋巴结结核病人,原则上不主张手术治疗。

4) 巨大、融合成团块状的淋巴结结核,如果病灶无液化,粘连重,边界不清,解剖关系不明确,特别是和重要血管、神经、脏器紧密粘连,估计目前无法手术切除者,可暂不考虑手术治疗。

5) 并发活动性肺结核或肺结核尚未控制平稳者。

(四) 护理评估

1. 基本资料、健康评估见本章第一节"一、肺结核"中相关内容。

2. 专科评估

(1) 局部评估:检查病变区域皮肤有无破损、皮肤色泽;淋巴结肿胀部位、大小、数量、形态、质地、活动度,以及有无疼痛、压痛、粘连、破溃等情况。

(2) 心理-社会状况评估:了解病人及家属对淋巴结结核治疗的认知和接受程度、心理反应及家庭的经济状况。

(五) 常见护理诊断/问题

1. 焦虑或恐惧　与担心疾病预后及手术效果有关。

2. 自我形象紊乱　与浅表淋巴结尤其是颈部淋巴结肿大、晚期脓肿破溃,瘘管或溃疡形成,伤口经久不愈,影响容貌有关。

3. **知识缺乏**:缺乏淋巴结结核的相关知识。

4. **营养失调:低于机体需要量**　与结核病慢性消耗、营养摄入不足、机体分解代谢增加有关。

5. **皮肤完整性受损**　与淋巴结结核晚期脓肿破溃,瘘管或溃疡形成有关。

（六）护理措施

1. 一般护理

（1）休息与心理护理:①加强主动沟通,了解病人情绪波动,及时予心理疏导,消除顾虑和恐惧心理。使病人正视体表伤口及皮损,积极乐观配合治疗及护理。②帮助有外露伤口及肿块的病人进行修饰,可借助丝巾、立领服装及肤色的美皮贴等进行局部遮盖。③精神过度紧张或失眠者,适当应用镇静剂或安眠药物,保持病房安静。

（2）疾病知识的宣教:通过口头宣教、发放宣教资料、在线互动等形式,运用通俗易懂的语言,积极主动向病人讲解疾病相关知识。

（3）开展医护一体化伤口管理,准确评估伤口情况,建立复杂、难愈伤口个案管理模式,开展循证护理实践,促进伤口愈合。

（4）饮食营养:全面评估淋巴结结核病人的营养状况,制订个性化饮食方案,鼓励病人食用高热量、高蛋白、富含维生素、含钙丰富的食物,增强免疫力,促进机体修复。

2. 手术病人护理

（1）术前准备:控制感染,吸烟者术前2周须戒烟,术前禁食禁饮6小时。

（2）术前适应性锻炼:术前3天,指导颈部手术病人练习头低肩高颈过伸位,使之适应手术体位,利于术中充分暴露手术野,减少术中及术后头晕、头痛、恶心等体位综合征的发生。

（3）术后病人护理

1）体位与活动:①局部麻醉(简称"局麻")病人术后常规自由舒适健侧体位。②全身麻醉(简称"全麻")病人术后均予去枕平卧位6小时,6小时后取斜坡卧位或抬高床头30°~40°,利于静脉回流及病人呼吸,减少对切口的牵拉,减轻头颈部水肿及伤口疼痛。③病人术后24小时内减少颈项活动,变更体位时用手扶持头部以保护伤口。④术后24小时后协助病人床边坐起,如无头晕等不适可下床活动,避免头过伸、患侧上肢过度外展、剧烈咳嗽等动作,禁忌剧烈运动。

2）疼痛护理：通过疼痛评估量表评估疼痛分值，按 WHO 三阶梯镇痛指南给予用药，观察疗效。对疼痛耐受性差的病人，耐心细致地做好解释和关爱工作。WHO 三阶梯镇痛指南内容包括：

第一阶梯：针对轻度疼痛，主要使用非阿片类药物，如非甾体抗炎药，例如布洛芬、阿司匹林等，以及对乙酰氨基酚。

第二阶梯：针对中度疼痛，使用弱阿片类药物，如可待因、曲马多等，可能与非阿片类药物联合使用。

第三阶梯：针对重度疼痛，使用强阿片类药物，如吗啡、美沙酮、芬太尼等，可能与非阿片类药物联合使用，以提高疗效。

WHO 三阶梯镇痛指南还包括以下原则：口服给药、按时给药、按阶梯给药、剂量个体化。

3）切口创面及引流管的观察及护理：①妥善固定引流管，引流球处于负压状态，并低于创面位置，每班严格交接引流管情况并记录。②指导病人活动时将引流管固定于病号服上，避免牵拉、打折、滑脱等情况，防止发生脱管。③引流期间密切观察引流液的量、颜色、性质以及切口皮肤情况。④敷料潮湿或脱落时及时更换，保持伤口敷料清洁干燥。

4）功能锻炼：①术后 1~3 天，进行颈部向左、右、上、下侧运动，交替进行，幅度 <30°，每天 3 次，每次 5~10 分钟。②同时进行上肢屈伸锻炼及上肢肌肉等长收缩锻炼，以促进血液及淋巴回流，每天 3 次，每次 5~10 分钟。③术后 3~7 天，进行肩部及颈部的功能锻炼，包括前举、耸肩、后伸、内收、侧举、内旋、外转、上臂爬墙等肩部锻炼动作，每天 3 次，每次 5~10 分钟。④拆线后颈部做前屈、后仰、左右旋转及左右侧弯等动作，即"米"字形的颈部锻炼。⑤注意在功能锻炼初期，动作应缓慢、轻柔，幅度不宜过大，身心放松，逐渐增加锻炼次数，循序渐进加大运动量及幅度，以身体耐受为宜。

5）饮食护理：术后尽早恢复正常饮食，全身麻醉术后清醒的病人，可试饮少量温水或凉水，若无呛咳、误咽，可给予便于吞咽的温流质饮食，逐步过渡到半流质饮食和软食。

6）术后并发症的评估及护理：常见并发症如术后出血、迷走神经损伤、术后切口不愈合、术后皮瓣坏死、术后淋巴漏或乳糜漏、颈肩综合征等。①术后重点观察病人有无吞咽困难、呛咳、恶心呕吐、声音嘶哑等迷走神经损伤的症状。②出血是颈部淋巴结清扫术后可能造成病人死亡的常见和主要原因,责任护士重点观察引流液体颜色变化、局部皮肤颜色及张力情况,出现触之有饱满感,视之青色或紫色时,提示出血可能。③床边备气管切开包,密切关注有无颈部压迫感、气短、烦躁、呼吸困难等情况,发生时应立即拆除缝线,去除血肿。④淋巴漏是颈部淋巴结清扫术后常见并发症,引流液为乳白色,予局部加压、低脂饮食,配合医生处理。

3. 健康教育 告知病人运动、饮食、用药、康复锻炼注意事项,嘱定期门诊复查。建立资料库,对病人进行随访、健康指导。

五、肠结核

(一) 概述

1. 定义 肠结核(intestinal tuberculosis)是由于结核分枝杆菌侵犯肠道引起的慢性特异性感染,多为人型结核分枝杆菌引起,亚洲国家发病率较高,多见于中国及印度。感染途径包括消化道感染、血行播散感染、直接蔓延。肠结核分为溃疡型、增生型和混合型,发病一般以中青年居多,女性与男性之比为3∶1。

2. 发病机制 结核分枝杆菌侵犯肠道的主要途径是经口感染。病人多有开放性肺结核或喉结核,因经常吞咽含结核分枝杆菌的痰液而致病;或经常与开放性肺结核病人共餐,餐具未经消毒处理;或饮用未经消毒的带菌牛奶和乳制品等。肠结核病变部位以回盲部多见,可能与含有结核分枝杆菌的肠内容物在回盲部停留时间较长,且回盲部淋巴组织丰富,结核分枝杆菌又容易侵犯淋巴组织有关。肠结核的发病是人体和结核分枝杆菌相互作用的结果,只有当入侵的结核分枝杆菌数量多、毒力大,并且人体免疫功能低下、肠功能紊乱引起局部抵抗力减弱时,才会发病。

(二) 常见临床表现

肠结核大多起病缓慢,病程较长,容易被忽视。单纯肠结核较少见,肠结核多合并有肺结核和肺外结核。肠结核的临床症状无特异性,腹部临床表现以腹痛最常见,多位于右下腹或脐周,间歇性发作;常为痉挛性阵痛,于进餐后加重,排便、排气后缓解;可伴腹泻、便秘、便血、右下腹部肿块等症状。全身症状以消瘦、发热、咳嗽、盗汗最常见,且多见于活动性肺结核。

（三）辅助检查

1. 实验室检查　溃疡型肠结核可有不同程度贫血,白细胞计数一般正常,红细胞沉降率多增快。结核菌素试验、结核感染 T 细胞斑点试验(T-SPOT.TB)、痰抗酸染色、粪便抗酸染色阳性有助于本病的诊断。

2. 影像学检查　胸部 X 线检查可见活动性肺结核、陈旧性肺结核或结核性胸膜炎等影像学改变。腹部 CT 检查可见腹腔病变段肠壁局限性、不规则增厚或环形增厚,局部管腔不规则狭窄。CT 增强扫描腹腔病变段示肠壁强化,肠壁不规则增厚,肠腔同轴狭窄,肠系膜和网膜出现网纹影,周围淋巴结增大、增多、钙化,部分可见腹水。部分病人出现肠管狭窄,少部分病人可出现肠梗阻、瘘管形成。

3. 结肠镜检查、病理检查及结核菌培养　结肠镜检查可直接观察全结肠和回肠末端,可见肠黏膜病变主要累及回盲部,病变呈连续性,大小、形态不一,多发或环形溃疡,边缘呈鼠咬征,或有形态、大小各异的炎性息肉和肠腔缩短变窄。病理检查可检出干酪样坏死、肉芽肿,抗酸染色可发现抗酸杆菌,结核菌培养阳性。

4. 诊断性抗结核药物治疗　肠结核的临床表现、实验室检查缺乏特异性,影像学检查也难以发现其典型改变,尤其和克罗恩病在临床表现、内镜检查及影像学检查等方面有诸多相似之处,二者的鉴别成为难题,误诊率较高。在诊治过程中,当肠结核不能排除时可进行 2~3 个月的诊断性抗结核治疗。若病人的临床症状及内镜检查结果明显改善,则拟诊为肠结核,继续抗结核治疗。

（四）治疗原则

肠结核以内科治疗为主,治疗目的是消除症状、改善全身情况、促进病灶愈合及预防并发症。

1. 药物治疗

（1）抗结核治疗:抗结核治疗是治疗肠结核的常用方式,可有效抑杀结核分枝杆菌,降低炎症诱发效应,并有助于避免肠粘连发生。按《中国结核病防治工作技术指南》推荐肺外结核治疗方案,抗结核治疗对病人免疫、肝、肾功能产生一定影响,治疗期间须动态监测相关指标。

（2）胸腺肽 α-1:胸腺肽 α-1 能促进 T 淋巴细胞成熟,使 T 淋巴细胞功能增强,免疫效能得到充分发挥。同时胸腺肽 α-1 对自然杀伤细胞(natural killer cell,NK 细胞)成熟、补充可起到促进作用,使 NK 细胞杀伤能力提高,进而增强免疫功能。胸腺肽 α-1 辅助抗结核 2SHR/6HR(链霉素,S;异烟肼,H;利福平,R;2SHR 表示此方案治疗 2 个月,6HR 表示此方案治疗 6 个月)化疗方案治疗可显著提升临床疗效。常用方法:皮下注射胸腺肽 α-1,剂量为 1.6mg/次,2 次/周,持续治疗时间 6 个月。

(3)中药治疗:中药治疗肠结核以健脾益气、行气活血为主(详见本书第六章第八节"结核病病人中医护理"相关内容)。

2. 对症治疗 腹痛可用阿托品或其他抗胆碱能药;严重腹泻或摄入不足者,应注意纠正水、电解质与酸碱平衡紊乱;对不完全性肠梗阻病人,须进行胃肠减压,以缓解梗阻近端肠曲的膨胀与潴留。

3. 营养治疗

(1)结核病因病程长、慢性消耗等因素,病人营养状况差,多有低蛋白血症。专家共识推荐结核病病人摄入能量为 35~50kcal/(kg·d),蛋白质 1.2~2.0g/(kg·d)。如微量营养素摄入不足或需求增加,可摄入 0.5~1.5 倍推荐摄入量的复合微量元素膳食补充剂。

(2)结核病病人的营养治疗参考营养不良的"五阶梯治疗"(详见本书第六章第七节"结核病病人营养支持与护理"),即当饮食加口服营养补充(oral nutritional supplement,ONS)摄入不足或病人完全不能进食时,推荐给予全肠内营养(total enteral nutrition,TEN)。建议选择整蛋白型肠内营养剂,如合并其他疾病,应根据疾病情况进行选择。常用的喂养途径有鼻胃管、鼻肠管、胃造瘘和空肠造瘘等。当肠内营养(enteral nutrition,EN)无法满足目标需要量时,应在肠内营养的基础上增加肠外营养(parenteral nutrition,PN),而当肠道完全不能使用时,应给予全肠外营养(total parenteral nutrition,TPN)。推荐使用全合一(即将葡萄糖、氨基酸和脂肪乳混合在一起,加入其他各种营养素后混合于一个袋子中)形式的肠外营养制剂。输注途径包括经外周静脉穿刺置入外周中心静脉导管(PICC)及中心静脉导管(central venous catheter,CVC)。

(3)营养治疗后,应动态进行营养评价。通过测量身高、体重和皮褶厚度、人血清白蛋白、前白蛋白等,评价营养治疗效果。

4. 手术治疗 肠结核手术并发症发生率高,手术选择要慎重,只有在规范的内科治疗无效,出现严重并发症时才予以考虑。术前充分静脉营养,改善全身状况,可提高手术耐受度,减少并发症。

(1) 手术适应证:①完全性肠梗阻。②急性肠穿孔。③慢性穿孔致瘘管形成,内科治疗无效。④肠道大量出血经积极抢救不能有效止血者。

(2) 手术方式:腹腔广泛粘连合并穿孔可行肠粘连松解术及肠造口术;病变局限、粘连严重、松解困难者可行部分病变肠管切除吻合术;腹腔有脓肿者可行脓肿引流术;全小肠粘连、完全性肠梗阻可行全小肠排列术等。

(五) 护理评估

1. 基本资料、健康评估见本章第一节"一、肺结核"中相关内容。

2. 专科评估

(1) 神经系统:评估病人的意识及精神状况,当病人发生肠穿孔、肠穿孔并发感染性休克时可出现烦躁不安、意识淡漠、活动减少等情况。

(2) 消化系统:①评估病人食欲、膳食摄入量、膳食结构。②评估腹部情况,腹部皮肤是否完整,有无窦道;有无腹部膨隆,有无胃型、肠型及蠕动波;腹壁紧张度,有无腹肌紧张、压痛、反跳痛,部位及程度;有无腹胀、腹部包块;肠鸣音是否正常。③评估病人腹痛的部位、性质、程度、发作频次、持续时间、症状加剧和缓解的因素或规律性、伴随症状。④评估排便情况,有无腹泻、便秘、便血等。

(3) 呼吸系统:①评估病人有无咳嗽,咳嗽的持续时间、发生规律、性质、程度、伴随症状等。②评估病人有无咳痰,观察痰液的颜色、性质、量、气味等。③评估病人体温、呼吸型态,两肺呼吸运动一致性,有无干、湿啰音。

(六) 常见护理诊断/问题

1. 疼痛　与肠结核、肠梗阻有关。

2. 腹泻　与溃疡型肠结核所致肠功能紊乱有关。

3. 便秘　与肠狭窄、肠梗阻或胃肠功能紊乱有关。

4. 营养失调:低于机体需要量　与慢性腹泻、疾病消耗增加、消化吸收功能障碍有关。

5. 活动无耐力　与消化道功能障碍致营养不良,及腹泻、腹痛等症状影响有关。

6. 潜在并发症:肠梗阻、肠穿孔、肠瘘、腹腔脓肿等。

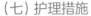

（七）护理措施

1. 疼痛护理

（1）观察腹痛特点：严密观察腹痛的性质、部位及伴随症状，正确评估病程进展状况。如果病人腹痛突然加重，压痛明显，或出现便血、肠鸣音亢进等，应考虑是否并发肠梗阻、肠穿孔或肠内出血等，及时协助医生采取抢救措施。

（2）根据医嘱给病人解痉、镇痛药物，向病人解释药物作用和可能出现的不良反应。如阿托品可松弛肠道平滑肌，缓解腹痛，注意药物不良反应如口干、视力模糊、心动过速。

2. 腹泻护理

（1）饮食护理：饮食以少渣、易消化食物为主，少食乳制品以及富含脂肪和粗纤维的食物，避免生冷、多纤维、刺激性食物，以免加快肠蠕动，加重腹泻症状。急性腹泻应根据病情和医嘱给予饮食护理。

（2）病情观察：动态观察液体平衡状态。急性严重腹泻时丢失大量水分和电解质，可引起脱水及电解质紊乱。密切监测病人生命体征、神志、尿量变化，监测血生化指标变化。遵医嘱及时补充液体、电解质及其他营养物质，恢复血容量。静脉补液时，注意输液速度，避免因输液过快导致循环衰竭。

（3）用药护理：临床多使用枯草杆菌二联活菌等益生菌制剂调节肠道菌群；或应用蒙脱石散等吸附剂，吸附肠内容物，修复肠黏膜。应用止泻药时注意观察病人排便情况，腹泻得到控制时及时停药，注意观察药物的不良反应。

（4）皮肤护理：排便频繁时，因粪便的刺激，可使肛周皮肤损伤，引起糜烂及感染。排便后应用温水清洗肛周，予造口护肤粉、皮肤保护剂等外用，必要时使用伤口湿性敷料换药，促进损伤皮肤创面愈合。

3. 便秘护理

（1）饮食及运动指导：排除肠梗阻的情况下，多进粗纤维食物以及水果、蔬菜。在病情允许的情况下，嘱每天坚持做适量的运动，促进肠蠕动。指导病人按摩腹部方法：平卧放松，从右下腹开始—向上—向左—再向下，按顺时针方向按摩腹部，每次 20~30 分钟。

（2）用药及灌肠：临床多使用枯草杆菌二联活菌等益生菌制剂，调节肠道菌群；使用开塞露塞肛促进排便，或使用 100~200ml 生理盐水小量不保留灌肠，注意灌肠液面距肛门不能超过 30cm。

4. 抗结核治疗的护理　相关内容详见第七章"结核病化学治疗的护理"。

5. 心理护理　肠结核病程长,治疗效果不明显,病人常有不同程度的焦虑不安情绪。应注意主动沟通,了解病人心理波动及情绪变化,及时予以心理疏导,稳定病人的情绪,树立疾病康复信心,使病人坚持长期、规范治疗。

6. 手术病人围手术期护理

(1) 术前准备:病人多因并发症拟行急诊手术,明确手术指征后应尽快进行手术准备,如抗生素皮试、术中用药准备、协助完善相关术前检查、皮肤准备、更换清洁病员服。

(2) 术中护理:肠结核病人体形消瘦,可使用啫喱垫、泡沫敷料等保护受压处皮肤;可使用保温毯保暖;如腹腔脓液过多,应使用加热后的冲洗液冲洗腹腔;关注出血情况及血红蛋白变化,必要时做好输血护理;观察病人生命体征变化,发现异常情况,及时协助医生抢救。

(3) 术后病情观察及活动:①严密监测病人生命体征,观察伤口有无渗血、渗液,观察腹部体征及并发症。②术后当天加强床上翻身及四肢活动,术后 24 小时后在护士评估及指导下开始尝试下床活动,活动均须做好伤口保护并有家属陪伴。③活动范围按照床上活动、床旁活动、病房内活动、病房外活动等逐渐增加,每日活动量和时间根据病人的主观疲劳度确定。

(4) 疼痛护理:①评估病人疼痛情况,遵医嘱给予镇痛药。②提供安静舒适的环境,采取适宜的半卧体位,指导病人平稳呼吸。③咳嗽时用手保护手术切口,以减轻疼痛。④肠结核手术多为开放性手术,腹部手术切口多为竖形长切口,病人下床活动前,先佩戴腹带,再下床活动,可减轻腹部疼痛。

(5) 体位与活动:术后取平卧位,生命体征平稳后取半卧位以减轻腹部切口张力和疼痛,利于术后引流,鼓励病人尽早下床活动,避免肠粘连等并发症。

(6) 禁食和胃肠减压:胃管留置期间,病人禁食、禁饮,注意保持口腔清洁;每日记录胃肠减压引流液颜色、量、性状,定期更换胶布;监测病人酸碱、水电解质平衡等。

(7) 引流管的护理:①妥善固定,防止脱管:腹腔引流管,观察引流液的颜色、性状,记录每日引流量,保持引流通畅。②密切观察出血情况:肠结核病人多因肠穿孔、肠梗阻或肠出血等严重并发症才行急诊手术治疗。病人多存在贫血、低蛋白血症,肠道充血水肿。手术后 24 小时内须密切观察有无腹腔出血的征象。如引流管短时间内引流出较多黏稠血性引流液;或鲜血性液持续渗透伤口敷料;或病人诉腹胀,反复排血便;或出现血压下降、心率增快等时,应高度怀疑腹腔出血,须监测血常规、血生化指标,积极止血治疗,必要时再次手术止血。

(8) 营养护理:①术后早期经小肠营养管持续鼻饲泵入少量糖盐水,动态评估胃肠道耐受性,逐步过渡至滋养型肠内营养,循序渐进过渡至全目标量肠内营养,避免因长时间肠道失用导致肠黏膜萎缩,改善疾病预后。②鼻饲喂养时床头抬高 30°~45°。③喂养后 4 小时胃残余量 200~250ml,可考虑调整肠内营养方法,包括下调输注速度、暂停肠内营养等。

(9) 深静脉血栓的预防:根据血栓风险评估结果采取预防措施,包括基本预防、物理预防及药物预防。

7. 肠造瘘口护理　因肠结核病人存在营养不良、贫血、肠水肿等,为减轻吻合处负担,避免肠瘘,手术中多行临时性回肠造口术,回肠造口多位于右下腹腹直肌内。

(1) 肠造瘘口观察

1) 活力:正常肠造瘘口颜色呈新鲜牛肉红色,表面光滑湿润。术后早期肠黏膜轻度水肿属正常现象,1 周左右水肿消退。如果肠造瘘口出现暗红色或淡紫色,提示肠造口处黏膜缺血;若局部或全部变黑,则提示肠缺血坏死。

2) 高度:肠造口一般突出皮肤表面 1~2cm,利于排泄物排入造口袋内。

3) 形状与大小:肠造口一般呈圆形或椭圆形。

(2) 造口处粘贴造口袋,观察造口及造口排气、排便情况。每 3 天更换造口袋,用温水清洁造口及造口周围皮肤。常用的造口袋有一件式造口袋、两件式造口袋,应在造口治疗师的指导下,根据病人的实际情况选用适合的造口袋。

8. 健康教育

(1) 向病人及家属解释病因,指导病人配合医生积极坚持抗结核治疗,保证足够的剂量和疗程,并定期复查。

(2) 指导病人加强身体锻炼、合理营养、生活规律、劳逸结合、注意休息、保持良好心态,以增强抵抗力。

(3) 指导病人注意个人卫生,不可吞咽痰液,提倡公筷进餐及分餐制,牛奶应煮沸后再饮用。

(4) 对肠结核病人的粪便进行消毒处理,防止病原体传播。

六、泌尿、男性生殖系统结核

（一）概述

泌尿生殖系统结核（genitourinary tuberculosis）是结核分枝杆菌侵犯泌尿、生殖系统器官引起的慢性特异性感染，包括肾、输尿管、膀胱、尿道、前列腺、精囊、输精管、附睾、睾丸、尿道球腺及阴茎结核，其中肾结核（renal tuberculosis）最常见。泌尿生殖系统结核绝大部分源于肾外结核，来自肺部的结核分枝杆菌可通过四种途径播散到泌尿、生殖器官：血行播散、接触传播、淋巴播散和直接蔓延。其中血行播散最常见；接触传播较为少见，通过性生活或受污染的衣物传播，病变多位于阴茎和尿道；淋巴播散和直接蔓延均属罕见。

泌尿系统结核（urinary tuberculosis）均首发于肾脏，而输尿管和膀胱结核是肾结核的次发性病变。肺结核血行播散引起肾结核需 3~10 年时间，因此 10 岁以下儿童很少发生，婴幼儿罕见，多见于 20~40 岁青壮年，男女比例 2∶1。肾结核约 90% 为单侧性。输尿管结核最常位于下段，尤其输尿管膀胱连接处；其次是上段，中段较少见；有时也可累及全程输尿管。膀胱结核最先出现在患侧输尿管开口附近，尿道结核罕见。

男性生殖系统结核是一种较罕见的疾病，大多继发于肾结核，传播途径有直接蔓延、血行播散、淋巴播散等。首先在前列腺和精囊中引起病变，再经输精管蔓延到附睾和睾丸。结核病可累及整个生殖道，包括前列腺、精囊、输精管、附睾、睾丸、尿道球腺及阴茎。

（二）常见临床表现

1. 全身症状　仅少数病人出现，一般不明显。

（1）全身性结核病毒性症状：见于病情严重或合并其他器官活动性结核者，表现为消瘦、乏力、低热、盗汗等。偶可发生 40℃以上的严重高热，临床上易被误诊为普通尿路感染，需试验性治疗加以鉴别。

（2）终末期肾衰竭：约占 5%，见于双侧肾结核或一侧肾结核伴对侧肾积水者，表现为水肿、贫血、恶心、呕吐等。

（3）高血压：是患肾血供减少导致肾素分泌增多所致。

2. 尿频、尿急、尿痛　无痛性尿频是泌尿系统结核最突出的症状，出现最早，持续时间最长。初期表现为夜尿增多，逐渐转变为全天性，呈进行性加重。

病变广泛或合并非特异性感染时,亦可伴有尿痛和耻骨上区痛。晚期出现膀胱挛缩时,膀胱容量减少,病人每日排尿可达数十次甚至上百次,常出现急迫性尿失禁。

3. 脓尿　肉眼脓尿者尿液混浊并伴有絮状物,呈淘米水样,是肾脏或膀胱病变组织排出大量干酪样坏死物质所致。镜下脓尿较多见,每高倍镜视野下脓细胞数常达 20 个以上。结核性脓尿的特点是尿中虽然有脓细胞,亦可内含结核分枝杆菌,但普通细菌培养结果一般为阴性。

4. 血尿　发生率为 50%~60%。病理性肾结核时有镜下血尿;肉眼血尿约占 10%,一般为晚期症状,但也可以是首发甚至唯一症状。血尿来源可为肾脏,但多为膀胱,为膀胱收缩时结核溃疡出血所致,表现为终末血尿。

5. 腰痛　较少出现,发生原因为:①血块或脱落钙化片、坏死物质堵塞输尿管;②肾脏病变累及肾脏包膜或并发严重肾积水;③继发普通细菌感染;④合并对侧肾积水时可引发对侧腰痛。

6. 附睾炎及周围组织器官受累表现

(1) 附睾炎是男性生殖系统结核病人最常见的临床表现,累及 10%~55% 的病例,多达一半的病例存在阴囊结节或附睾硬化,可发生阴囊瘘,5% 的病例可发生鞘膜积液。

(2) 前列腺受累通常是亚临床性的,直肠指诊时可能察觉前列腺结节,前列腺脓肿罕见,但可见于合并获得性免疫缺陷综合征(acquired immunodeficiency syndrome,AIDS)的病人。

(3) 尿道炎可能会伴随前列腺受累或慢性尿道狭窄和尿道瘘出现。

(4) 阴茎结核的表现为可能形成溃疡的红色丘疹,常被误诊为更为常见的生殖器溃疡。另一种表现为结核浸润海绵体引起的阴茎畸形和尿道瘘,可能会与癌症相混淆。

7. 男性不育　可能是男性生殖系统结核的初始症状。其成因可为射精管狭窄伴梗阻、少精症和射精量低。

8. 局部体征

(1) 肿块:较大肾积脓或对侧巨大肾积水时,腰部可触及肿块。男性生殖系统结核临床表现最明显的是附睾结核,可触及不规则肿块。

(2) 硬块:输精管结核病变时,输精管变粗变硬,呈"串珠"样改变。

（三）治疗原则

抗结核化疗是泌尿和男性生殖系统结核的基本治疗手段,手术治疗为辅助手段,必须在化疗基础上方可进行。

1. 抗结核化疗　详见第七章"结核病化学治疗的护理"相关内容。一般情况下,泌尿系统结核化疗 2~3 周后尿中结核分枝杆菌即可转阴,若病变呈进行性加重或出现严重并发症,则应考虑实施手术治疗。化疗 1 年后,应每年复查静脉尿路造影(intravenous urography,IVU),评估进行性钙化、瘢痕形成及发生梗阻的可能性,直至长期稳定。

2. 手术治疗　多达半数的泌尿生殖系统结核病人需要手术治疗。

（1）肾切除术手术指征:①无功能肾;②肾实质被破坏 2/3 或 2 个大盏以上,且化疗无效;③肾结核并发难以控制的高血压;④肾结核合并输尿管严重梗阻。

（2）肾部分切除术:只用于有钙化灶的病例。①局限于肾一极的钙化灶经 6 周化疗未好转者;②钙化灶逐渐增大者。

（3）病灶清除术:适用于与集尿系统不相通的肾内局限性结核性脓肿。在超声或 X 线引导下经皮肾穿刺吸除内容物,后留置导管 1~2 周,每日脓腔内灌注抗结核药物治疗。

（4）成形手术,包括:①针对输尿管狭窄的手术;②针对膀胱挛缩的手术;③尿道改流术。

（四）护理评估

1. 基本资料、健康评估见本章第一节"一、肺结核"中相关内容。

2. 专科评估

（1）了解病人有无全身症状;有无肾外结核;有无抗结核化疗引起的肝、肾功能损害等。

（2）评估病人尿频的程度,每日排尿的次数及量,有无血尿,血尿为终末血尿还是全程血尿,是否有血块等。

（3）查体评估病人腰部有无肿块,触诊有无疼痛及位置。

（五）常见护理诊断/问题

1. 焦虑/抑郁　与病程长、患肾切除、担心预后有关。

2. 排尿异常　与结核性膀胱炎、膀胱挛缩有关。

3. 活动无耐力　与贫血、机体负氮平衡、手术创伤有关。

4. 潜在并发症：出血、感染、尿瘘、肾衰竭、肝功能受损。

（六）护理措施

1. 抗结核化疗病人的护理 详见第七章"结核病化学治疗的护理"。

2. 一般护理

（1）休息与营养：适当活动，避免劳累；改善并纠正全身营养状况，鼓励病人进食营养丰富、富含维生素饮食，必要时给予管饲/肠外营养支持。多饮水以减轻结核性脓尿对膀胱的刺激。

（2）心理护理：泌尿、男性生殖系统结核为进行性疾病，影响排尿及生育功能，病人容易产生自我怀疑与否定，进而导致焦虑、抑郁。护士应注意向病人解释疾病的特点及规范治疗结核的意义，全身治疗可增加抵抗力，合理的药物治疗及必要的手术治疗可清除病灶，缩短病程。

3. 手术病人的护理

（1）术前准备：①完善尿液培养、尿涂片及 IVU 等检查。②术前 1 日备皮、备血，术前晚行肠道准备。③肾积水严重者须先经皮留置引流管处理肾积水，待肾功能好转后行手术治疗。

（2）术前适应性训练：术前 3 日指导病人行卧床单项训练，主要为床上卧位、穿袜穿衣、洗漱、使用便盆等内容。

（3）术后护理

1）休息与活动：病人麻醉清醒后如无血流动力学障碍，常规取半坐卧位休息，以利于盆腔引流和避免炎症扩散。肾切除术后病人建议早期下床活动，行肾部分切除术病人须卧床 3~7 日，以避免继发性出血或肾下垂。

2）肾周引流管的护理：肾脏切除手术后常规留置肾周引流管，以引流渗血和渗液。①应妥善固定，标识清楚，严格无菌操作，并保持引流管通畅，对管道引流性能及固定情况进行严格交接。②观察记录引流液颜色、性状与量，如引流液颜色加深、引流量持续或短时间内急剧增加，应考虑切口出血的可能，须及时通知医生处理。③肾周引流管一般停留 2~3 日，引流量减少时拔除。

3）伤口护理：①湿性敷料的应用。结核病病人伤口不易愈合，可在常规消毒伤口后，敷以新型藻酸盐敷料，再外覆干燥棉垫，以防伤口感染、促进愈合。②可用碘伏湿纱敷于切口处，外覆干纱或棉垫。③切口脂肪液化的处理。若渗液较少，则每日换药保持切口清洁，无须将缝线拆除；若切口出现较多的渗液，则须实施引流处理,不将缝线拆除,或仅将位置最低的 1 根缝线拆除,采用藻酸盐纱布实施内置引流;若出现较多的切口渗液,同时发生延迟愈合的情况,则须立即拆除缝线,敞开切口,同时应用藻酸盐纱布进行充分引流,后实施清创处理、二次缝合,在进行二次缝合后,仍旧应用藻酸盐敷料进行换药覆盖,直至病人的切口完全愈合。

4）预防感染:监测感染指标,合理应用抗生素并做好病人清洁及伤口、引流管管理。卧床病人定时翻身、拍背,鼓励病人深呼吸但应避免用力咳嗽,可进行雾化吸入疗法,促进痰液排出,必要时给予吸痰。

5）用药护理:勿用或慎用对肾脏有毒性的药物,如氨基糖苷类、磺胺类药物,尤其是双侧肾结核、孤立性结核和双侧肾积水的病人。注意监测病人肾功能情况,及时处理药物性肾损伤。

6）并发症的预防:①肾衰竭。术后准确记录 24 小时尿量,若术后 6 小时或 24 小时尿量减少,警惕肾衰竭的发生。②尿漏。保持肾窝引流管、双 J 管及导尿管等引流通畅,指导病人避免憋尿及减少腹部用力。若出现肾窝引流管和导尿管引流减少、切口疼痛、渗尿、触及皮下波动感等情况,提示发生尿漏,及时报告医生并协助处理。

4. 健康教育

(1) 休息与活动:保持心情愉悦,加强营养,适当活动,避免劳累。

(2) 饮食指导:①为病人订制个性化饮食方案,按照 55% 碳水化合物、25% 蛋白质、20% 脂肪的比例。②每日三餐后 2 小时予加餐 1 次,食物多以优质蛋白为主。③如有胃肠道不适抗结核药改为餐后服用,并要求合理进食维生素和矿物质。

(3) 及时复诊:术后应每月检查尿常规、尿中结核分枝杆菌、红细胞沉降率,连续半年尿中无结核分枝杆菌称为稳定转阴,5 年不复发可认为治愈。但若有明显膀胱结核或伴有其他器官结核,随诊时间延长至 10~20 年或更长。

(4) 男性生殖系统结核生活指导:①由于病人前列腺液、精液中可能含有结核分枝杆菌,在结核分枝杆菌涂片或培养阴性前应停止性生活以免造成交叉感染,日常生活注意保持个人清洁卫生,减少分泌物的污染。②继发不育时,积极寻找原因,使病人了解结核病治愈的可能性,增强病人的信心,减轻恐惧和焦虑,积极配合治疗。

七、女性生殖器结核

(一) 概述

女性生殖器结核(female genital tuberculosis,FGT)是由结核分枝杆菌侵入机体后所致的女性生殖器官的变态反应性病变,为全身结核的一种临床表现,又称结核性盆腔炎。FGT 占肺外结核的 9%。多见于 20~40 岁的育龄期妇女,也可见于绝经后的老年妇女。女性生殖器结核潜伏期长,可达 1~10 年,多数病人在日后发现生殖器结核时,其原发病灶多已痊愈。

按病变累及部位,可分为输卵管结核、子宫内膜结核、卵巢结核、宫颈结核、盆腔腹膜结核。近年因耐多药结核病、艾滋病的发病率增加,女性生殖器结核发病率亦有上升趋势。多数病人缺乏特异的临床症状和体征,易造成漏诊或误诊而延误治疗导致不孕。据报道,全球女性生殖器结核性不孕症(female genital tuberculosis induced infertility,FGTI)的发病率较高,在发展中国家尤为严重,对女性生殖健康造成了严重不良影响。

(二) 常见临床表现

女性生殖器结核的临床表现依据病情轻重、病程长短而异。有的病人无任何症状,有的病人则症状较重。临床表现常缺乏特异性。

1. 不孕　多数女性生殖器结核因不孕而就诊,在原发性不孕病人中女性生殖器结核为常见原因之一,占 63.6%。由于输卵管黏膜破坏与粘连,常使管腔阻塞;或因输卵管周围粘连,有时管腔尚保持部分通畅,但黏膜纤毛被破坏,输卵管僵硬、蠕动受限,丧失运输功能;子宫内膜结核妨碍受精卵的着床与发育,也可致不孕。

2. 月经失调　早期因子宫内膜充血及溃疡,可有月经量过多;晚期因子宫内膜不同程度破坏而表现为月经量少或闭经。多数病人就诊时已为晚期。

3. 下腹坠痛　由于盆腔炎性疾病和粘连,可有不同程度下腹坠痛,经期加重。

4. 全身症状　若为结核病活动期,可有结核病的一般症状,如发热、盗汗、乏力、食欲缺乏、体重减轻等。症状轻者,全身症状不明显,有时仅为经期发热,但症状重者可有高热等全身毒性症状。

5. 体征

(1) 较多病人因不孕行诊断性刮宫、子宫输卵管造影时发现盆腔结核。

（2）严重盆腔结核合并腹膜结核，检查腹部时有柔韧感或腹水征，形成包裹性积液时，可触及囊性包块，边界不清，不活动，表面因有肠管粘连，叩诊空响。

（3）子宫一般发育较差，往往因周围有粘连而活动受限。若附件受累，在子宫两侧可触及条索状的输卵管或输卵管与卵巢等粘连形成的大小不等且形状不规则的包块，质硬、表面不平，呈结节状突起，或可触及钙化结节。

（4）若结核病累及宫颈、阴道和外阴时，局部可见溃疡或乳头状增生，易被误诊为性传播疾病或者癌变。

（5）老年病人则常表现为子宫附件肿块伴腹水，包块多为囊性，活动受限，且伴血清糖类抗原 125（carbohydrate antigen 125，CA125）升高，易误诊为卵巢癌。

（三）辅助检查

1. 子宫内膜病理检查　经诊断性刮宫术（诊刮）行子宫内膜病理检查是诊断子宫内膜结核最可靠的依据。子宫内膜分段诊刮应在经前 1 周或月经来潮 12 小时内进行。如切片中见到结核性病变即可确诊，但阴性结果不能排除结核，尤其是宫腔小而坚硬时，未能刮出组织。

2. 影像学表现

（1）X 线摄片：消化道或泌尿系统 X 线检查，以发现原发病灶。

（2）盆腔 X 线检查：发现孤立钙化点，提示曾有盆腔淋巴结结核病灶。

（3）子宫输卵管造影：子宫输卵管造影若显示宫腔变形、粘连、挛缩；输卵管管腔多处狭窄呈串珠状或管腔细小、僵直，远端阻塞，常提示 FGT。

3. 腹腔镜检查　能直接观察子宫、输卵管浆膜面有无粟粒结节，并可取腹水行结核菌培养或在病变处取活组织进行检查。

4. 结核菌检查　取月经血、宫腔刮出物或腹水作结核菌检查。

（四）治疗原则

1. 抗结核药治疗　按《中国结核病防治工作技术指南》推荐肺外结核治疗方案。

2. 支持疗法　慢性女性生殖器结核病人至少应休息 3 个月，可以从事部分工作和学习，但要注意劳逸结合，加强营养，适当参加体育锻炼，增强体质。

3. 手术治疗　药物治疗可以起到很好的效果且手术治疗可能导致感染扩散，故仅当 FGT 病人出现下列情况时考虑手术治疗。

(1) 盆腔包块经药物治疗后缩小,但不能完全消退。

(2) 治疗无效或治疗后又复发者。

(3) 盆腔结核形成较大的包块或较大的包裹性积液者。

(4) 子宫内膜结核病变严重、内膜破坏广泛、药物保守治疗无效者。

手术范围依据病人年龄、病变部位而定,年龄大的病人以全子宫及双侧附件切除术为原则;对年轻病人应尽量保留卵巢功能;对病变局限于输卵管且有希望生育者,以切除双侧输卵管保留卵巢及子宫为原则。手术时间避开月经期,术前及术后须抗结核药物治疗。

(五) 护理评估

1. 基本资料、健康评估见本章第一节"一、肺结核"。

2. 专科评估

(1) 生殖系统评估:①月经史收集:初潮年龄、经行天数、月经周期、月经量、痛经史、闭经史等。②婚育史及性生活史:婚育年龄、流产史、孕产及分娩情况。③生殖器官炎症史及慢性疾病史:盆腔炎、宫颈炎、阴道炎等病史,尤其是病人是否有原发不孕。④局部症状与体征:下腹坠痛,疼痛程度、经期加重情况;是否有子宫附件肿块伴腹水,活动受限情况,尤其子宫两侧是否可触及条索状的输卵管,或输卵管与卵巢等粘连形成的大小不等且形状不规则的包块。

(2) 心理-社会状况评估:女性生殖器结核为慢性消耗性疾病,病程较长、隐匿,对于年轻有生育需求的病人会造成较严重的心理压力;老年病人常因误诊等产生信心不足等情绪。须充分评估病人的年龄、生育需求、家庭支持度、治疗期待、心理反应等不同情况进行心理疏导。

(六) 常见护理诊断/问题

1. 恐惧、焦虑 与病程长、担心疾病的预后有关。

2. 疼痛 与结核性盆腔炎有关。

3. 知识缺乏:缺乏女性生殖器结核的相关知识。

4. 营养失调:低于机体需要量 与机体消耗增加、摄入减少有关。

5. 社交孤独 与长期不孕(有生育需求病人)及结核治疗相关。

(七) 护理措施

1. 一般护理 本病临床表现常缺乏特异性,非手术病人按症状给予相应护理。

（1）提供足够的营养：女性生殖器结核同样是慢性消耗性疾病，因此，要制订全面的饮食营养计划，为病人提供高蛋白、高热量、富含维生素的饮食。详见第六章第七节"结核病病人营养支持与护理"。

（2）休息与运动：保证足够休息，每天适当户外运动，如散步、做保健操等，加强身体锻炼，充分调动人体自身康复能力，增强机体免疫功能，提高机体的抗病能力。

2. 手术病人的护理

（1）术前评估与宣教

1）术前评估：评估病人及家属对手术的了解情况、病人家庭经济情况、病人心理特点、病人患病前与本次入院前的治疗过程等相关资料。

2）术前宣教：宣教内容包括手术名称、手术过程、麻醉方式；术前准备及手术注意事项；术后功能锻炼方案。

（2）术前准备

1）消化道准备：①手术前 3 日清淡饮食，术前 6~8 小时禁食，术前 4 小时禁饮，以减少手术中因牵拉内脏引起恶心、呕吐反应，也使术后肠道得以休息，促使肠道恢复。②术前 1 日清洁灌肠，或口服缓泻剂直至无大便残渣排出。

2）术前 3 日，每日阴道灌洗、会阴抹洗 2 次。

3）术前晚沐浴更衣、修剪指甲，摘除耳环、项链、手镯、戒指等饰物。

4）皮肤准备：①以顺毛、短刮的方式进行手术区域备皮，尽量在术前 2 小时执行。②备皮范围上至剑突下，下至两大腿上 1/3（包括外阴部），两侧至腋中线。③为避免刮毛、剃毛时损伤皮肤，尽量使用脱毛剂或剪毛器去除毛发，毛发密集在切口周围干扰手术时可采取剃毛。④备皮完毕用温水洗净、擦干局部皮肤，并清洁脐部。

5）休息与睡眠：术前 1 日为保障病人充足睡眠，必要时按医嘱给予适量镇静剂。

6）术前留置导尿管，有条件的情况下在手术室施行麻醉后留置导尿管。

（3）术后护理

1）常规护理：①了解麻醉和手术方式、手术时长、术中出血情况；详细交接手术期间的出入量情况，留置管道种类、置入体内深度、标识及固定情况；镇痛方式等。②交接术中特殊情况及处理情况。③严密监测生命体征、血氧饱和度、神志情况。④予低流量吸氧,注意保暖。⑤注意安全管理,加床挡,防坠床;注意皮肤护理,协助更换体位,预防压力性损伤;妥善固定各管道,防非计划性拔管;保持病室安静,减少刺激。

2) 呼吸道管理:严密观察病人呼吸频率、节律、深度及氧饱和度;鼓励病人深呼吸、及时咳出痰液;痰液黏稠不易咳出者,按医嘱给予雾化吸入。

3) 液体出入量管理:根据术中血流动力学管理情况及病人心肺功能,合理安排输液顺序及速度,保证每小时出入量平衡。

4) 伤口观察及护理:观察伤口有无渗血、渗液;保持敷料清洁干燥。

5) 引流管的观察护理:一般常规留置单侧或双侧盆腔引流管。标记引流管留置体内深度与留置体外长度。保证伤口引流管固定稳妥,维持引流管通畅,观察引流液的性状、颜色、量。一般引流液为暗红色,如果引流液为鲜红色且引流量大,应警惕有无活动性出血的可能。

6) 疼痛护理:评估病人疼痛情况,遵医嘱给予镇痛药物。对于有病人自控镇痛(patient controlled analgesia,PCA)设备者,维持管道通畅,评估镇痛效果。

(4) 功能锻炼:遵循早期、循序渐进、持之以恒的原则。

1) 膀胱功能锻炼:保留导尿管时间依据手术方式及病人自身情况而定;制订膀胱功能锻炼计划,预防拔除导尿管后可能发生的潜在并发症;病人教育与仪器协助相结合。

2) 盆底功能保护:手术后 3 个月内避免负重、提举重物、下蹲、便秘、慢性咳嗽;使用坐式便器如厕,若病人家中没有坐式便器可配坐便椅使用。

3. 健康教育

(1) 做好饮食指导,鼓励循序渐进恢复饮食,进食高蛋白、高维生素食物。

(2) 遵医嘱坚持抗结核药物治疗,定期到结核病科、妇科等专科门诊按时复诊,定期复查影像学检查、血常规、红细胞沉降率、肝功能、肾功能、妇科检查等。

(3) 根据病人个体情况制订功能锻炼计划,促进康复。

(4) 有生育需求的年轻病人,手术后转辅助生殖医学中心就诊。

八、骨与关节结核

(一) 概述

骨与关节结核是由结核分枝杆菌侵入骨或关节而引起的一种继发性结核

病,其原发病灶大多源于肺结核。骨与关节结核的发病率约占结核病病人总数的 5%~10%,好发于儿童和青少年,30 岁以下的病人约占 80%,多见于负重大、活动多、易发生损伤的部位,如脊柱、膝关节、髋关节等。

根据病变部位和发展情况不同,骨与关节结核可分为 3 种类型:单纯骨结核、单纯滑膜结核和全关节结核。

(二) 常见临床表现

1. 全身症状　起病缓慢,症状隐匿,可无明显全身症状或只有轻微结核病毒性症状。少数起病急骤,出现高热,一般多见于儿童。

2. 局部症状　发病初期局部症状不明显,多为偶发关节隐痛,活动时疼痛加重,逐渐转为持续性疼痛。

3. 体征

(1) 关节积液与畸形:浅表关节病变可见肿胀与积液,伴压痛,关节主动和被动活动均受限,患肢常因失用致肌萎缩,产生不同程度的畸形和功能障碍。

(2) 脓肿与窦道:若病变关节骨质破坏,病灶部位积聚大量脓液、结核性肉芽组织、死骨和干酪样坏死物质,易形成脓肿。由于缺乏红、热、压痛等急性炎症表现,被称为寒性脓肿(cold abscess)或冷脓肿。脓肿向体表破溃,形成窦道,流出米汤样脓液;脓肿与内脏器官相通,可形成内瘘。寒性脓肿破溃后若合并混合感染,则出现急性炎症反应。

(3) 截瘫:脊柱结核的寒性脓肿可压迫邻近脊髓引起截瘫,在早期或病变活动期多由于结核性脓肿、干酪样坏死物质、结核性肉芽组织、死骨、坏死的椎间盘等直接压迫脊髓所致;在晚期或病变愈合期,由增厚的硬膜、椎管内肉芽组织纤维化及纤维组织增生对脊髓形成环状压迫,或由脊柱后凸畸形或椎体病理性脱位所造成的前方骨嵴压迫使脊髓纤维变性,引起截瘫,也称骨病变静止型截瘫。此外,脊髓血管发生栓塞导致脊髓变性、软化,此时虽无外部压迫因素,也可发生截瘫。

(4) 关节结构及功能受损:根据关节结核病理进程、关节组织结构受累及关节功能情况,关节结核分为四期。

1) 结核性滑膜炎:病变局限于滑膜组织,滑膜充血、水肿,关节积液,关节软骨、软骨下骨未受累,关节间隙正常,可出现关节肿痛、关节活动部分受限。

2) 早期关节结核:病变除了累及滑膜外,关节软骨及软骨下骨局灶性受

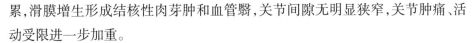

累,滑膜增生形成结核性肉芽肿和血管翳,关节间隙无明显狭窄,关节肿痛、活动受限进一步加重。

3) 晚期关节结核:滑膜、关节软骨及软骨下骨广泛受累,结核性肉芽组织增生,滑膜增厚呈鹅卵石状,由浅红色变为暗红色,有干酪样坏死物沉着。大部分软骨面破坏,软骨下骨广泛侵蚀,可形成典型的结核病变:死骨、脓肿、干酪样坏死。关节间隙变窄,关节活动严重受限。

4) 毁损期关节结核:关节结构性骨破坏,韧带及关节囊等关节稳定结构毁损。滑膜结构破坏、纤维化,表面粗糙灰暗,肥厚变硬,关节畸形、不稳定、半脱位或脱位,关节功能完全丧失。

(三) 辅助检查

1. 实验室检查

(1) 可有轻度贫血,少数病人白细胞计数升高。

(2) 红细胞沉降率在结核病活动期明显增快,检测病变是否静止和有无复发的重要指标。

(3) C 反应蛋白与疾病的炎症反应程度关系密切,可用于结核病活动性及临床治疗疗效的判定。

(4) 脓肿穿刺或病变部位的组织学检查是结核菌感染确诊的重要途径。通过培养或组织学检查,约 70%~90% 病例可以确诊。①关节液涂片查抗酸杆菌阳性,荧光染色阳性可诊断。②结核分枝杆菌培养阳性是关节结核诊断的"金标准"。③结核分枝杆菌核酸检测可在基因水平快速检测结核分枝杆菌,是目前关节结核诊断的重要指标。

2. 影像学检查

(1) X 线检查:早期 X 线检查无明显改变,6~8 周后可有区域性骨质疏松和钙化的骨质破坏病灶,周围有软组织肿胀影。病变进一步发展,可见边界清楚的囊性变并伴有明显硬化反应和骨膜反应。

(2) CT 和 MRI:CT 能发现 X 线检查不能发现的病灶,确定软组织病变程度,清晰显示病灶、死骨和寒性脓肿;MRI 可在炎症浸润阶段显示异常信号,有助于早期诊断。

(四) 治疗原则

骨与关节结核应采用综合的治疗方法,其中抗结核药物治疗贯穿整个治疗过程,在治疗中占主导地位。

1. 非手术治疗

(1) 全身支持疗法:充分休息,避免劳累,加强营养,每日摄入足够的蛋白质和维生素,以增强机体抵抗力。贫血者可给铁剂、维生素 B_{12}、叶酸等。贫血严重者,可给予少量多次输血。结核病病人多有食欲减退、身体消瘦、贫血或低蛋白血症,应适时进行营养治疗,如补充鱼肝油、维生素 B 族、维生素 C 等。

(2) 抗结核药物治疗:按《中国结核病防治工作技术指南》推荐肺外结核治疗方案。

(3) 局部制动:根据病变部位和病情轻重分别用夹板、石膏绷带、支具固定和牵引等方法使病变关节制动,以保持关节于功能位,减轻疼痛,防止病理性骨折,预防与矫正患肢畸形。一般小关节固定 4 周,大关节要延长至 12 周左右。

(4) 局部用药:适用于早期单纯滑膜结核。局部注射抗生素或异烟肼,可使局部药物浓度增高,增强杀菌效果,减少全身反应。

2. 手术治疗　在全身支持疗法和抗结核药物治疗的控制下,及时进行手术治疗可以缩短疗程,预防或矫正畸形,减少肢体残疾和复发。

(1) 脓肿切开引流:寒性脓肿有混合感染、体温高、毒性症状明显者,因全身状况差,不能耐受病灶清除术,可先施行脓肿切开引流。

(2) 病灶清除术:采用适当的手术路径进入病灶,将脓液、死骨、结核性肉芽组织与干酪样坏死物质彻底清除。术后应继续完成规范药物治疗全疗程。

(3) 其他手术:①关节融合术,用于关节不稳定者。②截骨术,用以纠正关节畸形。③关节成形术,用以改善关节功能。④脊柱融合固定术,用以维护脊柱稳定性。⑤脊柱畸形矫正术,用以矫正严重后凸畸形。

(五) 护理评估

1. 基本资料、健康评估参照本章第一节"一、肺结核"中相关内容。

2. 专科评估

(1) 健康史:评估病人年龄、饮食、活动和居住环境;此次发病情况,有无诱因,疼痛的评估;结核病史、药物过敏史和手术史、家族史。

(2) 身体状况

1) 全身表现:有无低热、乏力、盗汗、消瘦、贫血等结核病毒性症状。

2) 局部表现:疼痛的时间、部位、性质、程度及放射部位,诱发、加重或缓解的因素;肿胀与脓肿发生的时间、部位、程度、范围、性质,有无压痛及波动感,有无伴随症状;有无窦道,窦道有无异物排出。

3) 体格检查:①检查拾物试验是否阳性。病人从地上拾物时,不能弯腰,须挺腰屈膝屈髋下蹲才能取物,称拾物试验阳性。②检查浮髌试验是否阳性。患腿膝关节伸直,放松股四头肌,检查者一手挤压髌上囊,使关节液积聚于髌骨后方,另一手示指轻压髌骨,如有浮动感觉,即能感到髌骨碰撞股骨髁的碰击感,松压则髌骨又浮起,则为阳性。③检查骶髂关节分离试验是否阳性。病人仰卧位,一侧下肢伸直,屈髋屈膝,外旋髋关节将足置于对侧小腿上,一手固定病人骨盆,另一手下压屈曲的膝关节使其向床面靠近,检查是否诱发同侧骶髂关节疼痛,正常者膝关节能触及床面,如果出现疼痛,或者屈侧膝关节不能触及床面为阳性。④检查是否有驼背、鹤膝等畸形。⑤检查肢体皮温、感觉、运动、肌力、末梢血运情况等。

(3) 营养评估:病人入院时采用 NRS 2002 进行营养风险筛查,评估病人营养状况(体重、白蛋白、血红蛋白和前白蛋白水平等)。关注病人血红蛋白水平、实验室指标等,纠正低蛋白血症和贫血,减少围手术期并发症。

(4) 心理-社会状况评估:结核病病程较漫长,骨与关节结核手术可能影响病人术后的活动能力,病人担心手术失败或预后不良等影响日后生活和工作,表现出不同程度的焦虑、悲观情绪。病人入院时采用医院焦虑抑郁量表(HADS)进行筛查,通过评估结果,了解病人的心理变化,及时疏导病人情绪。

(六) 常见护理诊断/问题

1. 疼痛　与炎症刺激和手术有关。

2. 躯体移动障碍　与患肢疼痛、肿胀、制动,手术或截瘫等有关。

3. 营养失调:低于机体需要量　与食欲减退、长期慢性消耗有关。

4. 低效性呼吸型态　与颈椎结核及咽后壁寒性脓肿、胸椎结核病灶清除术等有关。

5. 潜在并发症:病理性骨折、脱位、截瘫等。

6. 焦虑、恐惧　与病程长、治疗时间长、担心功能障碍有关。

(七) 护理措施

1. 一般护理

(1) 心理护理:耐心向病人及家属解释手术的意义,提高病人对手术的信心,使其积极配合手术治疗。利用医学心理学相关知识,通过交流等方式了解病人的内心活动。鼓励家属给予病人更多呵护,建立多角度支持。指导病人进行自我调节,以乐观情绪面对疾病和治疗。手术前向病人宣教手术期间的注意事项,并讲解成功案例,减轻病人不良心理对术中循环系统及神经系统的影响,同时督促病人家属积极主动地支持病人。

(2) 活动与休息:骨与关节结核病人在治疗过程中须以卧床休息为主。①脊柱结核病人应卧硬板床,禁忌睡弹簧床,指导脊柱结核病人轴线翻身,即颈部、肩部、躯干要保持同一水平转动,避免脊柱扭曲及受力。②关节结核病人保持关节功能位,以减轻关节的压力,促进愈合。③患病肢体控制活动量,以减少渗出、减轻疼痛。

(3) 指导卧床病人进行呼吸功能训练、床上大小便,禁烟、酒。

(4) 疼痛护理

1) 环境和体位:指导病人采取合适体位,减少局部压迫和刺激以缓解疼痛。

2) 局部制动:疼痛严重者,严格卧床休息,局部予以制动,应用关节支持及保护用具,防止病理性骨折、关节畸形和截瘫的发生。

3) 疼痛评分不超过 4 分者,指导病人结合非药物治疗疼痛的方法,如分散注意力(音乐疗法)、物理疗法(冷热敷、针灸、推拿按摩)、心理干预等。鼓励病人及其家属参与疼痛治疗。

4) 疼痛评分大于 4 分者遵医嘱使用药物治疗时,应注意监测药物的副作用,及时向医生反馈,每 30 分钟至 1 小时评估镇痛效果。

(5) 饮食护理:详见本章第七节“结核病病人营养支持与护理”中相关内容。

2. 术后护理

(1) 病情观察:监测生命体征,观察有无呼吸困难,椎体结核病人须观察双下肢感觉及运动功能,截瘫病人须观察双下肢肌力恢复的情况,四肢结核密切观察肢体感觉、肌力变化情况,注意肢端颜色、皮温、足背动脉搏动情况和毛细血管充盈时间,警惕脊髓损伤的发生。

(2) 呼吸道护理:保持呼吸道通畅,病情允许的情况下定时翻身、雾化吸入、拍背,以松动分泌物,使之易于咳出;加强呼吸功能训练,呼吸困难者及时给予氧气吸入;严重呼吸困难者,行气管插管或气管切开,呼吸机辅助呼吸。

(3) 手术切口护理:注意观察手术切口渗出情况,保持伤口敷料清洁干燥,避免卷曲脱落。若切口处渗血较多或局部有肿胀,须及时记录病人四肢活动、感觉及自主排尿、排便情况。

(4) 引流管护理:胸椎结核病人经胸腔手术,常行胸腔闭式引流,以引流出胸腔内的积血、积液、积气,护理内容详见本书第八章第三节"胸腔闭式引流术的护理"。

(5) 负压封闭引流(vacuum sealing drainage,VSD)护理:①维持负压稳定性及敷料封闭性,保持创面持续有效的低负压(-0.06~-0.017kPa)吸引。②观察有无血凝块或坏死组织堵塞管道,避免引流管折叠、扭曲、受压、阻塞及接口处漏气。③严格无菌操作,正确更换引流瓶,负压瓶低于创面高度。④妥善固定VSD装置,防止非计划拔管。⑤VSD期间,可应用生理盐水行创面间断冲洗,保持VSD敷料干燥清洁、有管型。⑥严密观察局部伤口及皮肤情况,如发现引流出大量鲜血、局部组织颜色暗紫或病人诉明显疼痛等情况,应立即通知医生处理。

(6) 体位管理:①脊柱结核病人手术后,予平卧位,协助行轴线翻身,使颈部、肩部、躯干在同一水平转动,避免脊柱扭曲,以保持脊柱的稳定性。②保持各关节处于功能位。③上肢手术者用软枕垫高患肢,促进血液回流,减轻肿胀,缓解疼痛。④下肢手术者用小枕垫高患肢使髋、膝关节轻度屈曲,踝关节保持中立位,防止足下垂、外翻、内收畸形。

(7) 预防并发症

1) 预防足下垂:①足下垂高风险病人卧床休息时保持足背伸90° 中立位,在足部置软垫,避免足跟悬空。②指导病人及家属正确使用抗足下垂的辅助用具。③指导病人行主动踝泵运动,每天4次,每次5~10分钟。④足部不能背伸者行被动足关节及趾间关节屈曲和伸展活动,每天4次,每次15~20分钟。

2) 防VTE:①使用卡普里尼评分进行VTE风险评估。②在病情允许的情况下,协助病人更换体位,进行深呼吸及有效咳嗽。③指导病人行股四头肌主动舒缩运动、踝泵运动。④鼓励和协助病人早期下床活动。⑤保持合适体位,避免长时间坐下,坐时双膝勿交叉过久,以免压迫腘窝、影响静脉回流,休息或卧床时应抬高双腿,以利于静脉回流。⑥戒烟、保持大便通畅。⑦高风险者予机械性预防(抗血栓弹力袜、肢体压力治疗仪),必要时予药物预防。⑧避免下肢静脉置管及输液。

3）预防废用综合征:预防关节僵硬及肌肉萎缩。遵医嘱指导病人行康复训练。

(8) 康复训练

1）脊柱结核术后康复训练:①嘱病人深呼吸,增加肺通气量,利于肺扩张,排出肺及气管内分泌物,预防肺部感染。②功能锻炼遵照个体化、循序渐进和全面性的原则,逐步从床上锻炼过渡到借助器械的坐、立、行走锻炼,包括四肢肌力锻炼、关节活动锻炼、平衡锻炼、步态训练等。③遵医嘱鼓励病人早期佩戴支具下床活动,指导病人正确佩戴支具的方法及注意事项。④病人第一次下床时须有医护人员在床旁指导,预防跌倒。

2）关节结核术后康复训练:①掌握各关节功能位,肩关节外展 45°,前屈 30°,外旋 15°~20°;肘关节保持屈曲 90°;腕关节保持背屈 20°~30°,尺倾 5°~10°;髋关节保持前屈 15°~20°,外展 10°~20°,外旋 5°~10°;膝关节保持屈曲 5°~15°。②指导病人做肌肉自主伸缩训练,促进深静脉回流,促进肿胀消退。③上肢关节结核术后病人应指导其用力握拳,充分伸展手指;肩部及上臂肌肉做等长收缩和舒张运动;床上应备有拉手、按摩器、握力球;注意患肢末端血运情况,做有规律的肌肉收缩练习,促进功能恢复。④下肢关节结核术后的病人进行股四头肌等长收缩和舒张练习,逐渐增加时间和次数,根据切口愈合情况,进行全面的肌肉和关节活动,加大活动量和活动范围,直至功能恢复。⑤对进行牵引的病人,应指导其保持正确的体位,患肢外展中立位,不能随意改变肢体的角度和位置;观察牵引肢体皮肤颜色、温度、感觉及动脉搏动情况,有无神经受压引起的感觉功能障碍;经常活动关节,按摩骨突处及受压部位肌肉,防止关节挛缩及肌肉萎缩。⑥细致观察病人锻炼时的反应及主诉,适时调整康复方案。

3. 健康教育

(1) 结核病家庭照护详见本书第五章第一节中"三、病人居家管理要求与家庭访视"相关内容。

(2) 指导病人尽量在阳光充足、空气新鲜、温度适宜的地方休息,避免可能引起机体抵抗力降低的因素如过度劳累、酗酒、感染等,抗结核治疗期间避孕、生活规律、保持良好的心理状态。

(3) 坚持康复训练

1）脊柱结核术后病人应注意防止手术部位屈曲，以免植骨块脱落或移位，术后3个月以卧床休息为主，下床活动时应佩戴相应外固定支具，保持正确的坐、站、走姿，避免弯腰、提重物、重体力活动等。

2）女性病人3年内应避孕，防止胎儿畸形。为保持脊椎的稳定性，女性病人不宜穿高跟鞋。

3）合并截瘫的病人，鼓励行扩胸、深呼吸、咳嗽和上肢运动，同时进行被动活动，并按摩下肢各关节，以防止关节粘连、强直。

4）四肢关节结核术后应注意定期复查，保持患肢功能位，早期活动各关节，防止发生肌肉萎缩、关节僵硬等并发症，发现患肢血液循环、感觉、运动异常，请及时就医。

（廖巧玲　陈子娇　戴文艺　朝艳玲　李春静　李藕　陈少平　王晓燕）

第三节　结核病合并其他疾病护理

一、结核病合并肝脏疾病

（一）概述

结核病合并肝脏疾病常见为合并肝炎，肝炎按照病因可分为病毒性肝炎和非病毒性肝炎，病毒性肝炎又可分为甲型、乙型、丙型、丁型、戊型病毒性肝炎；非病毒性肝病包括酒精性肝病、非酒精性脂肪性肝病（non-alcoholic fatty liver disease，NALFD）、自身免疫性肝病、遗传代谢性肝病等。

我国作为病毒性肝炎和肺结核的高发区，乙型肝炎病毒（HBV）合并结核分枝杆菌感染已成为传染病防控和临床治疗的棘手问题。HBV感染具有慢性、隐匿且不易清除的特性，结核分枝杆菌感染也具有缓慢、持续、易复发的特性，结核病病人常需长期服用抗结核药，而抗结核药具有较为明显或潜在的肝毒性作用，使得两者合并感染后临床治疗过程更为复杂，预后差，易演变为肝衰竭、肝硬化甚至诱发多耐药结核病。

随着生活质量的提升，酒精性肝病和非酒精性脂肪性肝病所占比例逐年增加，成为常见的慢性肝病，也成为肺结核合并肝病的诊疗护理中不可忽视的问题。

(二) 临床表现

由于肝脏内部没有神经,多数肝脏受损没有特异性表现,可为无症状的氨基转移酶(简称"转氨酶")增高;部分病人出现乏力、皮肤巩膜黄染、恶心、呕吐、尿色加深、肝脾肿大等;严重者可表现为腹水、消化道出血、肝性脑病等。

(三) 治疗原则

1. 病因治疗   对于病毒性肝炎病人,应采用抗病毒治疗;对于非酒精性脂肪性肝病和酒精性肝病病人,应戒酒(任何病因所致肝硬化病人均应戒酒)、低热量饮食和适当运动;对于自身免疫性肝病病人,建议免疫抑制治疗。

2. 一般处理   包括休息、营养支持、维持水电解质平衡。

3. 保肝、利胆、降酶治疗   使用如甘草酸苷制剂、还原型谷胱甘肽、腺苷蛋氨酸、双环醇等进行治疗。

4. 中医治疗。

5. 重症肝病病人可使用人工肝支持治疗、肝移植等。

6. 抗结核治疗时监测肝功能的情况,综合判断,合理选择抗结核治疗方案。

(四) 护理评估

1. 基本资料、健康评估见本章第一节"一、肺结核"中相关内容。

2. 专科评估

(1) 病史评估:询问病人既往健康情况,肝病、结核病史,用药情况,饮酒情况等。

(2) 身体状况:重点评估病人意识状态、营养状况、皮肤和黏膜情况、呼吸情况、腹部体征、尿量及颜色。

(3) 心理-社会状况评估:了解病人的情绪状态、社会支持及对疾病的认知情况。

(五) 常见护理诊断/问题

1. 活动无耐力   与肝功能受损、能量代谢障碍有关。

2. 营养失调:低于机体需要量   与食欲减退、呕吐、腹泻、消化和吸收障碍有关。

3. 潜在并发症:出血、肝性脑病、肾衰竭。

4. 有感染的危险   与免疫功能下降有关。

（六）护理措施

1. 隔离要求　在空气隔离的基础上根据病毒性肝炎传播途径实施有效隔离。甲/戊型肝炎可经粪-口传播；乙/丁型肝炎可经血液传播、母婴传播、性传播及生活密切接触传播；丙型肝炎可经血液传播、母婴传播、性传播。

2. 休息与活动

（1）肝病活动期、肝衰竭病人：须卧床休息，以降低机体代谢率，增加肝脏的血流量，有利于肝细胞修复。症状好转后可逐步增加活动量，以不疲劳为度，肝功能恢复正常 1~3 个月后可恢复日常活动及工作，但仍应避免过度劳累和重体力劳动。

（2）脂肪性肝病：肝功能好转后须合理设置减重目标，用 BMI 和腹围作为监测指标，以每年减轻原体重的 5%~10% 或肥胖度控制在 0~10%［肥胖度=(实际体重–标准体重)/标准体重 ×100%］为度。运动减肥去除的主要是腹部内脏脂肪，可采用增加体力活动量和控制饮食相结合的方法。

1）有氧运动：由小到大，慢慢递增；强度以心率=(170–年龄)次/min 为宜。

2）无氧运动：为力量训练或阻力训练，增加机体能量消耗，使糖酵解增加，脂肪酸消耗受阻，减肥效果不如有氧运动。

3）运动不宜在凌晨、饭后、深夜进行，合并糖尿病者锻炼应于饭后 1 小时进行，观察有无食欲减退、恶心、乏力、餐后上腹饱胀、肝区疼痛等。

3. 饮食护理　营养过剩或营养不良均可导致肝损伤，建立合理的饮食结构及习惯，戒除烟酒，进食富含维生素、微量元素及蛋白质的新鲜食物，少吃油腻、油炸、腌制、发霉及含有人工色素、人工添加剂的食物。

（1）肝病急性期：病人常有食欲减退、厌油、恶心、呕吐等症状，此时不宜强调"高营养"或强迫进食，宜进食清淡、易消化的软食。对于进食量较少，不能满足生理需要的病人，可请营养科会诊，进行肠内、肠外营养的补充。食欲好转后，可逐渐增加饮食，少食多餐，避免暴饮暴食。

（2）肝病慢性期：卧床休息者能量摄入以 84~105kJ/(kg·d) 为宜，恢复期以 126~147kJ/(kg·d) 为宜。蛋白质摄入 1.2~1.5kJ/(kg·d)，应以优质蛋白为主，如牛奶、瘦猪肉、鱼类等；碳水化合物摄入 300~400g/d，以保证足够热量；脂肪摄入约 1.0g/(kg·d)，多选用植物油；多食水果、蔬菜等含维生素丰富的食物。

（3）各型肝病病人的饮食原则

1）非酒精性脂肪性肝病病人以低糖、低脂为饮食原则。在满足基础营养需求的条件下，减少热量摄入，维持营养平衡及正常血脂、血糖水平，降低体重至标准水平。避免食用高脂肪含量的食物如动物内脏、甜食（包括含糖饮料），尽量食用含有不饱和脂肪酸的脂类（如橄榄油、菜籽油、茶油等）。多吃青菜、水果等富含纤维素的食物。

2）腹胀者减少产气食品（如牛奶、豆制品）的摄入。

3）病人消化道出血时禁食，出血停止后 24~48 小时应根据疾病转归情况，逐渐恢复经口饮食（流食—半流食—软食），避免粗糙、刺激性食物或过冷、过热、产气多的食物，以防损伤食管黏膜而再次出血。

4）肝性脑病急性期病人限制蛋白质摄入，给予葡萄糖保证能量供应；慢性肝性脑病病人保持大便通畅前提下无须限制蛋白质摄入。

5）腹水、水肿病人限制钠的摄入（食盐 1.5~2.0g/d），入液总量不超过 2 500ml/d 为宜，出入量负平衡 500~1 000ml/d。

4. 心理护理　针对病人的不同心理问题，给予耐心的解释和劝导，尊重病人，取得病人信任及合作，以增强病人战胜疾病的信心。病情反复波动或慢性肝炎病人，往往表现为郁闷、焦虑、易怒，应向其家属讲解病情发展经过，取得家属的支持，共同参与病人的护理，提高治愈率。

5. 病情观察

（1）注意观察病人皮肤、黏膜、巩膜黄染变化。黄疸刺激皮肤引起瘙痒者，可用温水擦浴或遵医嘱局部药物处理，避免搔抓，防止感染。

（2）消化道症状：表现为食欲减退、厌油、恶心、呕吐等症状；观察消化道症状与食物的关系，及时对饮食进行调整。注意消化道症状持续加重、乏力进行性加重，往往提示病情恶化。

（3）各类型肝病的观察要点

1）消化道出血：肝病病人由于凝血因子合成障碍，凝血时间延长，有出血的风险。要观察有无皮肤、牙龈出血，有无呕血、黑便症状。与结核病病人咯血相鉴别，呕血病人往往合并上腹部疼痛、反酸、剑突下烧灼感、呕吐、恶心等其他消化道症状，伴有呕出的胃内容物。

2）肝性脑病：早期征象包括性格行为改变，如行为异常、日夜倒错、计算力和定向力减退、扑翼样震颤阳性,中晚期会出现嗜睡、谵妄、昏迷等表现。与结核性脑膜炎鉴别,肝性脑病常出现扑翼样震颤阳性,肝脏生化指标及血氨异常。

3) 腹水:注意与结核性腹水相鉴别,肝病腹水常为漏出液,结核性腹水常为渗出液。

4) 酒精戒断综合征:指酒精依赖病人在停止饮酒后发生的一系列典型的综合征。分为:①戒断小发作,停止饮酒 6~24 小时,常表现为恶心、呕吐、焦虑不安、心悸等。②轻度戒断综合征,出现震颤、乏力、出汗、反射性亢进及胃肠道症状。③戒断大发作,停止饮酒后 10~72 小时出现,第 2 天为高峰期,可有幻听、幻视、震颤、呕吐、睡眠障碍及高血压等症状。④戒断性癫痫,停止饮酒后 6~48 小时出现,病人表现为谵妄、抽搐、意识混乱,常呈癫痫大发作状态。严重戒断症状者伴血压升高、心律失常、呼吸功能障碍等表现,甚至出现器官衰竭。

6. 对症护理

(1) 皮肤瘙痒:夜间熟睡期瘙痒增加。病人应穿着柔软棉质衣物,选择性质温和的沐浴用品,洗澡水不宜过热。

(2) 低血糖:识别低血糖的危险因素,定位重点人群,教会病人识别低血糖症状;禁食或使用生长抑素的病人定期监测血糖,做好液体管理;恢复饮食后,少吃多餐,睡前 1 小时加餐,避免发生低血糖。

(3) 消化道出血:病人卧床休息,头偏向一侧,避免误吸;避免腹内压突然剧增的因素,如剧烈咳嗽、打喷嚏、用力排便等;保持大便通畅。

(4) 肝性脑病:为减少氨的吸收,可用生理盐水或弱酸性溶液灌肠,忌用肥皂水;当病人躁狂不安或抽搐时,进行必要的约束,减少刺激;禁用吗啡、水合氯醛、哌替啶及速效巴比妥类药物,必要时遵医嘱减量使用地西泮、东莨菪碱,并减少给药次数。

(5) 药物性肝损伤:结核病合并急、慢性肝病的病人是抗结核药引起的药物性肝损伤的高危人群,在用药过程中应关注其肝功能的情况。

7. 健康教育

(1) 疾病预防:甲型和戊型病毒性肝炎须预防消化道传播,乙型和丙型病毒性肝炎重点防止血液和体液传播,杜绝毒品及无防护的高危性行为。

(2) 保护易感人群:接种疫苗是预防甲型和乙型病毒性肝炎最有效的方法,感染 HBV 的孕产妇须进行母婴阻断。

（3）掌握肝脏疾病相关知识，通过定期检查、规范治疗，预防或减少并发症的发生。

（4）戒酒、戒烟、慎用肝毒性药物，加强疾病自我管理能力及家庭支持、保持良好的心态。

二、结核病合并艾滋病

（一）概述

原发性结核病在免疫功能低下的人群中更常见，结核病可发生在任何CD4$^+$T淋巴细胞计数水平低下的人类免疫缺陷病毒（HIV）感染者或艾滋病（AIDS）病人中。联合国艾滋病规划署发布2022年全球新发结核病病人中有6.3%合并HIV感染，大约为63万例。结核病的发病率不因HIV传播途径而异，但在HIV感染者中，发生结核分枝杆菌暴露后感染结核病的概率估计为每年5%~15%，而这个数字在HIV阴性人群的整个生命周期仅为5%~10%。

因为HIV感染者对结核分枝杆菌的易感性，肺结核在1993年美国疾病控制中心对艾滋病的分类中被认为是HIV感染的指征疾病。然而，与大多数其他艾滋病分类的机会性感染相比，结核病可能在HIV感染过程中较早发生。结核分枝杆菌和HIV之间存在相互作用，HIV诱导的免疫抑制改变了结核病的临床表现，而高效抗逆转录病毒治疗（highly active anti-retroviral therapy，HAART）诱导的免疫恢复可能与免疫重建相关的矛盾表现有关；另一方面，结核病也影响HIV感染的预后。同时，抗结核药物也会干扰抗逆转录病毒药物，包括蛋白酶抑制剂和非核苷类反转录酶抑制剂（non-nucleoside reverse transcriptase inhibitor，NNRTI）的药理效应。在临床上，这些因素都应纳入结核病合并艾滋病病人管理的考量中。

（二）常见临床表现

结核病合并艾滋病病人中，CD4$^+$T淋巴细胞计数≥200个/μl的病人的表现通常与普通结核病病人类似（详见本章第一节"肺结核病人的护理"相关内容）。CD4$^+$T淋巴细胞计数<200个/μl的病人的常见临床表现包括全身症状、呼吸系统症状及肺外结核症状。

1. 全身症状　最常见的为发热，多为低热（午后显著）。部分病人有倦怠乏力、盗汗、食欲减退、体重减轻等。

2. 呼吸系统症状 咳嗽、咳痰常见；合并细菌感染时痰液呈脓性；波及胸膜时会出现胸痛，部分病人有咯血、呼吸困难。

3. 肺外结核症状 HIV 阳性病人肺外结核病的发病率要高于非 HIV 感染者。病人常存在受累器官相应的症状及表现（详见本章第二节"肺外结核病病人的护理"中相关内容）。

(三) 治疗原则

1. 结核病化学治疗 结核病病人的化疗须遵循早期、联合、适量、规律、全程五个基本用药原则（详见第七章"结核病化学治疗的护理"相关内容）。

2. 共病的治疗 所有合并结核病的 HIV 感染者无论 CD4$^+$T 淋巴细胞计数水平如何均应接受 HAART，且应尽早行 HAART。在感染 HIV 的结核病病人中，优先治疗结核病，之后再启动 HAART。对于 CD4$^+$T 淋巴细胞 <50 个/μl 的严重免疫缺陷的病人，建议在抗结核治疗 2 周内开始 HAART；对于 CD4$^+$T 淋巴细胞≥50 个/μl 的病人，建议在 8 周内尽快启动 HAART。

一般情况下，建议肺结核合并 HIV 感染的病人抗结核药物服用 9~18 个月，淋巴结结核和肠结核合并 HIV 感染的病人抗结核药物须服用 9 个月，同时还须视具体病情变化而定。在临床管理中，应对 HIV 感染病人的细菌根除情况进行系统评估。

抗结核药物使用时应注意与抗病毒药物之间的相互作用及配伍禁忌。如奈韦拉平（NVP）、依非韦仑（EFV）等非核苷类反转录酶抑制剂及洛匹那韦/利托那韦等蛋白酶抑制剂，与抗结核药利福霉素存在药物相互作用。抗结核治疗期间，如果使用的抗病毒药物原方案与抗结核药产生拮抗/协同等情况，均须调整抗病毒药物方案。

(四) 护理评估

1. 基础资料、健康评估见本章第一节"一、肺结核"中相关内容。

2. 专科评估

(1) 既往有无结核病史，有无乏力、午后低热、夜间盗汗等结核病毒性症状。尤其注意评估病人咳嗽的性质、程度，痰液的颜色、性状、量，有无咯血，评估呼吸困难的程度，严防窒息。

(2) 确诊艾滋病的时间，是否进行抗病毒治疗及具体的治疗方案。

（五）常见护理诊断/问题

1. 有感染的风险　与 HIV 感染导致免疫缺陷及结核分枝杆菌感染有关。

2. 清理呼吸道无效　与气道狭窄,合并感染致痰液黏稠、咳痰无力有关。

3. 低效性呼吸型态　与通气功能障碍、气流受限有关。

4. 气体交换受损　与结核菌感染导致有效肺表面积减少、肺不张、肺泡毛细血管膜的破坏有关。

5. 营养失调:低于机体需要量　与病人疲劳、经常咳嗽/咳痰、出现呼吸困难导致进食受影响以及结核菌感染导致消耗有关。

6. 知识缺乏:缺乏艾滋病及结核病相关知识。

（六）护理措施

结核病合并 HIV 感染的病人(特别是肺部结核的病人),主要护理措施如下。

1. 感染风险控制　由于 HIV 感染者对结核菌的易感性及其抗病毒治疗的需求,HIV 感染者在医疗机构中的护理至关重要,措施详见本书第四章"结核病病区护理管理"中相关内容。

2. 促进痰液排出

（1）有效咳嗽:适用于神志清醒,一般状况良好,能够配合的病人。对于胸痛不敢咳嗽者,应采取相应措施防止咳嗽加重疼痛,如胸部有伤口可用双手或枕头轻压伤口两侧,使伤口两侧的皮肤及软组织向伤口处皱起,避免咳嗽时胸廓扩展牵拉伤口而引起疼痛。疼痛剧烈时遵医嘱予镇痛药,30 分钟后进行有效咳嗽。

（2）气道湿化:适用于痰液黏稠不易咳出的病人,包括湿化疗法和雾化疗法两种方法。

1）防止窒息:干结的分泌物湿化后膨胀易堵塞支气管,治疗后应帮助病人翻身、拍背,以及时排出痰液,尤其是体弱、无力咳嗽者。

2）避免湿化过度:过度湿化可引起黏膜水肿和气道狭窄,使气道阻力增加,甚至诱发支气管哮喘,也可导致体内水潴留而加重心脏负荷。湿化时间不宜过长,一般以 10~20 分钟为宜。

3）控制湿化温度:一般湿化温度控制在 35~37℃。在加热湿化过程中既要避免温度过高灼伤呼吸道和损伤气道黏膜纤毛运动,也要避免温度过低诱发哮喘及寒战反应。

4）避免降低吸氧浓度：尤其是超声雾化吸入时。

（3）将病人置于半坐位或高引流体位：协助病人进行咳嗽和深呼吸练习。合适的体位有助于最大限度地扩张肺并减少呼吸做功。最大程度的通气可以打开肺不张区域并促进分泌物进入更大的气道以清除呼吸道分泌物。必要时予以负压吸引，防止气道阻塞和误吸。

（4）胸部叩击：久病体弱、长期卧床、排痰无力者适用，禁用于未经引流的气胸、肋骨骨折、有病理性骨折史、咯血、低血压及肺水肿等病人。

（5）除非有禁忌，否则保持每天至少 2 500ml 的液体摄入量：大量液体摄入有助于稀释分泌物，使痰液更容易咳出。

（6）必要时给予药物辅助：如黏液溶解药（乙酰半胱氨酸）、支气管扩张药（茶碱）或皮质类固醇（泼尼松）等。

（7）为紧急气管插管做好准备/协助工作：在伴有喉头水肿或急性肺出血的极少数支气管结核病例中可能需要气管插管。

3. 促进气体交换，提升通气效率

（1）评估呼吸困难的程度（最好使用相关量表），呼吸困难的程度可以从轻微的呼吸困难到严重的呼吸窘迫，使用量表评估呼吸困难有助于明确呼吸困难程度和病情变化。

（2）氧疗和机械通气护理：密切观察氧疗的效果及不良反应，记录吸氧方式（鼻塞、鼻导管、面罩、呼吸机）、吸氧浓度及吸氧时间。准备好气管插管及气管切开相关物品，必要时协助医生进行气管插管或气管切开。

（3）正确评估缺氧体征：注意发绀和/或皮肤颜色变化，包括黏膜和甲床。分泌物积聚和/或气道受损会导致缺氧，可能损害重要器官和组织的氧合。

（4）鼓励进行缩唇呼吸训练：特别是对于伴有慢性阻塞性肺疾病（chronic obstructive pulmonary disease，COPD）的病人，增加呼气时气流阻力以防止气道塌陷或变窄，从而有助于将空气分配到整个肺部，缓解或减轻呼吸急促。

（5）卧床休息，必要时可限制活动；在呼吸系统受损期间减少耗氧量和需求可能会降低症状的严重程度。

（6）动态监测动脉血气分析和指尖血氧饱和度。

4. 保障病人营养摄入

（1）记录病人入院时的营养状况，注意有无皮肤肿胀、当前体重和体重减轻程度、口腔黏膜完整性、吞咽能力、肠鸣音、恶心和呕吐或腹泻史。可使用营养风险评估单进行评估,有助于确定病人营养状况,特别是对营养不良的分级判定,可指导后续护理和干预措施。

(2)为病人制订个体化膳食方案:在为病人选择食物时充分考虑其饮食模式,确定特定需求并优先考虑个人偏好可改善饮食摄入量。宜进高热量、高蛋白、富含维生素、易消化的饮食,忌烟酒及辛辣刺激食物。建议每天蛋白质摄入量 1.5~2.0g/kg,其中鱼、肉、蛋、牛奶等优质蛋白摄入量占一半以上。多进食新鲜蔬菜和水果,以补充维生素。

(3)定期监测体重和实验室指标变化,检测营养和液体支持的有效性。

(4)鼓励休息,并提供足够的休息时间。

(5)在呼吸治疗前后进行口腔护理,减少痰或用于呼吸治疗的药物留下的可刺激呕吐的不良味道。

(6)鼓励少食多餐,多吃富含蛋白和碳水化合物的食物,最大限度地提高营养摄入量,可避免因一次进食过多而导致过度疲劳或能量消耗,并减少胃部刺激。

(7)咨询营养师调整饮食成分、帮助指导饮食,提供足够的营养以满足病人的代谢需求、饮食偏好和出院后的安排。

(8)呼吸治疗尽量安排在饭前或饭后 1~2 小时,可能有助于减少与药物相关的恶心、呕吐的发生率及呼吸治疗对饱腹感的影响。

5. 用药护理

(1)对病人服药依从性进行督导,并帮助病人选用合适的方法保证服药及时、准确,包括定时提醒、简便药盒、社区组织参与、病人家庭支持等。

(2)在良好服药依从性的基础上,提醒病人定期复查,以监测是否存在治疗副作用、免疫重建炎症综合征、毒性反应等;通过视力检测确定是否存在乙胺丁醇引起的视神经炎。对于老年病人或有肝病史的病人,须提高实验室监测的频率。抗结核药物治疗期间,应经常提醒病人避免饮酒。

(3)正在接受 HAART 的病人应避免给予利福平治疗。利福布汀可用以替代利福平,但必须调整剂量,因其与蛋白酶抑制剂、非核苷类反转录酶抑制剂存在相互作用。如果 HAART 方案是每日 1 次,则应同时服用 HAART 和抗结核药物,并采用直接督导治疗,以确保利福布汀的剂量正确。如果单用利福布汀,则应注意给药不足或过量可能导致耐药性或毒性反应。

6. 健康教育

（1）定期复查：监测治疗效果、及时发现并发症。原则上，进行 HIV 抗病毒治疗情况稳定后，至少每 3 个月随访复查一次。

（2）注意补充营养，保持健康饮食。

（3）家居环境卫生，房间通风良好。

（4）保持良好的卫生习惯，避免与他人密切接触，特别是在疾病活动期。

（5）病人应严格按照医嘱服药，不得擅自停药或减量，保证疗效，减少因依从性不佳带来的耐药风险。定期复诊，必要时由医生调整治疗方案。

（6）保证充足的休息，适度锻炼以增强体质。

（7）避免不安全性行为，应使用安全套。

（8）家庭成员和照护者应采取必要的防护措施。

三、结核病合并糖尿病

（一）概述

糖尿病是一种常见的代谢性疾病，是由多种原因引起的胰岛素分泌或作用缺陷，或者两者同时存在而引起的以慢性高血糖为特征的代谢紊乱。除碳水化合物外，尚有蛋白质、脂肪代谢紊乱和继发性水、电解质代谢紊乱。久病可引起多系统损害，导致眼、肾、神经、心脏、血管等组织的慢性进行性病变，引起功能缺陷及衰竭。

糖尿病病人糖、脂肪、蛋白质代谢紊乱，维生素 A 缺乏，易导致结核分枝杆菌感染引发结核病，而肺结核是糖尿病最常见的合并症之一。结核分枝杆菌在糖代谢障碍和酮体条件下，活力增高、繁殖增速，使结核病快速进展。除了代谢紊乱，糖尿病对呼吸道功能的损害也是肺结核发病的一大重要原因。糖尿病与肺结核两种疾病相互影响。一方面，进展期结核病病人代谢紊乱进一步加重、胰岛分泌功能下降，使血糖水平更难以控制，发热、纳差等症状对胰腺的分泌功能和机体对胰岛素的敏感性均有不同程度的影响，从而导致糖尿病治疗困难，加重糖尿病病情；另一方面，糖尿病病人固有免疫和获得性免疫功能均受损，导致病人对结核分枝杆菌易感，还易使抗结核药物治疗失败，死亡风险增加。如果病人的糖尿病经过治疗得到了良好控制，肺结核在治疗过程中就会取得较好的结果。所以,糖尿病和肺结核的治疗同时并进,方能事半功倍,取得较好的预后。

(二) 常见临床表现

1. 肺结核临床表现　同本章第一节"肺结核病人的护理"中相关内容。

2. 糖尿病临床表现

(1) 代谢紊乱症状:三多一少,即多尿、多饮、多食和体重减轻。

(2) 并发症和/或伴发症状:相当一部分病人无三多一少症状,仅因各种并发症或伴发症状而就诊,化验后发现高血糖。

(3) 反应性低血糖:有的病人进食后胰岛素分泌高峰延迟,餐后 3~5 小时血浆胰岛素水平不适当升高,引起反应性低血糖。

3. 肺结核和糖尿病两者经常合并存在,互相影响　多数病人为糖尿病在先,而后出现肺结核,相反情形偶或有之。糖尿病并发肺结核发病多较急骤,进展迅速,干酪样坏死和空洞较多见,排菌率高,体重减轻明显,大咯血发生率高。肺结核加重胰岛负荷,胰岛素受体功能下降,糖耐量降低,血糖不易控制。但先患肺结核后并发糖尿病者其临床病情多较轻。凡糖尿病者新出现肺部病变或原已控制的糖尿病出现血糖波动、体重减轻,以及肺结核正规治疗效果不佳,均应警惕两病并存可能。

4. 糖尿病合并肺结核时,糖尿病及肺结核病情程度判断标准

(1) 两病并发时糖尿病病情评定

1) 轻度:空腹血糖 7.0~11.1mmol/L,多为 40 岁以上者,糖尿病症状轻微或不明显,一般不会发生酮症酸中毒,饮食控制或口服降血糖药即可控制血糖。

2) 中度:空腹血糖 >11.1~16.6mmol/L,以 40 岁以下者多见,有糖尿病症状,偶有酮症酸中毒,胰岛素用量在 50U/d 左右,口服降血糖药也可能有效。

3) 重度:空腹血糖 >16.6mmol/L,病人多消瘦,糖尿病症状明显,病情不稳定,活动、饮食、情绪波动易使病情变化而发生酮症酸中毒且病情严重。一般口服降血糖药无效,须用胰岛素治疗,其用量一般大于 50U/d。但应注意,重度病人对胰岛素敏感,易发生低血糖。

(2) 两病并发时肺结核病情评定:肺结核病变严重程度按照病变的范围及有无空洞分为三度。

1) 轻度:胸片无空洞病变,病灶范围≤两个肺野。

2) 中度:胸片有空洞病变,病灶范围≤两个肺野。

3) 重度:胸片有空洞病变,病灶范围 > 两个肺野。

（三）治疗原则

1. 严格控制血糖　应积极治疗或控制糖尿病,不能有效控制糖尿病,抗结核治疗难以奏效。且因为肺结核已加重胰岛负担,故中度以上的糖尿病均应首先以胰岛素替代治疗,以利胰岛功能恢复。血糖控制的理想目标是空腹血糖 4.4~6.1mmol/L,餐后 2 小时血糖 <8.0mmol/L;可接受目标为空腹血糖≤7.0mmol/L,餐后 2 小时血糖 <10.0mmol/L。当血糖平稳且肺结核亦好转后方可逐步代之以口服降血糖药治疗。

2. 饮食与营养治疗　糖尿病常因肺结核病变和感染导致的炎症反应影响逐渐加重,难以控制;肺结核又会因糖代谢障碍进而恶性进展。因此要注意控制饮食,但同时也要保持营养需要。

3. 肺结核药物治疗　根据结核分枝杆菌的耐药性特点,肺结核的用药宜采用联合用药。抗结核治疗原则是早期、联合、适量、规律、全程用药。糖尿病合并肺结核病人早期病灶内供血尚未发生障碍,故早期用药,病变可恢复性较大。

4. 坚持连续治疗　肺结核的治疗一般分为强化治疗和巩固治疗两个阶段。强化治疗阶段要选用一线药物、药量充足、无间断地联合治疗,使痰菌转阴,临床症状消失,达此标准后应再连续治疗半年以上。巩固治疗阶段继续联合用药,巩固疗效,减少复发或恶化,巩固治疗阶段为 1~1.5 年。病人在治疗期间要坚持规律治疗,不能擅自停药。

（四）护理评估

1. 基本资料、健康评估见本章第一节“一、肺结核”中相关内容。

2. 专科评估

（1）病史评估:了解病人患病的年龄、发病时间、诱因,症状性质、发生的频率、严重程度、持续时间、加重或缓解的因素、伴随症状和并发症。明确既往检查、治疗用药和疗效、与疾病相关的病史、有无家族史等。

（2）心理-社会状况评估:评估疾病对病人的工作、学习及日常生活有无影响,病人对疾病的认知程度,病人的个性特征、对疾病的心理活动特点或情绪反应。评估病人的社会支持系统、家庭背景、教育背景、经济收入、社会关系是否和睦,及病人工作单位是否能提供帮助支持、出院后持续就医条件等。

(3) 生活史评估:评估病人居住及工作环境、是否吸烟酗酒、生活习惯、日常活动等。

(4) 身体评估:评估病人一般状态、营养状况、体形、面容、皮肤等,肺部呼吸运动是否对称、呼吸频率和节律是否正常、有无桶状胸,听诊有无异常呼吸音,触诊有无语音震颤增强、减弱等。

(5) 辅助检查:血液检查,包括血常规、凝血常规、红细胞沉降率、血糖、血脂、糖化血红蛋白、葡萄糖耐量试验等,痰液检查,影像学检查,纤维支气管镜检查,呼吸功能测定等。

(五) 常见护理诊断/问题

1. 营养失调:低于/高于机体需要量　与糖尿病引起代谢紊乱及肺结核疾病消耗有关。

2. 体温过高　与结核菌感染有关。

3. 清理呼吸道无效　与病人气道分泌物多、咳嗽无力等有关。

4. 气体交换受损　与肺部病变有关。

5. 活动无耐力　与结核病毒性症状有关。

6. 有感染的危险　与血糖过高、机体抵抗力降低有关。

7. 知识缺乏:缺乏疾病相关知识。

8. 焦虑　与担心疾病预后有关。

9. 潜在并发症:低血糖、酮症酸中毒、咯血、窒息。

(六) 护理措施

1. 一般护理　按结核病常规护理。

2. 疾病特殊护理

(1) 隔离防护,预防感染:糖尿病合并肺结核病人由于机体代谢紊乱,免疫力低下,容易引起结核菌活动,发生感染,因此对病室环境要求较高。建议单人病房,限制陪护及探视。为病人制订胰岛素注射部位计划表,防止发生感染。

(2) 用药护理

1) 注意抗结核药物对糖尿病的体征及症状的影响。异烟肼可干扰正常的糖代谢,使尿糖增加,血糖升高,并加重末梢神经炎;利福平可促进肝微粒体酶对磺脲类药的代谢失活,从而影响降糖效果;异烟肼、对氨基水杨酸钠在尿中的代谢产物可使本尼迪克特试剂中的硫酸铜还原为硫酸亚铜而使尿糖呈假阳性反应;治疗结核性结膜炎、心包炎时,较长期使用糖皮质激素也可诱发应激性高血糖或出现临床糖尿病。

2)由于降血糖药和抗结核药同时使用,种类较多,护士一方面要密切监测病人血糖、尿常规、肝功能、肾功能的改变;另一方面要加强用药指导,嘱病人严格遵医嘱用药。

3)接受胰岛素治疗的病人,护士应指导病人胰岛素应用的方法及注意事项,说明可能出现的不良反应和应对措施。

(3)饮食管理:饮食护理在肺结核合并糖尿病护理中十分重要。

1)应在单纯糖尿病饮食基础上,适当放宽饮食限制,合并肺结核病人每日摄入热量比普通糖尿病病人增加 10%~20%。

2)碳水化合物占总能量的 50%~65%,蛋白质占总能量的 15%~20%,脂肪占总能量的 20%~30%。碳水化合物宜选用低血糖指数食物,可降低餐后血糖,使血糖平稳。蛋白质宜选用优质蛋白质,比例超过三分之一,以提高吸收利用率。

3)具体饮食方案应根据病人的年龄、性别、身高、体重、病情等情况制订,适当放宽对碳水化合物的限制,限制钠盐摄入,提倡高纤维食物,补充各种维生素和微量元素,能提高治疗效果,降低复发率。

(4)运动指导:运动能促进糖的氧化利用,增加胰岛素的敏感性,从而达到降糖的目的。

1)指导病人运动量不宜过大,应循序渐进,从散步、太极拳等最轻量的运动开始,并根据自身情况逐步增加。

2)避免空腹或过饱时运动,建议饭后 1 小时后进行运动,运动时间以每次 30~60 分钟为宜。

3)在运动过程中如出现胸闷、胸痛、心悸、头晕、手抖、饥饿、视力模糊等不适时,立即停止运动;外出运动时应随身携带病情卡、糖果,病情卡上要写明个人信息、患病情况、家属联系方式等。

(5)心理干预:肺结核合并糖尿病病程长、病情复杂、症状多,病人面临长期的治疗过程和症状的不稳定,会产生焦虑、消极、恐惧甚至绝望的心理。护士应尊重理解病人,关注病人的情绪波动,及时发现其负面情绪,给予情绪疏导、心理支持,并帮助病人获得家属的关怀与社会支持。

(6) 潜在并发症低血糖的处理

1) 怀疑低血糖时立即测定血糖水平,以明确诊断,无法测定血糖时暂按低血糖处理。

2) 意识清醒者,予口服 15~20g 糖类食品(葡萄糖为佳);意识障碍者,予 50% 葡萄糖 20ml 静脉推注,或胰高血糖素 0.5~1mg 肌内注射。

3) 每 15 分钟监测血糖 1 次。血糖≤3.9mmol/L,且 >3.0mmol/L 者,再给予 15g 葡萄糖口服;血糖 >3.9mmol/L 者,但距离下一次进餐时间 1 小时以上,给予含淀粉或蛋白质的食物;血糖仍≤3.0mmol/L 者,继续给予 50% 葡萄糖 60ml 静脉推注。

4) 低血糖恢复后,了解低血糖发生原因,必要时调整降血糖方案。可使用动态血糖监测。如血糖未恢复,静脉注射 5%~10% 葡萄糖或加用糖皮质激素,注意长效胰岛素及磺脲类药物所致低血糖不易纠正,可能须长时间葡萄糖输注。

5) 监测生命体征,意识恢复后至少监测血糖 24~48 小时,注意低血糖诱发的心脑血管疾病。

6) 对病人开展糖尿病教育,帮助病人备好糖尿病病情卡并嘱随身携带,对儿童和老年病人的家属进行相关培训。

(7) 潜在并发症酮症酸中毒的处理

1) 迅速建立 2 条静脉通路,给予小剂量胰岛素治疗,大量补液纠正酸中毒及电解质紊乱。

2) 绝对卧床休息,给予氧气吸入,有抽搐或昏迷时加床挡,以防发生意外。

3) 每 1~2 小时或按医嘱监测指尖血糖、尿糖、尿酮体、血 pH 值情况。

4) 严密观察病情,予心电监护,注意血压、脉搏、呼吸、体温、神志变化及皮肤弹性情况。依据病情备好各种抢救物品。

5) 嘱病人多饮水,鼓励进食,记录出入量。

3. 健康教育   重点在于让病人了解疾病的发展进程,充分理解治疗护理的特殊性和必要性,熟知合并症用药的注意事项,并注意保持血糖控制良好;出现药物不良反应或病情变化能采取正确的处理方式,保持积极良好的心态;离院后能规律服药,自我监测血糖以及定期返院复查。

四、结核病合并肺尘埃沉着病

(一) 概述

1. 定义　肺尘埃沉着病是长期吸入不同致病性的生产性粉尘并在肺内潴留而引起的、以肺组织广泛纤维化为主的肺部疾病的统称。肺尘埃沉着病发病率在我国职业病中一直占据前列,约占全部报告职业病总数的 90%,致残率高,病死率约 20%,发病人群以农民工为主,男性居多。

肺结核是肺尘埃沉着病最严重且最常见的并发症,肺尘埃沉着病病人是结核病的高危人群。据文献报道,肺尘埃沉着病病人的肺结核患病率比非粉尘作业工人高 3~10 倍,两种疾病合并后的临床表现和症状与单纯肺尘埃沉着病及肺结核相比更严重,病死率也高于单纯的肺尘埃沉着病和肺结核。

2. 发病机制　肺尘埃沉着病病人由于长期接触生产性粉尘,呼吸系统的清除和防御机制受到严重损害,加之肺尘埃沉着病慢性、进行性的长期病程,病人的抵抗力明显降低,常常发生各种并发症/合并症,如呼吸系统感染、气胸、肺结核、慢性阻塞性肺疾病和慢性肺源性心脏病等。

(二) 常见临床表现

肺尘埃沉着病临床表现取决于病人在环境中所接触粉尘的性质、浓度、接尘时间、防护措施、个体特征,以及病人有无合并症等,不同种类的肺尘埃沉着病是有差异的。

1. 早期肺尘埃沉着病多无明显症状和体征,或有轻微症状,往往被病人忽视,肺功能也多无明显变化。

2. 随着病情的进展,肺尘埃沉着病的症状出现并逐渐加重,主要是以呼吸系统为主的咳嗽、咳痰、胸痛、呼吸困难四大症状,以及喘息、咯血和全身症状。

3. 肺尘埃沉着病合并肺结核时可出现常见的肺结核症状,如低热、乏力、盗汗、咳嗽等,晚期肺尘埃沉着病合并肺结核的比例明显增加,特别是三期硅沉着病。由于合并肺结核可能促进肺纤维化的进展,临床快速出现呼吸困难、呼吸衰竭症状,病情进展很快。发展为急性呼吸窘迫综合征(acute respiratory distress syndrome, ARDS)后,呼吸窘迫和进行性的低氧血症是最常见症状,呼吸频率大多为 25~50 次/min。呼吸型态改变,严重者伴有吸气时鼻翼翕动,出现三凹征。

(三) 治疗原则

到目前为止,国内外均没有针对肺尘埃沉着病肺纤维化的有效治疗药物和措施,且理论上肺组织已经形成的纤维化是不可逆转和恢复的,因此肺尘埃沉着病目前仍是一个没有医疗终结的疾病。因此,肺尘埃沉着病的治疗原则应该是:加强全面的健康管理,积极开展临床综合治疗,包括对症治疗、并发症/合并症治疗和康复治疗,达到减轻病人痛苦、延缓病情进展、提高生活质量和社会参与程度、增加生存收益、延长病人寿命的目的。

1. 药物治疗

(1) 克矽平:对肺尘埃沉着病破坏巨噬细胞过程有保护作用,具有阻止或延缓肺尘埃沉着病进展的作用。对改善病人一般情况及呼吸道症状较明显。

(2) 其他:有哌喹类(以磷酸哌喹和磷酸羟基哌喹为主)、柠檬酸铝、矽宁、复方色甘酸二钠等,目前提倡联合用药。联合用药对病变的进展有明显抑制作用,且不良反应均低于单一用药。目前常用的联合用药方案如:汉防己甲素 + 磷酸羟基哌喹,汉防己甲素 + 克矽平,柠檬酸铝 + 磷酸羟基哌喹。抗氧化剂包括N-乙酰半胱氨酸、氨溴索、维生素 E、维生素 C、21-氨基类固醇和硒元素等,能够降低硅尘对巨噬细胞的损伤。

(3) 中药治疗:选用汉防己甲素、复方霜桑叶合剂、瓜蒌合剂、复方白芨片、黄根片、千金藤素、氧化苦参碱、螺旋藻等。

2. 肺灌洗治疗　肺灌洗治疗可清除肺泡及肺间质的颗粒、炎症细胞、炎症因子,减轻肺组织炎症反应和纤维化,有去除病因、改善呼吸功能、缓解症状等效果,具有药物不可替代、病因治疗与对症治疗同时进行及确切满意的疗效等优势,是一种安全有效的实用技术。

3. 抗结核治疗　肺尘埃沉着病合并肺结核病人进行抗结核治疗的原则和药物与单纯肺结核基本一样,但肺尘埃沉着病合并肺结核的病人的抗结核治疗效果远较单纯肺结核病人的抗结核治疗效果差,其原因与肺尘埃沉着病纤维化致使肺小血管狭窄甚至闭塞,药物不易渗入结核病病灶有关;免疫功能低下,巨噬细胞受损,免疫功能与化疗的协同作用削弱也是一个重要原因。药物治疗详见第七章"结核病化学治疗的护理"相关内容。

4. 纠正低氧血症

(1) 氧疗:氧疗的指征如下。

1）静息呼吸空气时，动脉血氧分压（arterial partial pressure of oxygen，PaO_2）< 7.3kPa，或动脉血氧饱和度（arterial oxygen saturation，SaO_2）<88%，伴或不伴高碳酸血症。

2）PaO_2 在 7.3~8.0kPa 之间，伴有充血性心力衰竭或继发性红细胞增多症（血细胞比容 >55%）。

（2）呼吸支持：见本章第六节"五、急性呼吸窘迫综合征"相关内容。

5. 营养支持　营养不良可降低肺通气功能，使呼吸肌蛋白质分解和肌纤维结构改变，发生呼吸肌疲劳，加重病人的呼吸困难，同时会影响机体免疫防御机制和抗氧化防御系统。指导病人遵循高蛋白、高纤维、低盐、低碳水化合物的饮食原则，建议多食用富含纤维素的食物，并且补充维生素及微量元素。

6. 防治并发症

（1）气胸：预防肺内压急剧升高的诱因，如呼吸系统感染引起咳嗽、咳痰、气喘加重；过度用力憋气，如提取重物或用力大便等。避免肺内压升高导致肺大疱破裂发生气胸。避免意外的呛咳，如异物对咽部及上呼吸道的刺激等。

（2）慢性肺心病：避免感冒，预防各种呼吸系统感染，提高抵抗力；镇咳、祛痰、平喘和抗感染等对症治疗，以及通过康复治疗逐渐使肺功能得到部分恢复。

（3）呼吸衰竭：定期复查血气和电解质，根据结果及时调整氧疗方式。

（4）多器官功能衰竭：进行性缺氧导致的组织器官灌注不良是引起多器官功能衰竭的主要原因，要重视缺氧的治疗，并加强各器官功能监测及评估。

（5）静脉血栓栓塞：预防措施有尽早活动、避免脱水、基础治疗、机械预防、药物预防。

（四）护理评估

1. 基本资料、健康评估见本章第一节"一、肺结核"中相关内容。

2. 专科评估

（1）神经系统：评估病人的意识及精神状况，急性缺氧引发的呼吸衰竭可迅速出现精神紊乱、昏迷、抽搐等症状。慢性缺氧病人常有精神不振、食欲减退、消化不良、头晕、记忆力衰退及注意力不集中；如伴明显二氧化碳潴留者可能出现先精神兴奋后抑制症状；如发生肺性脑病，病人则表现为神情淡漠、肌肉震颤、嗜睡甚至昏迷。

(2) 循环系统

1) 观察病人心脏泵血功能及右心后负荷情况,监测心率、射血分数、心排血量、心室舒张末期容积、肺动脉压等;通过四肢温、湿度及毛细血管充盈时间等评估病人外周循环情况。

2) 评估心肌供血、供氧情况:动态观察心电图,是否存在 T 波及 ST 段改变,了解病人心肌酶学情况并动态观察其变化,重视病人主诉,了解病人是否有胸闷、胸痛等症状,警惕心肌缺血及心肌梗死。

(3) 呼吸系统

1) 观察病人呼吸型态:肺尘埃沉着病病人易发生广泛的肺纤维化、肺实变、肺不张,引起呼吸窘迫,如端坐呼吸伴呼吸急而深,多为胸式呼吸伴辅助呼吸肌参与等。

2) 氧合状态评估:监测氧合指数(oxygenation index,OI)、PaO_2、SaO_2、肺泡-动脉血氧分压差(alveolar-artery oxygen partial pressure gradient,$P_{A-a}O_2$)。

(4) 消化系统:评估病人的食欲、摄食量、吞咽功能、大便情况,以及有无腹胀、腹痛、消化道出血征象,关注肠鸣音情况,及时发现胃肠道并发症。

(五) 常见护理诊断/问题

1. 气体交换受损 与肺组织弥漫性纤维化、肺顺应性降低有关。

2. 营养失调:低于机体需要量 与呼吸增快致体能消耗增加、呼吸急促导致营养摄入不足有关。

3. 活动无耐力 与结核病引起机体消耗增加、肺尘埃沉着病引起器官缺氧等因素有关。

4. 焦虑 与疾病预后差有关。

5. 潜在并发症:气胸、慢性肺心病、呼吸衰竭、多器官功能衰竭等。

(六) 护理措施

1. 氧疗等呼吸支持技术 对肺尘埃沉着病合并肺结核病人而言,氧疗非常关键,可保护心、脑、肾等重要器官功能、改善缺氧症状、缓解胸闷气短、提升病人活动耐力及生活质量。

(1) 氧疗过程中密切观察病人意识状态、面色及呼吸型态,进行动脉血气分析,监测氧合相关指标,及时评估氧疗效果。

(2) 氧疗过程中注意加强巡视,观察病人缺氧症状是否改善,有无不良反应。

（3）肺尘埃沉着病病人常发生呼吸急促、通气量较大，氧疗时必须进行有效的气道温湿化管理，以免气道黏膜受损、排痰障碍等。

（4）如病人出现以下指征，应及时切换为机械通气：自主呼吸频率＞正常的 3 倍或＜正常的 1/3、$PaCO_2$>50mmHg（COPD 者除外）且有继续升高趋势或出现精神症状者、$PaCO_2$＜正常的 2/3、$P_{A-a}O_2$>50mmHg（未吸氧）或 $P_{A-a}O_2$>300mmHg（FiO_2=1.0）、最大吸气负压不能达到 −20cmH₂O、肺内分流 >15% 者。

2. 呼吸道护理　指导病人有效清除呼吸道分泌物，保证呼吸道顺畅。鼓励病人保证每天 2 000~2 500ml 饮水量，如病人存在咳痰困难，指导正确排痰方法，并可采用机械排痰促进痰液排出，必要时予雾化吸入疗法。

3. 康复指导

（1）呼吸康复方法：以有氧训练为基础，包括呼吸控制训练、呼吸肌训练、胸廓放松训练、咳嗽训练、体位排痰法、力量耐力训练和全身性呼吸体操。通过长期锻炼，可增加肺通气量，增强呼吸肌做功能力，改善呼吸功能，提高呼吸效率，提升病人氧储备及心肺耐力，消除病人恐惧和焦虑心理，增强康复信心。

（2）效果评价：采用肺功能检查、6 分钟步行试验、心肺运动试验进行心肺功能评价，以及日常生活活动能力评定、生活质量评价、康复心理评定。

4. 营养支持　增加优质高蛋白食物如蛋类、奶类、瘦肉等的摄入。食物多样化，保证各种营养元素的摄取，蛋白质、脂肪、碳水化合物三者的合理供能比例应为 2：3：5。

5. 隔离与防护

（1）病室环境：详见本书第四章第二节"病区环境管理"相关内容。

（2）医护人员防护：详见本书第四章第三节"工作人员职业防护"相关内容。

6. 心理护理　病人普遍存在焦虑、恐惧、孤独、寂寞、自卑、自责情绪，易产生抑郁、悲观等不良心理。

（1）护理人员应与病人建立良好的护患关系。鼓励病人表达自己的内心需求，详细了解病人的病情和心理状态，分析引起病人不良情绪的原因，针对性给予安慰和开导，维持病人良好的心理状态。

（2）定期开展形式多样的活动，通过当面授课、手册宣传、示范指导、鼓励病人之间交流、学习新知识和新技能等方法减轻或消除病人的不良情绪，增强其信心。

(3) 鼓励家人或朋友多陪伴和关爱病人。

(4) 必要时可申请精神卫生专科护士进行会诊,或由心理治疗师专人辅导。

7. 延续护理　出院后仍须密切、持续关注病人实际情况,及时发现和避免潜在的危险,提高病人生存质量。

8. 健康教育

(1) 指导病人坚持规律服药,说明用药过程中可能出现的副作用及用药注意事项等,以减轻或消除不良反应,一旦出现严重不良反应随时就医。

(2) 指导病人及家属掌握消毒隔离的意义、方法和注意事项,防止疾病传播。详见本书第五章第一节"三、病人居家管理要求与家庭访视"相关内容。

(3) 发放宣传册,向病人及其家属宣教肺尘埃沉着病病因、病程、发展、预后和转归,以及肺尘埃沉着病治疗目的、原则和主要治疗方法。

(4) 指导病人熟悉氧疗和药物使用方法及注意事项,提高治疗依从性。

(5) 向病人讲解坚持长期康复训练的重要性,以及可获得的相关益处,使其出院后能坚持康复训练。

(6) 指导病人出院后定期随访,以了解病情变化,有利于治疗方案的调整,继续巩固治疗。

五、结核病合并血液系统疾病

(一) 概述

近年来,随着对结核病研究的不断深入,人们已经认识到结核病与血液系统疾病之间的关系。发生结核分枝杆菌感染后,可能会继发白细胞减少、血小板减少、骨髓纤维化等血液系统异常改变,而结核病合并严重血液系统疾病偶见报道。

结核病合并血液系统疾病病例中,血液系统疾病大多为贫血。研究认为结核分枝杆菌感染会使网状内皮系统对铁有特殊亲和力,从而造成铁利用不良,表现为血清铁降低。这种降低并非铁原料不足,因此一般使用铁剂治疗无效,但随着结核病的好转,贫血症状也随之消失。由抗结核药引起血液系统的异常改变并不少见。抗结核药既可引起血液系统中的某些有形成分改变,又可引起全血系统异常,严重者导致死亡。几乎所有抗结核药都可引起血液系统异常改变,其发生机制较为复杂。

（二）常见临床表现

1. 贫血 由结核病直接或间接引起的贫血,主要机制有3种:造血不良,红细胞过度破坏,急、慢性失血。部分由症状引起,如咯血;部分因疾病引起,如粟粒型肺结核或脾结核可引起溶血性贫血;也可由抗结核药物引起,如链霉素、异烟肼、对氨基水杨酸钠、利福平等可引起药物免疫性溶血性贫血及巨幼红细胞贫血;有时是疾病及药物同时作用引起,如粟粒型结核和抗结核药物对氨基水杨酸、链霉素引起再生障碍性贫血等。

2. 出血性疾病 结核病引起出血性疾病的机制一是微血管壁的异常;二是血小板的质量改变。

（1）特发性血小板减少性紫癜:结核菌及抗结核药物利福平、对氨基水杨酸、异烟肼、吡嗪酰胺都可引起此症,其机制是结核菌对骨髓巨核细胞的生成有抑制作用,而药物则是作为半抗原或抗原引起机体免疫反应。临床上共同的特点是血小板减少、出血时间延长、血块退缩不良及毛细血管脆性试验阳性。

（2）过敏性紫癜:结核菌及抗结核药物如链霉素、异烟肼、对氨基水杨酸都可致此病,两者皆对某些人有致敏原作用,引起毛细血管无菌性炎性变化,血管壁通透性增高。临床表现除紫癜外尚有皮疹及水肿,常伴有腹痛、便血、关节痛及肾炎等,血小板计数及凝血功能均正常。

3. 类白血病反应 活动性结核可致粒细胞性类白血病反应;淋巴结结核和结核性脓胸则引起淋巴细胞性类白血病反应;粟粒型结核、脾结核可致单核细胞性类白血病反应。以上三种均为结核菌素所激发的造血组织异常反应,表现为周围血液有幼稚细胞出现,而白细胞计数大多增高,临床上要注意与粒细胞白血病鉴别。治疗的关键是抗结核治疗。

4. 嗜酸性粒细胞增多症 应用卡那霉素可发生因机体变态反应而引起的嗜酸性粒细胞增多症。

5. 白细胞减少、粒细胞缺乏症 粟粒型结核和抗结核药物异烟肼、对氨基水杨酸、乙胺丁醇、利福平都可以引起此症,使幼粒细胞脱氧核糖核酸合成受阻,直接抑制粒细胞增殖;或粒细胞破坏过多、分布异常。当外周血中白细胞计数持续低于 $4.0 \times 10^9/L$,中性粒细胞百分数正常或稍减少,称为白细胞减少症,临床可无症状或有轻度乏力和感染等。如外周血中白细胞计数低于 $2\,000/mm^3$,中性粒细胞极度减少,甚至完全缺乏,临床以发热、口咽或直肠溃疡为主要表现者,称为粒细胞缺乏症。

6. 脾功能亢进表现　以粟粒型结核多见,表现为脾大,一种或多种血细胞减少,而骨髓造血细胞相应增生,脾切除后血常规恢复正常。

(三) 治疗原则

1. 去除病因　使病人脱离致病因素,如出现抗结核药物引起的血液系统改变时,应根据病情及时停药,为病人制订个性化的抗结核化疗方案。

2. 保持正常血液成分及其功能

(1) 补充造血所需营养。

(2) 刺激造血。

(3) 切除脾。

(4) 细胞过继免疫治疗。

(5) 成分输血及抗生素的使用。

3. 去除异常血液成分和抑制异常功能

(1) 进行化疗和放射治疗(简称"放疗")。

(2) 治疗性血液成分单采。

(3) 免疫抑制治疗。

(4) 抗凝及溶栓治疗。

4. 靶向治疗。

5. 造血干细胞移植(hematopoietic stem cell transplantation,HSCT)。

6. 细胞免疫治疗。

(四) 护理评估

1. 基本资料、健康评估见本章第一节"一、肺结核"中相关内容。

2. 专科评估

(1) 病史评估

1) 患病情况及治疗经过:了解病人的发病时间,有无明确的病因与诱因,主要的症状、体征及其特点。

2) 既往史、家族史及个人史:主要了解与血液病相关的疾病史以及可能影响病人康复和治疗效果的相关疾病史,同时还须了解病人家族中有无类似疾病或相关疾病史。了解病人的个人史。

（2）身体评估

1）生命体征：观察病人有无发热，发热的程度和热型的特点。中度以上贫血的病人可出现脉搏加快与呼吸加速；出血量较大的病人，也可出现脉搏和血压的变化。

2）意识状态：重症病人，特别是大量出血或颅内出血的病人，均会出现程度不同的意识障碍。

3）面容与外貌：如贫血面容，地中海贫血病人有特殊的面容变化；药物不良反应所引起的脱发、满月脸、女性病人男性化等。

4）营养状态：包括身高与体重或 BMI、皮下脂肪厚度等。较严重的缺铁性贫血或营养性贫血病人多伴有消瘦、发育迟缓等营养不良的表现；恶性血液病的病人可出现恶病质。

5）体位：重症贫血的病人可因并发贫血性心脏病、心力衰竭而被迫采取半坐卧位；慢性粒细胞白血病病人因脾大或出现脾栓塞而被迫采取半坐卧位、屈膝仰卧位或左侧卧位。

6）皮肤黏膜：有无苍白、黄染、瘀点、紫癜或瘀斑、血肿、痈或皮下结节、局部发红或溃烂、水肿等，对于观察与判断贫血和/或出血病人的病因、病情轻重、发现肿瘤细胞局部浸润和皮肤感染灶等极为重要。

7）浅表淋巴结：浅表淋巴结肿大是多种恶性血液病的常见体征。应注意检查其出现的部位、数目、大小、表面情况、质地、活动度及有无压痛等。

8）五官检查：睑结膜有无苍白，球结膜有无充血或出血；双侧瞳孔是否等大等圆及对光反射情况，颅内出血和中枢神经系统白血病引起颅内压增高，可出现瞳孔变形、不等大、对光反射迟钝等；鼻腔有无出血；口腔黏膜有无溃疡、白斑、出血点或血疱形成，牙龈有无出血、渗血、溢脓或增生；咽后壁有无充血，双侧扁桃体有无肿大及其表面有无脓性分泌物。口腔是血液病病人继发感染最常见的部位；局部黏膜血疱形成是严重出血倾向的征兆之一。

9）胸部检查：胸骨中下段的压痛及叩击痛是急性白血病的重要体征之一；肺部出现局限性湿啰音常提示继发感染；双肺底有无湿啰音、心尖冲动的位置及范围、心率快慢、心律是否规则、有无心脏杂音等评估，均有助于贫血性心脏病或心力衰竭的临床诊断。

10）腹部检查：特别关注腹部外形的变化、有无包块、肝脾大小等。腹部包块常见于淋巴瘤；白血病、慢性溶血与出血等可有程度不同的肝脾大；巨脾则是慢性粒细胞白血病的特征。

11）其他检查：有无局部肌肉、骨及关节的压痛或触痛，肢体或关节有无变形或活动障碍等。神经系统有无感觉异常、神经反射异常及脑膜刺激征等表现。

（3）辅助检查

1）血常规检查：是临床血液病诊断和病情观察最基本的实验室检查方法，主要包括血细胞计数、血红蛋白测定、网织红细胞计数以及血涂片进行血细胞的形态学检查。外周血血细胞的质和量的改变常可反映骨髓造血的病理变化。血小板计数是出血性疾病首选的筛查项目之一。

2）骨髓细胞学检查：主要用于了解骨髓造血细胞生成的质与量的变化，对多数血液病的临床诊断和鉴别诊断起着决定性作用。

3）免疫学、细胞遗传学及分子生物学检查：主要用于恶性血液病的临床诊断与分型等，含相关单克隆抗体检查、染色体检查及基因诊断等。

4）其他血液病相关实验室检查：①止血、凝血功能检查，以了解机体凝血、纤维蛋白溶解及抗凝系统功能状况。②溶血试验及血红蛋白电泳检测，用于各种溶血性贫血的诊断。③血清铁蛋白及血清铁检测，以了解体内储存铁和铁代谢情况。④其他如病理活检及组织学检查等。

5）影像学检查：主要包括 B 超、CT、MRI、正电子发射体层成像（positron emission tomography，PET）、放射性核素显像等。通过对肝、脾、淋巴系统和骨骼系统的各种成像扫描，以利于不同血液病的临床诊断、鉴别诊断和病情判断。

（五）常见护理诊断/问题

1. 体温过高   与结核菌感染有关。

2. 活动无耐力   与贫血导致机体组织缺氧有关。

3. 营养失调：低于机体需要量   与各种原因导致营养摄入不足、消耗增加或丢失过多有关。

4. 口腔黏膜完整性受损   与贫血引起口腔炎、舌炎有关。

5. 有出血的风险   与血小板减少、凝血因子缺乏、血管壁异常有关。

6. 有感染的风险   与贫血、白/粒细胞减少，引起虚弱、免疫力低下有关。

7. 恐惧   与出血量大和反复出血有关。

（六）护理措施

1. 按结核病常规护理。

2. **体温过高的护理**

（1）常规护理：卧床休息，必要时可吸氧。嘱病人进食高热量、高维生素、营养丰富的半流质饮食或软食，每天至少饮水 2 000ml。必要时可遵医嘱静脉补液，维持水电解质平衡。

（2）降温：有出血倾向者禁用乙醇或温水擦浴，以防局部血管扩张而进一步加重出血，必要时遵医嘱给予药物降温。

（3）定期监测体温并记录，同时还应注意观察感染灶的症状、体征及其变化情况。

3. **休息与活动**　指导病人合理休息与活动，减少机体的耗氧量。应根据贫血的程度、发生和发展的速度及原发疾病等，与病人一起制订休息与活动计划，逐步提高病人的活动耐力水平。①轻度贫血者，无须太多限制，但要注意休息，避免过度疲劳。②中度贫血者，增加卧床休息时间，活动量应以不加重症状为度，必要时在病人活动时给予协助，防止跌倒。③重度贫血者多伴有贫血性心脏病，缺氧症状明显，应以卧床休息为主，以减少回心血量、增加肺泡通气量，缓解呼吸困难或缺氧症状。

4. **饮食护理**

（1）予高蛋白、高维生素、易消化食物，注意补充缺乏的营养素。

（2）纠正不良饮食习惯：不良的饮食习惯，如偏食或挑食是导致铁、叶酸、维生素 B_{12} 摄入量不足的主要原因，指导病人保持均衡饮食，避免偏食或挑食。通过合理的饮食结构促进食物铁的吸收，富含铁的食物忌与牛奶、浓茶、咖啡同服。指导病人多吃富含维生素 C 的食物，也可加服维生素 C。

（3）增加摄入含铁、叶酸、维生素 B_{12} 丰富的食物：如动物肉类、肝脏、血制品，以及蛋黄、海带与黑木耳、绿叶蔬菜、水果、谷类等。

（4）改善食欲：对胃肠道症状明显和吸收不良的病人，建议少量多餐、细嚼慢咽，进食温凉、清淡的软食；出现口腔炎或舌炎的病人，应注意保持口腔清洁，饭前、饭后用复方硼砂含漱液或生理盐水漱口，以增进食欲、降低感染概率。

5. **出血的护理**

（1）病情观察：注意观察病人出血的发生部位、主要表现、发展或消退情况；

监测生命体征及血常规情况,发现隐性出血及时处理。此外,高热、失眠、情绪波动等均可增加病人出血概率,加强神志观察,警惕颅内出血。

(2) 保持大小便通畅,便秘者酌情使用开塞露或缓泻剂,避免用力排便致腹压骤增而诱发出血,尤其是颅内出血。

(3) 皮肤出血的预防与护理:重点在于避免人为的损伤导致或加重出血。保持床单平整,衣着轻软、宽松,避免肢体的碰撞或外伤。沐浴或清洗时,避免水温过高和过于用力擦洗皮肤;勤剪指甲,以免抓伤皮肤。高热病人禁用酒精擦浴降温。各项护理操作动作轻柔;尽可能减少注射次数;静脉穿刺时避免用力拍打及揉擦局部,结扎止血带不宜过紧和时间过长;注射或穿刺部位拔针后须适当延长按压时间,必要时局部加压包扎。此外,注射或穿刺部位应交替使用,以防局部血肿形成。

(4) 防止鼻黏膜出血:①保持室内相对湿度在 50%~60%,秋冬季节可局部使用液状石蜡或抗生素眼膏。②指导病人勿用力擤鼻,防止鼻腔内压力增大而导致毛细血管破裂出血或渗血,避免用手抠鼻痂和外力撞击鼻部。③少量出血可用棉球或吸收性明胶海绵填塞,无效者可用 0.1% 肾上腺素棉球或凝血酶棉球填塞,并局部冷敷。④出血严重尤其是后鼻腔出血,可用凡士林油纱条行后鼻腔填塞术。

(5) 口腔、牙龈出血的预防与护理:①指导病人用软毛牙刷刷牙,忌用牙签剔牙。②进食时要细嚼慢咽,避免口腔黏膜的损伤。③尽量避免煎炸、带刺或含尖硬骨头的食物,避免带硬壳的坚果类食物以及质硬的水果(如甘蔗)等。④牙龈渗血时可用凝血酶棉球、0.1% 肾上腺素棉球或吸收性明胶海绵片贴敷牙龈或局部压迫止血,并及时用生理盐水或 1% 过氧化氢清除口腔内陈旧血块,以免引起口臭而影响病人的食欲和情绪及可能继发的细菌感染。

(6) 眼底及颅内出血的预防与护理:①保证充足睡眠,避免情绪激动、剧烈咳嗽和屏气用力等。②高热病人须及时有效降温。③高血压者须监测血压,若突发视野缺损或视力下降,常提示眼底出血,应嘱病人卧床休息,减少活动,避免揉擦眼睛,以免加重出血。④颅内出血是血液病病人死亡的主要原因之一,若病人突然出现头痛、视力模糊、呼吸急促、喷射性呕吐,甚至昏迷、双侧瞳孔变形不等大、对光反射迟钝等,则提示有颅内出血,应及时通知医生,积极配合抢救。

6. 感染的预防和护理

（1）病情监测：密切观察感染指标，如体温、白细胞、降钙素原及 C 反应蛋白等。一旦出现感染迹象，应积极寻找感染灶，配合医生做好实验室检查的标本采集工作，特别是血液、尿液、粪便与痰液的细菌培养及药敏试验。

（2）预防感染

1）保护性隔离：粒细胞绝对值≤0.5×10^9/L 者，应给予保护性隔离。条件允许的情况下，宜居住无菌层流病房或消毒隔离病房。尽量减少探视以避免交叉感染。加强口腔、皮肤、肛门及外阴的清洁卫生。

2）呼吸道感染的预防：保持病室内空气清新，物品清洁，定期使用消毒液擦拭室内家具、地面，并用紫外线照射或臭氧消毒，每周 2~3 次，每次 20~30 分钟。秋冬季节要注意保暖，防止受凉。限制探视人数及次数，避免到人群聚集的地方或与上呼吸道感染的病人接触。严格执行各项无菌操作。

3）口腔感染的预防：由于口腔黏膜和牙龈出血、高热状态下唾液分泌减少以及长期应用广谱抗生素等原因，细菌易在口腔内滋生、繁殖而继发感染。因此，必须加强口腔护理，督促病人在进餐前、餐后、睡前、晨起用生理盐水等含漱。

4）皮肤感染的预防：保持皮肤清洁、干燥，勤沐浴、更衣和更换床上用品；勤剪指甲；蚊虫蜇咬应正确处理，避免抓伤皮肤。女性病人尤其要注意会阴部的清洁卫生，适当增加对局部皮肤的清洗。

5）肛周感染的预防：睡前、便后用 1∶5 000 高锰酸钾溶液坐浴，每次 15~20 分钟。保持大便通畅，避免用力排便诱发肛裂而增加局部感染的概率。

6）血源性感染的预防：肌肉、静脉等各种穿刺时，要严格无菌操作。留置中心静脉导管应严格按置管流程操作，并做好维护。

7. 心理护理　加强沟通，耐心解释与疏导。如扼要解释出血的原因、如何减轻或避免加重出血、目前治疗与护理的主要措施及其配合要求等，特别要强调紧张与恐惧不利于控制病情。还可通过介绍治疗效果较好的成功例子，增强病人战胜疾病的信心，减轻恐惧感。注意营造良好的住院环境，当病人出血突然加重时，护士应保持镇静，迅速通知医生并配合做好止血等救治工作，及时清除血迹，以免对病人产生不良刺激。

8. 健康教育

（1）饮食指导：提倡均衡饮食，荤素结合，保证足够热量、蛋白质、维生素及相关营养素的摄入。易患人群应预防性补充食物铁或口服铁剂。

（2）休息与活动：充足的睡眠与休息可减少机体耗氧量，适当的活动可调节身心状况，提高病人的活动耐力。应平衡活动量，以不感到劳累为宜，病人须根据病情做好休息与活动的自我调节。

（3）用药指导：向病人解释用药的目的，说明坚持正规用药的重要性，指导病人按医嘱用药，定期门诊复查血常规。避免服用对造血系统有不良影响的药物，如氯霉素、磺胺、阿司匹林等。

（4）疾病的预防指导：积极治疗慢性胃炎、消化性溃疡、肠道寄生虫感染、长期腹泻、痔疮出血或月经过多等疾病。指导危险品的职业暴露者做好个人防护，定期体检；加强锻炼、增强体质，预防感染。

（5）病情监测指导：主要是贫血、出血、感染的症状与体征和药物不良反应的自我监测。具体包括头晕、头痛、心悸、气促等症状；生命体征（特别是体温和脉搏）、皮肤黏膜苍白与出血的情况；常见感染的症状（咽痛、咳嗽、咳痰、尿路刺激征、肛周疼痛等）；内脏出血的表现（黑便与便血、血尿、阴道出血等）。若有上述症状或体征出现或加重，提示病情恶化的可能，应及时就医。

六、结核病合并风湿免疫性疾病

（一）概述

风湿免疫性疾病是一类侵犯多系统和多脏器的自身免疫病，可导致多种组织和器官的损伤，如皮肤、关节、肌肉、心、肾、造血系统、中枢神经等多系统可同时受累，病程长、病情复杂。风湿免疫性疾病的治疗使用糖皮质激素、免疫抑制剂、生物制剂和小分子靶向药物等，可导致免疫系统防御功能降低，易出现机会性感染，如潜伏感染进展为活动性结核病或陈旧性的结核复发。

（二）常见临床表现

1. 风湿免疫性疾病表现　病人常多系统受累，除了全身症状（发热、乏力、全身不适），不同的风湿免疫性疾病病人还有特异性症状。例如，类风湿关节炎病人出现晨僵，多发对称的关节痛，关节肿胀、畸形，类风湿结节，部分出现腕关节特征性的"天鹅颈"样的表现及关节功能障碍；系统性红斑狼疮病人可出现面颊部蝶形红斑，也可出现关节肌肉痛及神经系统表现（狼疮脑病），如头痛、意识障碍、情绪障碍等；系统性红斑狼疮累及肺部可出现咳嗽、活动后气短，部分病人可出现胸腔积液,多为中小量,双侧多见。

2. 共病的特殊症状　风湿免疫性疾病病人出现结核病多见于大量应用激素后,所患结核病表现多样,血行播散性结核病及结核性脑膜炎比例增高,也可出现干酪样肺炎及其他器官结核病。风湿免疫性疾病病人合并肺结核时,全身症状以发热较常见,高热多见,可以是风湿免疫性疾病治疗过程中再次发热或发热加重;乏力明显,盗汗,多伴有体重下降。呼吸系统症状包括咳嗽、咳痰、气促、胸闷,偶有咯血。神经系统合并结核性脑膜炎时,可出现头痛、呕吐、意识障碍、癫痫发作,甚至昏迷。如果出现其他部位结核病可有相应症状,如淋巴结肿大、疼痛,出现腰椎病变时伴有腰、腿痛,活动受限。

（三）治疗原则

1. 风湿免疫性疾病合并结核病的治疗原则是联合、短程、足量。在联合抗结核治疗时须综合考虑病人的身体状况及原发风湿性疾病的具体情况,充分考虑结核分枝杆菌的药物敏感性、感染状况、药物禁忌证等因素。抗结核治疗可按照标准方案进行,详见第七章"结核病化学治疗的护理"相关内容。如果发生严重不良反应或者过敏,可调整治疗方案。对有肺结核空洞、胸部 X 线检查提示广泛性病变及治疗 2 个月后痰菌仍然阳性的病人,可以延长疗程至 9 个月。发生结核性脑膜炎的病人需要 9~12 个月疗程。治疗效果较差的骨结核或关节结核也需要适当延长疗程。应严格掌握糖皮质激素使用指征、剂量及疗程,使用抗结核药物的疗程应不短于糖皮质激素的疗程。如果在治疗过程中有明确的药敏试验结果,可以参考药敏结果调整治疗方案,保证有 3~4 种敏感的抗结核药物。

2. 风湿免疫性疾病的预防性化疗　对于有陈旧结核病变的病人,或者 PPD 皮试、IGRAs 提示结核潜伏感染（latent tuberculosis infection,LTBI）者,推荐进行预防性的抗结核治疗。国际上目前推荐 LTBI 的首选治疗方案为 9INH 方案［每日服用异烟肼（INH）300mg,持续 9 个月］。

3. 注意事项

（1）免疫抑制剂用量要适当,以防加重结核病,抗结核治疗疗程要适当延长。

（2）抗结核治疗过程中要考虑抗结核药的副作用,以及对风湿免疫性疾病造成不良影响。

(3) 注意监测血常规、尿常规及肝、肾功能。

(四) 护理评估

1. 基本资料、健康评估见本章第一节"一、肺结核"中相关内容。

2. 专科评估

(1) 病史评估：了解病人此次发病的原因，有无结核病病人接触史，既往健康状况和生活环境，是否已接受过治疗，并详细询问以往的用药情况和过敏史，尤其是激素、免疫抑制剂、细胞毒性药物等药物类型、剂量、用法、疗程、疗效及不良反应等。

(2) 身体评估

1) 全身症状：有无乏力、午后低热、盗汗、体重下降等表现。

2) 皮肤与黏膜：有无皮疹、红斑或破损等表现。

3) 肌肉与关节：受累肌肉与关节有无红、肿、热、痛和畸形等表现。

4) 消化系统：有无食欲减退、呕吐、腹痛、腹泻等表现。

5) 呼吸系统：有无咳嗽、咳痰、活动后气促、呼吸困难等表现。

6) 循环系统：有无心前区不适、心律失常等表现。

(3) 心理-社会状况评估：了解病人的情绪状态、社会支持及对疾病的认知情况，评估病人及家属对疾病、治疗及预后的认知情况及心理承受能力。

(4) 辅助检查

1) 血液检查：进行血常规及肝功能、肾功能、红细胞沉降率、C 反应蛋白、补体、抗核抗体、类风湿因子、抗中性粒细胞胞质抗体、抗磷脂抗体等检查。

2) 关节液检查：通过关节腔穿刺获取关节液。关节液的白细胞计数有利于鉴别炎症、非炎症和化脓性关节炎。非炎症性关节炎白细胞计数往往在 20×10^9/L 以下；白细胞超过 30×10^9/L，中性粒细胞比例超过 50% 则提示炎症性关节炎；化脓性关节炎不仅关节液外观呈脓性，且白细胞计数更高。关节液中找到尿酸盐结晶有助于痛风性关节炎的诊断。

3) 结核病病原学检查：可进行痰液、胸腔积液、腹水、脑脊液、支气管肺泡灌洗液（bronchoalveolar lavage fluid，BALF）、淋巴结穿刺液/组织等标本的涂片和培养，检查是否有结核分枝杆菌。可以进行组织活检、病理检测以进一步明确，如 CT 定位下肺穿刺活检，支气管镜下肺组织、支气管及纵隔淋巴结活检，体表组织活检（如淋巴结穿刺活检）等。

4）影像学检查:结核病好发于肺部,胸部 X 线检查是诊断肺结核的常规首选方法。胸部 CT 能提高分辨率,对病变细微特征进行评价,减少重叠影像;可准确判断病变的分布、范围、有无空洞;可以发现隐匿的支气管病变,早期发现粟粒阴影,减少微小病变的漏诊;并能准确显示纵隔淋巴结,有利于与其他疾病的鉴别;也可用于引导穿刺。对于怀疑结核性脑膜炎或脑实质病变的病人可行脑磁共振检查,进一步明确诊断及病情。

(五) 常见护理诊断/问题

1. 疼痛:慢性关节疼痛　与局部炎性反应有关。

2. 躯体活动障碍　与关节持续疼痛、僵硬,以及关节、肌肉功能障碍有关。

3. 皮肤完整性受损　与血管炎性反应及应用免疫抑制剂等因素有关。

4. 体温过高　与结核菌感染有关。

5. 营养失调:低于机体需要量　与机体消耗增加、食欲减退等有关。

6. 知识缺乏:缺乏疾病治疗、消毒隔离等相关知识。

7. 有感染的风险　与免疫功能缺陷引起机体抵抗力低下有关。

(六) 护理措施

1. 一般护理

(1) 病情观察:关注病人生命体征及各系统症状的变化,关注病人各项检查结果的回报,早期识别病情变化并及时通知医生。

(2) 生活护理:根据病人病情及活动受限的程度,协助病人日常生活护理,并进行必要的指导,鼓励病人安全、正确实施自我照顾。

(3) 饮食护理:协助病人维持良好的饮食平衡,鼓励进食高糖、高蛋白质和高维生素饮食,少量多餐,宜软食,忌辛辣刺激及烟熏食物。

(4) 休息与活动:急性活动期应卧床休息,以减少消耗,注意保护脏器功能,预防并发症的发生;风湿性关节炎的病人,夜间睡眠时应注意对病变关节的保暖,预防晨僵,关节肿痛时限制活动;急性期后应鼓励病人坚持每天定时进行被动和主动的活动及功能锻炼。

(5) 口腔护理:由于病人免疫力低下,容易发生感染,应注意保持口腔清洁,有口腔黏膜破损时,每天晨起、睡前和进餐前后应用漱口水漱口,有口腔溃疡者在漱口后用中药冰硼散或锡类散涂敷溃疡处,可促进愈合;对有口腔感染病灶者,遵医嘱局部使用抗生素。

（6）皮肤护理：除常规的皮肤护理、预防压力性损伤外,应注意保持皮肤清洁干燥,每天用温水冲洗或擦洗,忌用碱性肥皂;光敏感者,指导其外出时采取遮阳措施,避免阳光直接照射皮肤;有皮疹、红斑者,皮疹或红斑处避免涂用各种化妆品或护肤品,可遵医嘱局部涂用药物性软(眼)膏;若局部溃疡合并感染者,遵医嘱使用抗生素治疗的同时,做好局部清创换药处理;避免接触刺激性物品,如各种烫发或染发剂、定形发胶、农药等;避免服用容易诱发风湿病症状的药物,如普鲁卡因胺、肼屈嗪等。

（7）心理护理：帮助病人接受疾病,鼓励病人说出自身感受,分析原因,并评估其焦虑程度。在协助病人认识自身焦虑表现的同时,向病人委婉说明焦虑对身体状况可能产生的不良影响,帮助病人提高解决问题的能力;劝导家属多给予关心、理解及心理支持;介绍成功病例及治疗进展,鼓励病人树立战胜疾病的信心。

（8）用药护理：免疫抑制剂及抗结核药均有较多的不良反应,治疗过程中可能会出现部分不良反应叠加,须密切注意病情及不良反应,及时处理。激素及非甾体抗炎药可能会造成胃黏膜病变,甚至溃疡、消化道出血。抗结核药须多种联用,口服药物数量多,通常有明显的胃肠道反应,可适当加用黏膜保护剂和止吐药。抗结核药肝、肾毒性大,治疗过程中须密切监测肝、肾功能,可适当加用护肝药物。如果肝损伤严重,必要时暂停抗结核药。抗结核药中的利福平也可能会引起粒细胞及血小板的减少,因此要动态追踪及关注病人的各项检查结果,重视病人主诉,及时与医生沟通。

2. 健康教育

（1）疾病知识指导：向病人及家属解释本病若能得到及时有效的治疗,病情可长期缓解,可正常生活。嘱家属给予病人以精神支持和生活照顾,维持病人良好的心理状态,树立乐观情绪。在疾病缓解期,病人可逐步增加活动,以提高机体免疫力,但要注意劳逸结合,避免过度劳累。避免一切可能诱发或加重病情的因素,如妊娠、分娩、口服避孕药及手术等,避免日晒和寒冷的刺激;指导病人及家属保持居室通风,按要求对痰液及污染物进行消毒处理;保护易感人群,对密切接触涂阳肺结核病人的家属,必要时应接受预防性化学治疗。

（2）用药指导与病情监测：指导病人坚持严格按医嘱治疗,不可擅自改变药物剂量或突然停药,保证治疗计划得到落实。应向病人详细介绍所用药物的名称、剂量、给药时间和方法等,并教会其观察药物疗效和不良反应。

(3) 生育指导:系统性红斑狼疮病人,无中枢神经系统、肾脏或其他脏器严重损害,病情处于缓解期达半年以上者一般能安全妊娠,并分娩正常婴儿。非缓解期的系统性红斑狼疮病人容易出现流产、早产和死胎,发生率约 30%,故应避孕。妊娠前 3 个月至妊娠期应用大多数免疫抑制剂均可能影响胎儿的生长发育,故必须停用半年以上方能妊娠。但目前认为羟氯喹和硫唑嘌呤对妊娠影响相对较小,尤其是羟氯喹可全程使用。产后避免哺乳。妊娠可诱发系统性红斑狼疮活动,且多数药物对胎儿发育存在风险,因此,备孕阶段及妊娠期,应及时就医,遵医嘱调整用药或停药。

七、结核病合并肾功能不全

(一) 概述

肾功能不全(renal insufficiency)是由多种原因引起的肾小管严重破坏,使身体在排泄代谢废物和调节水、电解质、酸碱平衡等方面出现紊乱的临床综合征。通常由缺血或肾毒性因素所致,分为急性肾功能不全和慢性肾功能不全。预后不良,是威胁生命的主要病症之一。肾功能不全的病人由于免疫力低下、肾上腺皮质激素及免疫抑制剂使用、25-羟维生素 D_3 缺乏、透析不充分等原因是结核病的易感人群,根据《中国成人慢性肾脏病合并结核病管理专家共识》(2016),慢性肾脏病(chronic kidney disease,CKD)和透析病人感染结核的风险是正常人的 6~30 倍。

(二) 常见临床表现

1. 胃肠道表现 是尿毒症病人最早和最常出现的症状。初期以食欲减退、腹部不适为主诉,以后出现恶心、呕吐、腹泻、舌炎、口有尿臭味和口腔黏膜溃烂,甚至有消化道大出血等。

2. 精神、神经系统表现 精神萎靡、疲乏、头晕、头痛、记忆力减退、失眠,可有四肢发麻、手足灼痛和皮肤痒感,甚至下肢痒痛难忍,须经常移动,不能休止等;晚期可出现嗜睡、烦躁、谵语、肌肉颤动甚至抽搐、惊厥、昏迷。

3. 心血管系统表现 常有血压升高,长期的高血压会使左心室肥厚扩大、心肌损害、心力衰竭。潴留的毒性物质也会引起心肌损害,发生尿毒症心包炎。

4. 造血系统表现 贫血是尿毒症病人必有的症状。除贫血外有容易出血的症状,如皮下瘀斑、鼻出血、牙龈出血、黑便等。

5. 呼吸系统表现　酸中毒时呼吸深而长。代谢产物的潴留可引起尿毒症支气管炎、肺炎、胸膜炎,并有相应的临床症状和体征。

6. 全身其他表现　皮肤失去光泽,干燥、脱屑;发生代谢性酸中毒、电解质紊乱、脱水或水肿、低钙血症和高磷血症等。病人多有代谢紊乱,如明显低蛋白血症和消瘦,此外尿毒症病人常有高脂血症。

（三）辅助检查

1. 血液检查　可有轻度贫血,血肌酐和尿素氮进行性升高,血清钾浓度升高,血 pH 值和碳酸氢根离子浓度降低,血清钠浓度正常或偏低,血磷升高,IGRAs 对结核病合并肾功能不全病人的诊断具有较高的敏感度和特异度。

2. 尿液检查　尿蛋白多为"(+)",常以小分子蛋白为主。尿沉渣镜检可见肾小管上皮细胞、上皮细胞管型、颗粒管型及少许红细胞和白细胞等;尿比重降低且较固定,多在 1.015 以下,因肾小管重吸收功能损害,尿液不能浓缩所致;尿渗透压降低,尿与血管渗透浓度之比低于 1.1;尿钠含量增高,多在 20~60mmol/L。

3. 影像学检查　肾功能不全病人免疫力低下,病灶可能出现在肺部任何部位,从而使影像学表现不典型;药物所致的急性间质性肾炎 B 超常显示双肾体积对称性增大。

（四）治疗原则

1. 肾功能不全的治疗

(1) 积极治疗原发疾病。

(2) 避免及纠正危险因素,严格控制血压、血糖、血脂,降低尿蛋白。

(3) 积极控制感染,尤其是尿路感染和呼吸道感染,要防止双重感染。

(4) 积极纠正水、电解质及酸碱平衡紊乱。

(5) 防治心、脑血管疾病。

(6) 高热量、低优质蛋白、低磷饮食,配以必需氨基酸,适当的维生素、矿物质和微量元素,适当增加蛋白质摄入量,以改善病人的营养状况。

(7) 避免受凉、受湿和过劳,预防感冒,避免损害肾脏的药物使用。

(8) 充分有效透析可避免药物蓄积,也可改善病人免疫状态。抗结核治疗期间血液透析剂量要充分:每周 3 次,每次至少 4 小时,每周的尿素清除指数（urea clearance index,Kt/V）至少达到 2.0。

(9) 并发症须综合治疗,纠正贫血,防止消化道出血,高凝状态者须抗凝治疗。病情进展者宜及早开始透析治疗。

2. 肺结核合并肾功能不全病人化学药物治疗

(1) 治疗原则:抗结核治疗必须遵循"早期、适量、联合、规律、全程"的原则进行,由于肾功能不全病人常合并其他基础疾病,制订抗结核治疗方案须综合考虑病人年龄、整体健康情况、合并症、感染部位、耐药性、肾小球滤过率(glomerular filtration rate,GFR)下降对药物代谢动力学影响等因素,在治疗时间、药物种类、药物剂量、给药间隔、疗程等方面进行个体化综合治疗。

(2) 方案推荐:应尽量选择经肝脏、肝肾双通道或者肝肾之外代谢通路的药物;具明显肾毒性,且主要经肾脏代谢的药物应避免使用。①可常规使用的药物,如异烟肼、利福平、利福喷丁、莫西沙星、乙(丙)硫异烟胺、对氨基水杨酸、利奈唑胺、氯法齐明。②应减量使用的药物,如利福布汀、吡嗪酰胺、乙胺丁醇、氧氟沙星、左氧氟沙星、环丝氨酸、亚胺培南-西司他丁、美罗培南、阿莫西林-克拉维酸钾。③避免使用的药物,如链霉素、阿米卡星、卷曲霉素。用药建议如表 6-3-1 所示。

表 6-3-1 结核病合并肾功能不全病人抗结核药物应用表

药物	用药剂量与方法变更与否	肌酐清除率<30ml/min 或血液透析病人推荐剂量和使用频率	
		剂量	用法
异烟肼	否	300mg/d	每日 1 次
利福平	否	600mg/d	每日 1 次
吡嗪酰胺	是	25~35mg/(kg·次)	每周 3 次
乙胺丁醇	是	15~25mg/(kg·次)	每周 3 次
链霉素	是	12~15mg/(kg·次)	每周 2~3 次
阿米卡星	是	10~12mg/(kg·次)	每周 2~3 次
丙硫异烟胺	否	600~800mg/d	每日 2~3 次
对氨基水杨酸钠	否	800~1 200mg	每日 1~3 次
莫西沙星	否	400mg/d	每日 1 次
左氧氟沙星	是	750~1 000mg/次	每周 3 次

(3) 注意事项:避免与其他引起肾功能损害的药物合用,及时复查肾功能,最好能检测药物的血药浓度。肾功能损害时机体对药物的反应性均可能发生改变,因此,临床应用时要特别注意。

(五) 护理评估

1. 基本资料、健康评估见本章第一节"一、肺结核"中相关内容。

2. 专科评估

(1) 病史评估:了解病人此次发病的原因,有无结核病病人接触史,既往健康状况和生活环境,是否已接受过治疗,并详细询问以往的用药情况和过敏史,尤其是抗结核药物、利尿药、激素、免疫抑制剂、细胞毒性药物等药物类型、剂量、用法、疗程、疗效及不良反应等。

(2) 身体评估

1) 全身症状:有无乏力、午后低热、水肿、夜尿增多、少尿、皮肤瘙痒等表现。

2) 消化系统:有无食欲减退、恶心、呕吐、腹胀等表现。

3) 呼吸系统:有无咳嗽、咳痰、胸闷、气促等表现。

4) 循环系统:有无高血压、心力衰竭等表现。

5) 血液系统:有无贫血、皮肤瘀斑等表现。

6) 神经系统:有无失眠、注意力不集中、烦躁、嗜睡、表情淡漠等意识障碍。

(3) 心理-社会状况评估:了解病人的情绪状态、社会支持及对疾病的认知情况,评估病人及家属对疾病、治疗及预后的认知情况及心理承受能力。

(六) 常见护理诊断/问题

1. 体液过多　与肾小球滤过功能下降致水钠潴留等有关。

2. 营养失调:低于机体需要量　与机体消耗增加、食欲减退、低蛋白饮食、尿蛋白丢失过多等有关。

3. 知识缺乏:缺乏疾病治疗、消毒隔离等相关知识。

4. 体温过高　与结核菌感染有关。

5. 有感染的风险　与机体免疫力低下有关。

6. 有皮肤完整性受损的危险　与皮肤水肿、营养不良等有关。

7. 焦虑、抑郁　与病情复杂、症状多且生活质量受影响有关。

（七）护理措施

1. 一般护理

（1）病情观察：注意观察病人生命体征变化，关注有无咳嗽、咳痰、胸闷、气促、水肿等症状，关注病人出入量的平衡情况。

（2）饮食护理：结核病为一种慢性消耗性疾病，应给予高热量、高蛋白、高维生素且易消化的饮食，而合并肾功能不全的病人，蛋白质的摄入量应根据肾小球滤过率调整；保证优质蛋白的摄入；忌烟、酒和辛辣刺激食物；增加膳食种类，饮食中注意添加促进消化、增进食欲的食物，选用合适的烹饪方法，增进病人的食欲。

（3）避免感染：由于病人机体抵抗力下降，加之应用激素和/或免疫抑制剂，感染风险增加。应指导病人保持环境的清洁，定时开窗通风换气，定期进行空气消毒；尽量减少病区探访人次；告知病人及家属预防感染的重要性，协助病人加强全身皮肤、口腔黏膜和会阴部的护理，防止皮肤和黏膜损伤；指导其加强营养和休息，增强机体抵抗力；寒冷季节注意保暖。

（4）休息与活动：有咯血、高热或水肿的病人，应卧床休息，恢复期可适当增加户外活动，以提高机体的抗病能力。轻症病人应避免劳累及重体力劳动，保证充足的休息和睡眠，劳逸结合。

（5）皮肤护理：重症卧床病人应定时翻身，保持床单位的清洁干燥，避免压力性损伤的发生；保持病人会阴部及肛周皮肤的清洁，避免失禁性皮炎及皮肤感染的发生；对于水肿的病人应注意衣着柔软、宽松；年老体弱者，可协助其翻身并用软垫支撑受压部位；水肿的病人皮肤较薄，易发生破损，须协助病人做好全身皮肤的清洁，清洗时勿用力擦拭，避免损伤。

（6）用药指导：观察药物的疗效及不良反应。长期使用利尿药时，应监测血清电解质和酸碱平衡情况；向病人讲解抗结核药规律服药的重要性，并督促病人按医嘱服药，坚持完成规律、全程化疗，以提高治愈率，减少复发；同时关注药物不良反应，督促病人定期检查肝、肾功能等，如出现胃肠不适、肝区疼痛等不良反应时要及时通知医生处理，切勿自行停药。

（7）心理护理：由于结核病病程长，合并肾功能不全出现各系统不适症状者，易出现紧张、焦虑、悲观等不良情绪。护理人员应主动与病人沟通，了解其心理需求，对病人提出的问题及时回复，以增强病人战胜疾病的信心，配合治疗。

2. 健康教育

（1）疾病知识指导：向病人讲解疾病相关知识及预后，嘱病人合理安排休息，恢复期逐渐增加活动，避免劳累，以提高机体免疫力；保证营养的摄入，避免情绪波动；注意个人清洁卫生及居所环境，防止继发感染；上呼吸道及皮肤感染时应及时就医。告知病人避免肾损害、保护肾功能的措施，如避免感染、避免大量蛋白质摄入以及避免使用有肾毒性的药物。

（2）用药指导及病情监测：向病人强调坚持规律用药的重要性，讲解利尿药、激素及细胞毒性药物的作用、可能出现的不良反应及服药的注意事项，指导病人准确记录出入量；督促病人治疗期间定期复查相关指标，若出现药物不良反应应及时就诊。定期随访。

（段钢　刘晓宁　唐春梅　谭刘婷　周红燕　杨相宜　孔含含）

第四节　肺结核并发症的护理

肺结核是一种由结核分枝杆菌引起的慢性感染性疾病，可以破坏肺实质和气道结构，损害肺脏功能，特别是肺组织结构性破坏时，可能会引起气流受限和肺功能的不可逆性减退，导致一系列并发症的发生，如：慢性阻塞性肺疾病、支气管哮喘、肺不张等。

一、肺结核并发慢性阻塞性肺疾病

（一）概述

1. 定义　慢性阻塞性肺疾病（COPD）是一组以不完全可逆的气流受限为特征的疾病，其特点是持续存在呼吸道慢性非特异性炎症和气流受限。世界卫生组织 2022 年结核病报告中显示，COPD 患病率和死亡率较高，全球≥40 岁人群的患病率达到 9%~10%，死因顺位处于第 3 位。

肺结核与 COPD 的高危人群存在重叠，长期咳嗽史、吸烟、接触粉尘、接触某些种类燃料等可能是肺结核并发 COPD 的危险因素。

2. 发病机制

（1）内源性发病：一方面，肺结核病人随着肺内病灶反复活动、合并其他感染以及年龄增加，肺部症状加重造成通气、换气功能障碍，可导致肺结构破坏，引发 COPD;另一方面,COPD 病人因病情迁延反复,致缺氧、感染、炎性介质释放等,造成机体抵抗力下降,结核分枝杆菌重新活跃、繁殖而发病。

(2) 细胞免疫功能下降:COPD 病人细胞免疫功能低于正常人,而肺结核的发病与机体细胞免疫功能低下有关;同时,感染结核菌以及应用抗结核药物本身也可导致免疫抑制,进一步加重 COPD 病情。

(3) 呼吸道防御能力下降:COPD 病人的慢性气道炎症在气道重建过程中直接影响其防御功能,气道内的炎性细胞不能清除侵入黏膜表面的结核菌。另外,COPD 病人存在不同程度气道阻塞、支气管引流不畅,也是导致结核菌在体内大量繁殖,结核病灶迅速进展的原因之一。

(二) 常见临床表现

1. 症状　常以 COPD 症状为主,结核病毒性症状不典型。

(1) 病人早期即使肺功能持续下降,也可无症状;至中晚期,出现咳嗽、咳痰、气短等症状。

(2) 病人常表现为咳痰频繁,痰量因人而异,多为白色黏液痰,若合并细菌感染则变为黏液脓性痰。

(3) 在长期患病过程中,反复急性加重和缓解是本病的特点,晚期病人气短或呼吸困难症状常非常明显,即使是轻微的活动,都不能耐受。重症病人或急性加重时会出现喘息和胸闷。

(4) 低热、乏力,发热无规律性,部分病人伴有咯血、盗汗、食欲缺乏、消瘦。

2. 体征　多无特异性,以 COPD 体征为主。

(1) 早期可无异常,随疾病进展出现桶状胸,呼吸浅快,严重者可有缩唇呼吸,触觉语颤减弱或消失。

(2) 叩诊呈过清音,心浊音界缩小,肺下界和肝浊音界下降。两肺呼吸音减弱,呼气延长,部分病人可闻及干啰音和/或湿啰音。

(3) 呼吸困难加重时常采取前倾坐位。

(4) 并发重症肺结核肺毁损时可有胸廓塌陷。

(5) 并发肺心病时主要表现为右心衰竭体征:肝颈静脉回流征阳性、下肢凹陷性水肿、肝脏增大及压痛、颈静脉怒张。

（三）辅助检查

1. 实验室检查

（1）血常规检查：COPD 稳定期合并肺结核活动期病人可出现白细胞总数升高，中性粒细胞核左移，淋巴细胞减少，红细胞计数和血红蛋白常偏低。合并严重浸润型肺结核时，单核细胞明显增多。

（2）痰液常规检查：COPD 合并肺结核继发感染时痰液为脓性，镜下白细胞增多，以中性粒细胞增高为主，也可出现少量红细胞及脱落的上皮细胞。

（3）血气分析：COPD 稳定期血气改变不明显；如气道阻塞明显和肺功能障碍时，PaO_2 降低，$PaCO_2$ 升高，严重时可出现呼吸性酸中毒。

2. 影像学表现　COPD 与肺结核影像学表现重叠，多不典型，有下列特点：

（1）双肺透亮度下降，纹理粗乱，心影狭长，部分膈面有粘连表现。

（2）肺结核非好发部位多见，以中下肺叶及上叶前段多见，早期多表现中下肺野浸润、双肺同时有病变的病人居多，病变范围广泛。

（3）病变以钙化、纤维化及浸润灶为主。两病并存时可见渗出性病灶增多。病灶中空洞不多，多系原有慢性纤维空洞型肺结核病人。

（4）根据肺结核病变范围不同有不同程度斑条状、斑片状浸润阴影，部分可合并继发性支气管扩张，局部呈小蜂窝状透亮区。

（5）部分可有胸膜增厚，粘连改变。

（6）两病并存时，如胸片显示双下肺野斑片、斑点状阴影，往往导致肺结核的漏诊。

3. 肺功能　第一秒用力呼气量（first second forced expiratory volume，FEV_1）/用力肺活量（forced vital capacity，FVC）（FEV_1/FVC），是 COPD 的一项敏感指标，可检出轻度气流受限，是 COPD 肺功能检查的基本项目。吸入支气管扩张剂后 FEV_1/FVC>70% 可确定为不能完全可逆的气流受限。FEV_1% 预计值是评估 COPD 严重程度的良好指标。

（四）治疗原则

肺结核并发 COPD 为两种疾病并存，临床症状上有许多相似之处，但两者的慢性炎症过程的本质不同，所以在治疗上要根据两种疾病的严重程度，分别遵循其治疗原则进行，两病同时治疗时要注意相互的影响。

1. COPD 稳定期的治疗

（1）控制和减少危险因素：尽量控制职业影响或环境污染，避免或防止粉尘、烟雾及有害气体吸入。

（2）药物治疗：药物治疗用于预防和控制症状，减少急性加重的频率和严重程度。如果没有出现明显的药物不良反应或病情恶化，应维持同一水平长期的规律治疗，同时根据病人对治疗的反应及时调整治疗方案。

1）支气管扩张剂：支气管扩张剂可松弛支气管平滑肌、扩张支气管、缓解气流受限，是控制 COPD 症状的主要治疗措施。多首选吸入治疗，常用 β_2 受体激动剂、抗胆碱药及甲基黄嘌呤类。

2）糖皮质激素：不推荐长期口服糖皮质激素治疗。在规律支气管扩张剂治疗的基础上增加吸入性糖皮质激素的治疗，适用于 $FEV_1 > 50\%$ 预计值或伴有频繁急性加重的 COPD 病人。可以减少 COPD 急性加重的次数，但并不能改善其肺功能。联合吸入糖皮质激素和 β_2 受体激动剂比各自单用效果好。

3）祛痰药：应用祛痰药有利于气道引流，改善通气。常用药物有盐酸氨溴索、乙酰半胱氨酸等。

4）抗氧化剂：抗氧化剂如 N-乙酰半胱氨酸可降低疾病反复加重的频率。

5）抗结核药物治疗：详见第七章"结核病化学治疗的护理"相关内容。

2. COPD 急性加重期的治疗

（1）氧疗：多采用持续低流量氧疗，氧疗 30 分钟后应复查动脉血气，根据病人病情判断氧合改善情况，并关注是否出现二氧化碳潴留、呼吸性酸中毒。

（2）抗生素应用：COPD 急性加重多由细菌感染诱发，应根据 COPD 严重程度及相应的细菌分型情况，结合当地常见致病菌类型及耐药流行趋势、药物敏感情况，尽早选择敏感抗生素。

（3）支气管扩张剂：短效 β_2 受体激动剂适用于 COPD 急性加重期的治疗。若效果不显著，建议加用抗胆碱能药（异丙托溴铵、噻托溴铵等）。对于较为严重的 COPD 加重者，可考虑静脉滴注茶碱类药物。

（4）糖皮质激素：COPD 加重期住院病人宜在应用支气管扩张剂的基础上，口服或静脉滴注糖皮质激素，剂量要权衡疗效及安全性。

（5）机械通气：如病人发生呼吸衰竭，可通过无创或有创方式给予机械通气，根据病情需要，可首选无创机械通气。

（五）护理评估

1. 基本资料、健康评估见本章第一节"一、肺结核"中相关内容。

2. 专科评估

（1）病史评估：①病人有无长期慢性咳嗽史及吸烟史（具体烟龄、每日吸烟数量），有无酗酒、吸毒、滥用药物等不良嗜好。②评估病人是否长期从事接触粉尘或化学物质的职业。③病人是否曾患慢性支气管炎、百日咳、肺血管炎症等易引起小气道受损的疾病。④既往诊疗经过及效果、目前症状及对病人日常生活和工作的影响程度。

（2）身体评估

1）神经系统：慢性阻塞性肺疾病病人由于缺氧和长期二氧化碳潴留，易引起脑水肿和颅内压增高，可出现缺氧性脑病及肺性脑病，表现为头痛、注意力不集中、反应迟钝、神志淡漠、精神行为异常、嗜睡等中枢神经系统症状。

2）循环系统：慢性阻塞性肺疾病病人造成的肺动脉高压，使肺循环阻力增加，引起右心室肥厚，当右心室失代偿，则出现右心衰竭，表现为体循环淤血、发绀、颈静脉怒张、心率增快、心律失常、肝大并有压痛、肝颈静脉回流征阳性、下肢水肿等，重症者可有腹水，以上可通过心电图检查、心脏彩超、腹部 B 超及查体评估获知。

3）呼吸系统：①重点评估病人气体交换效率及气流受限程度，关注病人呼吸困难程度及呼吸型态，如是否为胸式呼吸或腹式呼吸、是否呼气延长及用力呼气等。呼吸困难加重时病人常采取前倾坐位。②评估病人是否存在缺氧及二氧化碳潴留，严密监测血氧含量及血气分析情况，同时观察病人面色、口唇及皮肤黏膜情况，如出现二氧化碳潴留，病人常可见面色潮红及呼吸深快。

4）消化系统：感染、呼吸困难、体循环淤血等原因导致病人食欲减退、嗳气、腹胀、恶心等；抗感染药物的使用导致肠道菌群失调进而出现便秘、腹泻等症状；营养摄入不足、腹泻等还可导致电解质失调。

5）泌尿系统：COPD 病人发生呼吸衰竭伴低氧血症和高碳酸血症时，肾小球滤过率降低，继而发生水肿。

（六）常见护理诊断/问题

1. 气体交换受损　与气道阻塞、通气不足、呼吸肌疲劳、分泌物过多和肺泡呼吸面积减少有关。

2. 清理呼吸道无效　与分泌物增多、黏稠,无效咳嗽有关。

3. 焦虑　与健康状况的改变、病情危重、经济状况有关。

(七) 护理措施

1. 休息与活动　病人采取舒适的体位,呼吸困难较重的病人宜采取身体前倾位,使辅助呼吸肌参与呼吸。急性期卧床休息,缓解期视病情安排适当活动量,活动以不感到疲劳、不加重症状为宜。室内保持合适的温、湿度,冬季注意保暖,避免直接吸入冷空气。

2. 病情观察　密切观察咳嗽(咳嗽程度评分表请参见本章第一节"一、肺结核"中相关介绍)、咳痰的情况,包括痰液的颜色、量及性状,同时注意评估病人气道廓清能力及呼吸道通畅情况;呼吸困难的程度(可应用改良版英国医学研究委员会呼吸困难量表进行评估,详见本章第六节"四、呼吸衰竭"中相关内容),监测动脉血气分析和水、电解质、酸碱平衡情况。

3. 氧疗护理　呼吸困难伴低氧血症者,遵医嘱给予氧疗。一般采用鼻导管持续低流量吸氧 1~2L/min,每日持续时间 >15 小时,以病人 SpO_2>90% 或 PO_2>60mmHg 为氧疗目标,应避免吸入氧浓度过高而引起二氧化碳潴留及呼吸抑制。氧疗有效的指标:病人呼吸困难减轻、呼吸频率减慢、发绀减轻、心率减慢、活动耐力增加。

4. 保持呼吸道通畅　①指导痰多黏稠、难咳的病人多饮水,以达到湿化气道、稀释痰液的目的,或酌情使用雾化吸入治疗。②行胸部叩击和体位引流,有利于分泌物的排出,也可用震动排痰仪、振动排痰背心等协助排痰。③指导病人有效咳嗽:病人取坐位,上身略前倾,双肩放松,屈膝,前臂垫枕,如有可能应使双足着地,以利于胸腔的扩展,增加咳痰的有效性,咳痰后进行放松性深呼吸。

5. 用药护理　遵医嘱应用抗生素、支气管扩张剂和祛痰药,观察疗效及不良反应。

6. 心理护理　肺结核并发 COPD 病人因长期患病,社会活动减少,经济收入降低等,极易形成焦虑和压抑的心理状态。护理人员应详细了解病人及其家庭对疾病的态度,了解病人心理、性格、生活方式等,与病人和家属共同制订和实施康复计划,增强战胜疾病的信心。教会病人缓解焦虑的方法,如听音乐、下棋、做游戏等娱乐活动,以分散注意力,减轻焦虑。

7. 健康教育

（1）呼吸康复锻炼能够帮助病人改善呼吸肌的功能、促进排痰，使气道保持畅通，改善病人氧合能力。

1）有效咳嗽训练：指导病人用鼻深吸气，经口呼气，重复 1~2 次，再深吸气，在吸气末收缩腹部用力咳嗽。为使咳嗽更为有效，可以喝一杯温开水湿化痰液，使痰液变稀，从而更易咳出。

2）缩唇呼吸训练：先放松，从鼻子自然吸气 1 次，数到 2 再放松嘴唇，从自然状态开始呼气，然后过渡至缩唇把气体呼出来。如无呼吸急促，要尽量多练习，达到熟练的程度。每天最少练习 3 次，每次 5 分钟。

3）改善通气：指导病人应用振动正压通气系统或采用吹气球方式，改变气道等压点，提升通气效率，促进二氧化碳排出。

4）肌肉训练：①呼吸肌锻炼。病人先放松自己，取一个舒适的位置（坐、卧、站均可），然后一手置于腹部，另一手置于胸部，缓慢地用鼻吸气，再缓慢缩唇呼气，反复多次。腹式呼吸的主要技巧是呼吸须一深、二慢、三放松。可根据自身情况，每天上、下午各训练 15~20 分钟，以不产生疲劳为度。②全身性运动。可进行上、下肢肌肉耐力训练，有助于增强辅助呼吸肌的力量，如举重物、扔球、步行、跑步、爬楼梯、平板运动、功率自行车等。还可以酌情进行全身锻炼，各种传统的体育锻炼、如游泳和康复操等。太极拳、太极剑是我国所特有的运动方式，能调整病人呼吸比，缓解紧张、焦虑情绪。

（2）长期氧疗：动脉血氧分压在 7.33kPa（55mmHg）以下的缓解期病人，长期氧疗可改善生存，每天 12~15 小时，尤其是夜间睡眠时持续氧疗，对病人十分有益。

（3）营养及饮食：合理膳食保证营养，补充蛋白质，增加维生素摄取，多进食牛奶、蔬菜、水果等增加免疫力的食品，提高机体抵抗能力。

（4）纠正不良生活方式，并注意建立良好的家庭氛围和社会关系。

（5）指导病人掌握自我管理和评估的方法，提高病人自身处理疾病的能力，以及对肺康复及其他治疗的依从性。

二、肺结核并发支气管哮喘

（一）概述

支气管哮喘（bronchial asthma）简称"哮喘"，是世界上最常见的慢性疾病之一,是由嗜酸性粒细胞、肥大细胞、T淋巴细胞等多种炎性细胞参与的气道慢性疾病。主要特征是气道高反应性和气道阻塞。

结核病病人由于肺部广泛性破坏,纤维组织增生,继发感染时细菌毒素、病毒颗粒可刺激支气管内膜肥大细胞释放组胺,或有些细菌本身亦可合成并释放组胺,对气道的"刺激感受器"起非特异性刺激,加之结核菌代谢产物使气道反应性增高,引起支气管平滑肌收缩、痉挛,从而引发哮喘。某些抗结核药物引起的变态反应也可引起哮喘发作。

（二）常见临床表现

1. 症状

（1）哮喘典型表现为发作性伴有哮鸣音的呼气性呼吸困难,多在夜间及凌晨发作和加重,可在数分钟内发作,持续数小时至数天,应用平喘药物后可缓解或自行缓解。

（2）临床上也存在没有喘息症状的不典型哮喘,表现为发作性咳嗽、胸闷或其他症状。以咳嗽为唯一症状的不典型哮喘称为咳嗽变异性哮喘;以胸闷为唯一症状的不典型哮喘称为胸闷变异性哮喘。

（3）一些病人尤其青少年的哮喘症状表现为运动时出现胸闷、咳嗽和呼吸困难,称为运动性哮喘。严重发作时可并发气胸、纵隔气肿、肺不张,长期反复发作或感染可并发慢性阻塞性肺疾病、支气管扩张或肺源性心脏病。

（4）肺结核并发哮喘时,除原有结核病的症状、体征及胸部X线所见外,主要有哮鸣、剧咳,口唇、指甲发绀,两肺可闻及广泛性干啰音和哮鸣音。

（5）外源性哮喘常有个人史及家族史,多发于青少年,好发于春秋季,有鼻痒、打喷嚏等前驱症状。发病较快,50%病人免疫球蛋白E（immunoglobulin E,IgE）增高,嗜酸性粒细胞增多,痰内可查出大量嗜酸性粒细胞。

（6）内源性哮喘在中年以后多见,无季节性,可终年反复发作,并多有急性发作,常以咳嗽为先驱症状,逐渐发病。查体可见鼻咽黏膜充血,双肺哮鸣音,常有肺气肿,嗜酸性粒细胞正常或稍多,痰内多查出中性粒细胞。

（7）症状不典型者（如无明显喘息或体征）应至少具有以下一项试验阳性:支气管激发试验或运动试验阳性、支气管扩张试验阳性、FEV_1增加15%以上且FEV_1增加绝对值>200ml、最大呼气流量（maximal expiratory flow,MEF）昼夜波动率≥20%。

2. 哮喘各分期的临床表现

(1) 急性发作期:指喘息、气短、胸闷或咳嗽等症状突然发生或加重,伴有呼气流量降低,常由接触变应原等刺激物质或治疗不当所致,严重程度可分为轻度、中度、重度和危重4级。

1) 轻度:步行或上楼时气短,呼吸频率轻度增加,闻及散在哮鸣音,肺通气功能和血气分析正常。

2) 中度:稍事活动即气短,讲话常中断,呼吸频率增加,可有三凹征,哮鸣音响亮而弥漫,心率增快,可出现奇脉,使用支气管扩张剂后 MEF 占预计值 60%~80%,SaO_2 为 91%~95%。

3) 重度:休息时感气短,端坐呼吸,只能发单字讲话,伴焦虑、烦躁、大汗淋漓,呼吸频率 >30 次/min,常有三凹征,哮鸣音响亮而弥漫,心率 >120 次/min,奇脉,使用支气管扩张剂后 MEF 占预计值 <60% 或绝对值 <100L/min,或作用时间 <2 小时,$PaO_2<60mmHg$,$PaCO_2>45mmHg$,$SaO_2 \leqslant 90\%$,pH 可降低。

4) 危重:病人不能讲话,嗜睡或意识模糊,胸腹矛盾运动,哮鸣音减弱甚至消失,脉率变慢或不规则,严重低氧血症和高碳酸血症,pH 降低。

(2) 非急性发作期(慢性持续期):部分哮喘病人虽没有急性发作,但仍长时间内有不同频度和程度的喘息、咳嗽、胸闷等症状,可伴有肺通气功能下降。

3. 体征　发作时典型的体征为双肺可闻及广泛的哮鸣音,呼气音延长。非常严重的哮喘发作时,哮鸣音反而减弱,甚至完全消失,表现为"沉默肺",是病情危重的表现。

(三) 辅助检查

1. 痰液检查　痰涂片有无嗜酸性粒细胞增多。

2. 动脉血气分析　有无 PaO_2 降低,$PaCO_2$ 是否增高,有无呼吸性酸中毒或呼吸性碱中毒。

3. 肺功能检查　有无 FEV_1/FVC、$FEV_1\%pred$、PEF 等下降,有无残气量和肺总量增加,有无残气量与肺总量比值增高。

4. 胸部 X 线/CT 检查　有无肺透亮度增加。注意观察有无气胸、纵隔气肿、肺不张等并发症的征象。

5. 特异性变应原的检测　有无特异性 IgE 增高。

（四）治疗原则

目前哮喘无特效的治疗方法,长期规范化治疗可使大多数病人达到良好或完全的临床控制。治疗原则以去除病因、控制发作、预防复发、巩固疗效为重。

1. 病因治疗 结核病引起的哮喘应积极治疗结核病,避免变应原和其他非特异性刺激,使病人脱离并长期避免接触危险因素是防治哮喘最有效的方法。

2. 对症治疗 首先要抗炎、解痉;其次是止咳、祛痰。

（1）静脉用药:严重发作时,经静脉给予茶碱类药物,或琥珀酸氢化可的松、甲泼尼龙等糖皮质激素类药物。

（2）气道吸入给药:常用药物有 β_2 受体激动剂、倍氯米松、布地奈德等。干粉吸入装置比普通定量气雾剂方便,吸入下呼吸道的药量较多,如二丙酸倍氯米松气雾剂、布地奈德吸入剂、沙美特罗替卡松吸入粉雾剂等。

（3）口服给药:白三烯(leukotriene,LT)调节剂、泼尼松、泼尼松龙等口服。

（五）护理评估

1. 基本资料、健康评估见本章第一节"一、肺结核"中相关内容。

2. 专科评估

（1）病史评估

1）患病及治疗经过:①既往发作时的症状,如喘息、呼吸困难、胸闷或咳嗽的程度、持续时间、诱发或缓解因素。②检查及治疗经过、病情严重程度。③是否进行长期规律治疗及所用药物。④疾病相关知识掌握程度,包括能否掌握药物吸入技术,是否熟悉哮喘急性发作先兆和正确处理方法,急性发作时有无按医嘱治疗等。⑤评估疾病对病人日常生活和工作的影响程度。

2）评估与哮喘有关的病因和诱因:①有无接触变应原,室内是否密封窗户,是否使用地毯、化纤饰品,是否有空调等可造成室内空气流通减少的因素存在,室内有无尘螨滋生、动物皮毛和排泄物、蟑螂等。②有无主动或被动吸烟,是否接触花粉、草粉、油漆、活性染料等。③有无进食虾、蟹、鱼、牛奶、蛋类等。④有无服用阿司匹林、抗生素等药物。⑤有无受凉、气候变化、剧烈运动、妊娠等诱发因素。⑥有无哮喘家族史。

（2）身体评估

1）一般状态:病人的生命体征和精神状态,有无嗜睡、意识模糊等意识状态改变,有无痛苦面容。观察呼吸频率和脉率的情况,有无奇脉。

2) 皮肤和黏膜:口唇、面颊、耳郭等皮肤有无发绀,唇舌是否干燥,皮肤有无多汗、弹性降低。

3) 胸部体征:胸部有无过度充气,有无辅助呼吸肌参与呼吸和三凹征出现。听诊肺部有无哮鸣音、呼气音延长,有无胸腹矛盾运动。注意非常严重的哮喘发作时,可无哮鸣音。

(六) 常见护理诊断/问题

1. 气体交换受损   与支气管痉挛、气道炎症、气道阻力增加有关。

2. 清理呼吸道无效   与支气管黏膜水肿、分泌物增多且黏稠、无效咳嗽有关。

3. 活动无耐力   与肺功能减退有关。

4. 知识缺乏:缺乏结核相关知识和正确使用定量吸入器用药的相关知识。

(七) 护理措施

1. 病情观察

(1) 观察有无鼻痒、咽痒、喷嚏、流涕、眼痒等哮喘发作前驱症状。哮喘发作时,观察病人意识状态、呼吸频率、节律、深度,是否有辅助呼吸肌参与呼吸运动等,监测呼吸音、哮鸣音变化,监测动脉血气分析和肺功能情况;哮喘严重发作时,如经一般药物治疗无效,或病人出现神志改变,$PaO_2<60mmHg$,$PaCO_2>50mmHg$ 时,须做好机械通气的准备。哮喘易在夜间及凌晨发作,应严密观察病人病情变化,加强对急性期病人的监护。

(2) 咳嗽、咳痰:观察病人咳嗽情况,痰的性状、颜色、量。鼓励病人饮水,稀释痰液。指导病人进行有效咳嗽,协助叩背,以促进痰液排出。痰液黏稠者可定时给予蒸汽或氧气雾化吸入,必要时可用负压吸引器吸痰。

(3) 低氧血症:重症哮喘病人常伴有不同程度的低氧血症,应遵医嘱给予鼻导管或面罩吸氧,流量为 1~3L/min,吸入氧浓度一般不超过 40%,吸入的氧气应尽量温暖湿润,避免气道痉挛。给氧过程中,监测动脉血气分析。

(4) 补充水分:哮喘急性发作时,应鼓励病人每天饮水 2 500~3 000ml,补充丢失的水分,稀释痰液。重症者建立静脉通道,遵医嘱及时充分补液,纠正水、电解质和酸碱平衡紊乱,准确记录出入量。

(5) 基础护理:哮喘发作时,病人常会大量出汗,应每天进行温水擦浴,勤换衣服和床单,保持皮肤的清洁、干燥和舒适。协助病人咳嗽后用温水漱口,保持口腔清洁。

2. 药物疗效和不良反应观察

(1) 糖皮质激素:吸入药物治疗的少数病人可出现口腔念珠菌病和声音嘶哑,指导病人吸药后及时用清水含漱口咽部。口服用药宜在饭后服用,减少对胃肠道黏膜的刺激。

(2) β_2 受体激动剂:指导病人按医嘱用药,正确使用雾化吸入器,以保证药物的疗效。用药过程观察有无心悸、骨骼肌震颤、低钾血症等不良反应。

(3) 茶碱类药物:静脉注射时浓度不宜过高,速度不宜过快,注射时间 10 分钟以上,以防中毒症状发生。茶碱缓(控)释片有控释材料,须整片吞服,不能嚼服。

(4) 其他:抗胆碱药吸入后,少数病人可有口苦或口干感。酮替芬有镇静、头晕、口干、嗜睡等不良反应,对高空作业人员、驾驶员、操纵精密仪器者应做好用药宣教。白三烯调节剂主要的不良反应是轻微的胃肠道症状,少数病人有皮疹、血管性水肿、转氨酶升高,停药后可恢复。

3. 饮食护理 ①提供清淡、易消化、足够热量的饮食,避免进食硬、冷、油煎食物,戒烟、酒。②应避免食用与哮喘发作有关的食物,如鱼、虾、蟹、蛋类、牛奶等。③某些食物添加剂及防腐剂可诱发哮喘,应当引起注意。④补充水分:哮喘急性发作时,应鼓励病人每天饮水 2 500~3 000ml,补充丢失的水分,稀释痰液。

4. 心理护理 哮喘是一种易反复发作,且很难彻底治愈的疾病,哮喘病人可出现抑郁、焦虑、恐惧,并可能有性格改变、社会适应能力下降、自信心下降及交际减少等表现。急性发作期,护士态度应沉着冷静,给病人安全感;缓解期,护士应做好心理疏导、健康指导,使病人消除对哮喘的恐惧,消除对哮喘治疗的抵触心理,树立治疗哮喘的信心。告知病人保持规律生活和乐观情绪,积极参加体育锻炼,最大程度保持劳动能力,可有效缓解不良心理反应。

5. 健康教育

(1) 疾病知识指导:指导病人增加对哮喘的激发因素、发病机制、控制目的和效果的认识,以提高病人治疗依从性。

(2) 避免诱因:指导病人避免摄入易引起过敏的食物;避免强烈的精神刺

激和剧烈运动;避免持续的喊叫等过度换气动作;不养宠物;避免接触刺激性气体,并预防呼吸道感染;戴围巾或口罩避免冷空气刺激,有效控制可诱发哮喘的各种因素;积极预防上呼吸道感染,劳逸结合,在缓解期加强体育锻炼、耐寒锻炼及耐力训练,增强体质。

(3) 病情监测:指导病人识别哮喘发作的先兆表现和病情加重的征象,学会哮喘发作时进行紧急自我处理的方法。做好哮喘日记,为疾病预防和治疗提供参考资料。最大呼气峰流速(peak expiratory flow rate,PEFR)测定是发现早期哮喘发作最简便易行的方法。PEFR 是指在一次最大深度吸气后,进行最大力量、最快速度呼气时气流速度的最高值。这个指标可通过峰流速计(peak flow meter)测量得到,它是一个无创、简便的评估肺功能的指标,常用于哮喘和 COPD 病人的自我监测和管理。PEFR 的测量方法如下:①病人进行最大深度的吸气。②将峰流速计的口件放入口中,确保嘴唇与口件紧密贴合,不漏气。③以最大力量、最快速度呼气。④读取峰流速计上的数值,就是 PEFR 值。学会利用峰流速仪监测 PEFR,没有出现症状之前,若 PEFR 下降,提示将发生哮喘的急性发作。

(4) 定量雾化吸入器用药指导:指导病人正确使用吸入装置对于控制哮喘至关重要,吸入装置的发放及使用不当会导致哮喘控制不理想。指导病人了解所用各种药物的名称、用法、用量、注意事项、主要不良反应及如何采取相应的措施来避免。

1) 定量吸入器(metered dose inhaler,MDI):①根据病人学习能力、文化程度指导病人或家属掌握正确的药物吸入技术。②演示使用,开盖、摇匀药液、呼气至不能再呼气后将 MDI 喷嘴置于口中,双唇包裹,缓慢深吸气的同时按压喷药,吸气末屏气 10 秒后缓慢呼气,3 分钟后可重复使用 1 次。③演示后,指导病人反复练习,直至完全掌握。对不易掌握 MDI 吸入方法的儿童或重症病人,可在 MDI 上加储药罐,提高雾化吸入疗效。

2) 干粉吸入器:①拿住吸入器外壳,另一手向外推动滑动杆直至发出"咔哒"声。②握住吸入器并远离嘴,在保证平稳呼吸的前提下,尽量呼气。③先呼气,避免呼气进入吸入器后使药粉受潮;后将吸嘴放入口中,深长吸气,将药物吸入口中,屏气约 10 秒。④移出吸入器,缓慢恢复呼气,关闭吸入器(听到"咔哒"声表示关闭)。

（5）心理指导：哮喘是一种易反复发作，且很难彻底治愈的疾病，哮喘病人的心理反应可有抑郁、焦虑、恐惧，并可能出现性格改变和社会适应能力下降、自信心下降、交际减少等表现。急性发作期，护士态度要沉着冷静，给病人以安全感；缓解期做好病人心理疏导、健康指导，使病人解除对哮喘病的恐惧，消除对抗治疗哮喘药物的心理，树立治疗哮喘的信心，保持规律生活和乐观情绪，积极参加体育锻炼，最大程度保持劳动能力，可有效减轻病人的不良心理反应。

（6）环境与活动：有明确变应原者应脱离变应原，病室不宜摆放花草，避免使用皮毛、羽毛或蚕丝等织物，选择安静、舒适、温度和湿度适宜的环境，保持室内清洁、空气流通。选择舒适体位，卧床休息，减少机体的耗氧量，有助于心肺功能的恢复。进行呼吸功能锻炼，如缩唇呼吸和腹式呼吸，提高活动耐力。

6. 隔离 痰菌阳性的结核病病人须进行空气和飞沫隔离预防，详见本书第五章第一节中"三、病人居家管理要求与家庭访视"相关内容。

三、肺结核并发肺不张

(一) 概述

1. 定义 肺不张是指任何原因引起肺无气或肺内气量减少，伴肺泡关闭、萎陷。肺不张不是一个独立的疾病，而是支气管、肺、胸膜等疾病较常见的并发症之一。任何凡是能引起气道阻塞、肺组织受压、肺表面活性物质减少以及肺泡表面张力增高的疾病，均可引起全肺或肺叶、肺段、亚肺段肺组织含气量减少，体积缩小，形成肺不张。其分类有：阻塞性肺不张、压迫性肺不张、纤维性肺不张、反射性肺不张及肺泡性肺不张。

2. 发病机制

（1）常见病因：①支气管阻塞后，其远端肺组织肺泡内气体经肺泡毛细血管血液循环吸收，形成肺无气状态和肺组织收缩，受累肺区通气/血流比值下降。②胸腔积液、气胸等外压性因素，使肺泡被动性萎陷，导致肺体积缩小。③肺结核、真菌感染等慢性炎症及其他各种原因引起的纤维增生都可由于瘢痕收缩导致外围肺组织萎陷。④其他原因如肺泡表面活性物质减少所致的肺泡表面张力改变可引起局部或弥漫性微小肺不张。

（2）在结核性肺不张中，肺门及纵隔淋巴结结核是主要原因。支气管结核也是导致肺不张的重要原因。支气管结核时支气管黏膜充血、水肿，分泌物增加,重者则糜烂、溃疡、肉芽组织增生,纤维瘢痕形成,支气管管腔狭窄或阻塞;另外,当结核性支气管淋巴瘘形成,干酪样坏死物排出过程中可阻塞管腔形成肺不张。发生咯血时,凝血块也可引起肺不张,如不及时咳出或清除,则可形成难以复张的肺不张。肺结核的纤维化等造成结核性肺硬化,可引起非阻塞性肺不张。

(二)常见临床表现

肺不张的临床表现轻重不一,主要取决于原发病的性质与严重程度、肺不张发生的快慢、肺不张累及的范围以及有无并发症等因素。

1. 缓慢发生的肺不张或小面积肺不张,无继发感染及其他并发症者,可无症状或症状轻微。

2. 急性、大范围的肺不张,有胸闷气短、口唇发绀、心动过速等症状。当合并感染时,可引起患侧胸痛、突发呼吸困难和口唇发绀、咳嗽、喘鸣、脓痰、咯血、发热,甚至血压下降,有时出现休克。

3. 阻塞性肺不张病人常出现胸闷、呼吸困难加重,大气道阻塞时可发生窒息,危及生命,如肺结核大咯血、异物误吸及重症病人。

4. 体格检查除原发病的体征外,病变范围小或缓慢发病者,可无阳性体征。肺叶或全肺不张者,可见病变部位胸廓活动减弱或消失,气管和心脏移向患侧,病变区域叩诊呈浊音至实音,呼吸音减弱或消失。

(三)辅助检查

1. 动脉血气分析　肺不张病人血气分析结果与病变肺组织的范围及肺部基础疾病状态有关,小范围的肺不张病人血气分析指标可以正常,病变肺组织范围较大的肺不张病人,常出现肺通气和换气功能异常。动脉血气分析出现 PaO_2 降低,如果病变范围大,亦可以出现 $PaCO_2$ 升高。如果病人合并慢性阻塞性肺疾病、肺结核、哮喘等基础疾病,则 PaO_2 降低,同时伴有 $PaCO_2$ 升高。

2. 影像学检查　通过胸部 X 线、胸部 CT 等检查可以准确发现肺不张的部位和范围,能提高诊断的可靠性。

3. 支气管镜检查　是肺不张病因诊断的一种重要手段。通过支气管镜检查,不仅可以直接观察各支气管阻塞情况,还可通过支气管镜进行病原学、细胞学、免疫学等检查。

(四)治疗原则

1. 抗结核药物治疗　详见第七章"结核病化学治疗的护理"相关内容。

2. 预防和管理并发症　及时发现并处理并发症,如肺部感染、呼吸衰竭等。

3. 手术治疗　对于药物治疗失败或威胁生命的单侧肺结核特别是局限性病变,外科手术是一种重要的治疗手段。

4. 气道介入治疗　对于气管支气管结核导致的气道狭窄,可能需要在全身抗结核化学治疗的基础上,行冷冻术、球囊扩张术等气道介入治疗。

5. 其他　对症治疗、营养支持、监测和随访。

(五) 护理评估

1. 基本资料、健康评估见本章第一节"一、肺结核"中相关内容。

2. 专科评估

(1) 病史评估

1) 患病经过:病人患病的起始情况和时间,有无诱因,主要症状。

2) 既往就诊检查、治疗经过及效果。

3) 患病以来病情变化及目前的主要不适,如饮食及食欲、睡眠、排便等方面是否发生改变,对病人日常生活和工作的影响程度。

(2) 身体评估

1) 神经系统:重点评估病人有无因缺氧引起的神志改变及精神症状。

2) 心血管系统:评估重点为心脏是否受牵拉,心脏舒张与收缩功能是否正常,可通过叩诊、胸部 X 线及心脏彩超等检查了解心界及心脏射血功能。同时评估心率、心律,关注病人有无胸前区不适或憋闷感。

3) 呼吸系统:①评估病人缺氧症状及严重程度,有无呼吸困难、呼吸型态、口唇及甲床颜色、意识状态等。②评估有无因肺不张引起的损伤,如胸痛、咯血等症状。③评估是否存在并发肺部感染情况,肺部有无干、湿啰音、咳嗽、咳痰情况。④评估气道通畅情况,咳嗽是否有异常音调、是否有伴随症状及窒息风险。

(六) 常见护理诊断/问题

1. 气体交换受损　与气道阻塞、呼吸面积减少有关。

2. 疼痛　与患病组织感染,大面积肺不张致周围肺组织牵拉、移位甚至塌陷有关。

3. 潜在并发症:有窒息的风险。

（七）护理措施

1. 气体交换受损

（1）病情观察：动态观察病人呼吸状况，判断呼吸困难的类型，监测血氧饱和度、动脉血气变化，根据病人病情及时采取正确的氧疗等呼吸支持技术。

（2）保持呼吸道通畅

1）确诊为肺不张的病人，在评估肺部疾病情况允许的条件下可进行适当物理治疗，如叩拍排痰、震荡排痰等。

2）鼓励病人翻身、有效咳嗽和深呼吸。若为咯血或由于血块、分泌物等滞留所引起的肺不张，通常可通过吸痰术或支气管镜清除黏液栓、凝血块，使不张的肺得以重新充气。

3）如疑为异物吸入，应立即做支气管镜检查。

4）若为呼吸道瘢痕狭窄，例如支气管结核、因各种原因造成器质性支气管狭窄和阻塞，并伴有远端肺不张，则须手术治疗。

（3）氧疗和机械通气：通过血气分析结果判断缺氧严重程度，给予合理的氧疗措施。若 $80\% < SpO_2 < 88\%$ 给予鼻导管吸氧或面罩给氧；若 $SpO_2 \leqslant 80\%$ 须使用储氧面罩、高流量氧疗或无创通气；若 $PaCO_2$ 进行性增高则须行无创通气。

（4）促进肺复张：①指导病人行膈式呼吸运动锻炼及深慢呼吸。②可为病人开展胸廓扩张技术及呼吸控制治疗，通过呼吸引导促进受累肺叶的复张。③指导病人应用呼吸训练器进行呼吸康复训练。④训练过程中注意给氧，保证病人氧气供应以增强训练效果，并关注病人主观感受，避免造成训练损伤及过度通气。

（5）心理护理：呼吸系统症状较明显的病人常因睡眠及休息不足以及机体缺氧产生烦躁、焦虑情绪。护理人员应做好病人及家属的宣教工作，加强病情观察，关心病人，理解病人感受，及时协助缓解痛苦，取得病人的信任和配合。同时护理人员娴熟的操作技术、严谨的工作作风对病人来说也是很大的支持。

2. 疼痛

（1）病情观察：观察疼痛的部位及性质，可通过视觉模拟评分法（VAS）、数字分级评分法（numerical rating scale, NRS）、Wong-Baker 面部表情疼痛评估（Wong-Baker faces pain scale revision, FPS-R）对疼痛进行评估及动态观察。

（2）用药护理：遵医嘱使用镇痛药，并观察用药反应。

（3）治疗原发病：因胸腔积液或气胸、胸膜腔内压增高引起的压迫性肺不张，积极排液、排气可复张并缓解疼痛。在此基础上，结核性肺不张应根据药敏检测结果调整用药方案。

（4）抗感染治疗：肺不张位置感染是疼痛的重要原因，积极抗感染治疗有利于缓解疼痛。

（5）环境与休息：提供安静舒适、温度及湿度适宜、空气洁净的环境，合理安排休息与活动量，病情许可时有计划地增加运动量和改变运动方式。

3. 防窒息 肺结核大咯血是结核性肺不张发生的重要原因，而窒息是大咯血病人最危险的并发症，一旦病人发生大咯血，应积极处理、救治，详见第六章第六节"一、咯血"中相关内容。

4. 健康教育

（1）指导病人了解疾病：向病人宣讲肺结核和肺不张的基本知识，包括病因、症状、诊断和治疗方法，有助于病人更好地管理自己的疾病。

（2）指导病人规范用药：告知病人应遵医嘱规范用药，不可随意更改药物剂量或停药。

（3）指导病人保持良好的生活习惯，加强自我防护：嘱病人戒烟、远离二手烟和空气污染；保持良好的生活习惯和适量的运动，以提高机体免疫力；注意个人卫生，避免与呼吸道传播疾病病人接触，减少疾病复发。

（4）嘱病人坚持呼吸功能训练及自我监测，建议病人自备便携式末梢血氧饱和度监测仪，以及时了解呼吸功能。

（5）定期复查：定期进行肺功能检查、胸部 X 线检查或 CT 等，以监测疾病进展和治疗效果。

四、肺结核并发支气管扩张

（一）概述

结核性支气管扩张是由于肺结核引起支气管管壁组织破坏造成不可逆性扩张，为支气管扩张的一种特殊临床类型，系肺结核常见并发症之一。

支气管扩张的主要病因是支气管-肺组织感染和支气管阻塞的相互影响，促使支气管扩张的发生和发展；支气管扩张也可能是先天发育障碍或遗传因素引起，但较少见。继发于支气管肺组织感染病变的支气管扩张多见于下肺，尤以左下肺多见;继发于肺结核则多见于上肺叶。

弥漫性的支气管扩张发生于存在遗传、免疫或解剖缺陷的病人,如囊性纤维化、纤毛运动障碍和严重的 α_1-抗胰蛋白酶缺乏症、软骨缺陷等以及变应性支气管肺曲菌病等常见疾病的少见并发症。局灶性支气管扩张可源自未进行治疗的肺炎或阻塞如异物、肿瘤、外源性压迫或肺叶切除后解剖移位。上述疾病会损伤气道清除机制和防御功能,使其清除分泌物的能力下降,易发生感染和炎症。细菌反复感染可使气道内因充满包含炎性介质和病原体的黏稠液体而逐渐扩大、形成瘢痕和扭曲。

支气管扩张发生于有软骨的支气管近端分支,主要分为柱状、囊状和不规则扩张三种类型,腔内含有多量分泌物并容易积存。炎症可导致支气管壁血管增生,并伴有支气管动脉和肺动脉终末支的扩张和吻合,形成小血管瘤而易导致咯血。病变支气管反复炎症,使周围结缔组织和肺组织纤维化,最终引起肺的通气和换气功能障碍。

(二) 常见临床表现

1. 症状

(1) 结核病毒性症状:详见本章第一节"一、肺结核"中相关内容。肺结核治愈后形成的支气管扩张可无结核病毒性症状。

(2) 慢性咳嗽、大量脓痰:由于支气管扩张部位分泌物积储,改变体位时分泌物刺激支气管黏膜引起咳嗽和排痰。其严重程度可用痰量估计,一般轻度为 <10ml/d,中度为 10~150ml/d,重度为 >150ml/d。急性感染发作时,黄绿色脓痰量每日可达数百毫升。感染时痰液收集于玻璃瓶中静置后出现分层的特征:上层为泡沫,中层为混浊黏液,下层为坏死组织沉淀物。

(3) 反复咯血:50%~70% 的病人有不同程度的咯血,从痰中带血至大量咯血,咯血量与病情严重程度、病变范围可不一致。咯血颜色一般为鲜红色,咯血量小或痰中带血,可为暗红色血。部分病人以反复咯血为唯一症状,临床上称为"干性支气管扩张",病变多位于引流良好的上叶支气管。

(4) 反复肺部感染:其特点是同一肺段反复发生肺炎并迁延不愈。系扩张的支气管丧失清除分泌物功能,不易引流所致。

2. 体征

(1) 影像学特征:①典型胸部 X 线检查表现为粗乱肺纹理中有多个不规则

蜂窝状透亮阴影或沿支气管的卷发状阴影,发生感染时阴影内出现液平面。②胸部 CT 检查显示管壁增厚的柱状扩张。

（2）部分慢性肺结核并发支气管扩张病人出现慢性疾病病容:发绀、消瘦、贫血,伴杵状指/趾。

（3）早期或病变范围较小以及干性支气管扩张可无异常肺部体征。若病变范围较大,支气管引流不畅,患侧肺部呼吸运动减弱,叩诊为浊音,听诊呼吸音减低或为支气管肺泡音。

（4）病变重或继发感染时常可闻及固定而持久的局限性粗湿啰音,有时可闻及哮鸣音。

（5）体征主要定位于肺结核的好发部位,结核性胸膜炎引起的支气管扩张、局部胸廓塌陷、肋间隙变窄、气管移位,叩诊浊音,听诊除呼吸音低外,尚可听到低调的湿啰音或痰鸣音。出现肺气肿、肺心病等并发症时有相应体征。

（三）治疗原则

有结核病毒性症状或痰菌阳性者,首先应行规范抗结核治疗。如肺结核已无活动性,采用对症治疗即可。

1. 支持性治疗　在急性感染时,注意休息、补充营养、改善气流受限等支持治疗必不可少。支气管扩张剂可能有效,在肺功能检查发现有气道堵塞者,用药后 FEV_1 有改善的,可继续用药;无效者可试用泼尼松 1~2 次,用后如无主观症状改善,不要再用,以免结核病复发;如有免疫抑制,可用免疫球蛋白。

2. 控制感染　结核性支气管扩张如不手术将终生存在。病人无发热、咳嗽未加剧,只有黏痰,无明显不适的,不必用抗生素。如痰呈脓性(常在上呼吸道感染后),用广谱抗生素,标准剂量给药,最少 1~2 周,至痰转为黏液性。抗生素种类应根据痰培养及药物敏感试验结果选择。

3. 体位引流　支气管扩张病人支气管壁软骨及黏液清除机制破坏,近端支气管萎陷不能咳出痰,应利用重力行体位引流,使周围的痰流至肺门处较大气道再咳出。根据各支气管不同走向,摆好体位后行深呼吸,同时叩拍胸部10~15 分钟后进行有效咳嗽,一天可施行数次。

4. 咯血的治疗　咯血是支气管扩张的常见症状,且为威胁生命的主要原因,病人反复咯血,50%~70% 病人有不同程度的咯血,可为痰中带血或大量咯血。小量咯血予药物治疗,大量咯血可行支气管动脉栓塞术,详见本书第八章

第九节"支气管动脉栓塞术的护理"相关内容。

5. 支气管镜治疗　采用支气管镜冲洗及肺泡灌洗,可使囊性扩张的支气管脱落的分泌物及干酪样坏死物质稀释排出;将药物直接注射在病变部位,局部药物浓度高,易于控制肺部感染。

6. 手术治疗　通常采用胸腔镜手术,手术指征为:①气管狭窄合并严重呼吸困难,有窒息先兆。②支气管瘢痕狭窄超过管腔周径 2/3,合并远端肺组织反复感染,或呈现毁损肺、肺不张、支气管扩张等不可逆改变。③结核性支气管狭窄合并远端肺结核,经抗结核治疗无效。④结核性支气管狭窄合并顽固性咳嗽、咳痰、咯血等症状,经正规抗结核治疗及其他治疗无效。

(四) 护理评估

1. 基本资料、健康评估见本章第一节"一、肺结核"中相关内容。

2. 专科评估

(1) 病史评估

1) 询问患病及治疗经过,与本疾病相关的因素,是否有肿瘤、异物、支气管周围淋巴结肿大或肺癌等所致的支气管阻塞或受压。有无支气管先天发育障碍、肺囊性纤维化、遗传性 α_1-抗胰蛋白酶缺乏症等疾病。是否患有类风湿关节炎,系统性红斑狼疮等全身性疾病。

2) 目前的一般情况:确定现存的主要症状,如发热、咳嗽、咳痰、咯血、胸闷、气促、乏力等;患病后日常活动与休息、饮食、排便是否规律。

(2) 身体评估

1) 中枢神经系统:评估病人神志、精神状态,如病人出现神志不清、反应迟钝、头痛,或常处于疲乏、困倦状态,应考虑慢性缺氧及二氧化碳潴留的可能;如病人烦躁不安、行为异常,甚至谵妄、精神错乱等,应警惕肺性脑病。

2) 循环系统:结合心脏彩超重点评估有无肺循环高压、心脏射血功能有无异常及有无右心衰竭的表现,包括肺动脉压、左室射血分数、右心舒张末期容积情况;关注病人血压变化,心电图可能因为肺动脉高压出现肺性 P 波,也是护理评估重点内容。

3) 呼吸系统:结合动脉血气分析及呼吸型态、肺功能检查情况评估病人通气及换气功能,如有无强迫体位呼吸、气促、呼吸费力、喘鸣、咳嗽、咳痰(颜色及性状);评估呼吸频率(过慢/过快)、呼吸深浅、胸廓起伏是否对称。通过 PCO_2 了解病人是否存在通气障碍,同时评估病人气道廓清能力。

4) 消化系统:关注病人有无体循环淤血症状,有无恶心、呕吐(呕吐次数、呕吐物颜色)、腹胀、腹痛,有无肠鸣音减弱等。

5) 泌尿系统:评估有无尿频、尿痛或膀胱周围疼痛,血尿情况,有无排尿困难、少尿、腰痛或肾区痛。

(3) 心理-社会状况评估:疾病迁延不愈、反复发作,病人容易产生焦虑、悲观情绪。反复咯血或大量咯血时病人会出现紧张、恐惧心理。

（五）常见护理诊断/问题

1. 清理呼吸道无效　与痰液黏稠、咳痰无效有关。

2. 有窒息的危险　与痰液黏稠、大量咯血有关。

3. 营养失调:低于机体需要量　与慢性感染致机体消耗增多、食欲减退有关。

4. 焦虑/恐惧　与疾病迁延、担心疾病预后有关。

5. 潜在并发症:大量咯血、窒息。

（六）护理措施

1. 一般护理

(1) 保持室内空气新鲜、流通,温度、湿度适宜。

(2) 休息与活动:高热和咯血病人须卧床休息,协助病人选取舒适体位。疾病稳定期可适当活动,如散步以分散注意力,让病人参加力所能及的工作和活动,增强自信心。

(3) 饮食与卫生:加强营养,宜摄入高热量、高蛋白、高维生素饮食,发热病人给予高热量流质饮食,以补充机体消耗。保持口腔清洁,指导病人晨起、睡前、饭后和体位引流后漱口,以增进食欲。鼓励病人多饮水,每天 1 500ml 以上,充足的水分可稀释痰液,有利于排痰。

(4) 病情观察:观察痰的性状、分层、颜色、量和气味,必要时留取送检。对咯血病人应密切观察咯血量及颜色,呼吸、血压、脉搏及体温变化,有无窒息先兆和窒息发生,一旦发生应立即抢救。

2. 对症护理

(1) 促进痰液排出:包括有效咳嗽、体位引流和机械排痰等胸部物理治疗措施。

1) 指导有效咳嗽:原理为加大呼气压力,增强呼气流速以提高咳嗽的效率,适用于神志清醒、一般状况良好、能够配合的病人。实施有效咳嗽应注意:①病人尽可能采用坐位,先进行深而慢的腹式呼吸 5~6 次;然后深吸气至膈肌完全下降,屏气 3~5 秒,继而缩唇,缓慢地经口将肺内气体呼出;再深吸一口气屏气 3~5 秒,身体前倾、收缩腹肌,进行 2~3 次短促有力的咳嗽,同时可用手按压上腹部,增加压力、帮助痰液咳出。也可让病人取俯卧屈膝位,借助膈肌、腹肌收缩,增加腹压,咳出痰液。②经常变换体位有利于痰液咳出。③对胸痛不敢咳嗽的病人,应采取相应措施防止因咳嗽加重疼痛,如胸部有伤口可用双手或枕头轻压伤口两侧。疼痛剧烈时可遵医嘱给予镇痛药,30 分钟后进行有效咳嗽。

2) 体位引流:体位引流是利用重力作用使肺、支气管内分泌物排出体外的胸部物理疗法之一,又称重力引流。体位引流禁用于有明显呼吸困难和发绀者、近 1~2 周内曾有大量咯血史者、严重心血管疾病或年老体弱不能耐受者。具体方法为:①引流前向病人解释体位引流的目的、操作过程和注意事项,消除其顾虑,以取得病人的合作;监测生命体征并进行肺部听诊,明确病变部位。②根据病变部位采取适当体位。原则上病变部位处于高处,引流支气管开口向下,有利于潴留的分泌物随重力作用流入大支气管和气管排出。病变位于上叶者,取坐位或健侧卧位;病变位于中叶者,取仰卧位稍向左侧;病变位于舌叶者,取仰卧位稍向右侧;病变位于下叶尖段者,取俯卧位。四种体位床尾均抬高30~50cm。病变位于下叶各底段者,床脚抬高 30~50cm,如为前底段取仰卧位,外底段取侧卧位(患侧在上),后底段取俯卧位。③引流时间一般每天 2~3 次,每次 15~20 分钟,宜在饭前进行,以免饭后引流致呕吐发生。引流时辅以胸部叩击,指导病人进行有效咳嗽,以提高引流效果。④引流过程中应注意观察病情变化,如有面色苍白、发绀、心悸、呼吸困难等异常,应立即停止。⑤引流完毕,擦净口周的痰液,予漱口,并记录排出的痰量和痰液性质,必要时送检。⑥痰液黏稠者,引流前15分钟先遵医嘱给予雾化吸入生理盐水,可加入硫酸庆大霉素、α-糜蛋白酶、β₂受体激动剂等药物,以降低痰液黏稠度,避免支气管痉挛。

3) 机械排痰:活动性肺结核的病人不提倡使用机械叩拍进行排痰,可以考虑应用振动正压通气系统或清肺笛等气道内震动的方式进行排痰。①指导病人口唇完全包住含口,用胸部和下腹部进行深吸气,后屏气 2~3 秒,后稍用力进行呼气,吹动振动件。②完成 10~15 次呼吸后,将含口移开,病人做一系列呵气和/或咳嗽,咳出已松动的分泌物。③若病人感觉痰液松动形成咳嗽刺激时,可随时进行咳痰。④锻炼过程中如病人感费力不适,可随时停止,进行平静呼吸,以防呼吸性碱中毒的发生。⑤每天 3 次,每次 3 组,每组 10~15 次呼吸。

4) 必要时可经纤维支气管镜吸痰,并经纤维支气管镜滴入祛痰药及抗生素,消除黏膜水肿和减轻支气管阻塞。

(2) 咯血的护理见第六章第六节"一、咯血"中相关内容。

(3) 保持呼吸道通畅:痰液黏稠无力咳出、意识不清或建立人工气道者,可经病人的口、鼻、气管插管或气管切开进行负压吸痰。①每次吸引时间不超过15 秒,两次抽吸间隔应大于 3 分钟。②吸痰要迅速、轻柔,将不适感降至最低。③吸痰前、后适当提高吸氧浓度,避免引起低氧血症。④严格执行无菌操作,避免呼吸道继发感染。

3. 用药护理　遵医嘱使用抗生素、祛痰药、止血药及支气管扩张剂,指导病人掌握药物的疗效、使用剂量、用法和副作用。

4. 心理护理　由于疾病迁延不愈,病人极易产生悲观、焦虑心理;咯血时病人感到对生命造成威胁,会出现极度恐惧,甚至绝望的心理。护理人员应关心体贴病人,解释反复发作的原因及治疗进展,帮助病人树立战胜疾病的信心,解除其焦虑。发生咯血时,应陪伴、安慰病人,并进行必要的指导、帮助去除污物,以免产生不良刺激。

5. 健康教育

(1) 生活指导:指导病人建立良好的生活习惯、劳逸结合,消除紧张心理,防止病情进一步加重。补充足够的营养,增强机体抵抗力。多饮水以稀释痰液,有利排痰。注意口腔卫生、戒烟。

(2) 疾病知识指导:指导病人和家属了解疾病的发生、发展、治疗及护理过程。与病人及家属共同制订长期防治计划。指导病人积极治疗呼吸道感染(百日咳、麻疹、支气管肺炎、肺结核等);根除上呼吸道感染灶(如龋齿、扁桃体炎、鼻窦炎等),注意保暖,防止感冒;避免刺激性气体吸入。

(3) 康复指导:强调清除痰液对减轻症状、预防感染的重要性,指导病人及家属掌握有效咳嗽、胸部叩击、雾化吸入及体位引流等排痰方法,长期坚持,以控制病情的发展。

（4）病情自我监测指导：指导病人和家属自我监测病情，学会识别病情变化的征象，一旦发现症状加重，应及时就诊，定期门诊复查。

五、肺结核并发支气管胸膜瘘

（一）概述

1. 定义　支气管胸膜瘘（bronchopleural fistula，BPF）是气管、主支气管、叶支气管、段支气管、细支气管、肺泡管等各级支气管与胸膜腔交通形成的异常窦道的统称，是气管与胸膜腔之间的病理性连接，也是结构性肺切除术后的一种严重并发症。BPF 在右肺全部切除术及右肺下叶切除术中发病率较高，全肺切除术后发病率为 2%~20%，肺叶切除术后发病率为 0.5%~3%，病死率16%~71%。

2. 发病原因　支气管胸膜瘘的发病原因多种多样，主要包括以下几个方面。

（1）结核性脓胸、肺脓肿：由于慢性脓胸的脓液腐蚀邻近肺组织后穿破支气管，或因肺内病灶直接侵袭胸腔或破溃至胸膜腔形成瘘管。

（2）全肺切除：全肺切除术后残端缺乏周围组织的保护，残端承受的张力大，气管分泌物更易在残端聚集，可增加术后支气管胸膜瘘发生的风险。

（3）支气管残端癌残留：支气管残端癌残留破坏了残端的正常血液运输，使残端愈合欠佳，也会导致支气管胸膜瘘的发生。

（4）术前痰培养抗酸杆菌阳性或活动性肺结核术后支气管残端愈合不佳：肺结核或支气管内膜结核的病人支气管残端黏膜的愈合能力差，术后更易发生支气管胸膜瘘。

（5）术前放疗和化疗：放疗和化疗会导致支气管动脉的闭塞、狭窄、纤维化，使肺切除术后残端的血供欠佳，也会造成支气管黏膜瘢痕狭窄，影响黏膜的愈合能力。

（6）全身因素：①糖尿病是肺切除术后发生支气管胸膜瘘的独立危险因素，可能与糖尿病病人支气管残端血液供应不良有关。②全肺切除术后，持续的机械通气增加了残端的压力，造成残端的气压伤。③术前低蛋白血症是全肺切除术后发生迟发性（术后大于 30 天）支气管胸膜瘘的危险因素，其更易使病人术后处于营养不良的状态，从而影响支气管黏膜的愈合能力，增加了支气管胸膜瘘的发生可能。

（二）常见临床表现

1. 临床表现　包括胸痛、呼吸急促、咳嗽加重、气短、发热、咳脓性痰、血痰。

2. 体征和胸部 X 线检查主要表现　包裹性液气胸、脓胸改变，部分病人有吸入性肺炎改变，其中咳痰有一定的提示性，初期表现为痰量明显增多，较稀薄，淡红色胸腔积液样，进一步可出现脓痰，尤其是有明显脓胸时。胸膜腔感染通常会出现发热、白细胞计数升高、全身炎症标志物升高。同时也有可能会观察到肺炎、胸膜性胸痛、盗汗及寒战等。

3. 典型表现　胸膜腔液气平面下降、长期漏气以及因健侧肺吸入性肺炎所致的急性呼吸衰竭。

（三）治疗原则

支气管胸膜瘘的治疗原则有两个：第一，闭合瘘口；第二，引流肺切除术后的脓腔。传统治疗方法即保守治疗，通过在胸膜腔内置入引流管为瘘口愈合提供条件。

目前，支气管胸膜瘘的标准治疗方案是发现 BPF 相关表现及脓性液时，即刻应用抗生素并加强病人营养，同时进行 BPF 修补及脓腔的引流。

（四）护理评估

1. 基本资料、健康评估见本章第一节"一、肺结核"中相关内容。

2. 专科评估

（1）病史评估

1）一般情况：包括年龄、性别、婚姻和职业、有无吸烟和被动吸烟史。

2）既往史：了解有无其他部位肿瘤和手术治疗史；有无其他伴随疾病，如糖尿病、冠状动脉粥样硬化性心脏病、高血压、慢性支气管炎等。

3）家族史：了解家庭中有无肺癌、其他肺部疾病或其他肿瘤病人。

（2）身体评估

1）呼吸系统症状评估：包括咳嗽、咳痰等情况评估、呼吸型态与氧合情况评估、呼吸困难程度评估等（详见本章第一节"一、肺结核"中相关内容）。

2）疼痛评估：包括疼痛的部位、性质及程度。

3）结核相关症状、体征评估：包括有无发热、盗汗、寒战等（详见本章第一节"一、肺结核"中相关内容)。

　　4) 营养状态评估:包括营养风险评估、有无贫血及低蛋白血症等。

　　5) 感染程度评估:包括有无白细胞升高、全身炎症指标升高。

　　6) 评估胸腔积液的颜色、量、性状。

　　7) 心肺耐力评估:如爬楼试验、6分钟步行试验、递增穿梭步行试验等。

　　(3) 心理-社会状况评估:了解病人对疾病的认知程度,对手术的接受程度及顾虑;了解病人经济状况及家庭关系,评估家庭、社会支持程度。

　　(4) 手术病人术后评估

　　1) 了解病人手术方式,麻醉方式与效果,术中出血、补液、输血情况。

　　2) 评估病人意识状态,麻醉是否清醒。

　　3) 评估病人生命体征情况、末梢循环及器官灌注情况。

　　4) 评估病人呼吸及氧合情况,如有无胸闷、胸痛、呼吸浅快、发绀及肺部湿啰音等。

　　5) 评估病人伤口及引流情况,包括伤口敷料是否干燥、洁净,有无渗液、渗血,各引流管是否固定、通畅、连接紧密,引流液的量、颜色与性状等。

　　6) 了解病人心理状况、对病情了解程度、康复训练和早期活动是否配合、对出院后的继续治疗是否清楚。

　　(五) 常见护理诊断/问题

　　1. 清理呼吸道无效　与术后疼痛、全麻术后呼吸道分泌物增多有关。

　　2. 疼痛　与手术创伤、管道留置、术后活动牵拉有关。

　　3. 焦虑　与担心手术预后相关。

　　4. 潜在并发症:肺不张、感染、脱管。

　　(六) 护理措施

　　1. 术前护理

　　(1) 劝导病人戒烟:劝告并指导病人术前戒烟2周以上。吸烟刺激会使肺部分泌物增加、气道纤毛的清洁功能下降,易引起肺部感染。

　　(2) 维持呼吸道通畅:指导病人有效咳嗽、必要时给予支气管扩张剂、祛痰药等药物,以促进分泌物排出、改善呼吸状况;大量咯血者,应绝对卧床休息,头偏向一侧,以免发生窒息(详见本章第六节"一、咯血"中相关内容)。

　　(3) 预防和控制感染:注意口腔卫生,如发现病人有龋齿等口腔疾病时,通

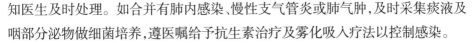

知医生及时处理。如合并有肺内感染、慢性支气管炎或肺气肿,及时采集痰液及咽部分泌物做细菌培养,遵医嘱给予抗生素治疗及雾化吸入疗法以控制感染。

(4) 行心肺功能训练:指导病人进行有氧锻炼,重点训练腹式深呼吸、缩唇呼吸、有效咳嗽与咳痰、翻身,指导病人使用呼吸功能训练器进行有效的呼吸功能锻炼,以增强心肺功能,促进术后肺复张,预防术后肺部并发症。

(5) 注意口腔清洁,若有咯血,在咯血后用生理盐水漱口,以除去血腥味,促进食欲。术前伴营养不良者,经肠内或肠外途径补充营养,改善其营养状况。肥胖病人优化饮食结构,适当减重。糖尿病病人予饮食指导,控制餐后血糖浓度 <8mmol/L。

(6) 心理护理:主动向病人介绍病房环境、主管医生及责任护士,耐心解答病人的提问,协助病人完成各项术前检查,以减轻其焦虑或恐惧。指导正确认识和接受疾病,向病人及家属详细说明各种治疗、护理和手术的意义、方法、大致过程、配合要点与注意事项,并介绍手术成功的实例,以增强病人的信心。主动关心、体贴病人,并动员家属给病人以各方面的全力支持。

(7) 手术前一天(预手术)准备

1) 手术前一晚清洁皮肤,不常规备皮,如需备皮,在术前 2 小时内完成。

2) 术前一晚保证休息和睡眠,有条件者可使用香薰助睡眠,避免使用苯二氮䓬类药物助睡眠,遵医嘱用药。

3) 术前禁食 6~8 小时,目前提倡禁饮时间延至术前 2 小时,并限于 400ml 内,可口服碳水化合物饮料,如糖水、无渣果汁、碳酸类饮料、清茶及黑咖啡(不含奶)。

4) 术日晨去除内衣裤、活动性义齿、眼镜(包括角膜接触镜)及饰物,女性病人不化妆、不涂指甲油。

5) 病房备胸腔引流瓶,胸片、病历、术中用药等带入手术室。

2. 术后护理

(1) 一般护理

1) 病情观察:密切监测生命体征,观察伤口情况、引流情况、疼痛程度等。

2) 支气管胸膜瘘多发生在术后 6~14 天,此期间应严密观察病人的病情,若病人出现随体位变化的刺激性咳嗽症状,有较多泡沫样的稀痰咳出并且胸腔引流管中逸出大量气泡时,应注意是不是继发支气管胸膜瘘,及时汇报给医生。

3）监测病人疼痛评分,评分≥4分时,遵医嘱用药。

（2）体位护理:病人麻醉未清醒前按麻醉后卧位,清醒后取半坐卧位、患侧卧位,以防漏液流向健侧。

（3）维持呼吸道通畅、保证机体氧气供应

1）给氧:常规予鼻导管吸氧 2~4L/min,根据血气分析结果调整氧气浓度。

2）指导深呼吸及咳嗽:病人清醒后即鼓励并协助其深呼吸和有效咳嗽,每 1~2 小时 1 次。病人咳嗽时,可固定胸部伤口,以减轻震动引起的疼痛。呼吸道分泌物黏稠者,可遵医嘱行雾化治疗,以达到稀释痰液、解痉、抗感染的目的。

3）吸痰护理:对咳痰无力、呼吸道分泌物滞留者给予吸痰,必要时可以使用纤维支气管镜吸取痰液。

（4）胸腔闭式引流管的护理

1）一般护理:详见本书第八章第三节"胸腔闭式引流术的护理"中相关内容。一般术后 24 小时内引流量约 500ml。病人病情平稳,暗红色血性引流液逐渐变淡,每日量小于 10ml,无气体逸出,胸部 X 线检查显示肺复张良好,可拔除胸腔引流管。

2）持续负压吸引的护理:术后肺创面及缝针处出现漏气、胸腔引流管可见气体逸出者,可在胸腔引流瓶的短管处接低负压吸引器(压力为-1.5~-0.5kPa)。①如有 2 根胸腔引流管,接上侧胸腔引流管,促进排气排液,有利于早期肺复张。②负压吸引开始应设置在低负压水平,根据病人情况进行缓慢微调,不可随意调整或中断负压吸引,防止复张的肺泡再次发生萎陷。③负压吸引时应密切观察病人有无胸闷、气短、发绀、血性引流液增多等情况,判断气管是否居中,听诊双肺呼吸音是否对称。④负压吸引一般应在术后 24 小时以后开始使用,防止过早使用而出现胸腔内渗血。

（5）活动与休息

1）早期下床活动:早期下床活动可降低肺部感染、肺不张等并发症的发生率,促进血液循环,预防深静脉血栓,促进肠道功能恢复,预防因麻醉药引起的便秘,应根据病人的耐受程度,指导病人术后早期下床活动。活动期间,应妥善保护病人的引流管,严密观察病人病情变化,出现头晕、气促、心动过速、心悸和出汗等症状时,立即停止活动。高龄(>70 岁)、冠状动脉粥样硬化性心脏病、高血压病人不宜过早下床活动,以免因缺氧出现心肺并发症。

2) 手臂和肩关节的运动:目的是预防术侧胸壁肌肉粘连、肩关节僵直及失用性萎缩。病人清醒后,可协助其进行术侧肩关节及手臂的抬举运动;术后第1日开始做肩、臂的主动运动,术侧手臂上举、爬墙及肩关节旋前、旋后运动,使肩关节活动范围逐渐恢复至术前水平,防止肩下垂。

(6) 心理护理:向病人介绍手术过程以增强病人的信心,鼓励家属参与病人康复。

3. 健康教育

(1) 早期诊断:嘱病人定期行胸部 X 线检查,尤其是反复呼吸道感染、久咳不愈或咳血痰病人,应提高警惕,做进一步检查。

(2) 休息和营养:保持良好的营养状况,每日保持充分的休息与活动。出院后半年不得从事重体力活动。

(3) 康复锻炼:指导病人出院回家后数周内,坚持进行腹式深呼吸和有效咳嗽,以促进肺膨胀,指导病人进行抬肩、抬臂、手触对侧肩部、举手过头或拉床带活动,以预防术侧肩关节僵直。

(4) 预防感染:保持良好的口腔卫生,如有口腔疾病应及时治疗。注意保持环境空气新鲜,避免出入公共场所或与上呼吸道感染者接近。避免居住或工作于布满灰尘、烟雾及化学刺激物品的环境。

(5) 复诊指导:①定期返院复诊。②若出现伤口疼痛、剧烈咳嗽及咯血等症状或有进行性倦怠情形,应返院复诊。③如术后须进行放射治疗和化学治疗等,指导其坚持完成相应疗程以提高疗效,并告知注意事项。

(6) 应向结核病病人及家属讲解结核病居家护理知识,详见本书第五章第一节"三、病人居家管理要求与家庭访视"中相关内容。

(武淑奇　林奕　陈子娇　王一　温国欢)

第五节　特殊人群结核病的护理

一、老年结核病病人

(一)概述

老年结核病是指≥65 岁的老年人罹患的结核病,包括内源性复燃或外源性再感染的初治结核病、既往临床治愈的结核病复发,以及迁延不愈的复治和慢性结核病。

第七次全国人口普查数据结果显示,我国 65 岁及以上人口超 1.91 亿,占 13.5%,比重上升 4.63 个百分点。随着我国社会老龄化程度的加剧,老年结核病发病率呈上升趋势。老年结核病发病的危险因素主要有以下几点。

1. 老年人群由于胸腺退化、T 淋巴细胞增殖减少及活性减弱,导致由 T 淋巴细胞介导的细胞免疫功能衰退,成为结核病的易感人群。

2. 学者研究显示,在年龄≥65 岁的老年男性人群中,患有 2 型糖尿病的病人肺结核的发病率明显高于非糖尿病病人;糖尿病病情的严重程度与老年人群结核病患病风险呈正相关。

3. 吸烟增加老年人结核病患病风险。可能机制为烟草的长期吸入改变了呼吸道黏膜纤毛对吸入物质的清除功能,进而促进了细菌黏附于呼吸道上皮细胞;增加了肺泡的通透性,对体液和细胞免疫有一定的抑制作用。

4. 结核病史是影响老年人患结核病的危险因素之一。因此,对既往有结核病史的老年人应当给予更多关注,对其进行健康宣传,加强公共卫生服务措施,降低复发率。

5. 老年人由于自身免疫力降低,如密切接触结核病病人,易致结核病。因此,做好结核病病人密切接触者的健康教育和主动筛查是控制结核病的重要措施。

(二) 常见临床表现

老年结核病病人因免疫功能低下,临床症状不典型,结核病毒性症状表现不明显,起病隐匿是其最大特点。患病早期多无症状,或仅有咳嗽、呼吸短促、乏力、食欲减退等轻微症状,少见发热、咯血等典型症状,临床特点如下:

(1) 男性病人多于女性:据 2017 年 WHO 报告及国内多项研究显示,老年男性肺结核的患病率均高于女性,可能与男性病人长期吸烟、暴露机会较多等有关。

(2) 影像学表现:病变范围广,病灶形态呈多样性,多种病理改变可同时存在,如渗出、增殖、空洞及钙化等。尤其是复治病人的渗出病灶与纤维灶、钙化灶并存,影像学诊断难度大。

(3) 合并症及并发症较多:老年肺结核病人常合并其他疾病,如高血压、糖尿病、肿瘤等,也易引起 COPD、肺不张、支气管哮喘等,不仅干扰疾病诊断,且会降低病人免疫力,导致结核感染、发病及进展。同时,老年肺结核常有一种以上重症症状,如气胸、呼吸衰竭、咯血、电解质紊乱等,影响治疗效果及预后。

(4) 复治病人占比高:由于老年人脏器功能衰退及合并慢性疾病,免疫功能下降,增加结核病复发的机会。另外,老年病人在初治阶段,由于对结核病认知不足、经济条件限制、药物不良反应较多等原因,致治疗依从性差,治疗期间有中断,使治疗方案的连续性、规律性及疗程受到影响,也是导致复治的原因之一。

(5) 治疗难度大:由于老年病人器官功能衰退,对抗结核药物的耐受性降低,治疗中容易出现器官损伤,药物不良反应发生率高,常致病人无法规律用药,影响治愈。

(三) 治疗原则

1. 老年结核病的治疗原则和其他人群一样,即必须遵循"早期、规律、联合、适量、全程"的原则,同时因个体差异大,老年结核病病人的药物剂量可相差数倍之多,应针对不同年龄段和病人具体情况科学地制订化疗方案。

2. 治疗中除了疗效外,更应重视治疗的安全性,选药应按最大疗效和最小不良反应为原则,首选不良反应小的杀菌药物。

3. 由于老年病人机体修复慢,用药强度不及年轻人,疗程应适当延长。观察细、监测频、早干预是确保老年结核病病人治疗安全的原则。

(四) 护理评估

1. 基本资料、健康评估见本章第一节"一、肺结核"中相关内容。

2. 专科评估

(1) 病史评估:询问病人既往健康状况,了解病人是否合并其他基础疾病,询问病人家族史、用药史、过敏史等。

(2) 身体评估:重点评估病人心肺功能情况。

(3) 心理-社会状况评估:准确评估病人情绪状态、家庭情况及其他社会支持情况,了解病人对疾病认知情况。

(4) 风险评估:完善病人 BADL、跌倒、压力性损伤、DVT、营养、吞咽等风险筛查。

(五) 常见护理诊断/问题

1. 体温过高　与结核菌感染有关。

2. 营养失调：低于机体需要量　与机体消耗增加、食欲减退有关。

3. 疲乏　与结核病毒性症状有关。

4. 焦虑　与隔离性治疗、病情反复有关。

5. 知识缺乏：缺乏结核病治疗的相关知识。

6. 潜在并发症：大量咯血、窒息。

（六）护理措施

1. 休息与活动　避免劳累和重体力劳动，保证充足睡眠；严重结核病毒性症状或伴有其他基础疾病，应卧床休息；有效抗结核治疗 4 周以上且痰涂片证实无传染性，应恢复正常的家庭社会生活，减轻老年病人焦虑情绪。

2. 饮食护理　指导病人形成科学饮食习惯，遵循高热量、高蛋白、富含维生素和易咀嚼消化的饮食原则，保持少量多餐，多食用蛋类、瘦肉、豆制品、鱼、牛奶等优质蛋白，建议每天蛋白质摄入量为 1.5~2.0g/kg，增加水果、蔬菜等摄入量，忌辛辣食物、烟、酒和浓茶等刺激消化道或呼吸道的食物。条件允许应由专业营养师与家属依据病人病情及饮食喜好共同制订营养方案。

3. 用药指导　因老年人健忘及近期记忆不佳的特点，应反复强调遵医嘱用药的重要意义，并采用多种方法指导病人药物服用方法、注意事项、药物禁忌、可能出现的不良反应及表现等，同时加强用药不良反应等的主动巡视及观察。帮助病人采用提醒闹钟、备忘贴等方式确保用药的正确性与及时性，并注意病人依从性的管理。

4. 药物不良反应监测　老年病人因生理功能改变引起药代动力学与药效学改变，与年轻人相比，异烟肼、利福平、吡嗪酰胺以及其他药物在老年病人中将发生更多的不良反应。应加大病人服药期间全程管理的力度，根据不同药物反应采取不同的治疗护理策略，确保病人保持良好的服药依从性。

5. 家属协同管理　由于结核病的治疗时间较长，老年病人记忆力、理解力往往差强人意，总有漏服、错服药物等情况发生，须借助外部干预来管理老年结核病病人。家属协同管理模式可明显增强老年结核病病人的自我管理能力，提高病人服药依从性和治愈率。

（1）指导家属给予病人心理支持，多关心、多探望病人，语气亲和，给予病人温暖和关怀，使病人保持良好的心态，积极面对疾病，增强恢复健康的信心。

（2）家属采取措施提醒病人按时服药，比如设置闹钟等，建立按时服药的习惯,保证治疗的顺利进行,达到治疗目的。

(3) 因结核病的消耗性特点,常致老年病人营养不良,采用病人喜欢的烹调方法增加病人食欲,保证病人进餐时心情愉快,保障病人摄取足够的营养,以提高其抵抗力。

(4) 家属须协助病人做好日常基础护理,保证充足的睡眠。嘱病人劳逸结合,规律作息,适当增加锻炼,如做操、打拳、练气功等。

(5) 根据天气变化随时增减衣物,以防感冒。

6. 心理护理　老年病人因患病心理压力较大,容易出现焦虑、抑郁、烦躁等不良情绪,影响病人配合度,医护人员应适时给予心理支持。

(1) 病人办理入院后:医护人员和病人进行多种形式沟通交流,让其了解医院环境。

(2) 掌握病情变化:保持温和的态度对其进行护理操作及交流,加强病人对于疾病基本知识的了解,强化其治疗信心。

(3) 倾听:个性化心理指导,让病人参与其中,发挥病人主观能动性,每次沟通时,向病人传达病情恢复的情况。

(4) 若病人悲观,医护人员更应注意姿态表情、言行举止,积极与病人及其家属交流,获得其支持、信任、理解,给予更多的鼓励,缓解其情绪。

(5) 出院后定期电话随访:不低于 2 次/月,电话询问出院后出现的症状,生理和心理状况,寻找出现不适的原因,及时排解不良心理。

(6) 定期开展门诊活动:通过互联网社交平台等,及时进行咨询答疑,建立病友之间有效沟通的渠道。出院后 1、3、6 个月,访视每位病人,对其家庭环境、生活方式、饮食方案、在家时的遵医行为、疾病掌握状况展开评估,进而强化其健康行为。

7. 健康教育

(1) 嘱病人保证充足睡眠,劳逸结合,切勿过度紧张和疲劳。指导病人开展抗阻训练、呼吸训练以及有氧运动锻炼,循序渐进,提高病人免疫力。

(2) 指导病人注意个人卫生,保持良好的饮食习惯、生活习惯,告知病人戒烟、酒。

(3) 指导病人家属创造干净、舒适的居住环境。

(4) 对于老年人及密切接触者咳嗽、咳痰超过 2 周,或伴有发热、乏力、消瘦、痰中带血等症状时,应尽早进行胸部 X 线检查。

(5) 指导病人遵医嘱服药,定期随访,出现异常情况立即回院检查。

二、儿童结核病病人

(一) 概述

1. 儿童结核病以原发性肺结核为最常见,相较于成人,儿童粟粒型肺结核(miliary pulmonary tuberculosis,MPTB)多为原发性肺结核发展而来;先天性肺结核是在胚胎期结核分枝杆菌感染胎盘经脐静脉感染或吸入羊水在子宫内感染,多表现为粟粒型肺结核。由于儿童免疫功能屏障未发育成熟、机制尚未完善,感染结核分枝杆菌后,累及淋巴系统,若同时合并免疫抑制疾病(麻疹、水痘、HIV 等)或长期使用免疫抑制剂,则更易通过血行播散,进展为全身粟粒型结核。年龄越小的患儿病情越重,并发症越重,病死率越高。

2. **结核性脑膜炎**　多见于 5 岁以下小儿,传染源主要来自患有开放性肺结核的病人,传播途径以呼吸道传播为主,常在最初感染结核分枝杆菌后 6 个月到 1 年内发病。因儿童中枢神经系统发育不成熟,血脑屏障功能不完善及免疫力低下,结核性脑膜炎发病率、致残率及病死率均高于成人。

3. **结核潜伏感染**　儿童免疫系统发育尚不成熟,感染结核分枝杆菌后由潜伏性感染发展为活动性结核病的风险较高,1 岁以内的婴儿由结核潜伏感染发展为活动性结核病的风险高达 40%,1~2 岁儿童为 25%,年长儿童和青少年为 10%~15%,提早对结核潜伏感染患儿进行预防性治疗有助于结核病的控制。

4. **播散性卡介菌病**　常见于原发性免疫缺陷病(primary immunodeficiency disease,PID)患儿,在接种卡介苗后患病。常见的易引起播散性卡介菌病的PID 包括:重症联合免疫缺陷(severe combined immunodeficiency,SCID)、完全性迪格奥尔格综合征(DiGeorge syndrome,DGS)、威斯科特-奥尔德里奇综合征(Wiskott-Aldrich syndrome,WAS)、高免疫球蛋白 E 综合征(hyperimmunoglobulin E syndrome,HIES)、慢性肉芽肿病(chronic granulomatous disease,CGD)、孟德尔遗传易感分枝杆菌病(Mendelian susceptibility to mycobacterial disease,MSMD)。此病多发于 2 岁以下免疫功能不全且有卡介苗接种史的男性儿童,多呈家族性分布,且临床预后不良者较多,致死率高。

儿童结核病除了常见的呼吸道传播外,还常见于消化道、皮肤、胎盘等感染,近几年成为研究热点。因此,卡介苗接种前的评估也成为结核病护理新的着陆点。

(二)常见临床表现

1. 一般起病缓慢,患儿可有低热、食欲缺乏、疲乏、盗汗等结核病毒性症状,多见于年龄较大儿童。婴幼儿及症状较重者可急性起病,表现为高热,并持续 2~3 周,然后转为低热,并伴结核病毒性症状,干咳和轻度呼吸困难是最常见的症状。

2. 急性粟粒型肺结核 儿童粟粒型肺结核临床表现多样,早期以发热、食欲减退、盗汗、体重不增等全身感染毒性症状为主,病初呼吸道症状表现不明显,随着病情进展可逐渐表现为咳嗽、气促,甚至呼吸困难等。部分患儿表现为不明原因发热、急性呼吸窘迫综合征、免疫性溶血性贫血、脓毒症休克、胆汁淤积性黄疸、局灶性肺外结核等,不典型的临床表现常导致延误诊断。

儿童粟粒型肺结核早期肺部无明显阳性体征,若合并感染或者病灶融合,肺部可出现啰音。病程中查体可触及全身肿大的浅表淋巴结,肿大的肝、脾。20%~40% 患儿合并结核性脑膜炎,可出现脑膜刺激征等神经系统体征。粟粒型肺结核患儿应及时完善脑脊液实验室检验,了解有无累及颅脑情况。

3. 结核性脑膜炎

(1)典型结核性脑膜炎主要表现

1)前驱期(早期):1~2 周,起病缓慢,可有性情改变,如烦恼、易怒、好哭,或精神倦怠、呆滞、嗜睡或睡眠不宁,双眼凝视,食欲缺乏、消瘦,并有低热、便秘或不明原因的反复呕吐。年长儿可自诉头痛,初期可为间歇性,后期为持续性头痛。婴幼儿表现为皱眉、嗜睡、以手击头及啼哭等。

2)脑膜刺激期(中期):1~2 周,主要为脑膜炎及颅内压增高表现。典型脑膜刺激征多见于年长儿,婴幼儿主要表现为前囟饱满或膨隆,腹壁反射消失、腱反射亢进。若病情继续发展,则进入昏迷状态,可有惊厥发作。此期常出现脑神经受累表现,最常见的为面神经、动眼神经及展神经瘫痪,多为单侧受累,表现为鼻唇沟消失、眼睑下垂、眼外斜、复视及瞳孔散大。眼底检查可见视神经炎、视神经盘水肿,脉络膜可偶见结核结节。

3)昏迷期(晚期):1~2 周,意识障碍加重,反复惊厥,呈半昏迷或昏迷状态,瞳孔散大,对光反射消失,呼吸节律不整甚至出现潮式呼吸或呼吸暂停。常有代谢性酸中毒、脑性失钠综合征、低钠血症等水、电解质代谢紊乱。最后,体温可升至 40℃以上,终因呼吸、循环衰竭而死亡。

(2) 非典型结核性脑膜炎主要表现

1) 婴幼儿起病急,进展较快,有时以惊厥为最初症状。

2) 早期出现脑实质损害症状,表现为舞蹈症或精神障碍。

3) 早期出现脑血管损害,表现为肢体瘫痪。

4) 同时合并脑结核瘤时,类似颅内肿瘤表现。

5) 在抗结核治疗过程中发生脑膜炎时,常表现为顿挫型。

4. 播散性卡介菌病　典型症状是远处浅表淋巴结肿大。包括肺和纵隔淋巴结、腹腔淋巴结、皮肤软组织、肝、脾、肾、骨骼、睾丸、脑及脑膜等至少 1 处的远部位结核感染。

(三) 治疗原则

1. 治疗原则　儿童结核病治疗原则与成人相同。

2. 推荐给药剂量　对 <5 岁患儿按照体重给药时,其血药浓度可能与大年龄儿童和成人不同。因此,<5 岁患儿可提高每千克体重的给药剂量,最好各不超过 10mg/(kg·d),以免损害肝脏功能。若儿童体重接近 25kg,临床医生可参考成人推荐剂量进行使用。

3. 推荐治疗方案

(1) 3 个月至 16 岁的儿童和青少年患有非重症结核病(无 MDR-TB/RRTB 的怀疑或证据),应使用 4 个月的治疗方案,即 2 个月异烟肼 + 利福平 + 吡嗪酰胺/乙胺丁醇,后予 2 个月异烟肼 + 利福平巩固治疗。

(2) 耐多药结核病(MDR-TB):①一般情况下,使用三联药物(异烟肼 + 利福平 + 吡嗪酰胺)治疗 2 个月后,二联药物(异烟肼 + 利福平)治疗 4 个月,新患病患儿应在整个治疗过程中每日给药。②对生活在 HIV 感染率高和/或异烟肼耐药率高地区的确诊患儿,使用四联方案(异烟肼 + 利福平 + 吡嗪酰胺 + 乙胺丁醇)治疗 2 个月后,二联方案(异烟肼 + 利福平)治疗 4 个月。③0~3 月龄儿童,采用以上方案进行治疗,治疗中可根据年龄和可能发生的不良反应进行剂量调整。以上方案推荐剂量见表 6-5-1 儿童结核病一线抗结核药物推荐每日剂量。

表 6-5-1　儿童结核病一线抗结核药物推荐每日剂量

抗结核药	剂量/$(mg \cdot kg^{-1})$	最大剂量/mg
异烟肼	10(7~15)	300
利福平	15(10~20)	600
吡嗪酰胺	35(30~40)	—
乙胺丁醇	20(15~25)	—

注:括号内为推荐每日剂量的范围。

（3）对症治疗

1）结核性脑膜炎:①应及时控制颅内压,常使用的药物为 20% 甘露醇,每次 0.5~1.0mg/kg,4~6 小时 1 次,脑疝时加大剂量至每次 2.0mg/kg,2~3 天后逐渐减量,7~10 天后停用,必要时使用利尿剂降低颅内压。②脑积水者除常规激素治疗外,可采取侧脑室引流、药物治疗[乙酰唑胺 20~40mg/(kg·d),分 2~3 次口服,持续数周至半年]、分流手术。

2）高热及惊厥不止时可用地西泮或其他镇静剂。为了改善神经系统代谢过程可使用谷氨酸、复合维生素 B、维生素 B_{12} 及大量维生素 C 等。

（四）护理评估

儿童重点评估内容如下,其余参见成人评估内容。

1. 基本资料、健康评估见本章第一节“一、肺结核”中相关内容。

2. 专科评估

（1）病史评估:包括患儿性别、年龄、籍贯、既往健康状况、入院方式、入院途径及社会经济支持情况等。

（2）身体评估

1）生命体征:体温、心率、呼吸、血压、SpO_2。

2）皮肤黏膜:是否完整,弹性、温度、颜色是否正常;有无压力性损伤、糜烂、水肿、皮疹、黄染、发绀等情况;卡介苗接种处皮肤有无破溃、渗液。如患儿长期使用利尿剂应至少每班次评估 1 次,每星期至少进行 1 次电解质监测,如有肌无力等特殊症状,评估是否与电解质紊乱相关。

（3）营养筛查:患儿胃肠道有无已知的严重疾病或手术史,检查或服药对食欲有无影响;近期有无体重下降或摄食减少;根据患儿身高、体重计算 BMI 值,使用儿科营养风险筛查评估表(附录三)进行风险筛查。

(4) 自理能力评估:患儿有无肢体功能障碍,有无已知的严重疾病或手术史;使用日常生活活动能力量表(巴塞尔指数,Barthel index,BI)(附录四)对患儿进行自理能力评估;使用 Morisky 服药依从性问卷(MMAS-8)(附录五)对患儿及家属进行服药依从性评估。

(5) 风险评估

1) 心理状态:患儿精神及情绪状态,感知和辨认能力;家庭经济情况,家属有无经济压力;家属情绪状态。

2) 是否为特殊人群:在校学生、留守儿童等。

3) 病人及家属接受健康教育的能力及意愿评估:评估患儿及家属对疾病的认识、学习意愿、影响患儿及家属学习的因素、沟通方式等。

(6) 系统评估

1) 神经系统:①中枢神经系统评估:意识状态、患儿囟门是否饱满、血压有无增高,有无尖叫、易激惹、喷射性呕吐等表现。婴幼儿特别是囟门未闭患儿的颅内压增高评估临床阳性体征不明显,不建议使用单一方法。②运动:行动是否自如、有无运动障碍,关节有无畸形,肌肉是否萎缩,是否使用行走辅助工具。③感知是否正常。

2) 消化系统:①饮食状况:普食、人工喂养、混合喂养、母乳喂养或其他特殊饮食。②排泄状况:依据喂养方式不同,排便习惯与规律是否改变,有无其他特殊问题如腹泻、便秘、大便失禁等。

(7) 其他评估:用 APGAR 家庭功能问卷(家庭适应度 adap tation、合作度 partnership、成长度 growth、情感度 affection、亲密度 resolve,APGAR)(附录六)调查患儿家庭功能情况。

(8) 照顾者评估:有无结核病史,有无乏力、午后低热、夜间盗汗等结核病毒性症状,辅助检查结果有无异常。

(五) 常见护理诊断/问题

1. 体温升高 　与结核分枝杆菌感染有关。

2. 营养失调:低于机体需要量 　与疾病消耗过多有关。

3. 疲乏 　与结核菌感染有关。

4. 有无法有效执行治疗计划的可能 　与患儿年龄小,疗程长,依从性差有关。

5. 焦虑　与知识缺乏有关。

(六) 护理措施

1. 休息与活动　咳嗽剧烈、呼吸困难、咯血患儿应卧床休息,抬高床头15°~30°,减少活动量,恢复期可进行适当活动,增加户外锻炼,增强体质,提高抵抗力。指导陪护人员离开时将床挡拉起,避免坠床发生。

2. 饮食　予流质或半流质易消化食物,进食应温凉且不宜过多,供给充足的蛋白质、铁、维生素 A、维生素 C 及钙,增加液体摄入量。保证食物多样化,选择患儿喜爱的食物,采用多种方式进行烹饪,食材颜色鲜艳,提高患儿食欲。可摆放各种卡通形状。患儿咳嗽剧烈时,避免进食,防止误吸发生。

3. 皮肤护理　保持床单位整洁、全身皮肤清洁,每天更换衣物,及时更换尿布,定期修剪指甲,避免抓挠皮肤引起皮肤破损而致感染。如发生皮肤感染,家长接触患儿前后应用肥皂洗手,勿拉扯脱屑皮肤,保持局部干燥,遵医嘱予丁酸氢化可的松软膏(早)及联苯苄唑乳膏(晚)外涂皮疹处,每天 1 次。

4. 常见症状护理

(1) 发热:体温≥38.5℃时应予药物降温,如布洛芬混悬滴剂或对乙酰氨基酚混悬液口服(葡萄糖-6-磷酸脱氢酶缺乏患儿慎用对乙酰氨基酚混悬液),也可行静脉注射给药或栓剂直肠给药。体温<38.5℃时,协助家属行温水擦浴、多喂温水、贴退热贴等物理降温方法,患儿出汗时及时擦拭汗液,更换汗巾及衣物,防止受凉。如为持续性低热时,以物理降温方法为主。

(2) 咳嗽、咳痰:观察患儿咳嗽性质,有无呼吸困难表现。指导家属正确雾化吸入方法,雾化后有效拍背 10~15 分钟,必要时予吸痰。保持室内空气清新,减少毛绒玩具、宠物毛发等易致敏物出现。

5. 预防并发症发生

(1) 观察患儿神志、精神、瞳孔、前囟(1.5 岁以内儿童)变化,有无嗜睡、躁动、易激惹等神经系统异常表现。

(2) 监测患儿血压情况。

(3) 依据儿童危重病人评估表评估患儿病情严重程度。

(4) 颅内压增高患儿,协助医生进行腰椎穿刺检查,测量并跟进颅内压,同时加强意识状态、囟门观察,并注意有无尖叫、易激惹、喷射性呕吐等表现。

6. 健康教育

(1) 用药指导:坚持规律、全程、合理用药,不得私自停药或减少药量。雾化吸入时,注意用氧安全,雾化吸入后指导家属做好患儿面部皮肤清洁。如果出现消化道症状,须及时处理,症状轻的患儿可以应用胃肠道保护药物。

(2) 依从性指导:儿童肺结核是慢性疾病,治疗过程长,照顾者服药依从性指导至关重要。每日定时服药,使患儿养成服药习惯,同时可与患儿喜欢的食物放在一起服用。结核病儿童照顾者多为祖父母、外祖父母或者保姆,在健康教育时,应当采用通俗易懂的话语进行沟通,尽量避免使用医学术语,注意反复确认照顾者的知识掌握情况。

(3) 饮食指导:抗结核药物具有一定的副作用,有可能会影响肠道功能,出现一些肠道反应,可以表现为腹痛、腹泻、腹胀,有的还会出现恶心、呕吐、厌油等消化系统症状。改变患儿饮食结构,做好饮食指导尤为重要。饮食必须符合高热量、高蛋白、丰富的维生素和微量元素等要求,并适量补充矿物质和水分。患儿无须忌口,保持食物多样化,荤素搭配,忌过于甘肥油腻,可选择鱼类、蛋类、乳品、瘦肉、蜂蜜、花生、莲子、百合、大枣、梨、柿、芝麻、橘、青菜、冬瓜、藕、番茄、胡萝卜、豆制品等。婴幼儿可食用成分接近母乳的奶粉,促进肠道益生菌增长,增加抵抗力,但应与异烟肼服药时间间隔两小时以上,避免降低药效。

(4) 休息与活动:急性期卧床休息,减少活动量。恢复期可适当体育锻炼,增加抵抗力。

(5) 生活隔离参见本书第五章第一节"三、病人居家管理要求与家庭访视"中相关内容。

(6) 心理护理

1) 婴幼儿期:患儿对家属依赖性强,缺乏安全感。可采用音乐疗法或播放动画片等转移患儿注意力,消除恐惧心理。

2) 学龄前期:患儿具有一定的认知能力和理解能力,对医护人员惧怕。可赠予患儿喜欢的玩具减少患儿恐惧感。

3) 学龄期:患儿对自己的病情及服药有一定的认识,服药依从性的管理至关重要。可指导家属服药前给予患儿喜欢的食物,在不影响药效前提下给予果汁等饮品,辅助患儿服药。每日定时服药,促进患儿养成用药习惯。

4) 青少年:青少年已具备一定的心理承受能力,也有一定的自我形象认知,会产生较重的病耻感,同时,这个时期会更加敏感、焦虑和逆反。可视患儿接受程度讲解结核病相关知识,耐心倾听患儿心理需求,使其内心得到宣泄,同时可以将同类结核病的患儿聚集在一起,彼此交流,相互鼓励,树立战胜疾病的信心。

5) 家属心理:结核病的治疗过程漫长,治疗费用高,导致家庭在经济、家属在心理上都承受很大的压力。要耐心倾听,了解家属需求,指导家属有效的疾病预防方法,减轻内心焦虑情绪。

(7) 根据结核病的传播特点,向患儿家属宣传结核病的防治知识;结核病患儿密切接触者(简称"密接者")自我观察方法及预防措施,如密接者有无低热、乏力、食欲减退、盗汗等结核病毒性症状,告知其定期健康检查的必要性。

(8) 定期复查:遵医嘱定期复查。如有不适随时复查。

(9) 随访:使用《国家基本公共卫生服务规范(第三版)》中《肺结核病人随访服务记录表》(附录七)每个月随访 1 次,询问患儿病情,解答家属疑惑,提醒患儿复诊。

三、妊娠结核病病人

(一) 概述

1. 定义　妊娠结核病是指妇女在妊娠期间发生结核病或育龄妇女在结核病未愈时出现妊娠,以及产后 3 个月内确诊为结核病。

结核病是严重影响母婴健康的慢性感染性疾病,以肺结核最多见,妊娠合并肺结核占妊娠妇女的 5.77%,是结核病治疗的难点之一。一般认为妊娠结核病的发病率和种族、经济状况及社会医疗条件等密切相关,另外也与 HIV 感染以及耐多药结核分枝杆菌的迅速增加有关。妊娠易导致重症结核病的发生,处理不当可能导致母婴出现严重不良结局。活动性肺结核与母婴的不良结局直接相关,而早期诊断是改善孕产妇和新生儿健康的关键。

2. 发病机制

(1) 妊娠期雌激素及孕激素的调控维持着母-胎免疫耐受,这是结核分枝杆菌易感性和潜伏结核被激活的可能性上升的原因之一。研究提示孕妇吞噬细胞和浆细胞样树突状细胞的水平和活性增加,孕酮诱导的阻断因子和白细胞介素-10(IL-10)下调自然杀伤细胞毒性,γ 干扰素(IFN-γ)的产生也减少,说明细胞反应普遍受到抑制,免疫细胞的功能下降,增加了结核分枝杆菌免疫逃逸的机会。

(2) 体外受精-胚胎移植(in vitro fertilization-embryo transfer, IVF-ET)妊娠后使用大量激素等药物保胎,血管通透性增加,使机体内结核菌易由淋巴系统扩散至血液循环系统,妊娠期和产褥期更容易出现血行播散性肺结核或合并肺外结核的情况。

(二) 常见临床表现

妊娠结核病的临床表现与非孕期相似(详见本章第一节"肺结核病人的护理"相关内容)。不同研究小组回顾性研究妊娠结核病病例,发现妊娠结核病病人临床全身毒性症状重,发热、咳嗽、乏力、气短、咳痰、胸痛等为主,多并发中枢神经系统结核而危及生命。

(三) 治疗原则

1. 基本原则　妊娠期结核病的治疗原则基本与非妊娠期相同(详见第七章"结核病化学治疗的护理"中相关内容),治疗用药与疗程不因妊娠而改变,尽早、规范的抗结核治疗是改善母婴预后的关键。

2. 多学科共同管理　妊娠期合并结核,需要产科、呼吸科、传染病科、营养科等多学科的共同管理,共同制订抗结核治疗方案,规范管理可获得良好的妊娠结局。具体治疗方案可根据孕龄、结核病是否活动及病情进展等综合情况确定,妊娠期使用一线抗结核药已被 WHO、英国胸科协会、国际结核病和肺病联合会等多家权威机构认为对母亲和婴儿是安全的,并且可改善孕产妇和新生儿结局,孕期全程应禁用氨基糖苷类药物(链霉素、卡那霉素、阿米卡星等)。

(四) 护理评估

1. 基本资料、健康评估见本章第一节"一、肺结核"中相关内容。

2. 专科评估

(1) 病史评估

1) 个人资料:同本章第一节"一、肺结核"中相关内容。

2) 既往史:有无高血压、心脏病、糖尿病、肝肾疾病、血液病、传染病等,注意其发病时间和治疗情况,有无手术史及手术名称。

3) 月经史:询问月经初潮的年龄、月经周期和月经持续时间。

4) 家族史:询问家族中有无高血压、糖尿病、结核病等病史。

5）配偶健康状况。

6）既往孕产史：了解既往有无孕产史及其分娩方式，有无流产、早产、难产、死胎、死产、产后出血史。

7）本次妊娠经过：了解本次妊娠早孕反应出现时间、严重程度；有无病毒感染史及用药情况；胎动开始时间；妊娠过程中有无阴道流血、头痛、心悸、气短、下肢水肿等症状；妊娠用药情况；本次孕期产前筛查检测情况，包括非整倍体染色体异常筛查、神经管畸形筛查、胎儿结构畸形筛查；孕中期口服葡萄糖耐量试验（oral glucose tolerance test，OGTT）检测情况；乙型肝炎、丙型肝炎、梅毒、艾滋病等检测情况；最后一次胎儿超声检查报告，评估胎儿发育是否符合孕周大小、胎盘成熟度、羊水状况、脐带血流等；本次孕期体重增加情况；血型、血常规、尿常规，肝、肾功能等检测情况；孕妇孕期产检次数、自我监测情况。

8）结核病史与治疗情况：了解病人有无肺结核或其他结核病史，了解结核病的发病时间、药物治疗情况及痰结核分枝杆菌培养结果。孕期与结核疾病相关的辅助检查、药物调整等相关情况的收集。

（2）身体状况评估：评估病人全身症状、局部症状及体征等。

1）全身症状：有无倦怠无力、食欲减退、午后低热、盗汗、消瘦、贫血等症状。

2）产科检查情况：腹部检查、骨盆测量，必要时阴道或肛门检查。腹部视诊腹部大小与腹形，腹部妊娠纹、手术瘢痕和水肿。腹部四步触诊手法检查子宫大小、子宫高度与腹围的测量、胎方位、胎先露、胎方位及先露是否衔接。胎心音听诊。

（3）心理-社会状况评估

1）情绪评估：妊娠与即将分娩的喜悦夹杂担心自身结核病传播给胎儿的矛盾易导致焦虑、抑郁等情绪。

2）治疗依从性：对服药的依从性、生活行为控制、定期产检与结核病专科随访的依从性等。

3）本次妊娠对胎儿性别期待、孕期保健情况、分娩方式的选择等均可能影响病人情绪。

（4）社会支持：经济状况、治疗负担、婚姻生活状况、家庭亲密度（配偶、双方父母、亲友是否积极参与孕妇生育过程；孕妇与家庭成员的关系以及新生儿照顾者的安排)等。

（五）常见护理诊断/问题

1. 知识缺乏：缺乏有关结核病、垂直传播、母婴危害及预防保健等知识。

2. 恐惧、焦虑　与病程长，担心分娩结局、母婴安危等有关。

3. 营养失调：低于机体需要量　与机体消耗增加、摄入减少有关。

4. 潜在并发症：流产、早产、低出生体重儿、垂直传播、难产、产后出血、终止妊娠等。

（六）护理措施

1. 一般护理

（1）饮食护理

1）制订全面的饮食营养计划，为病人提供高蛋白、高热量、富含维生素的饮食。《结核病营养治疗专家共识》2020 版中强烈推荐：①对患有结核病的孕妇，推荐提供当地营养丰富的食物或营养强化食品，保证体重正常增长；应保证孕妇在妊娠中期和晚期平均每周体重至少增重 300g。②妊娠期对微量营养素的需求增加 25%~50%，建议补充多种微量营养素，包括铁、叶酸及其他矿物质和维生素。③异烟肼治疗的孕妇可补充维生素 B_6 以预防并发症的发生，建议所有服用异烟肼的妊娠期或哺乳期妇女补充维生素 B_6 25mg/d。④患结核病的孕妇更易发生子痫前期，应关注该人群患子痫前期和子痫的风险并及时进行干预。每日 1.5~2.0g 钙的补充可有效降低妊娠高血压、子痫前期和早产的发生风险。

2）增进食欲：增加饮食的品种，采用病人喜欢的烹调方法、口味。病人进食时尽量保持心情愉快、细嚼慢咽，促进食物的消化吸收。

3）监测体重：每周测 1 次体重并记录，判断病人营养状况是否改善。

（2）休息与运动

1）保证足够休息，每天午睡 30 分钟，每天睡眠时间 8 小时左右。

2）每天适当户外运动，选择喜欢的运动，如散步、保健操等，增强机体免疫功能，提高机体的抗病能力。

3）轻症病人在化疗期间可进行正常工作，但应避免劳累和重体力劳动，保证充足的睡眠，做到劳逸结合。

2. 用药护理　见第七章"结核病化学治疗的护理"相关内容。

3. 妇产科专科护理

（1）加强母胎监护，预防并发症发生。

1）按高危妊娠评分、颜色管理纳入高危妊娠管理系统，建立个案档案。

2）指导按时产检的重要性教育，专科检查的注意事项。通过严密的孕期保健与监护，观察胎儿宫内生长，及时识别宫内发育迟缓。

3）孕30周指导孕妇每天自数胎动计数，并记录在母子健康手册的胎动计数记录页；识别异常胎动情况并及时处理。

4）孕32周后每周行胎儿电子监护，及时预测胎儿宫内储备能力。

（2）不能继续妊娠的病人，选择安全、有效的人工终止妊娠方案并提供相应专科观察、护理。

（3）降低垂直传播风险

1）提高孕期服药依从性：教育孕妇及家属按时服药可使母胎获益，避免母婴垂直传播导致的胎儿先天性结核病与新生儿感染。对居家治疗的孕妇进行服药督导，确保治疗的连续性。

2）孕妇临近预产期即住院，并在严密监护下分娩。分娩前后评估结核活动情况及传染性，判断是否适合母婴同室。

4. 心理护理 护理人员要耐心倾听孕妇及家属的倾诉，耐心解释，使他们正确对待妊娠与分娩。对孕妇给予心理上的支持，以减轻精神和心理上的压力，使孕妇接受治疗，坚定信心，早日康复。

5. 健康教育

（1）向孕妇及家属进行知识宣教，讲解结核病的预防控制。指导孕妇坚持规律、全程化疗，注意药物的不良反应，一旦出现异常应及时就诊，听从医生的处理。

（2）室内保持良好的通风，病人外出时最好戴口罩。衣服、被褥、书籍在烈日下暴晒6小时以上，进行消毒处理。

（3）指导孕妇戒烟、戒酒，加强营养，合理膳食，忌食辛辣食物。

（4）指导孕妇合理安排休息，避免劳累，避免情绪波动及呼吸道感染，适当进行户外锻炼，增强抗病能力，运动以不感觉累为宜。

（5）指导孕妇保持情绪稳定、心情舒畅，积极配合治疗。

（6）嘱孕妇病情发生变化应随时就诊，定期复查。

(7) 孕期自我监护：嘱孕妇按时产检、孕 30 周后行胎动计数；教会孕妇异常症状的识别，如胎动频繁或减少的识别，先兆早产、先兆临产、胎膜早破等的识别，并告知孕妇若有异常症状应及时就诊。

(8) 产后哺乳：母乳喂养与结核的复发没有关系，关于母乳喂养建议如下。

1）未经正规治疗的活动性肺结核母亲必须与婴儿隔离。活动性肺结核经正规治疗≥2 周，痰结核菌阴性，可解除隔离，进行正常哺乳。

2）乳汁中抗结核药物浓度很低，不会对新生儿产生毒性作用，母亲服用抗结核药物时仍可以哺乳。如果母亲及其子代均服用抗结核药物，可选择在母亲服药前或刚服药后进行哺乳，也可将此时的乳汁吸出后冷藏或冷冻保存；但避免用母亲服药后 2 小时左右的乳汁哺乳，若服用异烟肼应至少间隔 1 小时再进行母乳喂养。

3）感染结核性乳腺炎的产妇应使用未感染侧乳房哺乳。

四、精神疾病结核病病人

(一) 概述

精神卫生问题在结核病病人中很常见。一项系统评价估计，结核病病人中有 45.2% 患有抑郁症，其中耐多药结核病病人患抑郁症、焦虑症等精神疾病的风险较高，最常见的原因是污名、歧视、孤立和缺乏社会支持。结核病与精神疾病共病可导致结核病更高的发病率和更低的治疗完成率。共病精神疾病的结核病病人，除具有结核病的临床特征外，还因其精神疾病的特殊问题，增加了诊治、护理的难度。这类病人由于交流障碍，无法准确表达主诉，且无法及时就诊，易造成对其结核病的诊断延迟、治疗不及时，成为不可忽视的公共卫生问题。

精神病医院住院治疗为封闭式管理，病人居住拥挤，活动范围受限，病人之间接触密切，一旦其中有病人感染结核病，容易造成交叉感染。同时精神疾病病人细胞免疫功能低下，抵抗力下降，感染结核菌后容易发病，造成发病率明显高于一般人群。

流浪的精神疾病病人由于生存环境差、缺乏营养、卫生状况差等因素，成为结核病的高风险人群，也是社会传播的传染源之一。

(二) 常见临床表现

1. 临床上表现为整个心理、思维过程发生紊乱，行为怪异且没有规律，丧失日常工作、学习及生活自理能力等,同时伴有消瘦、乏力、发热、盗汗、咳嗽、咳痰、咯血、胸痛等结核病毒性症状,部分病人无明显的结核病临床表现,体检时发现。

2. 木僵　表现为不言不语、不吃不喝、不动,言语活动和动作行为处于完全的抑制状态,大小便潴留。由于吞咽反射的抑制,大量唾液积存在口腔内,侧头时顺着口角外流。如果病人的言语活动和动作行为明显减少,但是还没有达到完全消失的地步,称为亚木僵状态。木僵解除后,病人可回忆起木僵期间发生的事情。木僵一般持续数周乃至数月。紧张性兴奋时病人突然产生精神运动性兴奋和冲动行为,动作古怪,有时出现刻板言语、动作和模仿言语、动作,持续数日至数周,可自动缓解或转入木僵状态。

3. 拒食　受正常心理支配的拒食病人,容易进行心理干预使之恢复饮食,而精神疾病导致的拒食却较难通过心理护理进行干预,这是因为精神疾病病人伴有病理性的强烈的拒食意志,能忍受长时间的饥饿,甚至没有饥饿感。

(三) 治疗原则

1. 应联合精神疾病专科医生做好早期诊断及治疗,同时做好传染病管理工作。

2. 在常规抗精神病药治疗的同时给予抗结核药治疗,具体方案由精神疾病专科、结核专科医生联合制订。

3. 关注抗结核药所致的精神障碍。

4. 抗精神病药的抗结核效应　近年来多项临床研究证实吩噻嗪类抗精神病药,尤其是硫利达嗪治疗肺结核和 MDR-TB 有效,建议当病人因药物不良反应不能耐受目前常规的抗结核药时,可以考虑换用硫利达嗪治疗肺结核。

5. 对新入院的精神病住院病人,建议常规进行胸部 X 线检查及 PPD 试验,住院期间也要定期进行胸部 X 线检查,同时要加强主动筛查,及时发现肺结核可疑者。

(四) 护理评估

1. 基本资料、健康评估见本章第一节"一、肺结核"中相关内容。

2. 专科评估

(1) 病史评估:评估一般情况,如全身有无外伤、个人卫生情况、生活自理能力、对住院的态度、仪容、衣着、步态等;病人对治疗的合作程度;治疗效果及药物的不良反应;有无药物过敏及其他不适感等。

(2) 身体状态评估

1) 精神症状:有无意识障碍,有无幻觉、妄想、病理性情感,意识活动情况,有无自杀、自伤、毁物、外出等病态行为,症状有无周期性变化,自知力等。

2) 皮肤情况:关注病人有无自伤情况,对于大小便失禁或生活无法自理者,应注意会阴部皮肤的护理,避免出现失禁性皮炎。

(3) 心理状况:及时了解病人的心理需求、病人急需解决的问题、引起心理负担的因素、心理治疗或心理护理后的效果。

(4) 风险评估:肇事、肇祸风险;伤人、自伤、自杀风险;走失风险;性侵害风险;噎食风险等。

(五) 常见护理诊断/问题

1. 保持健康的能力改变　与精神疾病导致自知力障碍,不能维护自身健康有关。

2. 有实施暴力行为的风险:自杀、自伤、冲动伤人、擅自离院、吞食异物等。

3. 进食自理缺陷:拒食、吞食异物等。

4. 结核病相关护理诊断/问题参照本章第一节"肺结核病人的护理"中相关内容。

(六) 护理措施

1. 病人安全管理　精神疾病病人的护理风险具有高发性、严重性和不可预测性,尤其是症状活跃期的病人,危险性行为发生率很高。因此,安全管理是精神疾病病人首要的护理工作,对病人的危险行为要有充分的预见性,并采取有效的安全预防措施。

(1) 病区环境宜简洁,及时整理杂物,加强危险品管理,警惕病人吞食。

(2) 采用风险评估表评估病人发生攻击、离院、自杀、自伤等行为的危险程度,将高危病人安置于易观察的病室,在床尾悬挂防冲动警示标识。

(3) 清除房间内危险物品,病人的一切活动应在护士观察视线内。

(4) 与病人建立良好的治疗性信任关系,取得病人信任,交流时态度要和蔼可亲,尊重病人,避免激惹病人,接触病人时保持 1~2 个臂长的身体距离,满足合理需求,不与病人争论。

(5) 保证服药到胃,防止藏药,尽快控制精神症状。

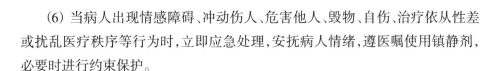

（6）当病人出现情感障碍、冲动伤人、危害他人、毁物、自伤、治疗依从性差或扰乱医疗秩序等行为时，立即应急处理，安抚病人情绪，遵医嘱使用镇静剂，必要时进行约束保护。

（7）即使在结核专科住院治疗时精神症状缓解，也要严格执行安全管理制度，家属 24 小时陪护并承担监护责任，确保病人和他人安全。

（8）加强巡视，尤其在清晨、午夜、中午、进餐前后等病人自杀的高发时间段。高危病人严格床边交接班，必要时给予保护性约束。

（9）做好安全检查，严格管理危险物品和工作钥匙。加强交接班，确切掌握病人数，对高危病人做到心中有数。病人外出检查、治疗时专人护送，不允许病人单独出入病区，重点病人应设专人陪伴。

2. 消毒隔离及工作人员个人防护　参照本书第四章及第五章中相关内容。

3. 病情观察　精神疾病病人由于受精神症状的影响，常常出现自知力障碍，有躯体症状时没有主诉，有时又把精神症状所致的内感性不适误诉为躯体症状。因此，要严密观察病人的躯体、精神症状，识别危险症状，如咯血、气促、自杀、自伤、伤人及毁物行为，一旦出现要立即处置。同时，要注意观察治疗效果和不良反应。

4. 基础护理　结核病是一种消耗性疾病，病人常伴随乏力，导致生活自理能力下降；而精神疾病大多造成病人生活自理能力缺陷。因此，基础护理对共病病人极为重要。

（1）加强进食管理：如病人拒食，须分析原因，采取相应的对策保证其进食；注意防止病人抢食、保障进食安全，个别病人可能因为暴食或药物不良反应引起噎食，要予以高度重视。根据病人拒食的原因予护理干预。

1）被害妄想而拒食：在耐心劝导的基础上，让病人参与饭菜准备工作，或与其共同就餐以消除病人疑虑。

2）罪恶妄想而拒食：可将饭菜混合拌杂使其认为是剩饭、剩菜促进其进食。

3）木僵拒食：接触病人时要态度和蔼、动作轻柔，宜单独用餐，或将饭菜放于病人床头柜上，有时病人可在夜间或无人时自行活动进食。

4）抑郁症状严重拒食：应给予更多的关心与交流，解开病人心结，激发其生活的信心。不应严格要求其按时进食，更不可强行喂食，可准备其喜欢吃的饭菜放置于病房内,让其自行进食。

5) 兴奋躁动拒食:应将病人隔离进食,避免周围环境刺激导致病人不进食,必要时工作人员可以进行喂饭,也可采取鼻饲或者静脉输液。

6) 对于严重拒食者,可以进行静脉输液、鼻饲等方法补充营养。

(2) 创造舒适安静的睡眠环境,对失眠病人采取针对性措施,确保良好的睡眠和充分的休息。木僵病人具有蜡样屈曲的症状,尽量让肢体舒适,并定时为其按摩肢体、活动关节以防肌肉萎缩,同时应注意保持足部的功能位置,防止足下垂。

(3) 督促并协助病人做好个人卫生,勤洗漱、勤换衣,保持床铺干净整洁;盗汗者及时拭干汗渍,更换衣被,防止受凉;木僵的病人常存在个人清洁及气道管理问题,应注意协助病人生活照护,必要时吸痰。

(4) 根据病情适当安排病人活动,尽可能增加户外活动和体育锻炼,提高病人机体抵抗力和生活积极性。

5. 结核病症状护理参照本章第一节"肺结核病人的护理"中相关内容。

6. 用药护理

(1) 注意药物的相互作用:利福平与氯氮平合用会使氯氮平疗效下降;异烟肼与卡马西平合用会增加卡马西平血药浓度,导致卡马西平中毒。所以抗结核药物与精神科药物联用时应注意联合用药的不良反应,监测血药浓度。

(2) 注意抗结核药所致精神障碍:多种药物联合使用发生率更高。

1) 异烟肼致精神障碍:异烟肼所致精神障碍的发生率约为1.9%,主要表现为幻觉、妄想、行为瓦解、躁狂、抑郁、消极自杀等精神症状。在服用异烟肼导致精神病发生前可存在一段以焦虑、情感不稳定为特征的前驱期。

2) 环丝氨酸致精神障碍:环丝氨酸导致精神障碍的发生率为20%~33%,表现为躁狂、焦虑、失眠等。环丝氨酸也被发现可以治疗某些精神障碍,如作为增效剂治疗强迫症、精神分裂症原发性阴性症状等。

3) 其他抗结核药物致精神障碍:曾有报道利福平导致谵妄的病例;乙胺丁醇致精神疾病的病例;氟喹诺酮类引起谵妄和精神疾病、出现抽动秽语综合征等。

7. 心理护理   工作人员要充分理解和尊重病人,主动与病人交谈,缩短与病人之间的距离。病人罹患肺结核,治疗时间较长,再共病精神疾病,更不容易掌握其心态,要经常与病人谈心,注意观察心理反应及情绪变化,及时给予解答和安慰,鼓励病人说出内心的感受并予以安慰,有助于及时了解病人的病情,为治疗、护理提供依据。耐心地向病人介绍疾病知识,使病人做到心中有数。选择适合病人的娱乐方式,减少病人对疾病的关注。

8. 健康教育

(1) 结核病相关健康教育同本章第一节"肺结核病人的护理"中相关内容。

(2) 指导病人正确表达内心体验和感受,树立战胜疾病的信心。

(3) 引导病人正确认识疾病,讲解发病因素、临床表现及治疗用药。

(4) 指导病人家属早期识别冲动、自杀征兆的方法,辨别危险因素,及早干预。

(5) 指导病人以适当方式表达和宣泄情绪,引导正性行为,如通过运动及身体锻炼等调节,无法自控时应寻求工作人员的帮助。

(6) 向家属介绍疾病知识,鼓励家属配合治疗与护理,让家属了解他们的支持在病人自知力和社会功能恢复中的积极作用。

(刘君财　孙璐露　陈少平　程艳　林奕)

第六节　重症结核病病人的护理

一、咯血

(一)概述

咯血是指喉以下部位即气管、支气管或肺部病变引起的出血经口腔咯出。肺结核病人约 1/3~1/2 会出现咯血症状,10%~15% 的咯血可危及生命,小量咯血较常见,少数为大量咯血,大量咯血可导致失血性休克、窒息而危及病人生命。

(二)常见临床表现

1. 肺结核咯血易受气候变化的影响,秋季多见,春夏冬次之。导致死亡的大量咯血约 50% 以上发生在夜间和清晨。病人咯血前可无任何症状,也可首先感觉到咽部发痒、胸部发热及胸闷,而后血液随咳嗽而咯出。咯血量可为痰中带血、整口鲜血或大量咯血,性状可为泡沫状、块状或支气管形状,色鲜红或暗红。

2. 大量咯血　咯血可呈喷射状,血容量急骤减少,血压下降,病人面色苍白、心悸、脉弱、四肢湿冷,短时间内失血可超过 1 000ml,可致失血性休克危及生命。

3. 窒息　病人若突感胸闷难忍,烦躁不安,面色苍白或发绀,精神紧张,或大量咯血突然中止、张口瞪目、呼吸微弱甚至停止,抽搐、挣扎或大小便失禁等,均是大量咯血窒息的表现,须立即抢救。

4. 贫血　大量咯血引起血容量丢失,病人可出现贫血症状。

5. 体征　在肺部出血侧常可闻及湿啰音,若肺部出现肺不张改变,呼吸音可减弱或消失。

(三) 治疗原则

1. 明确咯血病因　完善血常规、尿常规、大便常规、凝血功能、结核分枝杆菌涂片等检查。胸部 X 线检查、CT 扫描可帮助明确病灶部位,肺血管造影检查可明确是否有肺动脉出血、肺栓塞、肺血管畸形等,必要时也可行纤维支气管镜检查,明确出血部位和病变性质,同时可行局部止血治疗。

2. 预防窒息　中等量及大量咯血者,应监测血压、脉搏、呼吸、SpO_2。鼓励病人轻声咳嗽,将血液咯出,或者使用吸引器将喉或气管内的积血吸出,必要时可进行气管插管或气管切开,以免积血滞留于气道内,引起气道堵塞。同时须注意加强巡视和观察,及时发现病人早期窒息迹象,做好抢救的准备。大咯血时应给予高流量吸氧 6~8L/min,并根据血气分析结果及时调整氧流量。

3. 及时止血　①常用止血药物有垂体后叶激素、酚妥拉明、氨甲苯酸、肾上腺色腙片、维生素 K、凝血酶等;②必要时经纤维支气管镜止血;③对于大量咯血内科药物止血无效者,可选择支气管动脉栓塞术(详见第八章第九节"支气管动脉栓塞术的护理");④部分病人经过积极的内科保守治疗仍难以止血,可考虑外科手术治疗。

(四) 护理评估

1. 基本资料、健康评估见本章第一节"一、肺结核"中相关内容。

2. 专科评估

(1) 咯血量的评估:①小量咯血(24 小时内咯血量 <100ml);②中等量咯血(24 小时内咯血量为 100~500ml);③大量咯血(1 次咯血量 >300ml 或 24 小时咯

血量 >500ml)。

(2) 循环系统:心律/心率是否正常,有无起搏器植入,有无长期服用抗凝血药,是否有血容量不足的表现。

(3) 呼吸系统:①评估病人是否有肺结核咯血病史,是否接受规律抗结核治疗和止血治疗。②病人有无气促、胸闷、发绀、胸痛、呼吸困难等通气或换气功能障碍症状。③听诊双肺呼吸音,结合胸部影像学检查评估病人结核病病变的范围,是否存在广泛的肺实质的破坏。④评估病人咳嗽反射及咳嗽能力,如病人存在气道保护功能障碍,应注意床旁备负压吸引设备。

(4) 消化系统:评估病人饮食习惯,是否喜食易引起咯血的食物如狗肉、兔肉、榴莲、杧果等,是否有长期便秘。

(5) 心理评估:重点评估病人的心理应对能力,咯血病人如情绪紧张极易引起咯血窒息,护士应在病人入院时即详细了解病人的情绪状态、自我应对能力及自我护理能力。

(6) 护理风险:大量咯血病人应常规进行吞咽功能评估。

(五) 常见护理诊断/问题

1. 潜在并发症:窒息　与咯血突然、量大及病人情绪紧张引起气道痉挛有关。

2. 气体交换受损　与肺通气受限,肺实质破坏造成气体交换面积减少有关。

3. 焦虑、恐惧　与咯血症状易引起病人恐慌、病人担心治疗效果及预后有关。

4. 营养失调:低于机体需要量　与疾病消耗、病人血容量丢失、因病情饮食受限有关。

(六) 护理措施

1. 肺结核的一般护理　参照本章第一节"肺结核病人的护理"。

2. 少量或中等量咯血　①病人以静卧休息为主,明确部位者采取患侧卧位,避免引起气促的活动及动作。②病人宜进温凉、流质饮食,进食宜少量多餐、细嚼慢咽,避免诱发或加重咯血。③保持大便通畅,可进食富含纤维素的食物,必要时应用缓泻剂帮助排便。④指导病人正确咳嗽、咳痰方法,避免剧烈咳嗽引发大量咯血,可轻拍健侧肺部帮助咳痰,禁用机械排痰。⑤心理护理,帮助病人放松情绪,避免因精神过度紧张导致窒息。

3. 大量咯血的处理　①暂禁食、绝对卧床休息，患侧可予冰袋冰敷；对未明确出血部位者可采取半坐卧位；头偏向一侧防止窒息，护理过程中减少对病人的移动。②保持呼吸道通畅，防窒息；鼓励病人在不费力的情况下，轻轻将血咯出；若病人因紧张、恐惧等原因无法配合将血咯出，应使用负压吸引器吸出气道内积血，保持呼吸道通畅；床旁备压舌板、开口器、吸引器等急救物品及药品。③迅速建立两条静脉输液通道，应用止血药物及扩充血容量等治疗，失血量≥1 000ml 者，输入同型新鲜血。④给予高流量吸氧 6~8L/min，保持血氧饱和度 95% 以上，视病人发绀改善及 SpO_2 情况适当调整吸氧浓度。⑤鼓励安慰病人，以减少病人紧张、恐惧等心理反应，稳定情绪。

4. 窒息的抢救　①一旦病人出现窒息，立即为病人取头低足高俯卧位，头偏向一侧，轻拍背部、刺激病人咳嗽，以迅速排出气道内及口咽部血块。②必要时进行气道内吸引，在气管镜下吸出积血。③提高吸氧浓度，做好气管插管或气管切开准备。

5. 止血用药护理　①垂体后叶激素为最常用的紧急止血药物，可用生理盐水 50ml+ 垂体后叶激素 12~18U 微量泵静脉推注，以保证药液持续、均匀地输注，常见不良反应主要为腹痛、便意、头晕、头痛、面色苍白、血压上升等表现，高血压、冠心病、妊娠病人慎用。②有垂体后叶激素禁忌证者可选用酚妥拉明，0.1~1.5mg/min，使用总量及持续时间根据病人具体病情变化由医生评估调整。使用过程中须注意观察血压的变化，保证平均动脉压 >70mmHg 为宜。③氨甲苯酸常用剂量为 0.1~0.3g 加入生理盐水或 5% 葡萄糖中静脉滴注，每日总量不超过 0.6g，但有血栓形成倾向、血栓栓塞病史、血尿或者肾功能不全者慎用。④其他常用的止血药物有卡络磺钠注射液、凝血酶、云南白药等，护士应熟悉药物机制，做好用药效果及不良反应观察，同时进行必要的宣教指导。

6. 病情观察　咯血病人经抢救及治疗停止咯血，但其具有反复的特点，咯血停止后仍须密切观察病人生命体征、积血排出情况。①如病人突然感觉咽部发痒、胸部发热及胸闷，要警惕病人可能会再次咯血。②如病人咯血突然停止，并明显缺氧、呼吸困难，面色青紫、烦躁不安、牙关紧闭，大汗淋漓等为窒息的先兆，应立即组织抢救。③如病人存在持续性鲜红色血痰，仍须按小量咯血情况处理。

7. 支气管动脉栓塞术的护理　在明确出血部位、完善相关检查后，对符合介入治疗指征的病人可考虑行支气管动脉栓塞术,护理详见本书第八章第九节"支气管动脉栓塞术的护理"中相关内容。

8. 健康教育

(1) 饮食指导:咯血期间宜进食易消化的温凉饮食,每日饮水 1 000~1 500ml,多食富含纤维素食物,保持大便通畅,避免排便时腹压增高而引起再次咯血。咯血停止后,可进食高热量、高蛋白、高纤维素饮食,摄入能量按 30~35kcal/(kg·d)(1kcal=4.18kJ),摄入蛋白质按 1.5~2.0g/(kg·d)来计算,其中优质蛋白质应占蛋白质总量的 50% 以上,禁食辛辣、油腻、刺激性食物如酒、辣椒等,以免诱发咳嗽而再次咯血。可适当食用一些粗粮、豆类、黑木耳、大枣、动物肝脏、瘦肉及绿叶菜等含铁丰富的食物,纠正因血容量丢失引起的贫血症状。

(2) 休息:咯血停止 3 天后,可进行日常生活所需的活动及走动。

(3) 用药指导:坚持早期、适量、规律、联合、全程抗结核用药。

二、自发性气胸

(一) 概述

自发性气胸系在无外伤或人为因素的情况下,肺组织及脏胸膜自发破裂,肺及支气管内空气进入胸膜腔而引起的胸腔积气及肺组织萎陷。气胸可为单侧或双侧。结核病灶常常侵蚀正常的肺组织,导致肺结构的破坏,容易继发自发性气胸,是我国自发性气胸的常见病因。根据脏胸膜破口的情况及其气胸发生后对胸腔内压力的影响,自发性气胸可分为 3 种类型。

1. 闭合性(单纯性)气胸　在呼气时肺回缩,或因有浆液渗出物使脏胸膜破口自行封闭,不再有空气漏入胸膜腔。

2. 张力性(高压性)气胸　胸膜破口形成活瓣性阻塞,吸气时开启,空气漏入胸膜腔;呼气时关闭,胸膜腔内气体不能再经破口返回呼吸道而排出。

3. 交通性(开放性)气胸　胸膜破裂口较大或因两层胸膜间有粘连或牵拉,使脏胸膜破口持续开启,吸气和呼气时肺内气体自由进出胸膜腔。

(二) 常见临床表现

1. 胸痛　常在气胸发生当时,突然出现尖锐性刺痛和刀割样痛,偶有钝痛,与肺大疱突然破裂和肺被压缩的程度无关,可能与胸膜腔内压力增高、壁胸膜受牵张有关。疼痛部位不固定,可局限在胸部,亦可向肩、背、上腹部放射。

发生纵隔气肿时,可出现持续的胸骨后疼痛。

2. 呼吸困难　严重程度与有无肺基础疾病及肺功能状态、气胸发生速度、胸膜腔内积气量及压力 3 个因素有关。若气胸发生前肺功能良好,尤其是年轻人,即使肺压缩 80% 也无明显呼吸困难。如原有肺功能减退,肺压缩 20%~30% 时即可出现明显的呼吸困难,病人不能平卧或取被迫健侧卧位,以减轻呼吸困难。大量气胸,尤其是张力性气胸时,由于胸膜腔内压骤增、患侧肺完全压缩、纵隔移位,可迅速出现呼吸循环衰竭,表现为烦躁不安、挣扎坐起、表情紧张、胸闷、发绀、冷汗、脉速、虚脱、心律失常,甚至出现休克、意识丧失和呼吸衰竭。

3. 刺激性咳嗽　自发性气胸起病常较急,有剧烈咳嗽、用力屏气、提取重物等时或无明显诱因出现的突发性胸痛,继而出现胸闷或呼吸困难,多数病人伴有刺激性干咳,少痰。

4. 常见并发症

(1) 血气胸:为自发性气胸引起胸膜粘连带内的血管被撕裂所致。发病急骤,除胸闷、气促外,胸痛呈持续加重,同时伴有头晕、面色苍白、脉细速、低血压等。短时间内出现大量胸腔积液体征,胸部 X 线检查可见液气平面,胸腔穿刺为全血。成人胸腔积血量 <0.5L 为少量血胸,0.5~1.0L 为中量血胸,>1.0L 为大量血胸。

(2) 慢性气胸:指气胸延续 3 个月以上不吸收者。引起肺复张不完全的因素有:①胸膜粘连带牵拉,使胸膜裂孔持续开放。②裂孔穿过囊肿或肺组织,形成支气管胸膜瘘。③脏胸膜表面纤维素沉着、机化,限制肺扩张。④支气管管腔内病变导致完全阻塞,使萎陷的肺不能重新充气。

慢性气胸不及时治疗可能因肺萎陷和纵隔受压移位致急性进行性呼吸、循环功能衰竭而导致死亡。

(3) 液气胸/脓气胸:来自肺内或者纵隔以及胸腔内的致病菌直接或经淋巴侵入胸膜引起液气胸或者脓气胸。结核病导致的慢性炎症可以使胸膜纤维层增厚,肺膨胀不全,脓胸迁延不愈。

5. 体征　取决于积气量。少量气胸时体征不明显;大量气胸时气管多向健侧移位,患侧胸部隆起,呼吸运动减弱,呼吸增快,肋间隙增宽,触觉语颤减弱,叩诊呈过清音或鼓音,听诊患侧呼吸音减弱或消失。胸部 X 线检查可见气胸线以外肺纹理消失。肺结核常使胸膜多处粘连,发生气胸时多呈局限性包裹。

(三)治疗原则

1. 保守治疗 卧床休息,止痛、镇咳、通便;密切观察病情变化,肺萎陷在20%~30%以内的闭合性气胸多可自行吸收愈合。

2. 排气疗法

(1)紧急排气:张力性气胸病人病情危急,短时间内可危及生命。紧急情况下可立即将无菌针头经患侧肋间插入胸膜腔,使胸腔内高压气体得以排出,以达到暂时减压和挽救病人生命的目的。

(2)胸腔穿刺抽气:对于观察1周以上气体不吸收或者肺萎陷大于30%的闭合性气胸可穿刺排气,选择穿刺部位为患侧锁骨中线第2肋间(包裹性气胸除外),每次抽气量<1 000ml,直至肺大部分复张,余下积气可自行吸收。

(3)胸腔闭式引流:大量气胸、液/血气胸病人,也可以行胸腔闭式引流,持续引流气体。肺复张不满意时可采用负压吸引闭式引流,压力维持在-20~-10cmH$_2$O为宜。

3. 胸膜粘连术 适用于气胸反复发生,肺功能欠佳,不宜手术者。可以使用胸膜粘连疗法,常用四环素、灭菌精制滑石粉、50%葡萄糖、维生素C等作为粘连剂进行胸膜腔内注射,促进胸膜粘连。

4. 外科手术 内科治疗无效者可以择期进行外科手术,既可以闭合破裂口,又可对原发病灶进行根治。

(四)护理评估

1. 基本资料、健康评估见本章第一节"一、肺结核"中相关内容。

2. 专科评估

(1)诱发因素的评估,如评估气胸前是否有抬举重物等用力动作或咳嗽、喷嚏、屏气、用力排便、高喊、大笑、剧烈运动等诱发气胸的因素。

(2)循环系统:重点通过查体评估心脏受压情况,评估病人血压及心率,心浊音界有无缩小或消失,或有无纵隔气肿征象(Hamman征)。

(3)呼吸系统:①评估病人是否有肺结核自发性气胸病史及治疗情况。②结合病人动脉血气分析及SpO$_2$、呼吸型态,评估病人气胸严重程度。③评估病人胸痛的性质、部位和程度。

(五)常见护理诊断/问题

1. 低效性呼吸型态 与胸膜腔积气压迫肺,导致限制性通气功能障碍有关。

2. 焦虑　与呼吸困难、胸痛、胸腔穿刺/胸腔闭式引流及担心气胸复发有关。

3. 疼痛:胸痛　与脏胸膜破裂、引流管置入有关。

4. 活动无耐力　与氧气供应不足有关。

5. 知识缺乏:缺乏预防气胸复发的知识。

(六) 护理措施

1. 休息与卧位　①急性自发性气胸病人应绝对卧床休息,减少耗氧量,降低肺的活动度,利于脏胸膜伤口愈合。②血压平稳者取半卧位,有利于呼吸、咳嗽排痰及胸腔引流。③保持安静,避免激动、剧烈咳嗽、用力、屏气、大笑等。

2. 吸氧　根据病人缺氧的严重程度选择适当的氧疗方式,保证病人 $SaO_2 >$ 90%;内科保守治疗的病人,须给予较高浓度吸氧,有利于胸膜腔内气体的吸收。

3. 胸腔闭式引流术的护理　详见第八章第三节"胸腔闭式引流术的护理"。

4. 病情观察　①密切观察病人的呼吸频率、呼吸困难和缺氧的情况及治疗后的反应。②如果体温升高、寒战、胸痛加重,白细胞增高,常提示并发胸膜炎或脓气胸。③如果病人突然发生胸痛、气短,有再次发生气胸的可能。④如病人出现窒息感,张口呼吸、大汗淋漓、面色苍白、口唇发绀、脉细速等循环衰竭的表现,提示气胸加重,应立即进行抢救。

5. 心理护理　病人由于疼痛和呼吸困难会出现紧张、焦虑和恐惧等情绪反应,导致耗氧量增加、呼吸浅快,从而加重呼吸困难和缺氧。护士应主动向病人解释病情,及时回应病人的需求,操作前进行必要的解释,缓解病人的焦虑情绪。

6. 健康指导

(1) 坚持抗结核治疗:详见本书第六章第一节"肺结核病人的护理"中相关内容。肺结核导致的肺结构破坏是造成病人自发性气胸的首要原因,只有治疗原发疾病,才能预防自发性气胸的复发,因此应鼓励病人积极接受抗结核治疗。

(2) 避免气胸诱发因素:①避免抬举重物、剧烈咳嗽、屏气、用力排便等增加胸、腹腔压力的动作,并采取有效的预防便秘措施。②注意劳逸结合,在气胸痊愈后的 1 个月内,不要进行剧烈活动,如打球、跑步等。③保持心情愉快,避免情绪波动。④预防上呼吸道感染,避免剧烈咳嗽。

(3) 气胸复发时的处理:一旦出现突发胸痛,胸闷、气短,可能为气胸复发,应及时就诊。

三、感染性休克

（一）概述

1. 感染性休克（infectious shock）　指由于病原体（如细菌、真菌或病毒等）侵入人体，向血液内释放内毒素，导致循环障碍、组织灌注不良。当机体出现循环障碍、细胞代谢异常，使用血管活性药维持平均动脉压≥65mmHg，且充分的液体复苏后血中乳酸仍>2mmol/L。

结核分枝杆菌可感染人体几乎所有器官、系统，其中最常见的是肺部，但很少致休克。结核病病人发生感染性休克多因结核病病人机体代谢增加、胃肠功能下降、营养摄入不足、BMI降低、营养不良等因素导致病人营养风险较高、免疫功能下降、抗结核治疗效果减退，从而并发其他感染引起感染性休克。

主要致病菌为革兰氏阴性菌，因该类细菌可释放大量内毒素，与体内的补体、抗体或其他物质结合，引起血管痉挛，损伤内皮细胞，同时促使体内多种炎性介质释放，引起全身炎症反应综合征（systemic inflammatory response syndrome，SIRS）：①体温>38℃或<36℃；②心率>90次/min；③呼吸急促，>20次/min或过度通气，$PaCO_2$<32mmHg；④白细胞计数>12×10^9/L或<4×10^9/L，或未成熟白细胞比值>10%。SIRS进一步发展，可导致休克及多器官功能障碍综合征（multiple organ dysfunction syndrome，MODS）。

2. 感染性休克的临床分型　按血流动力学改变分为低动力型休克（hypodynamic shock）和高动力型休克（hyperdynamic shock）。

（1）低动力型休克：又称低排高阻型休克，见于革兰氏阴性菌引起的感染性休克或休克晚期，临床常见。其病理生理特点为外周血管收缩，阻力增高，微循环淤滞，毛细血管通透性增高，渗出增加，造成血容量和心排血量减少。因皮肤湿冷，故又称冷休克。

（2）高动力型休克：又称高排低阻力型休克，见于革兰氏阳性菌引起的休克早期，临床较为少见。其病理生理特点为外周血管扩张，阻力降低，心排血量正常或增高，血流分布异常，动静脉短路开放增多，存在细胞代谢障碍及能量合成不足。因皮肤比较温暖、干燥，故又称暖休克。病情加重时，暖休克最终可转为冷休克。

（二）常见临床表现

感染性休克的临床表现见表 6-6-1。

表 6-6-1　感染性休克的临床表现

临床表现	低动力型休克(冷休克)	高动力型休克(暖休克)
神志	烦躁不安或淡漠、嗜睡	清醒
皮肤色泽	苍白或发绀	淡红或潮红
皮肤温度	湿冷	温暖、干燥
毛细血管充盈时间	延长	1~2s
脉搏	细速	慢而有力
脉压/mmHg	<30	>30
尿量/(ml·h^{-1})	<25	>30

（三）治疗原则

休克纠正前,着重纠正休克同时控制感染;休克纠正后,着重控制感染。

1. 感染性休克集束化治疗　《重症医学专业医疗质量控制指标(2015 年版)》中明确了感染性休克 3 小时、6 小时集束化治疗的定义。

（1）发病 3 小时内应完成:①检测血清乳酸水平。②应用抗生素前行血培养。③予广谱抗生素治疗。④低血压或乳酸≥4mmol/L 时,给予补充晶体液(30ml/kg)。

（2）发病 6 小时内应完成:①若在前一阶段初始补液扩容后,低血压未能缓解,应用升压药维持平均动脉压≥65mmHg。②若初始补液后持续性低血压(<65mmHg)或初始乳酸≥4mmol/L 时,选择以下任一项,重新评估血容量状态:初始补液后,重新测量生命体征、心肺功能、毛细血管充盈度、心率、皮肤状态等;测量平均中心静脉压(central venous pressure,CVP)、平均中心静脉血氧饱和度(central venous blood oxygen saturation,ScvO$_2$)、床旁心脏超声、抬高下肢或补液试验中任两项,动态评估病人反应。③若初始乳酸水平升高,则再次检测评估。

2. 治疗基本原则

（1）补充血容量:此类休克病人的治疗首先以输注平衡盐溶液为主,配合适当的胶体液、血浆或全血,恢复足够的循环血量;适当间断输注红细胞纠正贫血状态,以保证正常的心脏充盈压、动脉血氧饱和度和较理想的血液黏度。

(2) 控制感染：主要措施是应用抗菌药物和处理原发病灶。肺结核化学治疗的原则是早期、规律、全程、适量、联合（相关内容详见第七章"结核病化学治疗的护理"）。要注意细菌耐药越来越普遍，药物选择要密切结合临床具体情况。

(3) 纠正酸碱平衡失调：感染性休克的病人，常伴有严重的酸中毒，且发生较早，须及时纠正。动脉血气分析结果显示 pH<7.2 时予静脉滴注 5% 碳酸氢钠，并根据动脉血气分析结果，再进行补充。

(4) 血管活性药物的应用：经补充血容量、纠正酸中毒而休克未见好转时，应采用血管活性药物治疗，以 α 受体激动剂为主，兼有轻度兴奋 β 受体的血管收缩药和兼有 β 受体激动作用的 α 受体阻滞剂联合应用，以抵消血管收缩作用，保持、增强 β 受体兴奋作用，而又不致使心率增速过大。例如，去甲肾上腺素和酚妥拉明联合应用。

(5) 激素治疗：糖皮质激素能抑制多种炎症介质的释放和稳定溶酶体膜，缓解 SIRS。但应用限于早期、用量宜大，可达正常用量的 10~20 倍，维持不宜超过 48 小时，否则有发生急性胃黏膜损害和免疫抑制等严重并发症的危险。

(6) 其他治疗：包括营养支持，对并发弥散性血管内凝血（disseminated intravascular coagulation，DIC）、器官功能障碍的处理等。

(四) 护理评估

1. 基本资料、健康评估见本章第一节"一、肺结核"中相关内容。

2. 专科评估

(1) 病史评估：了解病人有无外伤、脏器破裂、烧伤等大量出血或失液史；有无感染或过敏史；发病以来是否采取补液等治疗措施；了解病人既往健康史、有无结核病史。

(2) 身体状况评估

1) 意识和精神状态：意识可反映脑组织血液灌注情况，是反映休克的敏感指标。休克早期病人呈兴奋状态或烦躁不安，休克加重时表情淡漠、意识模糊、反应迟钝甚至昏迷。

2) 生命体征

① 体温：多数休克病人体温偏低，但感染性休克病人可有高热。若体温突升至 40℃ 以上或骤降至 36℃ 以下，提示病情危重。

② 血压：血压是最常用的监测指标，但并不是反映休克程度最敏感的指

标。休克早期血压变化不大,休克晚期血压呈进行性下降。收缩压 <90mmHg、脉压 <20mmHg,提示休克存在。

③ 脉搏:休克早期脉率增快,且出现在血压变化之前,是休克的早期诊断指标。休克加重时脉搏细弱,甚至摸不到。休克指数(脉率/收缩压)为 0.5 表示无休克,≥1.0 提示休克,>2.0 提示严重休克。

④ 呼吸:呼吸急促、变浅、不规则,提示病情严重。呼吸增至 30 次/min 以上或降至 8 次/min 以下,提示病情危重。

3)皮肤:皮肤的色泽和温度反映体表灌注情况。除少数感染性休克病人外,大多数休克病人表现为皮肤和口唇黏膜苍白、发绀或呈花斑状,四肢湿冷。补充血容量后若四肢转暖,皮肤温暖、干燥、红润,说明休克好转。

4)尿量:反映肾灌注情况,也是判断血容量是否不足的简单而有效的指标。休克时尿量减少,若尿量 <25ml/h、尿比重增高,提示肾血管收缩或血容量不足;若血压正常而尿量仍少且尿比重低,应考虑急性肾衰竭。

(3)辅助检查:了解各项实验室检查结果,动态监测血流动力学指标,以判断病情的严重程度和制订护理计划。

1)三大常规检查:①血常规,白细胞计数和中性粒细胞比值升高提示感染。②尿常规,尿比重增高提示血液浓缩或血容量不足。③大便常规,粪便隐血试验阳性或黑便提示消化道出血。

2)血生化:检测肝功能、肾功能、血糖、血清电解质等,了解病人是否合并MODS 及酸碱平衡失调的程度。

3)凝血功能:当血小板计数 $<80 \times 10^9/L$、血浆纤维蛋白原 <1.5g/L 或呈进行性下降、凝血酶原时间较正常延长 3 秒以上、血浆鱼精蛋白副凝试验(3P 试验)阳性、血涂片中破碎红细胞超过 2% 时,提示 DIC。

4)动脉血气分析:动脉血氧分压反映血液携氧状态,二氧化碳分压是反映通气和换气功能的指标,可作为呼吸性酸中毒或碱中毒的判断依据。

5)动脉血乳酸盐:正常值为 1~1.5mmol/L,反映细胞缺氧程度,可用于休克的早期诊断(>2mmol/L),也可用于判断预后。休克时间越长,细胞缺氧程度越严重,数值就越高,提示预后越差。血乳酸持续 >4mmol/L 时,病死率高达80%。

6)血流动力学监测

① 中心静脉压(CVP):通过连续动态监测 CVP 准确反映右心前负荷。正常值为 5~12cmH$_2$O。CVP 低于 2cmH$_2$O 时,提示右心房存在充盈压力不足现象,可给予补液处理;若 CVP 超过 15cmH$_2$O,且病人伴随肺底部啰音,存在呼吸功能障碍,说明病人伴随左心衰竭,应调整补液或停止输液。

② 肺毛细血管楔压(pulmonary capillary wedge pressure,PCWP):应用 Swan-Ganz 漂浮导管测量,反映肺静脉、左心房和左心室压力,正常值为 6~15mmHg。

③ 心排血量(cardiac output,CO)和心脏指数(cardiac index,CI):CO=心率 × 每搏输出量,正常成人 CO 值为 4~6L/min。单位体表面积的 CO 为 CI,正常值为 2.5~3.5L/(min·m^2)。感染性休克病人多伴随心脏指数的升高与体循环阻力的下降。

7) 影像学检查:X 线、超声、CT、MRI 等检查有助于了解脏器损伤和感染等情况,及时发现原发病。

(4) 心理-社会状况评估:了解病人及家属的情绪反应;评估病人及家属对疾病、治疗及预后的认知情况及心理承受能力。

(五) 常见护理诊断/问题

1. 体液不足　与感染性休克引起体液分布异常、液体摄入不足有关。

2. 组织灌注量改变　与有效循环血量减少、微循环障碍有关。

3. 气体交换受损　与微循环障碍及有效循环血量不足引起呼吸功能下降有关。

4. 有体温失调的危险　与感染或组织灌注不良有关。

5. 有感染的危险　与免疫力下降、接受侵入性治疗有关。

(六) 护理措施

1. 迅速补充血容量,改善组织灌注

(1) 建立静脉通路:取休克体位,迅速建立 2 条以上静脉通路,必要时建立中心静脉通路,快速补液、扩容,并同时监测 CVP。

(2) 合理补液:及时、快速、足量,注意应用晶体溶液扩容后,加用胶体溶液维持血容量的稳定性。根据病人的临床表现、心肺功能,特别是动脉血压及 CVP 等进行综合分析,适当应用血管活性药物及正性肌力药物纠正血流动力学问题,谨防肺水肿及急性左心衰竭(表 6-6-2)。

表 6-6-2　中心静脉压与补液的关系

CVP	血压	原因	处理原则
低	低	血容量严重不足	充分补液
低	正常	血容量不足	适当补液
高	低	心功能不全或血容量相对过多	给强心药、纠正酸中素、舒张血管
高	正常	容量血管过度收缩	舒张血管
正常	低	心功能不全或血容量不足	补液试验

注:补液试验,取等渗盐水 250ml,于 5~10 分钟内经静脉滴入,若血压升高而 CVP 不变,提示血容量不足;若血压不变而 CVP 升高 0.29~0.49kPa(3~5cmH$_2$O),则提示心功能不全。

（3）病情观察:监测病人的生命体征、意识、面色、肢端温度及色泽、尿密度、血乳酸水平等指标的变化,以判断补液效果。

（4）记录出入量:留置导尿管,准确记录每小时尿量及输入液体的种类、量、时间、速度,观察 24 小时出入平衡情况以作为后续治疗的依据。

2. 维持有效的气体交换　保持呼吸道通畅,改善缺氧,注意监测血氧饱和度、末梢循环情况等,维持血氧饱和度≥92%,密切监测呼吸功能(详见第六章第六节"四、呼吸衰竭的护理")。

3. 防止继发性感染　休克时机体处于应激状态,免疫功能下降,抵抗力降低,易继发感染。

（1）严格按照无菌原则进行各项护理操作。

（2）预防肺部感染:保持病房温、湿度适宜,每日开窗通风或使用空气消毒剂消毒;避免病人误吸;保持口腔卫生等。

（3）遵医嘱合理使用抗生素。

（4）对于血流动力学基本稳定、无肠内营养禁忌证的重症病人,应尽早启动肠内营养。2016 年,美国肠外和肠内营养学会(American Society for Parenteral and Enteral Nutrition,ASPEN)指南推荐,重症病人的常规目标喂养量为 104.6~125.5kJ/(kg·d),且在开始喂养后 24~48 小时内达目标喂养量 50%;而对于高营养风险或严重营养不良的病人,在监测再喂养综合征的前提下,建议至少达到 80% 目标喂养量;严重感染者可增加 20%~30%。

4. 预防压力性损伤和意外伤害　使用气垫床,保持床单位整洁,动作轻柔,避免拖、拉、拽等动作。动态评估病人病情及活动能力,并根据评估结果落实预防压力性损伤护理措施。对于烦躁、意识不清的病人,加床挡以防坠床,必要时在征得病人家属同意的情况下,给予保护性约束。

5. 正确采集血培养标本　血培养是诊断血流感染、菌血症的"金标准"。

(1)采集时间:一般在发热初期、寒战时、发热高峰到来 0.5~1 小时前或抗微生物药使用前进行采集。对已使用抗微生物药的病人,应在下次用药前采集。标本采集完毕后及时送检。

(2)采血部位:建议选择外周静脉进行穿刺采血,除非须诊断导管相关性血流感染(catheter-related bloodstream infection,CRBSI),否则不建议从留置的静脉或动脉导管采集血标本。避免在静脉输液侧肢体采集血培养标本。极特殊情况可以选择动脉穿刺采血,动脉血在污染率和检测敏感性方面与静脉血相似。

(3)皮肤消毒:严格遵守无菌操作,消毒擦拭方法、时间和等待干燥的时间严格遵循产品使用说明,建议成人消毒范围以穿刺点为中心,直径为 6~7cm。皮肤消毒后血管穿刺前不能再次触诊静脉(如有必要,应戴无菌手套)。

(4)采血量:采血量是影响血培养阳性率最重要的因素,保证足够血量可以采用双侧肢体穿刺,每侧 2 瓶(需氧瓶 + 厌氧瓶)。一般每瓶 8~10ml 血液,禁止过少或过多。当每瓶血液少于 5ml 时,可能会出现假阴性或微生物生长延迟;当每瓶超过 10ml 时,可能会因为白细胞产生大量的本底二氧化碳,而造成培养假阳性。新生儿、婴儿及儿童 1~5ml。厌氧菌培养要严格避免将空气注入培养瓶内。

(5)血培养标本的保存和运送:建议血培养标本在采集后 2 小时内(最迟不超过 4 小时)送至实验室,室温(20~25℃)运送,运送条件须符合生物安全要求。

6. 健康教育

(1)疾病预防:加强自我健康管理,避免继发感染。尽量少去公共场所,注意佩戴口罩;天气变化时及时增减衣物,避免感冒;家庭成员患有流感等传染性疾病时,注意做好防护;开窗通风,保持居住环境清洁。

(2)疾病知识:向病人及家属讲解各项治疗、护理措施的必要性及疾病的转归过程。遵医嘱按时服药。

(3)疾病康复:指导病人出院后注意休息;合理搭配膳食,加强营养;坚持康复锻炼,如有不适及时就诊。

四、呼吸衰竭

(一) 概述

1. 定义   呼吸衰竭(respiratory failure)指各种原因引起的肺通气和/或换气功能严重障碍,以致在静息状态下亦不能维持足够的气体交换,导致低氧血症伴(或不伴)高碳酸血症,进而引起一系列病理生理改变和相应临床表现的综合征。由于临床表现缺乏特异性,明确诊断须依据动脉血气分析:在海平面、静息状态、呼吸空气条件下,动脉血氧分压(PaO_2)<60mmHg,伴或不伴动脉血二氧化碳分压($PaCO_2$)>50mmHg,即可诊断为呼吸衰竭。

2. 呼吸衰竭的分类   按血气分析结果分类:①Ⅰ型呼吸衰竭,又称低氧血症型呼吸衰竭,无二氧化碳潴留。血气分析特点为 PaO_2<60mmHg,$PaCO_2$ 降低或正常,见于换气功能障碍(通气/血流比值失调、肺弥散功能损害和肺内动静脉血分流)疾病,如严重肺部感染性疾病、间质性肺疾病、急性肺栓塞等。②Ⅱ型呼吸衰竭,又称高碳酸血症型呼吸衰竭,既有缺氧,又有二氧化碳潴留。血气分析特点为 PaO_2<60mmHg、$PaCO_2$>50mmHg,系肺泡通气不足所致,常见于慢性阻塞性肺疾病及严重肺部感染病人。

3. 发病机制   肺结核病人细胞免疫功能下降,营养状态差,肺组织及气管结构有不同程度的损伤,成为导致呼吸功能障碍乃至呼吸衰竭的结构基础。复治肺结核病人肺部病灶迁延不愈,肺组织广泛纤维化及空洞形成,甚至出现大面积毁损肺和肺气肿,使肺功能明显减退。另外,结核分枝杆菌引起的肺组织结构性破坏,导致气道扭曲变形和支气管炎症性水肿,存在进行性不可逆气道阻塞,呼吸道分泌物不能有效排出,故易合并下呼吸道感染引发呼吸衰竭。此外,结核病导致呼吸衰竭也存在特殊类型,如结核性脑膜炎/脑炎因累及呼吸中枢时可导致呼吸驱动功能障碍,结核性缩窄性心包炎也可因心排血量减少、影响氧输送而导致组织缺氧,出现呼吸功能障碍。

(二) 常见临床表现

如果在肺结核的基础上发生呼吸衰竭,肺结核的症状和呼吸衰竭的症状往往可以同时合并存在,可能在咳嗽、咳痰的基础上突然发生严重气促,或没有明显诱因的意识障碍;也可能在发热的基础上,出现明显的呼吸增快。除原发病的表现外,主要为低氧血症和二氧化碳潴留所致的多脏器功能损害和代谢紊乱

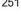

的表现。

1. 呼吸微弱或呼吸困难 呼吸困难是呼吸衰竭最早出现的症状,可表现为频率、节律和幅度的改变。较早表现为呼吸频率增快,病情加重时出现辅助呼吸肌活动加强(如三凹征)及强迫体位(如端坐呼吸)等。中枢性疾病或中枢神经抑制药物所致的呼吸衰竭,表现为呼吸节律改变(如潮式呼吸、比奥呼吸等)。

2. 发绀 发绀是缺氧的典型表现,当动脉血氧饱和度低于 90% 时,可在口唇、甲床等处出现发绀。另应注意,因发绀的程度与还原型血红蛋白含量相关,所以红细胞增多者发绀更明显,贫血者则不明显或不出现发绀。因严重休克等引起末梢循环障碍的病人,即使动脉血氧分压尚正常,也可出现发绀,称周围性发绀;而真正由于动脉血氧分压降低引起发绀,称为中心性发绀。发绀还受皮肤色素及心功能的影响。

3. 神经-精神症状 长期慢性缺氧常有精神倦怠、疲乏、记忆力下降等表现,急性缺氧可出现意识障碍、昏迷、抽搐甚至呼吸暂停等症状,如合并二氧化碳潴留,可出现烦躁、精神错乱、谵妄等肺性脑病症状,应注意与结核性脑膜炎/脑炎作鉴别。

4. 循环系统表现 多数病人出现心动过速,严重缺氧和酸中毒时,可引起周围循环衰竭、血压下降、心肌损害、心律失常甚至心搏骤停;二氧化碳潴留者出现皮肤潮红、温暖多汗、血压升高等血管扩张的表现;慢性呼吸衰竭合并肺源性心脏病时可出现肺动脉压增高、颈静脉怒张、体循环淤血等右心衰竭表现;如脑血管扩张,病人常有搏动性头痛。

5. 消化和泌尿系统表现 急性严重呼吸衰竭时可损害肝、肾功能,并发肺源性心脏病时出现尿量减少。部分病人可引起应激性溃疡而发生上消化道出血。

(三) 治疗原则

临床针对肺结核以抗结核药治疗为首选措施,而对合并呼吸衰竭病人,则须在抗结核基础上进行呼吸支持以改善病人气体交换及氧合状态,维持其正常机体功能。

1. 保持呼吸道通畅 保持呼吸道通畅是最基本、最重要的治疗措施。若病人昏迷,应清除气道内分泌物及异物,同时保证病人气道开放,气道不受压。如病人存在分泌物过多、气道受阻,应及时建立人工气道。可根据情况选择建立简便人工气道、气管插管或气管切开,后两者属气道内置管。简便人工气道主要有口咽通气道、鼻咽通气道和喉罩,是气道内置管的临时替代方法,是病情危重不具备插管条件时最可靠的开放气道方法。

2. 氧疗　氧疗能提高肺泡内氧分压,使 PaO_2 和 SaO_2 升高,从而减轻组织损伤,恢复脏器功能;减少呼吸做功,降低耗氧量;降低缺氧性肺动脉高压,减轻右心负荷。

氧疗的原则是在保证 PaO_2 迅速提高到 60mmHg 或 SpO_2 达 90% 以上的前提下,尽量降低吸氧浓度。有二氧化碳潴留风险的病人,推荐氧疗目标为 SpO_2 达到 88%~93%;对于无二氧化碳潴留风险的病人,较高浓度(>35%)给氧可以迅速缓解低氧血症,推荐氧疗目标为 SpO_2 达到 94%~98%。对于呼吸型态、呼吸效率严重异常,常规氧疗手段不能维持正常呼吸功能者,应及时行机械通气。根据呼吸机与病人的连接方式不同分为有创机械通气和无创机械通气。

3. 病因治疗　是治疗结核病引发呼吸衰竭的根本所在。肺结核化学治疗的原则是早期、规律、全程、适量、联合。相关护理内容详见第七章"结核病化学治疗的护理"及第八章"结核临床诊疗技术配合与护理"。

4. 一般支持疗法

(1) 电解质紊乱和酸解平衡失调会进一步加重呼吸系统乃至其他脏器的功能障碍并干扰呼吸衰竭的治疗效果,应及时纠正。

(2) 加强液体管理,防止血容量不足和液体负荷过大,保证血细胞比容在一定水平,对于维持氧输送能力和防止肺水肿具有重要意义。

(3) 呼吸衰竭及肺结核病人由于摄入不足或代谢失衡,往往存在营养不良,须保证充足的营养及热量供给,应优先考虑肠内营养,根据病人病情及呼吸功能影响程度,可酌情进行管饲喂养。

5. 其他重要脏器功能的监测与支持　呼吸衰竭往往会累及其他重要脏器,因此应及时将重症病人转入 ICU,加强对重要脏器功能的监测与支持,预防和治疗肺动脉高压、肺源性心脏病、肺性脑病、肾功能不全、消化道功能障碍和弥散性血管内凝血等。

(四)护理评估

1. 基本资料、健康评估见本章第一节"一、肺结核"中相关内容。

2. 专科评估

(1) 病史评估:了解病人此次发病的原因,有无结核病接触史,既往健康状况和生活环境,有无上呼吸道感染等诱因的存在。

(2) 身体状态评估

1) 全身症状:表现为疲乏、午后低热、食欲减退、盗汗等,重症者可有高热,女性病人可有月经失调或闭经。

2) 呼吸系统

① 评估病人氧合情况:通过监测 SpO_2、PO_2、肺泡-动脉血氧分压差($P_{A-a}O_2$)评估病人肺部的气体交换能力,通过观察面色、监测血乳酸值评估组织器官供血、供氧情况。

② 评估病人呼吸困难程度:运用改良版英国医学研究委员会呼吸困难指数(modified mdical research council dyspnea scale,mMRC)评估(表 6-6-3)。mMRC 与气流受限和肺功能受损的严重程度呈正相关,mMRC 问卷的等级越高,表明病人的呼吸困难程度越严重。0~1 级视为呼吸困难较轻,≥2 级为呼吸困难较重。

表 6-6-3　改良版英国医学研究委员会呼吸问卷(mMRC)

评价等级	严重程度
mMRC 0 级	只在剧烈运动时感到呼吸困难
mMRC 1 级	在快步或上缓坡时感到呼吸困难
mMRC 2 级	由于呼吸困难比同龄人走得慢,或者以自己的速度在平地上行走时需要停下来呼吸
mMRC 3 级	在平地上步行 100m 或数分钟需要停下来呼吸
mMRC 4 级	因为明显呼吸困难而不能离开房屋或者换衣服时也感到气促

③ 评估咳嗽、咳痰情况:关注痰液的量、颜色、性状等。肺结核多表现为干咳,合并细菌感染时,痰呈脓性且量增多;合并厌氧菌感染时有大量脓臭痰。

3) 循环系统:关注病人的心率、心律、血压等指标变化。肺结核并发呼吸衰竭的病人常存在肺源性心脏病及肺动脉高压状态,应结合病人症状及心电监测情况综合评估,如是否出现胃肠功能障碍、颈静脉怒张等体循环淤血情况,心电图是否出现肺性 P 波及心肌缺血征象等,也可以通过心脏超声检查了解病人肺动脉压力及心室舒张末期容积、心室射血分数等。

4）意识状态：由于缺氧及二氧化碳潴留，病人可能出现嗜睡、昏睡、昏迷、谵妄等意识改变，应动态观察病人的神志、瞳孔的变化。如发现病人出现明显烦躁、意识错乱伴头痛，应警惕二氧化碳潴留；如病人出现呼吸困难加重、神志淡漠、精神不佳、幻觉、幻听等表现，应警惕缺氧性脑病。

5）消化和泌尿系统：评估病人的食欲、大小便情况。急性呼吸衰竭时可损害肝、肾功能，并发肺源性心脏病时出现尿量减少。部分病人可引起应激性溃疡而发生上消化道出血。

（3）心理-社会状况评估：了解病人的情绪状态、社会支持及对疾病的认知情况，评估病人及家属对疾病、治疗及预后的认知情况及心理承受能力。

（4）辅助检查

1）动脉血气分析：密切关注 pH 变化，注意有无 PaO_2 降低、$PaCO_2$ 升高，及时发现酸碱平衡失调。

2）影像学表现：胸部 X 线检查、胸部 CT 检查和放射性核素肺通气/灌注扫描等分析呼吸衰竭的原因，判断病变的性质、范围和部位。

3）其他：纤维支气管镜检查明确气道情况和取得病理学证据。

（五）常见护理诊断/问题

1. 气体交换受损　与通气/血流比值失调、气体交换面积减少等有关。

2. 清理呼吸道无效　与呼吸道感染、分泌物增多或黏稠、咳嗽无力等有关。

3. 低效性呼吸型态　与缺氧、呼吸肌耐力下降等有关。

4. 营养失调：低于机体需要量　与消耗增加、摄入减少有关。

5. 自理能力缺陷　与缺氧、呼吸困难、监测设备及机械通气的应用有关。

6. 语言沟通障碍　与建立人工气道、极度衰弱有关。

7. 焦虑　与病情危重、担心疾病预后及对环境和事态缺乏自主控制有关。

8. 潜在并发症：误吸、导管相关性感染、电解质紊乱、DVT、皮肤完整性受损。

（六）护理措施

1. 保持呼吸道通畅　呼吸衰竭病人的呼吸道净化作用减弱，炎性分泌物增多，痰液黏稠，引起肺泡通气不足。在氧疗和改善通气之前，必须采取各种措施，使呼吸道保持通畅。

（1）指导并协助病人进行有效的咳嗽、咳痰。

（2）根据病人情况实施气道廓清技术，如体位引流、叩背、机械排痰、气道内震荡等促进痰液排出。

（3）病情严重、意识不清的病人因口、咽及舌部肌肉松弛，咳嗽无力，分泌物黏稠不易咳出，可导致分泌物及舌后坠堵塞气道，应及时行负压吸引，清除口咽部分泌物，并能刺激咳嗽，有利于气道内的痰液咳出。如有气管插管或气管切开，则给予气管内吸痰，使用密闭式吸痰管，防止致病菌播散，必要时应用纤维支气管镜吸痰。

（4）保证病人饮水量，酌情予口服或雾化吸入祛痰药，可湿化和稀释痰液，使痰液易于咳出或吸出。

（5）注意观察并及时记录痰液的性状、颜色及总量，关注痰液的实验室检验结果。

2. 氧疗 根据呼吸衰竭类型和缺氧的严重程度选择合适的吸氧浓度和给氧方法。

（1）氧浓度：I型呼吸衰竭须吸入较高浓度氧气，使PaO_2迅速提高到60mmHg或$SaO_2>90\%$。II型呼吸衰竭的病人一般在$PaO_2<60$mmHg时才开始氧疗，应予低浓度（<35%）持续给氧，使PaO_2控制在60mmHg或SaO_2在90%或略高，以防因缺氧完全纠正，使外周化学感受器失去低氧的刺激而导致呼吸抑制，反而会导致呼吸频率和幅度降低，加重缺氧和二氧化碳潴留。

（2）氧疗装置：氧疗装置分为低流量装置、高流量装置、储氧系统。

1）低流量装置：装置提供的气体流速低于自主吸气时的气体流速，吸气时有外源性空气补充，临床常见的有鼻导管、普通吸氧面罩。鼻导管吸入氧气浓度与氧流量及病人呼吸用力程度有关，此外鼻导管吸氧无法充分湿化，超过5L/min的流速时病人难以耐受。普通面罩可提供40%~60%的吸氧浓度，适用于低氧血症且不伴有高碳酸血症风险的病人。

2）高流量装置：装置提供的气体流速高于自主吸气时的气体流速，吸气时无须外源性空气补充，临床常见的有文丘里面罩（Venturi面罩）、经鼻高流量湿化氧疗仪（high-flow nasal cannula，HFNC）。①文丘里面罩是可调节的高流量精确给氧装置，通过调节射流孔的大小来调定气体流量和给氧浓度，适用于中度低氧血症伴呼吸困难明显的病人。②经鼻高流量湿化氧疗可为病人提供相对恒定的吸氧浓度(21%~100%)、温度(31~37℃)和湿度的高流量(8~80L/min)气体,并通过鼻塞进行氧疗,同时高流量气体产生一定水平的呼气末正压、冲刷上呼吸道生理无效腔,其恒温、恒湿的气体能维持黏液纤毛清除系统功能、降低病人上呼吸道阻力和呼吸功,改善病人的换气和部分通气功能,对单纯低氧血症型呼吸衰竭(Ⅰ型呼吸衰竭)病人具有积极的治疗作用,对部分轻度低氧合并高碳酸血症型呼吸衰竭(Ⅱ型呼吸衰竭)病人可能也具有一定的治疗作用。

3) 储氧系统:储氧系统可将氧气储存在储气囊中,吸气时可无外源性气体补充,但若储气囊未能储存足够氧气,吸气时将增加吸气负荷。适用于缺氧明显,但无二氧化碳潴留风险、呼吸窘迫不明显的病人。

(3) 氧疗注意事项

1) 氧疗时注意保持吸入气体的温度和湿度,以免干燥的气体损伤气道黏膜及纤毛运动,形成气道黏液栓导致气道阻塞。

2) 氧疗装置定期更换消毒,防止交叉感染。

3) 注意观察氧疗效果,如吸氧后呼吸困难缓解、发绀减轻、心率减慢,表示氧疗有效;如果意识障碍加深或呼吸过度表浅、缓慢,可能为二氧化碳潴留加重。

4) 根据血气分析结果及病人的临床表现,及时调整吸氧流量或浓度,保证氧疗效果,防止氧中毒和二氧化碳麻醉。

3. 病情监测 加强巡视,重视病人主诉及体征观察。监测呼吸频率、节律和深度,使用辅助呼吸肌呼吸的情况,呼吸困难的程度;缺氧及二氧化碳潴留情况;心率、心律及血压,必要时进行血流动力学监测;注意观察意识状况及神经-精神状态,警惕肺性脑病等严重并发症;严格进行液体管理,监测每小时出入量,保证液体平衡,防止发生肺水肿或血容量不足。

4. 用药护理 按医嘱及时准确给药,并观察疗效及不良反应。

5. 配合抢救 床旁备齐抢救物品,如气管插管用物、简易呼吸球囊、急救药品等,发现病情恶化时及时配合抢救,并做好病人及家属的心理支持。

6. 营养支持治疗

(1) 给予高蛋白、高热量、易消化、富含维生素的饮食,可少食多餐,可睡前加餐。

(2) 对于进食量较少,不能满足生理需要的病人,可申请营养专科会诊,进行肠内、肠外营养的补充。

(3) 胃肠道功能正常时,应以肠内营养为主,如病人因呼吸困难存在误吸风险时,应建立胃/空肠喂养管路。

(4) 进行肠外营养治疗时,应建立深静脉或中心静脉通路,保证治疗的同时防止静脉治疗并发症。相关详细护理要点参见本章第七节"结核病病人营养支持与护理"。

7. 呼吸功能锻炼 急性期以不加重心肺负担为主,指导病人床上关节活动及踝泵运动,指导有效咳嗽和咳痰技术。根据病人情况指导提高呼吸效率的方法,如缩唇呼吸、腹式呼吸,以增加肺泡通气量、促进呼吸功能恢复。康复期病人根据耐受情况开展肢体功能训练及肌肉耐力训练,以提升心肺功能、提高病人的自我护理能力、延缓肺功能恶化。

8. 心理护理 呼吸衰竭病人因呼吸困难、病情危重、可能危及生命等,常会产生紧张、焦虑情绪。应多了解和关心病人的心理状态,特别是对建立人工气道和使用机械通气的病人,应经常巡视,让病人说出或写出引起或加剧焦虑的因素,指导病人应用放松、分散注意力和引导性想象技术,以缓解紧张和焦虑情绪。

五、急性呼吸窘迫综合征

(一) 概述

1. 定义 急性呼吸窘迫综合征(ARDS)是指心源性以外的各种肺内或肺外致病因素导致的急性、进行性、缺氧性呼吸衰竭。国际上多采用"柏林定义"对 ARDS 作出诊断及严重程度分级:在低氧血症的基础上,依据动脉血氧分压与吸入氧浓度的比值(PaO_2/FiO_2,P/F),将 ARDS 分为轻度(200mmHg<P/F≤300mmHg)、中度(100mmHg<P/F≤200mmHg)、重度(P/F≤100mmHg),详见表 6-6-4。

2. 发病机制 血行播散性肺结核、妊娠期重症肺结核等偶可并发 ARDS。其机制可能是:大量的抗酸杆菌进入肺循环,引起毛细血管内皮损伤和细胞过敏反应,使肺毛细血管内皮细胞与肺泡上皮细胞屏障的通透性增高,肺泡与肺间质内积聚大量的液体,导致肺水肿和透明膜形成,氧弥散功能减退;其次,感染、全身缺氧、酸中毒、白细胞碎片炎症反应过程中释放的炎性介质等进一步加重毛细血管内皮损伤,释放组胺、5-羟色胺、缓激肽等有害因子加速血管内凝血,肺动脉内微血栓形成,导致通气/血流比值严重失调;两者共同作用,引发 ARDS。

表 6-6-4　ARDS 柏林定义的诊断标准

指标	数值
起病时间	从已知临床损害以及新发或加重呼吸系统症状至符合诊断标准时间≤7d
胸部影像学 *	双侧浸润影,且不能用胸腔积液、肺不张或结节完全解释
肺水肿原因	呼吸衰竭不能用心力衰竭或液体过度负荷完全解释;如无相关危险因素,须行客观检查(如超声心动图)以排除静水压增高型肺水肿
氧合情况 #	(1) 轻度△:PEEP 或 CPAP≥5cmH₂O 时,200mmHg<P/F≤300mmHg
	(2) 中度:PEEP≥5cmH₂O 时,100mmHg<P/F≤200mmHg
	(3) 重度:PEEP≥5cmH₂O 时,P/F≤100mmHg

注:* 胸部影像学包括胸片或 CT。

\# 如果海拔超过 1 000m,PaO_2/FiO_2(P/F)值须用公式校正,校正后 $PaO_2/FiO_2=PaO_2/FiO_2×$(当地大气压/760);

△轻度 ARDS 组,可用无创通气时输送的持续气道正压;

CPAP:持续气道正压;FiO_2:吸入氧浓度;PEEP:呼气末正压;

$1mmHg=0.133kPa$;$1cmH_2O=0.098kPa$。

（二）常见临床表现

1. 起病急骤,常有明显的结核病毒性症状,常高热,呈稽留热或弛张热型,部分低热,可伴咳嗽、盗汗、乏力等。

2. 发展为 ARDS 后,呼吸窘迫和进行性的低氧血症是最常见症状,呼吸频率大多在 25~50 次/min。呼吸型态改变,严重者伴有吸气时鼻翼翕动,锁骨上窝、胸骨上窝和肋间隙凹陷等,早期自主呼吸强时常表现为深快呼吸,在出现呼吸肌疲劳后可转为浅快呼吸。典型的动脉血气分析特点为 P/F≤300mmHg、pH 降低、$PaCO_2$ 及 PaO_2 降低。

（三）治疗原则

治疗包括病因治疗、支持治疗,前者主要为稳定、减轻肺结核病情,后者主要是症状控制及呼吸支持,依据不同严重程度的 ARDS 选择不同的呼吸支持策略与方式。

1. **抗结核治疗**　相关内容参照第七章第一节"抗结核药物与治疗方案"。

2. **防治肺水肿和维持心排血量**　采用液体负平衡策略,在保证适当系统灌注压的前提下(可使用血管加压药物治疗来保证重要器官灌注,并保持氧运输正常化),保持低水平的有效血管内容量[使用机械通气或者 PEEP 的病人可

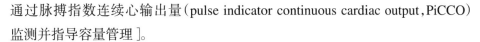

通过脉搏指数连续心输出量（pulse indicator continuous cardiac output，PiCCO）监测并指导容量管理］。

3. 纠正低氧血症

（1）根据病人呼吸型态选择合适的呼吸支持方式

1）经鼻高流量氧疗可作为轻度 ARDS 病人的初始治疗手段。中度 ARDS 病人，在无明确的气管插管指征下，可先使用 HFNC，1 小时后再次进行评估，如症状无改善则可尝试采用无创正压通气（non-invasive positive pressure ventilation，NPPV）。

2）NPPV 期间须严密监测，应用 NPPV 1~2 小时（短期）病情不能改善应转为有创机械通气（invasive mechanical ventilation，IMV）。

3）IMV 采取肺保护性通气策略，主要包括以下内容：小潮气量并限制气道平台压（plateau pressure，Pplat）、控制跨肺压、滴定最佳 PEEP、允许性高碳酸血症。容积控制通气（volume-controlled ventilation，VCV）和压力控制通气（pressure-controlled ventilation，PCV）是临床中最常用的两类通气模式，ARDS 病人机械通气时，没有哪种模式明显优于其他模式，可根据自己的经验自行选择，但更为重要的是应仔细评估病人病情及心肺状态，进行个体化的参数设置。

（2）俯卧位通气：对于中/重度 ARDS 顽固性低氧血症，当呼气末正压（PEEP）≥5cmH$_2$O，P/F≤150mmHg 时应积极行俯卧位通气，以改善通气/血流比值，促进氧合，每天俯卧位通气应至少 12 小时。

（3）体外膜氧合（extracorporeal membrane oxygenation，ECMO）：静脉-静脉体外膜氧合（veno-venous extracorporeal membrane oxygenation，VV-ECMO）已被广泛应用于难治性 ARDS，但合并有颅内出血、凝血机制障碍、重度休克的病人禁忌使用。

4. 防治并发症

（1）预防呼吸机相关肺炎（ventilator associated pneumonia，VAP）：包括采取积极措施缩短机械通气时间、加强胸部物理治疗、及时行适当营养支持和有效的气道管理等。

（2）防治肺损伤：对 ARDS 病人实施机械通气时，应根据病人肺应力（stress）与应变（strain）的具体指标、驱动压、跨肺压等进行个体化参数设定及调节，尽量避免呼吸机相关肺损伤（ventilator induced lung injury，VILI）。

（3）防治应激性溃疡：早期实施肠内营养有助于预防应激性溃疡，发现应激性溃疡出血时应积极给予有效的抑酸、护胃药物。

（4）防治多器官功能障碍综合征（MODS）：缺氧和休克导致的组织器官灌注不良及全身炎症反应综合征是引起 MODS 的主要因素，要格外重视缺氧、休克和感染的治疗，并加强各器官功能监测及评估。

（5）防治静脉血栓栓塞（VTE）：ARDS 为深静脉血栓及肺栓塞的高危因素。预防 VTE 的措施包括尽早活动、避免脱水、基础治疗、机械预防、药物预防。

5. 支持治疗

（1）营养治疗

1）推荐 NRS 2002 和危重症营养风险评分（nutrition risk in the critically ill score，NUTRIC）（附录八），对病人的营养风险进行有效的评估。

2）对于结核病合并 ARDS 以及预期机械通气时间≥72 小时的病人推荐 1 周内给予滋养型喂养（摄入能量 10~20kcal/h 或不超过 500kcal/d），根据病人耐受情况，1 周后逐步过渡至足量喂养，建议选用脂肪含量高、碳水化合物低的营养方案。

（2）镇静剂和肌松药物的使用：适当的镇静、镇痛对 ARDS 行有创机械通气病人的恢复至关重要。镇静前先考虑镇痛，镇痛药应在镇静的同时或之前使用，并根据病人通气效果、氧合情况及血流动力学监测情况调整镇静深度，避免过浅或过深镇静。

（四）护理评估

1. 基本资料、健康评估见本章第一节"一、肺结核"中相关内容。

2. 专科评估

（1）神经系统

1）评估病人意识状况及瞳孔情况，可应用 GCS 评估病人中枢神经系统情况，通过四肢活动情况、肌力、肌张力、肢体感觉等了解周围神经系统情况。

2）机械通气行镇痛、镇静治疗的病人必须进行疼痛及镇静深度评估：①可使用数字分级评分法、视觉模拟评分法等进行疼痛评估。②应用镇静躁动评分（richmond agitation sedation scale，RASS）行镇静程度评估。③对于深度镇静病人（RASS≤-3 分）的病人，应实施每日镇静中断、唤醒，以准确评估病人意识状态、滴定镇静剂量。

3）对 RASS 评分≥-2 分的病人,使用 ICU 意识模糊评估法(confusion assessment method for the ICU,CAM-ICU)进行谵妄评估,从而达到谵妄早期预警、早期防治。

（2）循环系统

1）心脏泵血功能评估:包括心率、每搏输出量、心室射血分数、心排血量、心室舒张末期容积等。

2）外周循环评估:可通过动脉血压、四肢温度及湿度、花斑评分、毛细血管充盈时间、外周灌注指数等评估病人外周循环情况。

3）组织器官灌注评估:可通过监测病人神志变化、平均动脉压、CVP、血乳酸浓度、尿量、末梢血氧饱和度等综合评估组织器官灌注情况。

（3）呼吸系统

1）氧合情况评估:监测病人氧合指数、PaO_2、SaO_2、肺泡-动脉血氧分压差($P_{A-a}O_2$)。

2）气道通畅性评估:重点观察病人呼吸频率和节律、咳嗽及排痰能力、呼吸音、痰液量及性状、气道温湿化效果,有人工气道者评估气管导管位置及吸痰管进入阻力以了解气道通畅性。

3）通气效率评估:使用 NPPV 或者 IMV 者,可通过对病人呼吸频率、呼气潮气量、动脉血二氧化碳分压、呼气峰流速、气道峰压、气道阻力等监测了解病人通气状态。

4）呼吸机相关性肺损伤评估:监测病人潮气量、气道平均压、平台压、跨肺压,并通过监测病人肺部影像学变化、炎症指标、通气效率指标等及时发现呼吸机相关性肺损伤。

（4）消化系统:重点评估病人的食欲、摄食量、吞咽功能、大便情况,以及有无腹胀、腹痛、消化道出血征象,关注腹腔压和肠鸣音情况,及时发现胃肠道并发症。

（5）泌尿系统:关注病人尿量、颜色、性状、尿比重变化,留置尿管的病人应每日对尿管通畅性、拔管时机及有无尿管相关性尿路感染情况进行评估。

（6）血液系统:评估全身有无出血点、凝血功能情况、血常规检验情况,以及时发现凝血机制障碍或活动性出血。

（7）皮肤黏膜情况评估:严格交接卧床病人皮肤黏膜颜色、完整性、受压情况、有无皮疹等。

3. 护理风险评估

(1) 压力性损伤风险评估:可应用 Braden 量表进行评估,评估项目包括感知能力、潮湿情况、活动能力、移动能力、营养情况、摩擦力和剪切力 6 个项目,总分 23 分,分值越低,发生压力性损伤的风险越高,当评分 ≥16 分且 <18 分时,应关注压力性损伤预防,评分 <16 分时,应采取压力性损伤预防措施。

(2) 非计划性拔管风险评估:对所有留置管道病人在置管后、病情变化时、拔管前进行评估,评估内容包括年龄、意识状态、理解程度、情绪状态、合作程度、耐受程度、管道数量及管道分类等 8 个项目,总分 24 分,分值越高,风险越大。

(3) 静脉血栓栓塞风险评估:对于非手术治疗的内科住院病人,应用 Padua 评分,进行 VTE 风险分级。推荐早期活动,不存在高出血风险者,可应用药物预防;若存在高出血风险,以机械预防为主。

(4) 跌倒/坠床风险评估:评估项目包括年龄(≥75 岁/儿童/孕妇)、肢体活动障碍、视觉障碍、有无跌倒病史、巴塞尔指数(Barthel index)≤60 分、睡眠型态紊乱或使用镇静安眠药物等 10 个项目。每个项目设 1 分,总分 10 分,分值越高,出现跌倒/坠床的风险越大,预警界值为 4 分,累计分值≥4 分时,须建立预防跌倒/坠床监控单。

(5) 其他评估:包括危重病人安全转运风险评估、导管相关性血流感染的风险评估、ICU 医院感染风险评价等。

(五) 常见护理诊断/问题

1. 气体交换受损　与肺部呼吸面积减少、肺顺应性降低、肺部炎性反应致氧气弥散功能障碍、通气-血流比值失调有关。

2. 清理呼吸道无效　与咳嗽及咳痰无力、呼吸道分泌物潴留有关。

3. 有继发感染的危险　与病人免疫力下降、内环境紊乱、各种管道置入及多种侵入性操作有关。

4. 潜在并发症:MODS、VTE。

(六) 护理措施

1. 氧疗与呼吸支持

(1) 根据病人病情及耐受程度,实施氧疗及呼吸支持,并确保方法正确有效,同时防治相关并发症。

1）氧疗过程中密切观察病人意识状态、面色及呼吸型态,关注动脉血气分析及氧合相关指标,及时评估氧疗效果。

2）依据观察结果及时调节氧疗方式及呼吸支持方式,如病人出现意识障碍或意识障碍加重、呼吸频率 >35/min 或 <8 次/min、呼吸节律异常、自主呼吸微弱或消失、血气分析提示严重通气或氧合障碍(PaO_2<50mmHg,尤其是充分氧疗后仍 <50mmHg)、$PaCO_2$ 进行性升高,pH 动态下降,表明 NPPV 失败,应及时转为 IMV。

3）所有接受氧疗及呼吸支持的病人均应进行有效的气道温湿化管理,以免气道黏膜受损、排痰障碍引起感染或加重病情。

(2）由于结核分枝杆菌可通过呼吸道气溶胶传播,如果病情允许,病人应注意佩戴外科口罩,以减少病菌的扩散。

(3）无创正压通气护理

1）选用形状大小合适的面罩,对于配合较差病人,或者牙齿脱落、两腮凹陷者,可选用口鼻面罩或者全面罩进行通气,面罩固定以插入 1~2 根手指为宜,佩戴处皮肤使用减压敷料,间歇松开面罩,有利于避免皮肤损伤。

2）通气过程中,注意观察人机配合情况,对首次使用者,指导病人尽量深慢呼吸,并观察面罩漏气情况,总漏气量 7~25L 为宜,观察生命体征、神志、呼吸机参数、血气分析等指标,判定通气疗效。

3）使用主动湿化装置加强气道温湿化,鼓励病人间歇进行主动咳嗽排痰,可使用机械排痰仪辅助排痰,必要时可吸痰。当病人咳嗽剧烈时应注意暂时脱离正压通气,谨防气压伤。

4）因进食或其他情况需要脱机时,必须先停机,再取下病人连接件(鼻罩/口鼻罩/全脸面罩),减少气溶胶传播,同时以 HFNC 过渡,避免病人缺氧。

5）保证疗效的前提下,避免送气压力过高($\leqslant$25cmH_2O),如病人出现明显胃胀气,可行胃肠减压术。

6）胃食管反流、误吸高风险病人慎用 NPPV;避免病人饱餐后立即行NPPV 治疗;应用 NPPV 期间,抬高病人床头 30°~45°、腹胀明显时使用促胃动力药,可减少误吸风险。

(4）有创机械通气护理

1）建议首选经口气管插管,若插管 1 周或预计超过 1 周仍不能拔管,宜及早气管切开。

2）每班评估导管外露长度及固定带的松紧度，气管切开病人固定带打死结，避免导管滑脱，更换固定带时须由两人合作完成，以防脱管。

3）有创机械通气时实施肺保护性机械通气策略，注意小潮气量（4~8ml/kg理想体重）、平台压 <30cmH$_2$O 进行机械通气，同时可以考虑跨肺压监测下滴定 PEEP 值，以减少 VILI。

4）对于结核病病人，尽量使用一次性呼吸机管路，建议采用密闭吸引装置，同时建议在呼吸机的呼气端安装孔径 <0.3μm 且阻止细菌通过效率≥95%的细菌滤器。

（5）俯卧位通气护理

1）机械通气病人行俯卧位通气前，使病人处于深度镇静状态，确定气管插管、输液管路及其他留置管路位置，妥善固定。清理口鼻腔及气道分泌物、检查气道通畅情况，保证人工气道及各管路通畅。

2）俯卧位通气病人优先考虑幽门后喂养，如为鼻胃管喂养，通气前 2 小时暂停肠内营养的供给，操作前抽空胃内容物，避免胃残余液反流，通气过程中进行小剂量喂养，给予胃肠动力药并监测肠内营养的耐受性。

3）翻身过程中可使用信封法（在病人身上及身下应用两层被单包裹）翻身保证病人安全，并迅速重新进行电极片粘贴，确保连续心电监护。

4）翻身后重新评估生命体征及通气量，调整呼吸机参数，检查所有管道位置及通畅性并进行固定，头部垫减压枕，头偏向一侧，可预留一定高度方便吸痰等操作，关注眼部及皮肤黏膜情况，可在病人受压及骨突部位贴减压敷料，减少皮肤压力性损伤的发生。

5）维持俯卧位过程中的监测及注意事项：①观察生命体征及血流动力学参数、机械通气情况。②确保所有监护设备连接妥善。③检查眼部、耳部及头部受压状态，并及时清理口鼻分泌物。④检查受压部位情况，并避免腹部、会阴部及膝部受压，评估桡动脉搏动情况及远端肢体血运情况。⑤检查呼吸回路与人工气道固定及位置，防折管及脱管。⑥保持体位，10°~15° 头高足低斜坡位，避免颈部过伸及屈曲造成气道通气不佳。⑦每 2 小时更换头部方向及单侧游泳位上肢位置（肩部外展，角度小于 90°，肘部屈曲），避免臂丛神经损伤。

2. 保持气道通畅

（1）气道温湿化：有创机械通气病人均应进行气道湿化，进行主动温湿化时，建议湿化水平相对湿度 100%（绝对湿度 33~44g/m³）。行肺保护性通气策略时，不推荐使用湿热交换器（heat and moisture exchanger, HME）；长期机械通气（>96 小时）病人首选含加热导丝的湿化器，推荐使用伺服控制型湿化装置。

（2）按需吸痰，吸痰时建议预给氧，同时建议应用密闭式吸痰管，避免断开呼吸机进行吸引，以尽量防止 PEEP 中断后造成的肺泡萎陷。使用浅吸引代替深吸引，气道内吸引时间小于 15 秒，使用小于气管内导管内径 50% 的吸引管。

3. 肺康复（pulmonary rehabilitation, PR）

病人氧合改善后，在病情允许的情况下，对适合进行康复训练的 ARDS 病人要及早进行 PR。PR 开展前须充分评估。对于卧床病人的体位转移与移动训练可遵循渐进式转移方案和运动训练方案（表 6-6-5），在训练中定期评估以下内容，确定 PR 的有效性。

（1）症状改善程度：病人的意识状态、呼吸功能、循环功能、实验室检查指标转归、肺部影像学变化。

（2）机体恢复情况：病人平均住院时间、机械通气时间、发生并发症情况。

（3）病人的预后情况：6 分钟步行试验、徒手肌力检查、简易机体功能评价、最大吸气压等。

表 6-6-5　渐进式转移方案和运动训练方案

	临床评估	体位	物理治疗
0 级	不能配合，S5Q[①]=0 基本评估不通过 平均动脉压 <60mmHg、FiO₂>60% 或 P/F<200mmHg 或呼吸频率（RR） >30 次/min，神经生理不稳定，急诊 手术，T>40℃	2h 变换体位	无
1 级	不能/少量配合，0<S5Q<3 通过基本评估 神经、外科或创伤问题不允许移动 到椅子上	2h 变换体位、斜躺体位、辅具固定体位	被动/主动关节活动、床上踏车、神经肌肉电刺激

续表

	临床评估	体位	物理治疗
2级	中度配合,S5Q=3 通过基本评估 肥胖、神经、外科或创伤问题不允许主动转移到椅上(尽管 MRC②关节肌肉评分≥36)	2h 变换体位、斜躺体位、辅具固定体位、床上坐直、被动从床上转到椅上	被动/主动关节活动、四肢抗阻训练、主动/被动床或椅子上踏车、神经肌肉电刺激
3级	接近完全配合,S5Q=4 或 5 通过基本评估 MRC 关节肌肉评分≥36;BBS③坐到站=0;BBS 站立=0;BBS 坐=1	2h 变换体位、被动从床转到椅上、坐到床边、辅助(≥2 人)下站立	被动/主动关节活动、四肢抗阻训练、主动床或椅子上踏车、神经肌肉电刺激、日常生活能力训练
4级	完全配合,S5Q=5 通过基本评估 MRC 关节肌肉评分≥48;BBS 坐到站≥0;BBS 站立≥0;BBS 坐≥2	主动床椅转移、坐到床边、辅助(1人)下站立	被动/主动关节活动、四肢抗阻训练、主动床或椅子上踏车、步行(辅助或支具)、神经肌肉电刺激、日常生活能力训练
5级	完全配合,S5Q=5 通过基本评估 MRC 关节肌肉评分≥48;BBS 坐到站≥1;BBS 站立≥2;BBS 坐≥3	主动床椅转移、坐到床边、站立	被动/主动关节活动、四肢抗阻训练、主动椅子上踏车、步行(辅助)、神经肌肉电刺激、日常生活能力训练

注:①标准化 5 问题评分(standardized five questions,S5Q),评估病人对 5 个标准化合作问题(睁开和闭上你的眼睛、看着我、张开嘴伸出舌头、点头、我数 5 下之后皱起眉头)的反应,每个项目 1 分,根据病人配合情况赋予分值。②医学研究委员会(Medical Research Council,MRC)关节肌肉评分,使用 0~5 级的 MRC 评分法对腕、肘、肩、踝、膝及髋 6 个关节双侧 12 个肌群进行评估,分值为 0~60 分。③伯格平衡量表(Breg balance scale,BBS),将平衡功能从易到难分为坐位-站立、无支持站立、独立坐、站立-坐下、转移、闭眼站立等 14 项内容评估,每个项目分为 0~4 五个功能等级计分,总分值 0~56 分,分数越高,平衡能力越好。

4. 预防医院感染

(1) 预防 VAP

1) 口腔护理:①有创机械通气者,每隔 8 小时应用 2% 氯己定溶液为病人实施口腔护理,可采用负压牙刷刷牙和冲洗结合的方法彻底清洁口腔。②保护口唇黏膜,外涂护唇膏或液状石蜡。③及时为经口气管插管的病人吸引口腔分

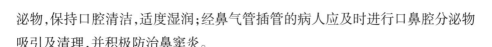

泌物,保持口腔清洁,适度湿润;经鼻气管插管的病人应及时进行口鼻腔分泌物吸引及清理,并积极防治鼻窦炎。

2) 控制合理的镇静深度:①急性加重期病人接受有创机械通气时可行深度镇静,以降低氧耗、减少肺损伤,氧合及呼吸窘迫改善后,应以浅镇静为主。②接受深镇静的病人行每日唤醒,以正确评估病人情况,重新滴定镇静、镇痛药量。每日唤醒应在护理人力充足的白班时段进行,以免发生非计划性拔管等意外。③实施浅镇静时,以保持病人白天 RASS 评分-1~1 分、夜间 RASS 评分为-2~-1 分为目标。

3) 营养支持:①根据病人胃肠道功能,选择肠内和肠外营养。使用肠内营养宜在入住 ICU 24~48 小时内,存在肠内营养禁忌的可早期给予肠外营养。②建立人工气道病人,常用喂养途径有鼻胃管和鼻肠管,抬高床头 30°~45°,持续、缓慢泵入,给予胃肠促动药。

4) 气囊管理:①采用高容低压型或渐进式封闭型气囊的人工气道。②人工气道尽量采用带声门下吸引的管道,并进行间断或持续声门下引流。③应用气囊测压表每 4 小时测量并调适人工气道气囊压力,使之始终保持在 25~30cmH$_2$O(成人)。

(2) 隔离与防护

1) 病室环境:①将病人安置于结核病危重加强治疗病房(tuberculosis intensive care unit,TBICU)独立封闭式管理,设置负压系统。②TBICU 病床医疗区和医疗辅助用房区域均配置紫外线灯或紫外线上层空气杀菌灯。详见本书第二章第五节"重症监护病区设计布局"及第四章第二节"病区环境管理"相关内容。

2) 工作人员防护:详见本书第四章第三节"工作人员职业防护"相关内容。

（王秀芬　罗蓝　张丹丹　郑沙沙　温敏）

第七节　结核病病人营养支持与护理

一、概述

机体营养状况与结核病之间是一种双向关系,一方面营养不良使病人体内血清白蛋白及总蛋白水平降低,病灶修复功能下降,从而病程迁延不愈,甚至病灶扩散;另一方面,机体长期营养不良可导致免疫功能降低,如使淋巴细胞数量及功能下降,导致结核分枝杆菌清除能力降低,延长病程。

（一）结核病病人机体代谢和能量消耗等方面的特点

1. 结核病病人可出现组织器官功能下降,营养物质摄入不足。

2. 结核病病人合成代谢减少的同时分解代谢增加,导致感染者体内新陈代谢速度下降。

3. 肺结核的典型症状为低热,可增加机体的分解代谢,最终导致摄取的营养素难以满足病患所需,进而出现营养不良。

（二）结核病病人营养支持的意义

1. 营养治疗是结核病治疗的基础,合理的营养供给不仅是一种支持手段,也是影响疾病进程和预后的重要治疗措施。

2. 结核病病人可能受到经济压力、工作压力的影响,经常出现饮食安排不合理、作息不规律等现象,从而导致营养不良,其中肺结核合并营养不良的病人,肺部双边空洞的发病率较高,病死率增加 70%~80%。

3. 在规范使用抗结核药物治疗的同时,科学的营养管理对改善病人临床结局尤为重要。

二、结核病病人营养支持治疗原则

结核病病人存在体重丢失和/或运动效率下降,当病人BMI低于18.5kg/m²、在过去 6 个月内不明原因体重减轻≥10%,或存在去脂组织（fat-free mass）或瘦体丢失时,须考虑营养干预。营养干预分为膳食指导、营养治疗。

（一）膳食指导

1. 遵循高热量、高蛋白、高维生素的饮食原则计算病人每日能量需求,并结合病人病情、饮食习惯、进食量及实验室检查结果制订饮食方案。

2. 病人应避免挑食,食物选择多样化,结核病病人日常饮食安排可以中国营养协会 2022 年发布的"中国居民平衡膳食宝塔(2022)"(彩图 6-7-1)作为准则。膳食宝塔的内容分为五层:

(1) 第一层谷类、薯类:每人每天应该进食类谷类 200~300g,薯类 50~100g。

(2) 第二层蔬菜类、水果类:每人每天应进食蔬菜类 300~500g,水果类 200~

350g。

（3）第三层动物性食物：每人每天应进食动物性食物 120~200g（每周至少进食 2 次水产品、每天 1 个鸡蛋）。

（4）第四层奶及奶制品、大豆及坚果类：每人每天应进食奶及奶制品 300~500g、大豆及坚果类 25~35g。

（5）第五层油和盐：每天可进食烹调油 25~30g，盐不超过 5g。

身体活动和饮水：推荐成年人每天进行至少相当于快步走 6 000 步的身体活动，保持每日饮水 1 500~1 700ml。

3. 对消化功能较差的病人，饮食以清淡为主，可用高蛋白、少油半流食，以增进食欲、保证病人的营养摄入。

（二）营养治疗

结核病病人的营养治疗参考《中国肿瘤营养治疗指南》"营养治疗五阶梯"（彩图 6-7-2），当下一阶梯不能满足 60% 目标能量需求持续 3~5 天时，应该选择上一阶梯。

第一阶梯：饮食 + 营养教育。这是所有营养不良病人的首选治疗方法，适用于能够经口摄食的病人。营养教育包括营养咨询、饮食指导及饮食调整。

第二阶梯：饮食 + 口服营养补充（ONS）。如果饮食和营养教育不能满足病人需求，应选择此方法。口服营养补充是通过摄入特殊医学用途配方食品来补充日常饮食的不足。

第三阶梯：全肠内营养（TEN）。适用于完全不能进食的病人，所有的营养素通过肠内营养制剂提供，通常需要管饲。

第四阶梯：部分肠内、肠外营养（PEN+PPN）。当肠内营养不能满足需求时，需要在此基础上增加肠外营养来辅助治疗营养不良的情况。

第五阶梯：全肠外营养（TPN）。在肠道完全不能使用的情况下，TPN 作为维持病人生存的唯一营养来源。

三、结核病病人营养治疗的管理

（一）科学的营养管理

营养管理包括营养风险筛查、营养评估、营养治疗和动态营养监测等。

1. 成立结核病病人营养治疗管理小组　ASPEN 2011 年临床指南建议由

医生、护士、药师和营养师组成营养支持小组（nutrition support team，NST），共同完成临床营养支持。可以结合科室情况，成立结核病病人营养治疗管理小组，在管理流程中，明确护士、医生、营养师的职责，对结核病病人进行全程管理。

2. 制订肺结核病人联合营养管理流程（图6-7-3）

（1）营养风险筛查：采用营养风险筛查2002（NRS 2002）（附录二）进行筛查，其结果可作为评估病人预后和临床结局的指标，包括体重指数、近期体重变化、膳食摄入情况和疾病严重程度4个方面。

（2）结核病病人营养支持制剂的选择

1）肠内营养（EN）：推荐选择整蛋白型肠内营养剂，如合并其他疾病，应根据疾病情况进行选择。可选用高能量的肠内营养制剂。

2）肠外营养（PN）：推荐使用全合一（即将葡萄糖、氨基酸和脂肪乳混合在一起，加入其他各种营养素后混合于一个袋子中输注）形式的肠外营养制剂。

3）肠内营养无法满足目标需要量时，应在肠内营养的基础上增加肠外营养，而当肠道完全不能使用时，应给予全胃肠外营养（total parenteral nutrition，TPN）。

（3）结核病病人营养支持途径的选择：营养支持途径可分为肠内及肠外两大类。选择依据包括：①病人是否能经胃肠道进食；②胃肠道的供给量是否可以满足病人的需要；③病人是否存在胃肠道功能紊乱；④病人有无肠外营养支持的禁忌，如心力衰竭、肾功能障碍等；⑤营养支持时间的长短。结核病病人联合营养管理参考图6-7-3。

（二）结核病病人营养支持的护理

1. 护理评估

（1）营养风险筛查：建议应用NRS 2002对每一位新入院的病人进行营养风险筛查，如存在风险即应开始膳食指导，如评分大于3分，应通知医生进行营养状况评估。

（2）营养状况评估：对于存在营养风险的结核病病人，可根据多项综合营养评定方法判定病人营养状况，确定营养不良的类型及程度，评估营养不良所致后果的危险性。营养评估的指标分为主观指标及客观指标，包括膳食调查（既往和近期进食情况、食物安全等）、人体测量（身高、体重和皮褶厚度等）、实验室检测（临床和营养相关检测）、临床症状和体征评估4个方面。

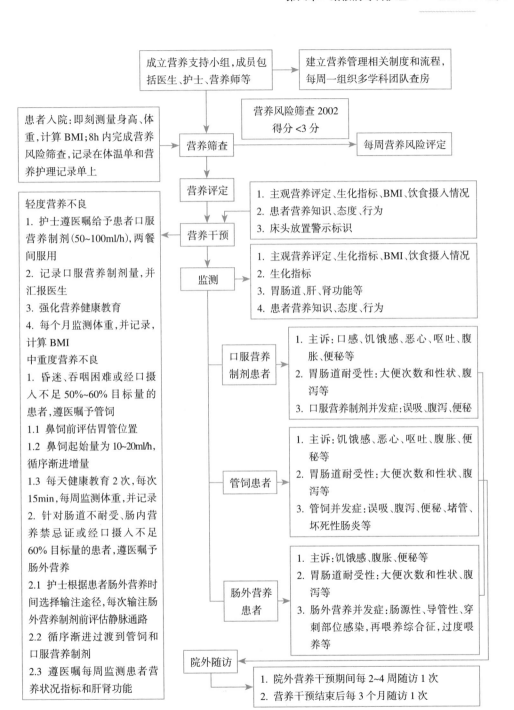

图 6-7-3　肺结核病人联合营养管理流程图

1) 主观指标:①营养摄入调查,包括病人的日常饮食习惯、喜好、食欲、进食能力、进食方式、进食的安全性、食物的安全性,病人是否需要特殊治疗及检查饮食等内容。②病史的调查,包括了解病人结核病史及既往史,以及可能影响营养摄入的症状,如腹胀、恶心、呕吐等。

2) 客观指标:①人体测量,包括身高、体重、上臂围、上臂肌围、腰围与臀围等。②体重指数(BMI),BMI=体重(kg)/[身高(m)]^2。③三头肌皮褶厚度(triceps skinfold thickness,TSF),WHO 推荐选用肩胛下角、肱三头肌和脐旁 3 个测量点;皮褶厚度反映人体皮下脂肪含量,与全身脂肪含量具有线性关系。④功能检查,包括上肢力量测量、免疫功能检查等。⑤实验室检查,包括血浆蛋白、肌酐身高指数、氮平衡、血常规、电解质水平等。⑥生物电阻抗分析法(bioelectrical impedance analysis,BIA),BIA 作为组织健康的标志,除了用作测量身体成分的方法外,通过 BIA 还可获得组织含水量和细胞膜完整性的信息,是一个适用于评价身体组成的适宜方法。

2. 结核病病人营养支持的并发症及护理　营养支持治疗过程中须加强原发疾病和胃肠道并发症的监测,确保结核病病人营养支持治疗安全、有效。

(1) 肠内营养常见并发症及护理:肠内营养过程中,因疾病、营养不耐受、感染及抗结核药物等原因造成的并发症较多见。常规处理包括减慢输注速度、减少输注总量、更换营养配方、积极寻找原因以及对症处理。

1) 胃肠道症状:①呕吐和腹胀,减慢输注速度或减少输注总量,寻找原因对症处理,仍未缓解时改为肠外营养。②腹泻,稀便 >3 次/d 或 >200g/d。可能与操作过程中污染、输注量过多/过快、营养液温度过低、高渗营养液快速进入胃肠道刺激肠蠕动等有关。

护理注意事项:①使用接近正常体液浓度(300mmol/L)的溶液。②密切观察病人应用营养制剂耐受情况,及时调整配方。③营养液要新鲜配制,低温保存,常温下保存 8 小时,低温保存 12 小时,使用不超过 24 小时。④注意营养液滴注速度及温度,应用肠内营养输注泵 16~24 小时持续泵入,初始速度 20ml/h,待适应后根据病人胃肠功能调节,最大速度不超过 80~100ml/h,并定时评估肠鸣音及排便次数与性状。⑤操作人员注意手卫生及物品清洁,避免人为污染。⑥应注意抗菌药物相关性腹泻,积极纠正危重症病人肠道菌群失调。

2) 反流和误吸:是肠内营养严重并发症之一,可使病人发生吸入性肺炎的风险增加 12 倍。吞咽造影录像检查(video fluoroscopic swallowing study，VFSS)是诊断误吸的"金标准"，鼻饲病人误吸风险评估量表、分泌物评估法、亚甲蓝染色评估法等可作为评估和预测病人误吸风险的辅助测评工具。

护理注意事项：①密切关注病人咳嗽程度、生命体征、肺部炎症及吞咽功能等。②实行幽门后喂养，使用胃管喂养时建议插入深度为 55~60cm，使胃管前端到胃底部或幽门处。③鼻饲前确定胃管位置，吸痰时动作轻柔，若出现呛咳严重，暂停吸引，避免胃管移位。④实施肠内营养时，若无禁忌证者，应抬高床头 30°~45° 卧位。⑤有人工气道者，气管套管气囊压力保持在 25~30cmH_2O，防止吸入性肺炎。⑥当出现呕吐、反流时，暂停鼻饲，使病人保持侧卧位，并行气道、声门下吸引。

3) 代谢性并发症：肠内营养可出现多种代谢性问题，包括液体、电解质、维生素及微量元素的缺乏或过多，最常见的是水中毒、高血糖、低血糖及高钠血症性脱水。

护理注意事项：①高血糖，多发生在鼻饲后 24 小时，可改为低糖饮食或加用胰岛素，同时监测血糖。②低血糖，病人应缓慢停用要素饮食，并监测血糖，预防低血糖的发生。③高钠血症，通常是因为水分丢失过多，应逐渐增加饮水量，补充低渗液体，并监测血清钠及尿素氮的水平，严格记录病人出入量。④低钠血症，也较常见，常伴水肿，主要原因为静脉输液过多，病人通常体内水负荷增加，总钠水平也增高；治疗时不应继续补钠，而是限制液体摄入。

4) 置管并发症：鼻胃管长期放置后可引起鼻翼部糜烂、咽喉部溃疡、感染、声嘶、鼻窦炎、中耳炎等并发症，因此，需要做好预防感染的工作。

护理注意事项：①保持鼻腔干净，及时清理鼻腔分泌物，于鼻腔滴液状石蜡润滑，减轻胃管对鼻腔黏膜的摩擦。②保持口腔清洁，每天口腔护理 2 次，并观察口腔黏膜情况，以防发生鼻窦炎、腮腺炎等。

(2) 肠外营养支持常见并发症及护理

1) 导管移位：临床表现为输注不畅或病人感觉颈、胸部酸胀不适、呼吸困难。X 线检查可明确导管位置。一旦发生导管移位，应立即停止输注、拔管和局部处理。

2) 感染：长期禁食留置深静脉导管进行 TPN 的病人，易引起导管性和肠源性感染，须加强观察和预防。①导管护理，观察穿刺部位有无红、肿、痛、热等感染征象。若病人发生不明原因的发热、寒战、反应淡漠或烦躁不安,应警惕为导管性感染。避免经导管抽血或输血;输液结束时,可用 2~5ml 稀释肝素溶液(10~100U/ml 肝素液)正压封管,以防导管内血栓形成,保持导管通畅。疑似感染可拔除导管留取尖端做微生物培养和药物敏感试验。②营养液的配制和管理,营养液应在层流环境下,由经过培训的专业人员严格无菌操作技术进行配制,注意配伍禁忌,确保配制质量;营养液现配现用,在 22~24℃室温下 24 小时内输注完毕,超过 24 小时未输完应丢弃。③尽早经口饮食或肠内营养,尽早拔管。

3) 糖代谢紊乱:主要表现为血糖异常升高,严重者可出现渗透性利尿、脱水、电解质紊乱、神志改变,甚至昏迷,应立即报告医生并协助处理。停输葡萄糖溶液或含有大量糖的营养液。输入低渗或等渗氯化钠溶液,内加胰岛素,使血糖逐渐下降。另一种主要表现为脉搏加速、面色苍白、四肢湿冷和低血糖性休克,应立即推注或输注葡萄糖溶液。肠外营养支持时,葡萄糖的输入速度应小于 5mg/(kg·min)。

4) 脂肪代谢紊乱:表现为发热、急性消化道溃疡、血小板减少、溶血、肝脾大、骨骼肌肉疼痛等。预防及处理:①应控制脂肪乳剂输注时间,20% 的脂肪乳剂 250ml 约需输注 4~5 小时。②一旦发现类似症状,应立即停输脂肪乳剂。

5) 血栓性浅静脉炎:多发生于经外周静脉输注营养液时。可见输注部位的静脉呈条索状变硬、红肿、触痛,少有发热现象。一般经局部湿热敷、更换输液部位或外涂可经皮吸收的具抗凝、消炎作用的软膏后可逐步消退。

3. 营养监测　及时关注病人营养状态变化及营养支持效果,包括体重、营养指标、营养支持方式调整等;对于能量摄入多次未达标者,及时进行原因分析,予针对性的纠正和调整,以保证病人落实营养支持计划。

4. 健康宣教

(1) 向病人介绍营养相关知识、营养护理的必要性和营养不良的风险,关注自身体重变化,鼓励病人做好配合。

(2) 对于能经口进食的病人,鼓励病人进食高热量、高蛋白、高纤维饮食。

(3) 如药物反应引起恶心、呕吐者,可将进餐次数由 3 次改为 5 次,建议进食易消化食物,避免油腻及过甜食物。每次进餐后勿立即躺下,深呼吸以缓解恶心症状,并将抗结核药物改为餐后服。

（4）肝功能损害者，指导其选择高效价的蛋白质和糖含量高、维生素丰富的食物，限制脂肪的摄入，夜间增加葡萄糖的摄入。

（5）便秘者，主食之外加食燕麦片或玉米片等富含粗纤维的食物，饮水 2 000~3 000ml/d，适当运动。

（6）如因病情变化引起饮食不足时，及时进行风险筛查，必要时给予肠内或肠外营养支持。

四、结核病病人家庭营养支持与护理

结核病是一种慢性消耗性疾病，病程长、耐药率高、病人治疗依从性差；肠梗阻是肠结核、肠系膜淋巴结结核、腹膜结核等结核病的常见并发症；若并发肠瘘会导致重度感染，或发生水、电解质和酸碱平衡紊乱以及重度营养不良等。这些病人无法通过正常饮食满足营养摄入需求，应考虑家庭营养（home nutrition，HN）。HN 已经成为多数发达国家常规的治疗手段，具有经济（比住院花费少）、改善生活质量、回归家庭、社会及工作生活最优化等益处。HN 包括家庭肠内营养（home enteral nutrition，HEN）和家庭肠外营养（home parenteral nutrition，HPN）支持治疗。家庭肠外营养技术要求较高，护理不当易出现较严重并发症，需要专业人员操作及无菌环境，国内使用较少。

（一）家庭营养的实施要求

1. 成立营养支持小组（nutrition support team，NST）　医院应具备实施家庭营养管理条件，由医生、护士、营养师、药师等组成 NST，还可以包括其他专职工作人员（例如必要时可包括言语和语言治疗师、物理治疗师和职业治疗师）。成员明确工作职责及范畴，接受与其职责相关的教育和培训，充分对所有接受家庭营养治疗的病人进行评估、制订营养治疗方案、监督干预效果，发挥 NST 小组的作用。

2. 开展家庭肠内营养的适应证　病人基础病情稳定，同意并能够接受 HEN 治疗，且满足以下条件可开始 HEN。

（1）预期营养治疗时间 >4 周，在医院治疗时耐受肠内营养 1 周以上。

（2）病人或者照护者经过培训并掌握相关知识，具有 HEN 并发症应急处理的技能，要求出院在家中继续治疗。

（3）病人胃肠道功能能耐受 70% 以上的肠内营养。

3. 家庭肠内营养设施基本条件　团队成员评估接受 HEN 的病人所处的环境是否安全,是否能保证 HEN 安全实施。包括病人档案建立、营养制剂和输注系统的获得方式及随访系统等,可根据医院工作情况设定。

(二)家庭营养的护理管理

1. 家庭营养支持小组(NST)护士资质　经过临床营养护理专业培训,或由临床营养专科护士担任。熟练掌握相关知识和操作,包括输液技术、营养状况监测(体重、体力、尿量、大便次数、大便性状及量等情况)、管道护理[鼻胃管、经皮内镜下胃造口术(percutaneous endoscopic gastrostomy,PEG)切口的护理、导管的冲洗、导管堵塞或移位的处理]等。

2. 持续、动态的健康宣教　制作家庭肠内营养知识健康宣教手册及操作视频,为实施家庭营养的病人进行专项培训并考核,确保出院前病人或其照顾者能熟练操作及应急处理。

3. 开展定期、针对性的随访　可采用电话随访(告知病人 24 小时随访咨询电话)、建立家庭营养社交平台交流群和上门随访等方式。实施家庭营养的病人出院后第 3 天、第 7 天 NST 应上门随访,进行针对性的指导,消除病人及家属顾虑,让病人适应 HEN。在病人逐渐熟悉各种操作后,可适当延长随访周期。

4. 开设家庭营养支持护理门诊　配备移动人体间接能量测定仪、肠内营养输注泵,随访和管理的专职护士。

5. 结核病病人生活质量评估　可使用中文版家庭肠内营养健康相关生活质量问卷对病人进行调查评价。

(三)家庭肠内营养常见问题与处理

家庭肠内营养如果缺乏有效的监测及管理,病人营养状况得不到改善并且容易出现并发症。

1. 导管并发症　最常见,因管道护理不当,容易出现堵管、移位,造口周围容易发生感染,可选择合适的营养制剂并加强冲管,有效降低堵管发生率。

2. 胃肠道并发症　如腹胀、腹泻等,多与输注方式不当或对营养液不耐受有关。选择合适的营养制剂和正确的输注方法可减少胃肠道并发症的发生。

3. 应注意病人出院前的指导与培训,随访时重点询问、查看护理情况,及时纠正并解决护理问题。

4. 病人在家出现不能解决的问题时,需要护士上门或到医院行专业处理。

家庭肠内营养支持能降低医疗费用,节省有限的医疗资源。我国家庭营养管理团队的理念起步较晚,需要我们根据结核病病人家庭营养管理需要和我国实际情况,探索适合结核病病人家庭营养管理的模式,推动结核病病人家庭营养管理,让结核病病人能获得优质的延续性护理,提升其生活质量。

(伍友春　温敏)

第八节　结核病病人中医护理

一、概述

1. 定义　肺结核属中医"肺痨"病证的讨论范围。肺痨是指由正气虚弱,痨虫侵蚀肺脏所致的以咳嗽、咯血、潮热、盗汗及身体逐渐消瘦等为主要特征的具有传染性的慢性消耗性疾病。

2. 病因病机

(1) 病因:主要有两个方面。

1) 感染痨虫:因直接接触本病病人,痨虫侵入人体而成病。痨虫侵蚀肺脏,耗伤阴血,肺体受损,肺失滋润,清肃失调。古人所称的"痨虫"即西医学所说的结核分枝杆菌。

2) 正气虚弱:正气虚弱为本病发病的关键。若正气旺盛,虽感染痨虫,但不一定发病,反之则易于致病。①禀赋不足:先天禀赋不强、小儿发育未充,正气不足。②后天失调:如忧思恼怒,肝脾气郁;或酒色过度,精血亏耗;或劳倦过度,脾虚肺弱,上述原因终致阴血亏虚,正气不足。③病后失养:如麻疹、哮喘等病后;或外感咳嗽久延不愈;或产后失于调养等,耗伤气血津液,皆易感染痨虫。④营养不良:因生活贫困,饮食营养不足,致体质虚弱。

(2) 病机:病位主要在肺,痨虫由口鼻而入,直接侵蚀肺脏,日久可累及脾、肾、肝、心,其中与脾、肾关系最为密切。基本病机为阴虚肺燥,病理性质主要在阴虚,并可导致气阴两虚,阴阳俱虚。凡病情轻浅,为时短暂,早期治疗者可康复。若治疗不及时,迁延日久,全身虚弱症状明显,是为难治。此外,少数病人可呈急性发病,出现剧烈咳嗽、喘促、咯吐大量鲜血,寒热如疟等严重症状,俗称"急痨""百日痨",预后较差。

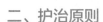

二、护治原则

补虚培元、抗痨杀虫为本病的护治原则,但尤须重视补虚培元,增强正气以提高抗痨能力。调补脏腑,重点在肺,兼顾脾肾,并注意脏腑整体关系。

三、辨证施治

主要根据咳嗽特点、痰液情况及伴随症状进行辨证。

(一) 肺阴亏损

1. 症状　干咳,咳声短促,或咳少量黏痰,或痰中带血丝或血点,色鲜红,午后手足心热、皮肤干灼,胸部隐痛,口干咽燥,或有轻微盗汗,舌边尖红苔薄,脉细或兼数。

2. 治法　滋阴润肺,清热抗痨。

3. 方药　月华丸加减。

(二) 阴虚火旺

1. 症状　呛咳气短,痰少质黏,或黄稠量多,时时咯血,血色鲜红,午后潮热,骨蒸,五心烦热,颧红,盗汗量多,心烦失眠,口渴,急躁易怒,或胸胁掣痛,男子可见遗精,女子月经不调,形体日渐消瘦,舌绛而干,苔薄黄或剥,脉细数。

2. 治法　滋阴降火,补肺益肾。

3. 方药　百合固金汤合秦艽鳖甲散加减。

(三) 气阴耗伤

1. 症状　咳嗽无力,气短声低,痰清稀色白,偶或夹血,血色淡红,午后潮热,神疲乏力,伴纳少,便溏,面色㿠白,自汗与盗汗并见,畏风怕冷,颧红,舌质嫩红,边有齿印,苔薄,脉细弱而数。

2. 治法　养阴润肺,益气健脾。

3. 方药　保真汤加减。

(四) 阴阳两虚

1. 症状　咳逆喘息,痰呈泡沫状或见夹血,血色黯淡,骨蒸,潮热,盗汗,形体羸弱,形寒自汗,声嘶或失音,面浮肢肿,伴心慌,唇紫,或见五更泄泻,口舌生糜,男子滑精、阳痿,女子经少、经闭,舌光质红少津,或舌淡体胖,边有齿痕,脉微细而数,或虚大无力。

2. 治法　滋阴温阳。

3. 方药　补天大造丸加减。

四、常见护理诊断/问题

1. 低热、盗汗　与阴虚内热、营阴外泄有关。

2. 干咳少痰　与阴虚肺燥、肺失滋润有关。

3. 咯血　与阴虚火旺、肺络受损有关。

4. 饮食调养的需要　与气阴两虚、生化乏源有关。

5. 消瘦　与气阴两虚,生化乏源有关。

五、辨证施护

(一) 病情观察

1. 监测体温,观察身热起伏的时间、程度,注意发热的规律,观察盗汗的部位及汗出得多少,尤其要观察午后体温、夜间出汗情况,并做好记录。

2. 观察咳嗽的声音、频率、程度,咳痰与否及难易程度,痰液的色、质、量。准确留取痰标本送检。

3. 观察咯血的色、质、量,以及面色、脉搏、血压、汗出等情况,必要时留取血痰标本送检,以明确诊断。

4. 观察病情变化,若出现喘逆气短、大骨枯槁、大肉陷下、肌肤甲错、面唇青紫、肢体水肿或大量咯血等,立即汇报医生,配合抢救。

(二) 生活起居

1. 病室保持安静、整洁、阳光充足、空气新鲜,减少探视,按照结核病病区管理要求进行每日开窗通风、消毒液拖地、紫外线照射。注意气候变化,防止复感外邪。

2. 做好消毒隔离,病人应住专科医院或专科病房,被褥应经常暴晒,餐具消毒后再清洗备用。使用有盖痰杯,痰血经严格消毒后倒入污物池,痰杯每日消毒或将痰液吐在纸杯内焚烧处理。便器可浸泡消毒。嘱病人切勿随地吐痰,外出必须戴口罩,避免出入公共场所。接触病人前,工作人员应穿隔离衣,戴口罩、帽子,护理前、后消毒双手。

3. 病人宜穿棉质内衣,衣被不宜过暖。汗出湿衣后应及时用干毛巾擦干,避风更衣,以防当风受凉。温水擦身,保持皮肤清洁。

4. 咯血者加强口腔护理。

5. 多休息,保证充足睡眠,病情严重者卧床少动,忌劳累,戒妄想,戒房事。病情允许时可适当运动,如进行晨操、户外散步、体操、游戏、太极拳、气功。

(1) 肺阴亏损者,可用加湿器适当增加病室湿度,防外感。痰多难咳时,可协助翻身拍背,必要时雾化吸入以稀释痰液。

(2) 阴虚火旺者,病室宜安静凉爽,空气新鲜,避免直接吹风。盗汗时用干毛巾及时擦干,保持皮肤清洁。

(3) 气阴耗伤者,注意保暖,防外感,汗后避风。

(4) 阴阳两虚者,绝对卧床休息,注意保暖,及时发现咯血先兆;保持大便通畅,远房事。

(三) 饮食护理

加强营养,以高热量、高蛋白、富含维生素食物为主,宜细软、易消化,忌辛辣、香燥、动火之品,禁烟酒。出血期间饮食忌过热。可选牛奶、鸡蛋、鱼、豆类以补气血。多食雪梨、百合、银耳、莲肉、藕汁、萝卜汁等润肺生津。配合食疗,可服大蒜粥抗痨杀虫,或遵医嘱服白果、石榴皮、百部、金银花等。

1. 肺阴亏损者

(1) 宜食滋阴润肺之品,如百合、秋白梨、鲜藕、银耳、川贝等。可服雪梨杏仁海蜇饮、贝母冰糖炖豆腐、虫草老鸭煲、双耳羹或山药白鳝汤,以滋阴润肺。

(2) 干咳频多者,可用梨炖白蜜或雪梨膏以润肺止咳。

(3) 咳嗽咯血者可用鹿衔草猪肺同炖,炖至猪肺熟透,喝汤吃肺;或以大蒜粥加白及粉服用,亦可食粥后再服白及粉。

2. 阴虚火旺者　宜多食滋阴润肺降火之品,如甲鱼、百合、鸭肉、海蜇、菠菜、生梨、绿豆粥、鲜萝卜汁、罗汉果等;亦可用石斛煎水代茶或天地粥滋阴降火。

3. 气阴耗伤者　饮食以补养气阴、益肺健脾为主。如山药、薏苡仁、黄芪、扁豆、莲子、龙眼肉、红枣等,亦可服黄精粥。食少便溏者宜少食多餐,忌肥甘厚味之品。

4. 阴阳两虚者　饮食宜滋阴温阳,补益精血,如阿胶、牛奶、黄芪、胡桃肉、海参等。可食五味鸡补益精血,或食独圣饼补肺益肾。

（四）用药护理

1. 遵医嘱按时服药　中药汤剂宜早、晚空腹温服，忌苦寒伤胃。抗痨西药不可擅自减量或停药。

2. 观察药后反应　监测肝、肾功能。

3. 服药注意事项　服药期间禁食生冷、炙煿之品。

（1）咳剧，可予川贝母粉开水调服；如痰中带血可用鲜藕汁送服三七、白及粉以止血。亦可遵医嘱用敷药法、雾化吸入、穴位注射等抗痨杀虫。

（2）肺阴亏损者，中药汤剂宜饭后少量多次含咽。咳嗽忌用力，干咳较重，咽痒时，可遵医嘱予止咳药或用桔梗煎水频频含咽，以利咽宣肺。

（3）阴虚火旺者，中药汤剂宜空腹温服，服药见效后，须持续服1~2个月以巩固疗效。

（4）气阴耗伤者，汤药宜温服。病人服药期间可用生梨、荸荠等润肺之品，以助药效。

（5）阴阳两虚者，汤剂宜热服。服药期间忌生冷、炙煿之品。可遵医嘱适当服用紫河车、虫草、灵芝、蛤蚧等。

（五）情志护理

情志异常可导致脏腑功能失调而患病。肺痨病人长期治疗，易产生悲观、忧虑等不良情绪，因此应重视精神护理，教育病人保持心情舒畅，避免悲忧。

主动了解病人家庭及工作情况、开展有益活动、增进护患沟通；加强心理疏导，消除"被歧视"的顾虑。阴阳两虚者，尤应加强情志调护，帮助病人缓解恐惧和忧虑。

（六）对症护理

1. 盗汗

（1）汗出较多时，可用五倍子粉醋调，制成钱币大小的药饼睡前贴脐，或用龙骨牡蛎粉外擦皮肤，或用浮小麦、碧桃干泡茶代饮。

（2）可在临睡前2小时，按揉后溪、阴郄、三阴交、太溪等穴以敛汗。

（3）耳穴压豆：取垂前、枕、神门、皮质下、耳背肾穴，每日按压3~5次，每次2~3分钟，双耳交替。

2. 消瘦

（1）艾灸：取百劳、肺俞、膏肓、气海、身柱穴，与中府、膻中、关元、足三里、结核穴,两组穴位交替,行温和灸,每次 30 分钟或行隔蒜灸(取独头紫皮大蒜),每穴灸 3~5 壮,每壮含艾绒约 250mg,均每周灸 3~5 次,共治疗 3 个月,以提高抵抗力。

(2) 穴位贴敷:取肺俞、三阴交、脾俞、大椎穴,或足三里、肾俞、肝俞、百劳穴,或膏肓、结核、内关、心俞穴,三组穴位交替使用,中药贴敷(白芥子、甘遂、百部、白及、没药、地榆、麦冬,姜汁调和),每次贴敷 1 小时,10 天贴 1 次,以提高抵抗力,并辅助抗痨治疗,增效减毒。

(七) 健康教育

1. 本病应注重防重于治,未病当预防,已病重调养,目的都在于保护和增强人体的正气及抗病能力。平素重视摄生,适当进行体育锻炼,如太极拳、散步、气功等,增强正气,可身佩安息香,或用雄黄酒擦迎香穴,做好预防。

2. 重视本病的传染性,熟悉消毒隔离知识,做好自我卫生管理。

3. 发病期间,起居有常,心志平和,寒温得当,节制房事,充分休息;加强食疗,忌辛辣动火之品,如辣椒、葱、韭菜等;戒烟、酒。

4. 坚持服用抗结核药,严格遵医嘱,不可擅自更改;同时注意药物不良反应,定期检查肝功能。

第七章

结核病化学治疗的护理

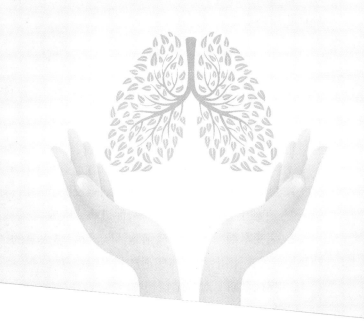

第一节 抗结核药物与治疗方案

一、概述

化学疗法是结核病控制的有力武器和主要措施,在结核病控制工作中起着重要作用。合理的化疗方案是化疗成功的关键之一,而化疗成败的关键是加强对结核病病人的管理。现代结核病控制策略的核心,是发现和治愈涂片阳性的肺结核病人,特别是初治痰涂片阳性病人,对这类病人提供标准的短程化疗,至少在强化期实施医护人员直接面视下的短程化疗——DOTS 策略(directly observed treatment of short course strategy)。作为结核病专科护士,了解结核病化疗原则、掌握正确的服药方法、熟知抗结核药物的作用和常见药物不良反应,掌握影响结核病病人服药依从性的因素并给予有效的干预措施,保障病人成功完成化疗是至关重要的。

二、结核病化学治疗原则

早在 20 世纪 70 年代,我国就提出了结核病化疗早期、联合、规律、适量、全程用药的治疗原则,这些治疗原则至今仍然行之有效。

(一) 早期

结核病病人应早期给予抗结核化疗,主要基于以下几点。

1. 肺结核早期 肺泡内有炎性细胞浸润和渗出,肺泡壁充血,病灶内血液供应好,有利于药物的渗透、分布,促进病变吸收。

2. 病变早期 此时巨噬细胞活跃,可吞噬大量的结核分枝杆菌,与抗结核药物协同发挥作用,利于病变消散和组织修复。

3. 疾病早期 对抗结核药物敏感,容易被抗结核药物所杀灭。

(二) 联合

1. 治疗结核病必须联用多种抗结核药物,其目的是利用多种抗结核药物的交叉杀菌作用,提高杀菌、灭菌能力,防止产生耐药性,提高临床疗效。

2. 在结核病灶中,结核分枝杆菌有不同代谢菌群,这些菌群对不同的药物敏感性不同,因此,联合多种不同作用机制的药物可杀灭不同代谢状态的结核分枝杆菌。

3. 在结核分枝杆菌的菌群中存在着自然耐药菌,联合用药后可通过交叉的杀菌作用消灭各自的敏感菌,耐药菌繁殖受到限制,减少继发性耐药的发生。联合用药还能促进药物发挥协同作用,提高疗效。

(三)规律

规律用药是保证治疗成功的关键,也是有效防止耐药性产生的重要保证。规律服药可保持相对稳定的血药浓度,以达到杀灭结核分枝杆菌的作用;不规律用药,导致血药浓度高低不一,在低浓度下达不到杀菌和抑菌的作用,反而会诱发细菌的耐药性,给治疗带来更大的困难。严格遵照并执行方案所规定的给药次数和给药间隔时间,不发生遗漏和中断,是保证病人规律用药的前提。

(四)适量

选择适当的药物剂量进行治疗,既能发挥最大杀菌和抑菌作用,又能避免因不良反应而不能耐受。剂量不足易造成治疗失败或易诱发耐药性的产生,而过量的抗结核药物会增加不良反应的发生。因此,应根据病人的年龄、体重,参照抗结核药物的剂量表,给予适当的治疗剂量。

(五)全程

按照规定的疗程完成治疗是确保疗效的前提。病人应用抗结核药物后,许多症状可在短期内消失,在化疗的 2~3 周内,大部分敏感的结核分枝杆菌已被消灭,但此时部分非敏感菌、细胞内结核分枝杆菌及持留菌可能依然存活。只有坚持用药才能最终杀灭非敏感菌、细胞内结核分枝杆菌及持留菌等,以达到减少复发的目的。

结核病病人遵从以上用药原则,可以获得高治愈率和低复发率。

三、抗结核药物分类与治疗方案

(一)抗结核药物分类

一般根据杀菌活性、临床疗效、安全性来划分一线和二线抗结核药物。随着抗结核新药的研发,时有一线和二线药物互换类别的现象发生。

1. 按作用效果与不良反应大小分类 传统上,按作用效果与不良反应大小将抗结核药物分为一线和二线抗结核药物,异烟肼、利福平、吡嗪酰胺和乙胺丁醇等因其疗效好、不良反应小归为一线抗结核药物,其余则归为二线抗结核药物。

2. 按杀菌作用与抑菌作用分类　根据抗结核药物作用分为杀菌药和抑菌药,如异烟肼和利福平为全杀菌药物,而吡嗪酰胺和链霉素则为半杀菌药物,乙胺丁醇等抗结核药物为抑菌药。

3. 按作用和功能分类　根据抗结核药物的作用和功能分为三类,即早期杀菌作用的药物如异烟肼;灭菌作用的药物如利福平;防止耐药性产生的药物如异烟肼和利福平等。

4. WHO 治疗耐多药或利福平耐药结核病　抗结核药物分类法见第六章第一节"四、耐药肺结核"相关内容。

(二) 抗结核药物介绍

1. 一线抗结核药物

(1) 异烟肼(isoniazid,INH,H):是一种需要分枝杆菌过氧化物酶-过氧化氢酶(KatG)激活的前体药,以 NADH 的烯醇酰载体蛋白还原酶(inhA)为靶点,干扰分枝菌酸的合成。

1) 特点:对结核分枝杆菌有高度选择性抗菌活性。异烟肼对生长旺盛的结核分枝杆菌呈杀菌作用,对静止期结核分枝杆菌仅有抑菌作用。异烟肼对细胞内外的结核分枝杆菌均有杀菌作用,故称"全效杀菌药"。异烟肼是各类型结核病治疗的首选药物,适用于初、复治的各型肺结核及肺外结核,是结核性脑膜炎的必选药物。

2) 用法用量:INH 的口服生物利用度超过 90%,推荐剂量为每日 300mg,空腹顿服,对于间歇给药,建议剂量为 15mg/kg。口服用药困难者,可用注射剂肌内注射或静脉滴注。

3) 不良反应:①肝脏损害。②过敏反应。③内分泌障碍(性欲减退、痛经、男子乳房发育、甲状腺功能障碍等)。④血液系统:可有粒细胞减少、嗜酸性粒细胞增多、高铁血红蛋白血症。⑤老年病人可偶见排尿困难、便秘。

4) 注意事项:①服用大剂量异烟肼者、老年人、慢性肝病病人等易患神经炎,可加用维生素 B_6 预防,但应分开服用。②本品可加强香豆素类抗凝血药、某些抗癫痫药、抗高血压药、抗胆碱药、三环抗抑郁药等的作用,合用时须注意;抗酸药尤其是氢氧化铝可抑制本品的吸收,不宜同服。③肝功能不良者、有精神病和癫痫病史者、妊娠妇女等慎用。

（2）利福平（rifampicin，RIF，R）：是利福霉素 SV 的半合成衍生物，一种中等脂溶性的两性离子化合物。本品与依赖于 DNA 的 RNA 多聚酶的 B 亚单位牢固结合，抑制细菌 RNA 的合成，防止该酶与 DNA 连接，从而阻断 RNA 转录过程。

1）特点：为脂溶性，易进入细胞内杀灭其中的敏感细菌，因此对革兰氏阳性菌、革兰氏阴性菌和结核分枝杆菌等均有抗菌活性；对细胞内外的结核分枝杆菌均有杀菌作用，故称"全效杀菌药"。本品单独用于治疗结核病时可能迅速产生细菌耐药性，故必须与其他抗结核药合用。利福平主要用于各类型初、复治肺结核病以及不耐利福平的耐药肺结核、肺外结核病，亦可用于骨关节结核和淋巴结结核伴有瘘管者的局部用药。

2）用法用量：空腹顿服，根据体重区间，每日 1 次，体重 50kg 以上者服用 600mg，体重 50kg 以下者服用 450mg。间歇疗法剂量不变。口服生物利用度约为 70%。

3）不良反应：①治疗的前 2 周因肝适应可能会出现胆红素和/或转氨酶一过性升高。②皮肤超敏反应：表现为产生全身炎症反应、非特异性流感样综合征和罕见的呼吸窘迫。③消化道不良反应，常见上腹不适、食欲减退、恶心、呕吐、腹痛、腹泻或便秘等。④精神系统障碍，可出现头痛、嗜睡、眩晕、疲乏、肢体麻木、视力障碍、共济失调等症状。⑤过敏反应，如药物热、皮疹、荨麻疹、嗜酸性粒细胞增多、白细胞及血小板减少、凝血酶原减少、溶血、紫癜、急性肾衰竭等。

4）注意事项：①妊娠妇女、酒精中毒、肝功能损害者慎用。②因间歇使用利福平较易引起过敏反应，建议慎用。③因再发过敏的后果可能是致死性的，利福平禁忌采用脱敏疗法。

（3）乙胺丁醇（ethambutol，ETH，E）：是一种水溶性弱酸性化合物。

1）特点：本品对结核分枝杆菌和非结核分枝杆菌中的堪萨斯分枝杆菌、鸟分枝杆菌等有抑菌作用，在 pH 中性环境中作用最强，为抑菌药，仅对生长繁殖期的结核分枝杆菌有作用，与其他一线抗结核药物有协同作用，且可延缓其他药物耐药性的产生。乙胺丁醇临床应用 3~4 个月可出现耐药，可应用于各型肺结核和肺外结核，尤其适用于不能耐受链霉素注射的病人。

2）用法用量：每日 15~25mg/kg；或每周 3 次，每次 50mg/kg。乙胺丁醇口服生物利用度约为 80%,食物或抗酸剂的影响很小。

3) 不良反应:①视神经炎:成年病人发生率为 0.7%~1.2%,早期表现为视力模糊、眼球胀满感、异物感、流泪、畏光等;严重者可出现视力减退、视野缺损、辨色力减弱,也有引起失明;视神经毒性与剂量呈正相关。②其他不良反应:肝功能紊乱、皮肤瘙痒、关节痛、胃肠紊乱、头痛和意识模糊。

4) 注意事项:①不宜用于不能确切表达症状的小儿,婴幼儿禁用。②有痛风、视神经炎、无反应能力者慎用。③肾功能减退时排泄减少,可引发蓄积中毒,故肾功能减退者慎用。④治疗期间应注意检查视野、视力、红绿鉴别力等。

(4) 吡嗪酰胺(pyrazinamide,PZA,Z):是一种人工合成的烟酰胺类似物,极易溶于水,弱酸性。

1) 特点:本品对牛结核分枝杆菌和非结核分枝杆菌一般无抗菌作用,对结核分枝杆菌的抑制或杀灭作用取决于药物浓度和细菌敏感度,主要为细胞内杀菌药,在体外抗结核活性很弱且受 pH 影响很大,酸性环境($pH \leqslant 5.6$)可增强其抗菌作用。单用时,约 6 周即可产生耐药,与其他抗结核药并用可延缓耐药性的产生。常与异烟肼、利福平联合用于初治及复治结核病的强化期,起到协同杀菌作用,是短程化疗的主要用药之一。亦是结核性脑膜炎除异烟肼以外的必选药物;与其他抗结核药物无明显交叉耐药,可用于治疗各种耐药结核病。

2) 用法用量:25mg/kg 每日 1 次,或 50~70mg/kg 每周 3 次,PZA 在人体内的口服生物利用度尚未确定,但其吸收良好,不受食物或抗酸剂的影响。

3) 不良反应:①肝毒性,50mg/kg 或更高剂量 PZA 单药治疗,约 6% 的病人可引起转氨酶升高,肝脏增大。②血浆尿酸浓度升高,其代谢产物吡嗪酸能抑制肾小管对尿酸的排泄,引起高尿酸血症,导致痛风发作,引起关节疼痛。③胃肠道反应,可有食欲明显下降,恶心、呕吐。④过敏反应,偶见发热及皮疹,重者可出现黄疸。⑤光敏反应,个别病人皮肤暴露部位可发生,呈红棕色。

4) 注意事项:①糖尿病、痛风、严重肝功能减退者、妊娠妇女慎用。②对本品过敏者禁用。③本品与贝达喹啉合用具有协同抗菌活性。

2. 二线抗结核药物

(1) 利福喷丁(rifapentine,RPT,P):是一种高脂溶性两性离子化合物,它是RIF 的合成环戊基衍生物。

1) 特点:本品体内外抗菌活性与利福平相仿,为杀菌药。由于其半衰期及抗生素后效应较长,更适合间歇化疗。本品单独使用多产生耐药性,与利福平呈交叉耐药。临床主要用于治疗不能耐受利福平的各种类型初、复治结核病,以及潜伏结核感染的预防性化疗。

2)用法用量:RPT 的口服生物利用度为 70%,具有明显的食物效应,脂肪含量影响吸收,强化期 600mg 每周 2 次;巩固期 600mg 每周 1 次。对于 LTBI 的治疗,根据体重给药,每周 1 次,最大剂量为 900mg。

3)不良反应:同利福平,但较轻微,且与利福平之间无明显交叉过敏反应。

4)注意事项:妊娠妇女、酒精中毒、肝功能损害者慎用。

(2)利福布汀(rifabutin,RBT):是一种高脂溶性的两性离子,其化学名为 4-N-异丁基螺哌啶利福霉素 S。

1)特点:本品体内外抗菌活性与利福平相仿,为杀菌药,具有高亲脂性,因此分布广泛,在组织细胞内易吸收。本品与其他抗结核药物联合用于结核病的治疗,尤其是用于 HIV 感染合并结核病时,也可用于部分非结核分枝杆菌病的治疗。

2)用法用量:RBT 的剂量为 5mg/kg 每日 1 次,最多每日 300mg。但在药物监测下剂量可上调。

3)不良反应:同利福平。临床上肝功能损害和骨髓抑制的发生率也较高。

4)注意事项:①HIV 感染/AIDS 合并活动性结核病人在没有其他抗结核药物联合治疗的情况下,利福布汀不能用于预防鸟-胞内分枝杆菌复合群(mycobacterium avium complex,MAC),易导致结核分枝杆菌对利福布汀和利福平产生耐药。②妊娠妇女只有在利大于弊时方可使用,但建议在妊娠中晚期应用。③老年人、合并严重肾功能损害者用药时,注意调整剂量。④利福平、利福喷丁和利福布汀三种药物具有高度的交叉耐药性。⑤基于抗结核药物和抗病毒药物间的相互影响,在耐药结核病合并艾滋病的情况下宜选用利福布汀。

(3)左氧氟沙星(levofloxacin,Lfx):是一种水溶性较差的弱酸性药物,是第二代含吗啉环氟喹诺酮,是氧氟沙星的 S 光学异构体(氧氟沙星是一种外消旋体药)。

1)特点:对结核分枝杆菌具有较强的抗菌活性,为杀菌剂,主要适用于各类型复治、耐药肺结核的治疗及部分非结核分枝杆菌病的治疗。

2) 用法用量:750~1 000mg,每日 1 次,口服。口服生物利用度为 99%~100%,食物影响极小。

3) 不良反应:①胃肠道反应,包括恶心、呕吐、腹痛等。②中枢神经反应,包括头痛、头晕、睡眠不良等,并可致精神症状。③过敏反应和光敏反应,表现为药物热、皮肤瘙痒、皮疹等。④肝、肾毒性,多表现为一过性转氨酶增高,亦有肝功能衰竭的报道,肾损害以间质性肾炎多见。⑤血液系统,偶可引起白细胞降低,血红蛋白降低,溶血性贫血等表现。⑥心脏毒性,包括 QT 间期延长等。⑦骨关节损害,可有关节痛,停药后可自行恢复(动物实验显示幼龄动物有关节软骨损害,并影响其发育)。⑧干扰糖代谢,可引起低血糖或高血糖。

4) 注意事项:①须与其他抗结核药品联合应用,并可产生相加效应,但在小于 5 岁儿童或体重低于 10kg 时,应谨慎使用。②有精神病史者、癫痫史者慎用。③注意不与含铝、镁、铁、锌制剂同服,防止干扰喹诺酮吸收,亦不可与茶碱、咖啡因同服,预防茶碱中毒。④禁用于对任何氟喹诺酮类药品过敏者。⑤肾功能障碍者慎用,老年病人应用此药需检测肾功能。⑥妊娠期和哺乳期妇女避免使用或慎用。⑦禁止非甾体消炎镇痛药(阿司匹林、丁苯羟酸、双氯芬酸)与氟喹诺酮类药品并用,防止加剧中枢神经系统毒性反应和诱发癫痫发作。

(4) 莫西沙星(moxifloxacin,Mfx):中度水溶性,弱酸性,属于第四代氟喹诺酮合成剂,具有一个 8-甲氧基。

1) 特点:对结核分枝杆菌具有较强的抗菌活性,为杀菌剂,主要适用于各类型复治、耐药肺结核病的治疗及部分非结核分枝杆菌病的治疗。

2) 用法用量:推荐剂量是每天 400mg,但在耐多药结核病临床试验中用量已达 800mg。口服生物利用度大于 90%,且几乎不受食物的影响。

3) 不良反应:同左氧氟沙星。

4) 注意事项:同左氧氟沙星,但在所有的氟喹诺酮类药品中莫西沙星的心脏毒性最大,可引起 QTc 间期延长。因此,与贝达喹啉、德拉马尼、氯法齐明和克拉霉素等延长 QTc 间期的药物联用时,应密切监测心电图的变化。

(5) 阿米卡星(amikacin,Am):是高度水溶碱性药。

1) 特点:对结核分枝杆菌有强大的抗菌作用,为杀菌药,且对耐链霉素的结核分枝杆菌仍然可能敏感,主要用于对本品仍敏感的复治、耐药结核病的治疗。

2）用法用量：建议每日肌注或静脉注射总剂量为 15mg/kg，不宜超过 1.5g。间歇给药建议剂量为 25mg/kg。不能口服，只能通过肠胃外给药。

3）不良反应：①听力减退、耳鸣或耳部饱满感等耳毒性，导致步态不稳、眩晕、恶心或呕吐。②血尿、排尿次数减少或尿量减少、食欲减退、极度口渴等肾毒性。③呼吸困难、嗜睡或软弱发生率较低。

4）注意事项：①禁与强利尿剂并用，禁止胸腔、腹腔注射，避免呼吸抑制。②禁用于氨基糖苷类药品过敏者。③妊娠期妇女禁用，哺乳期妇女慎用。④肾功能不全时根据肌酐清除率调整剂量。⑤听力减退者禁用或慎用。⑥肝功能不全时可常规使用，但严重肝功能衰竭引起肝肾综合征时应注意调整剂量。⑦使用本品须注意定期做尿常规和肾功能检测。⑧停药后发生听力减退、耳鸣或耳部饱满感，提示可能为耳毒性，必须引起注意。⑨因与卡那霉素有完全交叉耐药性，故不可用于卡那霉素耐药病例。

（6）卷曲霉素（caperomycin，Cm）：是一种高水溶性的碱性药。

1）特点：对结核分枝杆菌有强大的抗菌作用，为杀菌药。主要用于耐药结核病治疗，对耐链霉素、卡那霉素或阿米卡星的结核分枝杆菌仍然敏感或部分敏感，是治疗耐药结核病的重要药物之一。

2）用法用量：推荐剂量为 15mg/kg，每日最大量 1g；或每周 3 次肌内注射，每次 15~25mg/kg。生物利用度低，不能口服，只能注射给药。

3）不良反应：①血尿、尿量或排尿次数显著增加或减少，食欲减退或极度口渴。②过敏反应、耳毒性、肾毒性、电解质紊乱（包括低钾血症、低钙血症、低镁血症）、神经肌肉阻滞等发生率较低。

4）注意事项：①用药期间应注意复查电解质、肾功能、尿常规。②有电解质紊乱的病人需在电解质紊乱获得纠正后使用。③严密观察头晕、耳鸣、听力减退等反应。④妊娠期妇女禁用，哺乳期妇女慎用。⑤肾功能不全时根据肌酐清除率调整剂量。⑥听力减退者禁用或慎用。⑦肝功能不全时可常规使用，但严重肝功能衰竭引起肝肾综合征时应注意调整剂量。⑧本品与阿片类镇痛药并用，有抑制呼吸的作用。⑨与抗真菌药、万古霉素、杆菌肽、抗癌药并用，可增加肾毒性和耳毒性。⑩禁用于重症肌无力、帕金森病病人，对本品过敏者禁用。

（7）丙硫异烟胺（protionamide，Pto）：是异烟酸的衍生物，其作用机制不明，可能对肽美合成具有抑制作用。

1) 特点:对结核分枝杆菌有一定的抗菌作用,为弱杀菌药,对结核分枝杆菌的最低抑菌浓度((minimal inhibitory concentration,MIC)为 0.6μg/ml,能抑制异烟肼在肝内的乙酰化,增加异烟肼的抗结核作用。对渗出性及浸润性干酪病变疗效较好。主要用于耐药结核病的治疗。

2) 用法用量:成人常用剂量为每日 10~20mg/kg(最大量 1 000mg/d),儿童常用剂量为每日 10~20mg/kg(最大量 1 000mg/d),顿服或分 3 次口服,同时服用维生素 B_6。口服生物利用度据信近 100%,并且不受食物的影响。

3) 不良反应:①中枢神经系统毒性,忧郁症发生率较高,其他可能表现为步态不稳、麻木、针刺感、烧灼感、手足疼痛(周围神经炎)、精神错乱或幻觉、睡眠障碍等精神改变。②胃肠道反应,可能出现恶心、呕吐、食欲减退、腹胀、腹泻、口中金属味等。③肝脏反应,可能出现眼或皮肤黄染(黄疸、肝炎),转氨酶升高。④眼部反应,在极少数情况下,可能出现视力模糊或视力减退,合并或不合并眼痛(视神经炎)。⑤内分泌和代谢反应,包括月经失调、性欲减退(男性)、甲状腺功能减退、糖尿等。⑥皮肤反应,可能出现皮疹、痤疮等皮肤反应。⑦关节反应:出现关节疼痛、僵直、肿胀。⑧其他:个别病例可能出现体位性低血压等。

4) 注意事项:①慢性肝病病人、精神病病人慎用。②因胃肠道反应不能耐受者,可酌情减量,或从小剂量开始,逐步递增用量。③同时采用抗酸药、解痉药等可减轻胃肠道反应。④本品亦引起烟酰胺的代谢紊乱,部分病人宜适当补充 B 族维生素,尤其补充维生素 B_6、维生素 B_2。⑤由于可能有致畸作用,妊娠妇女禁用,哺乳期妇女慎用。⑥丙硫异烟胺(或乙硫异烟胺)和对氨基水杨酸可引起甲状腺功能减退,在使用过程中应注意监测促甲状腺激素水平。⑦长期服药者不宜长时间在阳光下暴晒,避免发生光敏反应。

(8) 环丝氨酸(cycloserine,Cs):为水溶性弱酸性。特立齐酮(terizidone,Trd)是一种前药,由两分子 CS 与对苯二甲醛缩合产生。

1) 特点:对结核分枝杆菌有抑制作用,为抑菌药。对结核分枝杆菌的最小抑菌浓度为 5~20μg/ml。本品主要用于耐药结核病的治疗,与其他抗结核药联合应用可延缓其耐药性的产生。

2) 用法用量:起始剂量一般为 250mg,每天 2 次。2 周后增至最大剂量 500mg,每天 2 次。口服生物利用度为 65%~90%。吸收受食物影响小。按 Cs

每 250mg 同服 50mg 的维生素 B$_6$。同时注意监测血药浓度。

3）不良反应：①中枢神经系统毒性：包括焦虑、精神症状、头晕、头痛、兴奋增高、烦躁不安、精神抑郁、肌肉抽搐或颤抖、神经质、多梦、其他情绪改变或精神改变、语言障碍、自杀倾向等。②巨幼细胞性或铁粒幼细胞性贫血。③光过敏性或过敏性皮疹。④癫痫发作。

4）注意事项：①伴有肾脏疾病的病人慎用，应用时必须减少剂量。②严重焦虑、精神抑郁或精神病者禁用。③有癫痫发作史者、酗酒者禁用。④与异烟肼或丙硫异烟胺联合应用时，两药均可促进其血药浓度升高，加重中枢神经系统毒性作用，如嗜睡、眩晕、步态不稳。⑤妊娠期、哺乳期妇女慎用。⑥与苯妥英钠联合应用，使后者代谢减慢、毒性作用增强。

（9）贝达喹啉（bedaquiline，Bdq）：极难溶于水，是人工合成的二芳基喹啉，抑制分枝杆菌 ATP 合成酶。

1）特点：贝达喹啉与传统的抗结核药物之间无交叉耐药性，对结核分枝杆菌敏感菌株、耐药菌株以及休眠菌均有较强的杀菌活性。它是治疗 MDR-TB/RR-TB 的主要核心药物。

2）用法用量：①成人负荷量每天 400mg，共 2 周，随后的维持量 200mg，每周 3 次，与食物同服。②体重 16~30kg 的儿童，第 1~2 周，每次 200mg，每日 1 次，与食物同服；第 3~24 周，每次 100mg，每周 3 次，与食物同服，两次用药之间至少间隔 48 小时，每周的总剂量为 300mg。③体重>30kg 的儿童，第 1~2 周，每次 400mg，每日 1 次，与食物同服；第 3~24 周，每次 200mg，每周 3 次，与食物同服，两次用药之间至少间隔 48 小时，每周的总剂量为 600mg。

贝达喹啉可和其他抗结核药物一起服用，如果前两周时漏服了 1 次贝达喹啉，不需要补服，应按照原计划服药。从第 3 周开始，如果漏服了 1 次 200mg 的贝达喹啉，病人应尽快补服漏服的药物，然后继续 1 周 3 次的方案。

3）不良反应：①常见的不良反应是头痛、关节痛、食欲减退、恶心和呕吐。②其次为 QT 间期延长、皮疹、头晕、转氨酶升高、肌肉疼痛、腹泻和血淀粉酶升高等。须提醒的是，在本品部分临床试验中发现，贝达喹啉治疗组的死亡风险高于安慰剂组，但具体原因仍不清楚。

4）注意事项：①本品应与其他抗结核药物联合应用，且须保持整个疗程的依从性，避免饮酒或摄入含酒精的饮料，慎用肝脏毒性大的药物或中草药。

②该药可引起 QT 间期延长,应注意监测心电图。③对本品过敏,有严重心、肝、肾等功能不全以及 QTcF 值>500ms(经重复心电图证实)者禁忌使用。④孕妇、哺乳期妇女、65 岁以上老年人、<6 岁儿童不推荐使用,>6 岁儿童在收益大于风险时可谨慎使用。⑤现有或曾经有过尖端扭转型室性心动过速、长 QT 间期综合征(long QT syndrome,LQTS)、甲状腺功能减退和缓慢性心律失常、失代偿性心力衰竭、血清钙、镁或钾水平低于正常值下限者,应严密监测心电图。

病人出现下列情况时,应停用贝达喹啉和所有其他延长 QT 间期的药物:①具有临床意义的室性心律失常。②QTcF 值>500ms(经重复心电图证实),若出现晕厥,应进行心电图检查以检测 QT 延长情况。③转氨酶升高伴随总胆红素升高大于 2 倍正常值上限、转氨酶升高>8 倍正常值上限、转氨酶升高>5 倍正常值上限并持续存在 2 周以上。

(10) 德拉马尼(delamanid,Dlm):是人工合成硝基二氢咪唑并噁唑类衍生物的 R-异构体,属于前药,被赖 F420 硝基还原酶激活。

1) 特点:对敏感和耐药结核分枝杆菌均具有强大的杀菌作用,为杀菌药。与传统的抗结核药物之间无交叉耐药性,主要用于耐多药结核、利福平耐药结核及广泛耐药结核病的治疗,但不可单独添加至一种已经失败的化学治疗方案中。

2) 用法用量:①成人每次 100mg,每日 2 次口服,疗程 6 个月。②体重 24~34kg 的儿童,每次 50mg,每日 2 次。③体重>34kg 的儿童,每次 100mg,每日 2 次,最大剂量不超过 200mg/d。估计口服生物利用度为 25%~47%,与食物同服可提高 3~4 倍。

3) 不良反应:有头痛、失眠、关节痛、QT 间期延长、食欲减退、上腹部疼痛、恶心和呕吐、腹泻、皮疹、头晕、转氨酶升高和贫血等。

4) 注意事项:①注意本品的心脏毒性作用,如 QT 间期延长等,尤其是与其他引起 QT 间期延长药物同时应用时,如贝达喹啉、氯法齐明、莫西沙星、克拉霉素等,应注意监测心电图。②在中度至重度肝功能异常病人中不建议使用,轻度或中度肾功能异常病人无须调整剂量,重度肾功能不全时减量使用。③不建议在妊娠和哺乳期使用。④≥3 岁儿童在收益大于风险时可谨慎使用,<3 岁儿童列为相对禁忌证,不推荐使用。

(11) 对氨基水杨酸(para-aminosalicylic acid,PAS)、对氨基水杨酸异烟肼:其结构类似对氨基苯甲酸,通过对结核分枝杆菌叶酸合成的竞争性抑制作用破坏结核分枝杆菌叶酸代谢。

1) 特点:对氨基水杨酸对结核分枝杆菌有抑菌作用,为抑菌药,还可以预防耐异烟肼菌群的产生,是异烟肼的有效联用药物。与异烟肼、链霉素联合应用可加强后两者的抗结核作用;必须与其他抗结核药品配伍应用,与杀菌药联合有延缓耐药产生的作用,适用于复治、耐药结核病。

2) 用法用量:不适宜间歇用药。成人每日用量:片剂 8~12g,分 2~3 次服用;颗粒剂 8~12g,分 2 次服用;粉针剂 8~12g 用生理盐水或 5% 葡萄糖液稀释成 3%~4% 浓度,避光滴注 2~3 小时完成,须新鲜配制并避光保存,药液变色后不能使用,以避免分解成间位氨基酸引起溶血。静脉滴注时应在避光条件下进行。儿童每日用量:200~300mg/kg 体重,分 3 次口服。

3) 不良反应:①胃肠道症状,包括食欲缺乏、恶心、呕吐、胃烧灼感、腹上区疼痛、腹胀及腹泻,甚至可致溃疡和出血,饭后服药可减轻反应。②肝脏损害,如转氨酶升高、胆汁淤滞,出现黄疸等。③过敏反应,包括皮肤瘙痒、皮疹、剥脱性皮炎、药热及嗜酸性粒细胞升高等,应立即停药。④肾脏刺激症状,如结晶尿、蛋白尿、管型尿、血尿等。⑤罕见不良反应,如长期用药偶可引起甲状腺功能减退致甲状腺肿大或黏液性水肿,大剂量用药能抑制凝血酶原的生成,使凝血时间延长。

4) 注意事项:①须与异烟肼、链霉素等其他抗结核药品配伍应用。②肝、肾功能减退者慎用,使用过程中须定期复查肝、肾功能。③偶可引起低钾血症、低钙血症、白细胞和粒细胞减少,须定期行血常规和电解质检查。④静脉滴注时须新鲜配制并避光保存,变色后不能使用。⑤可干扰利福平的吸收,与之联用时两者给药时间宜相隔 8~12 小时。⑥可降低强心苷的吸收,与之并用时须注意调整后者的剂量。⑦可促使抗凝血药、苯妥英钠作用增强,并用时注意观察是否有出血征象。⑧与阿司匹林并用,加重肠道刺激,严重时可产生溃疡。⑨不宜长期与丙磺舒、氯化铵、维生素 C 联合应用,丙磺舒可减慢对氨基水杨酸钠的排泄,长期服用可提高对氨基水杨酸钠血浓度,并易引起肝功能损害。⑩氯化铵、维生素 C 可酸化尿液,长期联用易造成对氨基水杨酸钠结晶,引起肾损害。

(12) 链霉素(streptomycin,Sm,S):本品主要作用于结核分枝杆菌的核糖体,诱导遗传密码的错读,抑制信使 RNA 翻译,干扰翻译过程中的校对,从而抑制蛋白质合成。

1) 特点:链霉素属氨基糖苷类抗生素,为半效杀菌药,对结核分枝杆菌的作用最为突出,呈强抑菌作用,高浓度有杀菌作用,细胞外碱性环境可增强其抗菌作用。链霉素主要用于治疗初治及复治结核病,短程化疗时多用于强化期。单用链霉素迅速发生耐药性,耐药菌的毒力不减,也不可再转敏感,如果耐药结核病病人从未使用过链霉素或对链霉素仍然敏感的话,在其他注射类药物耐药或因故不能选用时,可考虑选用链霉素。

2) 用法用量:一般采用肌内注射。①每日用药,成人每日 0.75g,儿童每日 20~30mg/kg,肌内注射,最大剂量每日不超过 0.75g。②隔日治疗,成人每日 0.75~1.0g,肌内注射。

3) 不良反应:①常见有口唇麻木,肌肉抽搐,注射后不久即可出现,此反应与药品所含杂质如甲醛链霉胍和甲醛链霉素等有关。②对第 8 对脑神经的损害是链霉素的严重不良反应,主要引起前庭功能障碍,如眩晕、恶心、呕吐、共济失调、步态不稳,其次是耳蜗损害,可出现耳鸣、耳聋,此毒性常为永久性损伤,出现此类症状应立即停药。③肾毒性一般为轻度损害,多见管型尿和蛋白尿,血尿素氮、肌酐升高,严重者则必须停药。④可出现皮疹、发热、关节痛等过敏反应,应停药,以免引起更严重的毒性反应或过敏性休克。

4) 注意事项:①老年人应减量,儿童慎用,妊娠妇女禁用。②链霉素与其他氨基糖苷类同用或先后连续局部或全身应用,可增加耳毒性、肾毒性以及神经肌肉阻滞作用的可能性。

链霉素曾经是一线抗结核药物之一,但由于其容易产生耐药性,相比其他药物毒副作用更强,现在通常被归类为二线抗结核药物。

(三) 抗结核治疗方案

主要参考中国结核病行业标准、技术规范和指南,以及 WHO 结核病指南和国际权威结核病教科书。

1. 化疗方案包括两个治疗阶段　①强化治疗阶段:初治肺结核以 3~4 种药物联用 8 周,复治肺结核以 4~5 种药物联用 12 周,耐药结核病根据不同类型以 4~5 种药物联用 12~32 周。②巩固治疗阶段:以 2~3 种或 4~5 种药物联用。

2. 用药方式有两种类型　①全程每日用药。②全程间歇用药。目前,WHO 主张采用全程每日用药。推荐使用固定复合制剂。固定复合制剂(fixed-dose combination,FDC)是按照一定剂量把不同药品组合在一起的复方制剂,其优点为服用方便、病人依从性高、用药剂量更为合理、避免单药应用造成耐药结核病等。故推荐使用 FDC 进行抗结核治疗。

3. 治疗方式　治疗期间需严密观察并及时处理药物不良反应。根据肺结核病情和耐药情况采取不同的治疗方式,具体如下。

(1) 药物敏感肺结核:药物敏感肺结核的治疗以门诊治疗为主。对一些病情复杂的病人,包括存在较重合并症或并发症者、出现较重不良反应需要住院进一步处理者、需要有创操作(如活检)或手术者、结核病诊断不明确需住院继续诊疗者和其他情况需要住院者,可采取住院治疗,出院后进行门诊治疗。对于耐药性未知的肺结核,治疗方式参照利福平敏感肺结核。

(2) 利福平耐药肺结核:利福平耐药肺结核的治疗采取住院和门诊相结合的治疗方式,推荐在首次开展耐药结核病治疗或调整治疗方案时先住院治疗,住院时间一般为 2 个月,可根据病情进行适当调整,但不少于 2 周,出院后转入门诊治疗。WHO 推荐,利福平耐药结核病按照耐多药结核病治疗处理。

4. 治疗药物

(1) 药物敏感结核病的治疗药物:使用一线抗结核药物,包括异烟肼(H)、利福平(R)、利福喷丁(P)、吡嗪酰胺(Z)、乙胺丁醇(E)和莫西沙星(M)。推荐使用固定剂量复合剂(FDC)进行抗结核治疗(表 7-1-1)。

表 7-1-1　药物敏感结核病治疗方案

频次	WHO	ATS/CDC/IDSA	ERS	NICE	CTS	IUATLD
每日给药	2HRZE/ 4HR	2HRZE/ 4~7HR[a]	2HRZE/ 4HR	2HRZE/ 4HR	2HRZE/ 4~7HR[a]	2HRZE/ 4HR
间歇性给药	2HRZE(3)/ 4HR(3)	2HRZE(3)/ 4HR(3)或 2HRZE(先连续 14 天每日给药,14 天 后每周给药 2 次)/ 4HR(2)或 2HRZE(每天)/ 4HR(2)		2HRZE(3)/ 4HR(3)	2HRZE(每日)/ 4~7HR(3)	

注:[a]ATS/CDC/IDSA 和 IUATLD 指南提到若有肺空洞且治疗 2 个月后痰培养仍阳性,巩固期则延长至 7 个月。而 CTS 指南则指出若有肺空洞,或治疗 2 个月末仍顽固涂阳或培阳,又或合并 HIV 感染,巩固期需延长至 7 个月。医师可临床判定延长治疗。

（2）单耐异烟肼结核病治疗方案见表7-1-2。

表 7-1-2　单耐异烟肼结核病治疗方案

频次	WHO	ATS/CDC/ERS/IDSA	NICE	CTS
每日给药	6RZELfx[a]	6RZEFq[a,b] 或病灶不太广泛 TB：2RZEFq/4REFq	2RZE/ 7~10RE	6~9RZE±Fq 或 2RZE/ 10RE
间歇给药				2RZE（每日）/ 4~7RZE（3） 或 2RZE（每日）/ 10RE（3） 或 2RZEFq（每日）/ 4~7REFq（3）

注：[a] 基于药物敏感 TB 指南，建议将空洞性、广泛病灶性或治疗 2 个月后痰培养仍阳性的肺结核疗程延长至 9 个月；[b] 尽可能评估方案中其他药的耐药性。

（3）耐多药结核病治疗方案见表7-1-3。

表 7-1-3　MDR-TB 治疗方案

WHO	ATS/CDC/ERS/IDSA	NICE	CTS	IUATLD
长程疗法(至少 18 个月)：起始最少 4 种敏感抗痨药(最好是 5 种)：A 组药最好全选，B 组药也最好全选，或至少一种，如果 A 组、B 组药无法组成有效的 4 药抗痨方案，则在 C 组中继续选药。在治疗的第 24 周可停贝达喹啉，剩下的 3~4 种有效抗痨药至少要治疗至痰培养转阴后 15 个月。	至少 5 种有效药，最好是以往未用过的药。抗痨方案的选择策略如下： • 选择新一代氟喹诺酮类药(Lfx 或 Mfx)，Bdq，Lzd，Cfz 和 Cs/Trd • 如果无法组成 5 药方案，临床医生与病人沟通后且提示敏感的情况下可使用 Am 或 S • 如果仍无法组成 5 药方案时可加用 C 组药如 Dlm，E(药敏提示敏感)和/或 Z	强化期使用至少 6 种有效抗结核药；咨询专家意见。	起始至少 4 种有效药，其中包括氟喹诺酮和注射剂至少使用 8 个月，巩固期保证至少 3 种有效药且治疗时间为 12~16 个月。整个疗程不少于 20 个月。	4~6AmMfx PtoH[H]CfzEZ/ 5MfxCfzEZ[a]

续表

WHO	ATS/CDC/ERS/IDSA	NICE	CTS	IUATLD
	（药敏提示敏感）组成 5 药方案。其他药如 Pto/Eto（药敏提示敏感）或 Imp-Cln 或 Mpm 或 PAS 或 H^H（非高浓度异烟肼耐药） • 经过 5~7 个月的强化治疗痰培养大概率会转阴。考虑到当前 Bdq 的疗程只获批 24 周，因此在 24 周后可能需要加用其他的敏感药，当然若临床医师允许也可重新考虑 Bqd • 强化期结束且痰培养阴转后将 5 药方案改为 4 药方案继续治疗 15~21 个月			
短程疗法:9 个月（疗程长短取决于痰菌阴转时间） 4MfxKmEtoCfzH^HZE/5MfxCfzZE WHO 最近推荐（2019 年 12 月）用 6 个月贝达喹啉取代注射剂。左氧氟沙星可替代莫西沙星。				

注:ᵃ 如果可行,可用加替沙星代替莫西沙星。

（4）单耐利福平结核病治疗方案见表 7-1-4。

表 7-1-4　单耐利福平 TB 治疗方案

WHO	USA:Curry	ERS	NICE	CTS	IUATLD
同 MDR-TB 方案	2HZEFq/10~16HEFq 或 18HZE（如果无法获得 Fq）对病变广泛或伴空洞者，2 种方案都可加 2 个月注射剂	无特定的推荐意见	同 MDR-TB 方案	2HZEFq/10~16HEFq（每日给药或一周三次给药）病变广泛或伴空洞者，可加 2 个月注射剂 或 2HZSª/7HZS（每日给药或一周三次）ᵇ 或 2HZEFq/16HE（每日给药或一周三次）	同 MDR-TB 方案

（5）广泛耐药结核病治疗方案：广泛耐药结核病（XDR-TB）的定义为对异烟肼和利福平耐药的同时，对一种氟喹诺酮类和三种注射（阿米卡星，卡那霉素，卷曲霉素）中任一种耐药的结核病。

对准广泛耐药结核病（pre-XDR-TB）和广泛耐药结核病（XDR-TB），ATS/CDC/ERS/IDSA 推荐的方案与 MDR-TB 相同，也是依据药物敏感性，起始尽可能使用 5 种有效药，但疗程更长（痰培养转阴后继续 15~24 个月）。WHO 的推荐可以采纳，专家咨询也有必要。

（6）新型 XDR-TB 方案：普瑞马尼已经被美国食品药品管理局批准作为 3 药方案中的一种药用于治疗高度耐药结核病（主要用于 XDR-TB 治疗，但是也可用于 MDR-TB 原方案治疗效果不佳或治疗失败的结核病）。新方案包含了贝达喹啉，普瑞马尼和利奈唑胺，且为 6 个月或 6 个月以上全口服方案。该方案显示出 90% 的治疗成功率（定义为连续 2 次痰培养阴性，且后续 6 个月没有复发），此方案较 XDR-TB 的历史对照平均 14% 的治疗成功率明显更优。

（7）结核菌潜伏感染：标准的 6 个月或 9 个月单异烟肼预防全敏感结核菌潜伏感染已经推行了多年。直到最近，等效更短方案因依从性更好、更安全和更经济而迅速受到追捧。结核潜伏感染治疗方案见表 7-1-5。

表 7-1-5　结核潜伏感染治疗方案

频次	WHO	NTCA/CDC	ERS	NICE	CTS	IUATLD
每天给药	6H 或 9H 或 3HR 或 36H(结核病高发区的 HIV 阳性者) 或 4R(备选) 或 1HP(备选)	4R[a](优选 HIV 阴性) 或 3HR[b](HIV 阳性或阴性均可) 或 6H(备选 HIV 阳性[b], HIV 阴性[a]) 或 9H[b](备选 HIV 阳性, HIV 阴性) 或 2HRZE[c]	无特定推荐	3HR 或 6H	9H(标准方案) 或 6H 或 3HR 或 4R	9H 或 36H(结核病高负担地区 HIV 阳性) 或 4R 或 3HR 或 1HP(仅限于 HIV 阳性)
间歇给药	3HP(1)	3HP(1)[a,d](HIV 阳性、阴性均可) 或 6H(2)[e] 或 9H(2)[e]			6~9H(2) 或 3HR(2) 或 3HP(1)	3HP(1)

[a] 强推荐

[b] 有条件推荐

[c] HRZE 可以在结核极可能活动人群中启动,如果最终培养阴性且确定为结核菌潜伏感染,可将 2RZ 作为 HRZE 的续贯部分完成治疗(尽管 2RZ 是一种有效方案,但因该方案有致命性肝损伤风险,目前已不用)。

[d] 每周一次共 12 次的异烟肼 + 利福喷丁方案可采用 DOT 或自我管理疗法。

[e] 仅用于无法得到或坚持其他方案者应采用 DOT。

备注:

• ATS:American Thoracic Society(美国胸科协会)

• CDC:Centers for Disease Control and Prevention(疾病预防控制中心)

• CTS:Canadian Thoracic Society(加拿大胸科协会)

- Curry：Curry International Tuberculosis Center（库里国际结核病中心）
- ERS：European Respiratory Society（欧洲呼吸协会）
- IDSA：Infectious Disease Society of America（美国传染病协会）
- IUATLD：International Union Against Tuberculosis and Lung Disease（国际防痨与肺病联盟）
- NICE：National Institute for Health and Care Excellence（美国卫生保健卓越研究所）
- NTCA：National Tuberculosis Controllers Association（美国结核病控制协会）
- WHO：World Health Organization（世界卫生组织）

（廖巧玲　陈子娇　林奕）

第二节　结核病化学治疗的不良反应与护理

一、结核病化学治疗的不良反应

（一）概念

药品不良反应指合格药品在正常用法、用量下出现的与用药目的无关或以外的有害反应。由于观察对象、观察方法、治疗方案和对不良反应定义的掌握等不同，病人在抗结核治疗过程中存在不同程度的不良反应，需要护士能够正确认识，准确判断，及时通知医生处理，减少不良反应的发生，避免严重不良反应，提高用药安全性，确保疗程持续有效。

（二）不良反应的类型

1. 副作用　也称副反应，指在正常剂量下出现的与用药目的无关的反应，即药品在正常用法、用量情况下，伴随其治疗作用而出现的其他不期望的作用。副作用是药品不良反应的一部分，一般副作用比较轻微，多为可逆性变化，停药后通常很快消退。

2. 毒性反应　指药品引起机体发生生理、生化功能异常或组织结构病理变化的反应。药品的毒性反应一般都是药理作用的延伸，其反应程度和剂量相关，毒性反应会造成持续性的功能障碍或器质性病变，停药后恢复较慢，甚至终身不愈。毒性反应是抗结核药品所引起的各种药品不良反应中最常见的一种。

3. **超敏反应** 指有特异体质的病人使用某种药品后所产生的轻重不一的变态反应,其本质属于一类免疫反应,几乎每种抗菌药品均可能引起变态反应,各种抗结核药品也均可引起程度不同的超敏反应。

4. **特异质反应** 指某些个体服用药品后出现的与药品本身药理作用无关,也和一般人群不同的反应(俗称意外反应)。这些反应的出现往往与这些人的先天性、遗传性因素有关。例如,肝细胞内缺乏乙酰化酶的病人,服用异烟肼等药品后容易出现多发性神经炎。

5. **后遗效应** 指停药后血药浓度已降至阈浓度以下时残存的生物学效应。后遗效应可能比较短暂,如服用巴比妥类催眠药后次晨的宿醉现象;也可能比较持久,如长期应用肾上腺皮质激素,一旦停药后肾上腺皮质功能低下,数月内难以恢复;少数药品毒性作用可以导致永久性器质性损害,如链霉素引起的永久性耳聋。

6. **致畸作用** 有文献报道,利福平对大、小白鼠有明显致畸作用,因此孕妇在妊娠前 3 个月内应禁用利福平。

7. **二重感染** 也称菌群交替症,是抗菌药应用过程中出现的新的感染,主要机制为抗菌药应用过程中,敏感菌群受到抑制,而未被抑制者则大量繁殖。

二、抗结核药物常见不良反应及处理

(一) 肝损害

对肝脏有损害的药物包括异烟肼、利福平、吡嗪酰胺、对氨基水杨酸、丙硫异烟胺、乙胺丁醇和喹诺酮类药等。

1. **肝损害定义** 间隔 2 周以上、连续 2 次谷丙转氨酶(ALT)>40U/L[正常值上限(ULN)]或总胆红素(TBil)>19μmol/L(正常值上限)。如转氨酶与碱性磷酸酶之比>5 提示肝细胞损害,<2 提示胆管损害,2~5 为混合性损害。

2. **严重程度分级**

(1) 肝功能异常:40U/L<ALT≤80U/L,病人无相关症状和体征。

(2) 轻度肝损害:80U/L<ALT≤120U/L 或 38μmol/L<TBil≤57μmol/L,病人无症状或仅有轻微症状。

(3) 中度肝损害:120U/L<ALT≤200U/L 或 57μmol/L<TBil≤95μmol/L;或 80U/L<ALT≤120U/L 和 TBil>38μmol/L(或伴有肝损害症状和体征)。

（4）重度肝损害：ALT>200U/L 或 TBil>95μmol/L，病人出现明显肝损害症状和体征。

（5）肝衰竭：以下客观检查①~③及临床表现④~⑧中具备两条即可诊断肝衰竭。①ALT>200U/L（正常值上限 5 倍）。②胆红素每天上升 17μmol/L。③凝血酶原活动度<40%。④病人极度乏力、畏食、呕吐。⑤肝脏进行性缩小，黄疸进行性加深。⑥出现腹水、水肿、出血倾向。⑦发病 10 天内出现精神症状。⑧肝性脑病，肝、肾衰竭。

3. 临床表现

（1）药物性肝炎：70%~80% 发生在用药后 2 个月内，可表现为乏力，食欲减退、恶心、呕吐、上腹不适、胀痛，肝大、压痛，尿色加深，如伴有黄疸可有皮肤、巩膜黄染，肝功能检查异常。

（2）急性、亚急性肝衰竭：病情迅速进展，极度乏力、厌食、呕吐、肝脏进行性缩小，黄疸加深，出现腹水、出血倾向，可发生肝性脑病，肝、肾衰竭，如不及时抢救可引起死亡。

（3）肝内胆汁淤积：全身一般情况尚好，主要表现为黄疸加深、持续时间长，尿色深、皮肤痒，胆汁酸明显增高。

（4）单纯肝功能异常：转氨酶超过正常值，但在正常值上限 2 倍以内，无明显症状。须警惕早期肝损害是严重肝损害的初期表现。轻微肝损害可以在很短的时间内转变为重度肝损害。

4. 临床处理　①单纯转氨酶异常或轻度肝损害，转氨酶<3 倍正常值上限，无明显症状及黄疸，可在保肝治疗下密切观察，如有加重或出现明显症状应停用有关抗结核药。②转氨酶≥3 倍正常值上限且<5 倍正常值上限，有症状或血胆红素≥3 倍正常值上限且<5 倍正常值上限，应停用有关抗结核药，保肝治疗并密切观察。③转氨酶≥5 倍正常值上限，有明显症状或血胆红素≥5 倍正常值上限，应立即停用所有抗结核药，积极保肝（利胆）治疗，严重肝损害应住院采取综合治疗措施，有肝衰竭表现应积极采取抢救措施。

5. 护理措施

（1）病情观察：观察病人生命体征、抗结核药物引起的肝损害症状，并及时通知医生。定期监测肝功能变化。

（2）对症处理：遵医嘱应用保肝药物，加速肝细胞解毒，促进肝细胞恢复，观察药物疗效;每日补充足够的液体量和热量。

（3）基础护理:保持床单位清洁、全身皮肤清洁干燥。病人严重黄疸时,有皮肤瘙痒感,嘱勿抓挠皮肤,可用碳酸氢钠洗浴、炉甘石洗剂外涂,降低瘙痒程度。

（4）饮食护理:嘱病人进食清淡易消化食物,以优质蛋白、低脂肪、富含维生素、适量糖类和热量饮食为主;忌烟酒、忌辛辣油腻食品。肝损害病人易出现腹胀,注意不食用产气食品。

（5）活动与休息:卧床休息,避免熬夜和从事过于激烈、繁重的运动和劳动,减少消耗,减轻肝脏负担。

（6）心理护理:指导病人积极配合肝损害的治疗,告知病人待肝功能恢复正常后,可加用肝功能损害小的抗结核药继续治疗,帮助病人进行心理调适,减轻病人心理压力,增加战胜疾病的信心。

(二)胃肠道反应

引起胃肠道反应的药物主要包括:利福平、吡嗪酰胺、对氨基水杨酸、乙胺丁醇、丙硫异烟胺及喹诺酮类。

1. 临床表现　恶心、呕吐,胸口烧灼感,腹胀、腹痛和腹泻,个别病人可引起胃炎、胃溃疡及出血。早期肝损害和胃肠道反应临床表现都可以表现为轻微恶心等,因此须查肝功以鉴别。另外,育龄期女性须排查是否妊娠。

2. 临床处理　①症状轻微时可先观察,症状加重时可先采用改变用药方法,如在晚上睡前服药。②根据病人情况及体重,在不影响疗效情况下适当减少可疑药物剂量或给予抗酸药物等辅助治疗。③在反应严重,发生胃炎、胃溃疡或出血时应停用可疑药物并住院治疗,严重呕吐、腹泻时要谨防电解质紊乱。

3. 护理措施

（1）做好用药指导,讲解抗结核药的副作用及用药注意事项,便于病人进行自我监测。

（2）主动了解病人服药后的反应,重视病人主诉,遵医嘱定期监测肝功能,注意观察并区分肝损害所致的胃肠道反应。

（3）引起严重胃肠道反应的抗结核药物,可遵医嘱改为饭后服用(利福平不宜改变)或分次服用。对于不能耐受口服给药的病人,可遵医嘱改为静脉给药。

（4）服药后即刻发生呕吐的病人,应明确是否有药物呕出,必要时补服。对于胃肠道反应严重的病人,遵医嘱给予胃黏膜保护剂及镇吐药。

（5）腹泻的病人，注意观察粪便的性状及排便次数，排除摄入不洁食物及菌群失调的可能，并监测水及电解质的情况，遵医嘱给予相关药物治疗。

（6）做好饮食指导，根据病人口味给予清淡、富含营养、易消化食物。发生呕吐的病人，指导少量多餐。

（三）神经系统损害

1. 听神经损害　主要药物有链霉素、阿米卡星、卡那霉素、卷曲霉素。

（1）临床表现：①听力损害。早期为双耳或单耳高频听力损失（4 000~8 000Hz），晚期影响低频听力（语言频率 500~2 500Hz）；听力损失有明显的延迟作用，可在停药后继续发展。②前庭损害。前庭功能低下或丧失，表现为眩晕、恶心、呕吐、平衡失调、步态不稳等。

（2）临床处理：①用药前检查听力，留有听力基线，并定期监测听力。②予对症支持治疗，可用六味地黄丸、多种维生素、氨基酸、ATP、辅酶 A、细胞色素 C、核苷酸等，防止进一步发展，耳毒性多为不可逆的。

2. 视神经损害　药物包括乙胺丁醇、利奈唑胺、异烟肼、对氨基水杨酸、利福平、丙硫异烟胺等。

（1）临床表现：①早期表现有眼不适、视物模糊、异物感、疲劳、畏光、流泪等，视力下降不明显。②轴性视神经炎，即中央纤维受损，表现为视力下降、中心暗点、绿色视觉丧失，有时红色也受影响。③轴旁性视神经炎，即周围纤维受损，表现为视野缺损。④视网膜炎，表现为视力下降、黄斑病变、视网膜下出血。

（2）临床处理：早期发现及时停药，可用大剂量维生素 B 类，烟酸、复方丹参、硫酸锌等辅助治疗，注意肾功能不全、糖尿病肾病、老年病人及低体重病人应适当减量。

3. 外周神经炎　主要药物包括异烟肼、乙胺丁醇、丙酸异烟胺、利奈唑胺等。

（1）临床表现：肢体末端感觉异常、麻木，继而出现刺痛、烧灼感，常为双侧对称。

（2）临床处理：应用维生素 B_6（100~200mg/d）和多种维生素及对症处理。监测血药浓度，必要时对相关药物减量。

4. 中枢神经损害　主要药物包括异烟肼、环丝氨酸、喹诺酮类，其次是丙硫异烟胺。

（1）临床表现：记忆力下降、失眠、头痛头晕、兴奋或抑郁；诱发癫痫发作；个别出现精神异常、幻觉等。

（2）临床处理：①轻症者可应用维生素 B_6、地西泮等对症治疗。②有精神症状时应停用有关药物，症状可逆转。③监测异烟肼、环丝氨酸和喹诺酮类血药浓度，必要时专科会诊采取治疗干预。

（3）护理措施

1）在应用异烟肼、丙硫异烟胺等抗结核药前详细询问有无精神、神经系统方面的病史，并做好用药指导。

2）加强用药后观察，及时发现病人出现听觉、视觉、感觉或精神异常等情况，尽快通知医生处理。

3）做好安全管理，谨防病人走失、自伤、伤人、损物，如发现病人有自杀倾向时应加强护理，去除危险因素，并留陪护人员。

4）一旦病人出现精神症状，应遵医嘱停药。

（四）过敏反应

1. 临床表现

（1）Ⅰ型超敏反应（速发型）：表现为过敏性休克、哮喘、血管性水肿、皮疹、腹泻等。引起Ⅰ型超敏反应的主要药物为利福平、链霉素、喹诺酮类。

（2）Ⅱ型超敏反应（细胞毒型）：表现为血液方面的改变，血小板减少、白细胞减少、贫血等。引起Ⅱ型超敏反应的主要药物为利福平、对氨基水杨酸、利奈唑胺。

（3）Ⅲ型超敏反应（免疫复合物型）：表现为血清病样反应，发热、关节痛、麻疹、淋巴结肿大、嗜酸性粒细胞增多等。引起Ⅲ型超敏反应的主要药物为利福平、对氨基水杨酸。

（4）Ⅳ型超敏反应（迟发型）：表现为皮肤瘙痒、丘疹等。各种抗结核药均可引发。

2. 临床处理 ①严重反应者（包括高热、过敏性休克、疱性皮炎、血小板严重减少等）应立即停用抗结核药并住院积极处理和抢救。②反应轻者对症、抗过敏治疗，避免食用可引起过敏的食物，注意观察病情变化，如不见好转可暂停药物。③重新开始化疗时，应从产生过敏反应可能性小的药品开始小剂量逐一试药。④利福平引起的过敏反应恢复后，再试用利福平时应特别慎重，避免严重不良反应发生。

3. 护理措施

(1) 开始抗结核化疗前应详细询问病人有无药物和食物的过敏史。

(2) 严密观察服药后的反应。

(3) 发现不良反应,遵医嘱停用可疑药物(既往长期服用的药物除外)及食物,去除一切可能引起过敏反应的因素。

(4) 遵医嘱应用肾上腺皮质激素,以提高机体应激水平及减少过敏介质的形成;应用抗组胺药以减少组织液渗出、水肿,减轻瘙痒等症状。

(5) 伴有高热的病人,做好高热的护理;出现严重症状,如过敏性休克等时,应积极配合抢救处理。

(6) 出现过敏反应时,病人大多精神紧张,表现出恐惧心理,应注意陪伴并安慰病人,消除其恐惧心理。

(7) 做好生活指导,建议病人穿着宽松的棉质衣服,避免使用刺激性强的洗涤剂,皮肤瘙痒时勿用手搔抓,避免皮肤感染。

(五) 肾损害

引起肾损害的主要药物包括链霉素、阿米卡星、卡那霉素、卷曲霉素等。

1. 临床表现　损伤肾小管引起蛋白尿、管型尿和血尿,严重的出现氮质血症甚至肾衰竭。

2. 临床处理　早期发现和救治及时,多可以恢复。①发现尿检异常时,应先停药观察肾功能和尿常规。②当肾功能不全时注意液体出入量平衡、电解质和酸碱平衡。③急性间质性肾炎时可考虑使用糖皮质激素,少尿病人无血容量不足情况下,可适当应用呋塞米等利尿剂,必要时行透析疗法。

3. 护理措施

(1) 遵医嘱停用引起肾功能损害的药物,定期监测肾功能变化。

(2) 记录 24 小时液体出入量,保持出入量平衡。如发现尿量减少,及时通知医生,可遵医嘱适当应用利尿剂。

(3) 重症病人可出现大量蛋白尿,导致低蛋白血症,遵医嘱给予静脉补充白蛋白,以改善营养状态。

(4) 做好饮食护理,指导病人进食优质动物蛋白,尽可能不食用植物蛋白(如豆制品)。

（六）血液系统损害

引起血液系统损害的主要药物包括利福平、利福喷丁、利福布汀、异烟肼、丙硫异烟胺、利奈唑胺。

1. 临床表现　多表现为白细胞和血小板降低、粒细胞减少、贫血，出凝血时间和凝血酶原时间延长。轻症者可无症状，或仅表现为疲乏无力、多汗、失眠、头晕；严重者可有不同程度的贫血和不同部位的出血倾向；偶有急性溶血性贫血。

2. 临床处理　①白细胞<$4×10^9$/L 时应严密观察变化，白细胞<$3×10^9$/L 应停用所有可能引起骨髓抑制的相关药物，当白细胞恢复至 $4×10^9$/L 时可逐步恢复抗结核药。②血小板<$80×10^9$/L 时，应停用可疑药物。③应用利可君、升白片、铁剂、维生素 B、叶酸、维生素 C 等辅助治疗。④出现严重造血功能障碍时可行短期糖皮质激素治疗、应用粒细胞集落刺激因子、输少量新鲜血或成分血等处理。

3. 护理措施

（1）嘱病人卧床休息，减少耗氧量，缓解疲乏等症状。

（2）白细胞减少时感染概率增加，有条件的应对病人采取保护性隔离，包括转至单人房间、加强消毒防护、减少探视，严密监测感染指标等。

（3）血小板降低时应注意预防出血，观察病人皮肤、黏膜、排便情况，嘱病人减少活动量、协助做好生活护理；如病人出现柏油样便，警惕消化道出血；出现头痛、恶心等症状，应警惕颅内出血，及时处理。

（七）骨关节肌肉损害

引起骨关节肌肉损害的主要药物包括喹诺酮类、吡嗪酰胺，偶见于乙胺丁醇和丙硫异烟胺。

1. 临床表现　①喹诺酮类为可疑影响儿童软骨发育，并可以引起成人的骨关节损害和肌肉疼痛。②吡嗪酰胺影响尿酸排泄造成高尿酸血症，可出现痛风样关节痛和/或功能障碍。③偶见乙胺丁醇引起急性痛风。

2. 临床处理　①停用喹诺酮类药后对软骨的影响可消失。②吡嗪酰胺引起的高尿酸血症，首先调整饮食，避免或减少食用使尿酸增高的高嘌呤食物，碱化尿液，适当多饮水促进尿酸排泄，必要时可药物干预，如关节痛不缓解则需要停药。

3. 护理措施

（1）观察病人疼痛部位、疼痛程度，进行疼痛评分，必要时遵医嘱使用镇痛药治疗。

（2）应用 ADL 评估表评估病人生活自理能力，根据情况给予生活协助。

（3）嘱病人卧床休息，并加强防跌倒措施。

（4）做好用药指导，服药期间嘱病人增加饮水量，进食清淡、易消化食物，避免食用高嘌呤食物。

（八）其他

1. 卷曲霉素可致电解质紊乱，血钾、钙、镁降低，特别是可引起血钾的降低，纠正后仍须监测和预防。

2. 丙硫异烟胺和对氨基水杨酸可引起甲状腺功能降低，必要时采取药物干预（左甲状腺素），并注意监测甲状腺功能的指标。

3. 丙硫异烟胺、喹诺酮、吡嗪酰胺影响血糖水平；丙硫异烟胺引起唾液增多。

4. 贝达喹啉、德拉马尼、莫西沙星、氯法齐明、克拉霉素等可引起 QT 间期延长，应注意观察与监测。

在使用抗结核药品前，医生及病人（家属）均应详细阅读各药品说明书，按要求进行观察和检测。

三、结核病化学治疗不良反应的预防

1. 医护人员应充分了解病人病情及过敏史，避免使用已知的可引起严重不良反应的药品及同类药品。

2. 护理人员应经过培训，熟悉抗结核药常见的不良反应及处理方法。

3. 在抗结核治疗前有效地做好宣教及指导，可采用多种形式的宣教，并注意加强宣教频次、评估宣教效果。

4. 重视病人主诉，用药过程中加强对药物疗效、不良反应的监测，及时处理。

5. 掌握抗结核药不良反应的高危人群，合理采取预防性措施，如肝损害的高危人群给予保肝治疗，肾损害者不选用氨基糖苷类和卷曲霉素等。对高危人群监测肝功能、肾功能、血常规、尿常规等频度应比非高危人群要高。

6. 注意药物间的相互作用,避免与其他增加抗结核药不良反应的药品联用,如正在应用异烟肼、利福平、吡嗪酰胺时,应尽量避免使用红霉素和乙酰氨基酚类药(感冒、发热时),以免增加肝毒性反应。

7. 在不良反应经停药处理各脏器功能恢复正常后,重新开始化疗试药时,护士应严格遵守医嘱给药时间。临床常规日间口服试药,避免夜间试药,不利于观察和处理。

(廖巧玲　陈子娇)

第八章

结核病临床诊疗技术配合与护理

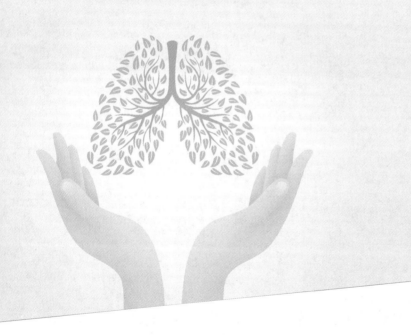

第一节　腰椎穿刺术的护理

【概述】

脑脊液主要是由侧脑室脉络丛产生的无色透明液体,充满在各脑室、蛛网膜下腔和脊髓中央管内,对脑和脊髓具有保护、支持和营养作用。

腰椎穿刺术是自 $L_3 \sim L_4$(L_2 至 S_1 间隙均可)的椎间隙进行穿刺进入蛛网膜下腔,以获取脑脊液,协助中枢神经系统疾病的诊断和鉴别诊断,或以进行药物注入、内外引流术等治疗为目的的技术。

结核性脑膜炎是由结核分枝杆菌引起的脑膜和脊膜的非化脓性炎症疾病。由于脑膜、脉络丛和室管膜炎性反应,脑脊液生成增多,蛛网膜颗粒吸收下降,导致血-脑脊液屏障破坏、通透性增高,引起颅内压增高,脑脊液蛋白增高、糖及氯化物下降等改变。通过腰椎穿刺术可测得颅内压、了解脑脊液成分的变化,也可以经鞘内注射抗结核药进行局部治疗。但若出现穿刺部位皮肤和软组织有局灶性感染或脊柱结核、明显的高颅内压或已有脑疝先兆、明显出血倾向、病情危重不宜改变体位者,则应及时治疗后再行腰椎穿刺术。

【护理目标】

1. 病人及家属理解腰椎穿刺的目的,并能积极、正确配合。

2. 协助医生顺利、安全完成穿刺检查。

3. 及时发现并处理病情变化,减少相关并发症的发生,将病人不适感降到最低。

【重点护理内容】

(一) 术前护理

1. 术前评估

(1) 评估病人的病情、神志、瞳孔、生命体征、穿刺部位皮肤情况。

(2) 评估病人的心理状态、配合程度、体位维持能力。

2. 健康宣教

(1) 向病人及其家属解释腰椎穿刺的目的、意义。

(2) 介绍术中注意事项,以取得病人的理解与配合,消除病人紧张、焦虑心理。

(3) 指导病人术中采取的体位。

(4) 嘱病人排空大小便,静卧休息 15~30 分钟。

3. 物品准备

(1) 操作用物:腰椎穿刺包、0.5% 碘伏、棉签,必要时准备肢体约束用物。

(2) 局部麻醉用药:0.1% 利多卡因。

(3) 鞘内注射药:异烟肼注射液、地塞米松。

(4) 备用急救药:盐酸肾上腺素注射液、地塞米松。

(二) 术中护理

1. 安全核查　医生与护士再次核对病人身份。

2. 体位　协助病人去枕侧卧位,背齐床沿,低头、屈颈、抱膝,使脊柱尽量前屈,以增加椎间隙宽度。腰椎穿刺一般选择 $L_{3~4}$ 或 $L_{4~5}$ 棘突间隙。

3. 病情观察　①穿刺过程中应密切观察病人意识、瞳孔、呼吸、脉搏、血压及面色变化,询问病人感受。②如穿刺或放液过程中出现脑疝征象时,应立即停止操作,并向椎管内注入生理盐水 10~20ml,如脑疝不能复位,或疑有颅后窝血肿者,可行脑室穿刺减压、采取相应急救措施。③如病人出现双下肢麻木、无力、肌张力低、腱反射异常等,须警惕脊髓损伤,可结合脑脊液和 CT/MRI 检查确诊。

4. 医护配合　协助医生测压:接紧测压管后,协助病人缓慢放松、伸直双下肢及头颈,自然侧卧;当病人难以维持体位时,需协助病人维持体位。协助医生留取脑脊液标本,及时送检。

(三) 术后护理

1. 体位　术后 6 小时内以平卧休息为主,不必严格去枕平卧,根据病人自身实际情况,可垫软枕、自由卧位,提高病人的舒适度。

2. 症状观察　严密观察病人有无头痛、腰背痛、脑疝及感染等穿刺后并发症。

(1) 穿刺后头痛最常见,也可有头晕、恶心或呕吐症状,直立和行走后加重,多发生在穿刺后 1~7 天,可能为脑脊液放出量较多或持续脑脊液外漏所致颅内压降低,应指导病人增加饮水及流质物质摄入,遵医嘱静脉滴注葡萄糖注射液或生理盐水等。

(2) 当病人出现剧烈头痛、烦躁不安、喷射性呕吐、瞳孔改变时应警惕脑疝的发生。一旦确诊,立即紧急降低颅内压,可静脉快速滴注 20% 甘露醇 250ml,保持呼吸道通畅,同时做好手术准备。

3. 颅内压增高者不宜多饮水,应严格卧床,并密切观察意识、瞳孔及生命体征变化。

4. 保持穿刺口纱布干燥清洁,如出现渗液、渗血,应及时换药;若渗液、渗血速度过快,须考虑脑脊液外漏,应及时告知医生处理。

(李静)

第二节　胸腔穿刺置管术的护理

【概述】

胸膜腔是胸膜的脏层及壁层所形成的一个密闭的腔隙。正常情况下,胸膜腔内仅有微量液体,在呼吸运动时起润滑作用。胸膜腔内液体在正常生理环境下其形成与吸收处于动态平衡状态。

结核性胸膜炎是结核分枝杆菌及其自溶产物、代谢产物进入超敏体质机体的胸膜腔而引起的胸膜炎症。结核分枝杆菌侵犯胸膜后,导致胸膜壁层及脏层毛细血管与胸膜腔内的压力梯度改变,胸膜腔内液体异常积聚,称为胸腔积液。

胸腔穿刺术是自胸膜腔内抽取积液或积气的操作,常用于检查胸腔积液的性质、抽液减压或通过穿刺行胸膜腔内给药。结核性胸膜炎由于其病情易反复,临床常在胸腔穿刺时留置引流管,以达到持续引流胸腔积液、分阶段胸膜腔内注药治疗、通过多次胸腔积液检验明确诊疗效果的目的。

【护理目标】

1. 病人及家属理解留置管道的目的,并积极配合。
2. 保证胸腔引流管的无菌、密闭、固定、通畅,保证有效引流。

3. 减轻病人疼痛,促进肺复张,尽早拔管。

4. 及时发现并处理病情变化,减少并发症的发生。

【重点护理内容】

(一) 术前护理

1. 术前评估　同本章第三节"胸腔闭式引流术的护理"。

2. 健康宣教　术前指导病人练习适应及维持穿刺体位,并告知病人在操作过程中保持平静呼吸,不要随意活动,避免咳嗽或深呼吸,以免损伤胸膜或肺组织。

3. 物品准备

(1) 操作用物:胸腔穿刺包、中心静脉置管包(使用中心静脉导管进行留置)、一次性无菌引流袋、0.5% 碘伏、棉签。

(2) 局部麻醉用药:0.1% 利多卡因。

(3) 备用急救药:盐酸肾上腺素注射液、地塞米松、50% 葡萄糖注射液。

(4) 嘱病人准备热饮或含糖饮料。

(二) 术中护理

1. 安全核查　医生与护士再次核对病人身份及引流管置入的位置。

2. 体位　协助病人坐在有靠背的椅子上,面向椅背,指导病人以放松状态伏于椅背上,可利用软枕增加病人舒适度。如病人不能坐起,可取半卧位,患侧前臂上举抱头,完全暴露术野,或与胸部 B 超检查时体位保持一致。

3. 穿刺部位　胸腔积液的穿刺点为腋前线第 5 肋间隙、肩胛线或腋后线第 7~8 肋间隙。气胸者取患侧锁骨中线第 2 肋间隙或腋前线第 4~5 肋间隙。

4. 病情观察　穿刺过程中应密切观察病人的脉搏、面色等变化,注意询问病人自觉症状,以判断病人对穿刺的耐受性。如病人有头晕、胸闷、呼吸困难及胸痛等不适,应暂停穿刺,排查并发症的可能性。

5. 胸膜反应的处理　进行胸腔穿刺时,病人由于空腹、过度紧张或反射性迷走神经功能亢进而出现头晕、冷汗、心悸、面色苍白、脉细速等症状,称为胸膜反应。应立即停止操作、使病人平卧,予高糖口服或进热饮,测量生命体征、吸氧,必要时遵医嘱皮下注射 0.1% 肾上腺素 0.5ml,密切观察病情。

（三）术后护理

1. 病情观察　监测生命体征,注意有无血胸、气胸、肺水肿等并发症的发生。

2. 管道标识　明确标识管道名称、置管时间和置管深度,每班严格交接。置管处伤口可采用 15cm×20cm 透明敷贴保护,胸腔置管采用 S 形固定,并应用高举平抬法将透明敷贴外的管道双重固定于胸壁。

3. 嘱病人静卧休息,避免劳累及过多活动,持续引流时应注意抬高床头并鼓励病人深呼吸,促进肺复张。

4. 观察穿刺部位　如出现红、肿、热、痛、体温升高或明显漏液等及时通知医生处理。保持穿刺部位敷料干燥清洁,敷料污染潮湿时及时更换。

5. 抽液、抽气护理　每次抽液、抽气时,不宜过多、过快,防止胸腔压力骤减,发生急性肺水肿或循环障碍。减压抽液时,首次抽液量<800ml(或遵医嘱),以后每次<1 000ml;如为脓胸,每次尽量抽尽。

6. 引流液的观察　①结核性胸腔积液多为透明草黄色,引流后期,由于胸膜腔毛细血管通透性改变导致红细胞漏出血管,胸腔积液可为淡红色或少量血性液体。②胸腔积液颜色由黄色变为血性,应考虑血胸或穿刺损伤。③引流液由黄色变为乳糜样,应考虑脓胸。④引流液持续增多,应警惕恶性胸腔积液的可能,如胸膜恶性肿瘤等。

7. 胸腔内注药　冲洗引流管和经管注药时应严格无菌操作,注药后指导病人变换体位,使药物充分作用于胸腔。结核病病人常用药物:①曲安奈德注射液,消除局部炎症反应。②尿激酶,降解纤维蛋白凝块,预防胸膜粘连及引流管阻塞。

8. 告知病人坚持抗结核治疗的重要性,即使临床症状消失,也不可自行停药。

9. 并发症的预防与护理

（1）肺水肿、纵隔摆动:在引流过程中应注意控制抽液速度及量,如引流开始30分钟内病人突然出现呼吸困难、剧烈咳嗽、咳大量泡沫痰,双肺湿啰音,可能发生了复张后肺水肿、纵隔摆动。应立即停止抽液,协助医生紧急处理:给氧/呼吸支持、病人半卧位休息、监测病人呼吸型态、SpO_2,必要时查动脉血气分析。

（2）感染

1）引流袋不能高于病人的胸腔置管穿刺处,防止胸腔积液逆流入胸膜腔引起感染;底端高于地面至少 10cm,以保证引流袋清洁。

2) 持续胸腔积液引流者,应每 24 小时更换一次性引流袋。更换引流袋须严格无菌操作,引流管接口处应严格消毒。

3) 每班检查胸腔置管的位置,引流前严格检查有无漏气、破损,各衔接处是否连接牢固、紧密,保持引流系统密闭。

4) 观察感染指标:体温、痰液性状、白细胞、C 反应蛋白及降钙素原等。

(李静)

第三节　胸腔闭式引流术的护理

【概述】

胸腔引流管是放置在胸膜腔内用于排出胸膜腔内积气或积液的管道,胸腔引流还可以达到重建胸膜腔负压、维持纵隔正常位置、平衡两侧胸腔压力,最终促使肺复张的作用。

正常情况下,胸膜腔内呈负压状态,有利于心脏及肺的舒张。当胸膜腔内因积液或积气形成正压时,心肺受压,心排血量及呼吸功能受严重影响。置入胸腔闭式引流管后,每次呼气时胸腔内正压将胸膜腔内的液体或气体排至引流瓶内,而吸气时水封瓶内液体被吸至引流管下端形成负压水柱,阻止空气进入胸膜腔,从而逐渐恢复胸膜腔内负压状态。

【护理目标】

1. 病人及家属理解留置管道进行胸腔引流的目的,知晓自我护理重点,并能积极、正确配合。

2. 保证胸腔闭式引流装置无菌、密闭、固定、通畅,达到引流效果。

3. 减轻病人疼痛,促进肺复张,尽早拔管。

4. 及时发现并处理病情变化,减少并发症的发生。

【重点护理内容】

(一) 术前护理

1. 术前评估

(1) 评估病人的病情、生命体征、心理状态、合作程度,提醒病人适当进食,必要时检测血糖,避免诱发胸膜反应。

(2) 查看病人病历及影像学检查资料,了解病人气胸的部位,确认引流管置入的位置(局限性气胸和有胸腔积液的病人需经胸部 X 线检查或胸部 B 超定位)。

(3) 评估病人非计划拔管的风险程度。

2. 健康宣教

(1) 向病人解释置入引流管的目的、意义及引流管留置的时间。

(2) 介绍注意事项,取得病人的理解与配合,消除病人紧张、焦虑心理。

3. 物品准备

(1) 操作用物:胸腔穿刺包、胸腔引流管、引流瓶(内置无菌生理盐水至 0 刻度线)、0.5% 碘伏、棉签、2 把大止血钳。

(2) 局部麻醉用药:0.1% 利多卡因。

(3) 备用急救药:盐酸肾上腺素注射液、地塞米松、50% 葡萄糖注射液。

(二) 术中护理

1. 安全核查 医生与护士再次核对病人身份及引流管置入的位置。

2. 体位 一般为坐位或床头抬高侧卧位。

3. 病情观察 监测生命体征,重视病人主诉,有无胸膜反应(详见本章第二节"胸腔穿刺置管术的护理")。

4. 医护配合 ①严格无菌操作,及时准确传递物品。②密切观察病人生命体征,重视病人主诉。③术毕,将胸腔引流管与引流瓶相连接,确保引流瓶中的长管末端始终在液面下 3~4cm,若为三腔水封瓶负压引流,则通气管末端在液面下 15~20cm,所施加的负压限制在 15~20cmH₂O(1.47~1.96kPa),查看是否有水柱波动及气泡逸出,以判断引流是否通畅。

(三) 术后护理

1. 病情观察

(1) 监测生命体征,尤其是呼吸及 SpO_2 情况。观察病人呼吸型态及自觉症状,如出现胸闷气促、气管向健侧偏移等肺受压症状,应考虑引流不畅、堵管的可能,及时通知医生处理。

(2) 加强并发症观察,如皮下气肿、纵隔气肿、支气管胸膜瘘(详见第六章第四节"结核病并发症的护理"相关内容)等。

(3) 观察和评估伤口有无渗血、渗液,伤口周围皮肤有无红肿。

(4) 观察引流液的量、颜色和性状及气泡逸出情况,如果引流液出现混浊、血性或超过 70ml/h,则考虑可能为血气胸或脓气胸症状加重,应及时通知医生。

2. 妥善固定,预防非计划性拔管,保持引流管通畅

(1) 复查胸部 X 线检查,确认引流管置入的位置,做好管道名称、置管时间和置管深度标识,每班严格交接。

(2) 应用高举平抬法将胸腔置管双重固定于胸壁,床旁备 2 把大止血钳,巡视时如发现固定松脱,应及时处理,以防非计划性拔管。

(3) 防止引流管阻塞、扭曲和受压,每次更换体位或活动后均应检查管道固定情况,鼓励病人深呼吸和咳嗽,以利于气体和液体排出,促进肺扩张。

(4) 定期往离心方向挤捏管道,检查管道通畅性。

(5) 观察并记录水柱波动情况,正常水柱波动范围为 4~6cm。常见异常水柱波动情况有:①水柱与水平面相等并静止不动或当水柱活动<4cm 时,提示水柱上的管腔有漏气,常为引流管连接处松脱、引流管破损及胸壁引流口缝合不紧密等,也可能是管道打折、受压致引流不畅。②水柱在水平面上静止不动,多提示肺已复张,胸腔内负压建立。③水柱在水平面下静止不动,提示胸腔内压力增加,气胸症状加重或出现张力性气胸。④水柱波动过大,超过 6~10cm,提示肺不张、残腔大、支气管-胸膜瘘的可能。

3. 防止感染

(1) 保持引流系统密封:胸腔引流瓶长管处于液面下 3~4cm,引流管与引流瓶接头处确保连接紧密。

(2) 保持引流瓶低于胸腔:任何时候其液平面都应低于引流管胸腔出口平面 60~100cm;引流瓶直立,以防瓶内液体倒流进入胸腔,导致逆行感染。

（3）保持胸壁伤口处敷料清洁、干燥,至少每 72 小时或敷料渗湿时及时更换。管道与引流瓶连接处用无菌纱块包裹,保持干净,一次性引流装置可每周更换 1 次,如有污染或引流液超过 2/3 时应立即更换。非一次性引流系统须每天更换。操作时严格无菌操作。

（4）观察感染指标:体温、痰液性状、白细胞、C 反应蛋白及降钙素原等。

4. 疼痛护理

（1）指导病人咳嗽时用手按压伤口或用软枕双手交叉抱在胸前,轻轻用力按压以固定胸壁、保护伤口、减少疼痛。指导病人练习腹式呼吸。

（2）避免各种引起管道牵拉的动作,固定管道时注意在管道与胸壁间垫厚棉垫,减少固定管道时造成胸壁伤口的压迫。

（3）指导病人采用听音乐、交谈、阅读等方式分散注意力,疼痛明显、影响休息时可遵医嘱应用镇痛药。

5. 非计划性拔管紧急处理

（1）引流管连接处脱落时,应立即用两把无齿钳夹闭或反折近胸端引流管,更换引流装置。

（2）引流管自胸壁伤口脱出,立即用手顺皮肤纹理方向捏紧引流口周围皮肤（不要直接接触伤口）,通知医生做进一步处理。

（3）重新评估病人生命体征及病情,必要时协助医生做再次置管的准备。

6. 拔管护理

（1）拔管指征:①引流瓶内无气体逸出/液体溢出 24 小时后。②24 小时引流液小于 50ml,脓液小于 10ml。③听诊肺呼吸音清晰,胸片示患侧肺复张良好,病人无呼吸困难或气促。④胸膜腔内还有积气、积液,但引流管阻塞,失去引流作用。

（2）拔管后注意事项

1）拔管后伤口须用无菌油纱加压密封,外敷无菌干纱。

2）观察有无呼吸困难、气胸、皮下气肿,检查伤口敷料情况,如渗血、渗液应及时更换。

7. 健康宣教

（1）讲解胸腔引流管的留置目的和重要性。

（2）促进肺复张的方法:指导病人有效咳嗽并进行腹式深慢呼吸训练,鼓励

病人离床活动,痰液黏稠者酌情使用雾化吸入疗法以稀释痰液,开展循序渐进的扩胸运动,必要时使用呼吸训练器或吹气球训练法以促进肺复张。

(3) 指导减轻疼痛:病人因疼痛不敢咳嗽、咳痰时,协助病人及其家属,双手固定病人患侧胸壁,以减轻伤口震动产生的疼痛;妥善固定,以防病人活动时引流管二次牵拉产生疼痛;必要时遵医嘱给予镇痛药。指导病人及家属在活动或搬动病人时注意保护引流管,活动前后均应重新检查引流管,勿使引流管脱出、打折。

(4) 指导管道护理注意事项:下床活动时,引流瓶应低于腰部水平,避免引流瓶过高致瓶内液体倒流引起逆行感染;教会病人意外脱管时的自我紧急应对措施及留置管道期间的注意事项。

(5) 遵医嘱服用结核药,避免气胸诱发因素:气胸痊愈1个月内,不宜参加易引起呼吸急促及胸腔压力增加的体育运动,如打球、抬举重物、跑步;保持心情愉快,避免情绪波动;戒烟、戒酒;如出现突发胸痛、胸闷、气紧时,可能为气胸复发,应及时就诊。

(李静)

第四节　腹腔穿刺引流术的护理

【概述】

腹腔穿刺术是一种重要的诊断和治疗手段,通过使用穿刺针直接从腹前壁刺入腹腔,抽取腹腔液体,以明确腹水性质、降低腹腔内压力或向腹腔内注射药物进行局部治疗的诊疗技术。随着医疗技术的发展,临床上腹腔穿刺更多采用中心静脉导管置管引流腹水的方法,可避免反复多次穿刺,能减少病人感染的机会,减轻穿刺给病人带来的痛苦。但即使是先进的引流手段也需要全面优质的护理配合。

1. **适应证**

(1) 腹部常常发生吻合口瘘、淋巴管瘘伴感染和腹腔脓肿等并发症的病人。

(2) 腹水病人抽取腹水检验可以协助明确病因,鉴别渗出液和漏出液,查找结核分枝杆菌,做病原学检测等。

2. 禁忌证

(1) 绝对禁忌证:昏迷、休克及严重电解质紊乱者。

(2) 相对禁忌证:有明显出血倾向者、有肝性脑病先兆者、妊娠病人、尿潴留未行导尿者、严重肠管扩张者(如肠麻痹)、腹腔内广泛粘连者。

【护理目标】

1. 病人及家属理解腹腔穿刺引流的目的并积极配合。

2. 保持引流管通畅,达到以下目的:预防血液、消化液、渗出液等在腹腔内或手术野内积聚,以免组织损伤,继发感染等;排出术后腹腔渗出液和坏死组织。

3. 及时观察及处理病情变化,最大限度减少相关并发症的发生,并将不适降到最低。

【重点护理内容】

(一) 术前护理

1. 术前评估

(1) 评估病人的病情、生命体征、心理状态、合作程度等。

(2) 评估实验室检查结果,有严重血小板减少或凝血功能异常的病人,须纠正后再行穿刺。

(3) 评估病人非计划拔管的风险程度。

2. 健康宣教

(1) 向病人解释置入引流管的目的、必要性及引流管留置的时间。

(2) 介绍注意事项,取得病人的理解与配合,消除病人紧张、焦虑心理。

(3) 穿刺前排空膀胱,以免穿刺时损伤膀胱。

3. 物品准备

(1) 常规用物准备:腹腔穿刺包、治疗盘、无菌手套、透明敷料、无菌纱布、肝素帽、注射器、碘伏、利多卡因、肝素盐水、引流袋等。

(2) 抢救用物:备好除颤仪、急救车等急救设备及药品。

4. 环境准备

(1) 择期手术建议在无菌室内进行,如紧急床边穿刺时应注意避免无关人员停留或走动。应用擦拭方式消毒床单位设施,尽量保证室内环境洁净。

(2) 注意关闭门窗,保护病人隐私,保持病室安静、整洁、舒适、明亮。

(二) 术中护理

1. 体位 根据病情和需要可取平卧位、坐位、半卧位,尽量让病人舒适。

2. 无菌操作 医生操作时配合创建无菌面,如在超声引导下进行腹腔穿刺引流,须协助管理操作中的仪器,防止污染创面。

3. 密切观察病情,如有头晕、心悸、恶心、气促、脉搏增快及面色苍白等,应立即停止操作,并进行对症处理。

4. 放液速度不宜过快、过多,注意腹水的颜色变化。

(三) 术后护理

1. 病情观察 严密监测生命体征及腹部体征。

2. 体位 取舒适体位,观察穿刺点有无溢液。

3. 引流管的护理

(1) 妥善固定:使用高举平台法进行管道固定,防脱管。如出现意外脱管,及时报告医生评估病情,必要时重新置管。

(2) 标识管理:正确标记管道名称、留管时间、管道置入深度。

(3) 保持有效引流:避免引流管受压、扭曲、折叠,保持引流通畅;平卧时引流管高度不高于腋中线,站立或活动时应低于腹部置管口,以防引流液逆流。

(4) 观察与记录

1) 首次引流量不超过1 000ml,此后每次的引流开放量应根据病人病情进行调节。

2) 观察引流液的颜色、性质和量,出现异常时,应关注病人生命体征情况、腹部体征等,发现异常及时处理。穿刺初期引流液为淡红色血性液,后可转为淡黄色清亮液,若引流液持续呈血性液则可能发生了出血;当出现乳白色、黄绿色、金黄色引流液,则应警惕继发感染。

3) 测量腹围:使用软尺定位测量点监测,晨起空腹、排空膀胱后进行测量。测量方法:测量点即从腋下到髂骨上缘的水平线,手指找到被测试者的脐部为测量点,水平围绕腰际位置一周,测量卷尺紧贴皮肤表面,不可过紧,测量结果以厘米(cm)为单位,准确记录测量值。

(5) 置管局部皮肤护理:引流过程中引流液若从引流管旁溢出极易造成引

流管周围皮肤溃烂、感染,可使用聚维酮碘消毒,保持清洁干燥,有糜烂的皮肤应及时消毒、更换敷料,或氧化锌软膏等进行处理。

4. 饮食护理　指导病人低脂、高蛋白、高热量饮食,有营养不良者建议个体化营养支持治疗。

5. 并发症预防并处理

(1)腹腔感染:严格无菌操作,定期更换引流袋,注意保持引流管周围皮肤清洁干燥,保持引流通畅。

(2)引流不畅:每班交接引流情况,检查引流有效性。若有阻塞,通知医生确定管道位置,可先离心方向挤捏或用注射器回抽,若无效可用 0.9% 氯化钠溶液 20ml 缓慢冲洗,仍无法疏通时,可考虑重新穿刺引流。

(3)出血:每班交接引流液的性状及量,观察有无血性液体引出、腹部体征及病人主诉,以及时发现出血。

6. 拔管护理

(1)拔管指征:引流量逐渐减少,病人全身及腹部情况较好。

(2)拔管后护理:严密观察病情及腹部体征变化,注意保持引流管周围皮肤清洁干燥。

7. 健康宣教　带管出院病人出院前评估病人自我护理的正确方法,发放健康宣教单并建立联系方式,定期随访。

(伍友春)

第五节　脑脊液引流术的护理

【概述】

脑积水是结核性脑膜炎最常见的并发症,它由结核性脑膜炎或脑结核瘤梗阻脑室系统所引起,内科治疗常以抗结核、脱水、激素治疗为主,但对结核性脑膜炎病人颅内压增高的治疗缺乏有效措施,须外科治疗进行干预,通过使用脑脊液引流装置,将脑脊液引流出颅腔,调节及控制颅内压。

外科常采用的手术方式有侧脑室外引流术、腰大池引流术、Ommaya 囊植入术、脑室-腹腔分流术(ventriculo-peritoneal shunt, VPS)、第三脑室底造瘘术等。

1. 侧脑室外引流术　是通过使用体外脑脊液引流装置,将脑脊液从脑室引流到体外,以调节及控制颅内压的一种方法。

2. 腰大池外引流术　一方面能充分、持续引流炎性脑脊液,保持颅内压稳定,减少或停用甘露醇等降低颅内压的药物;另一方面能明显降低脑脊液内的蛋白含量,降低颅底粘连的概率,从而减少全身激素的用量,防止全身应用激素导致的并发症的发生。

3. Ommaya 囊植入术　能及时减轻中枢神经系统结核病病人的颅内压升高症状;可以方便、重复地抽取脑脊液以评价疗效及估计预后;经 Ommaya 储液囊用药可以很好地突破血脑屏障,且操作方便、病人痛苦少、安全可靠。

4. 脑室-腹腔分流术　是通过引流管将脑脊液引流到腹腔的方法,其创伤小、操作简单,可以迅速降低颅内压、解除脑脊液分泌与吸收的循环障碍。

5. 第三脑室底造瘘术　是通过改变脑脊液的循环路径,使脑脊液直接进入蛛网膜下腔的方法,可以避免引流管堵塞、过度引流、手术更换引流管等问题。

【护理目标】

1. 病人及家属理解脑脊液引流的目的,并积极配合。

2. 保持引流管固定、通畅,控制引流速度及量合理,达到引流脑脊液并维持一定程度颅内压的目的。

3. 及时发现并处理病情变化,最大限度地减少相关并发症的发生,将病人不适感降到最低。

【重点护理内容】

(一) 术前护理

1. 术前评估　病人的病情、年龄、意识、瞳孔、生命体征、头痛、呕吐等情况,如血压过高或发热,应推迟手术并控制其血压及体温。同时评估病人活动能力及合作程度,如病人处于昏迷状态,应取得家属配合。

2. 健康宣教　以病人及家属能够理解的方式向其宣讲脑脊液引流的目的和重要性,以及所选取手术的方式,并重点说明术后对病人的活动限制及配合要求。做好病人或者家属的思想工作,避免紧张情绪。

3. 病人准备

（1）术前 1 天按医嘱备皮和手术部位标记，紧急手术时在钻孔侧行脑室穿刺前剃头。指导病人及家属保护好备皮区，防止破损及感染。

（2）去除病人的贵重物品、义齿等，交给家属保管。

（3）术前禁食、禁水 8 小时。

（4）躁动病人应给予肢体约束，必要时遵医嘱给予镇静剂。

（二）术中护理

1. 严密监测病人意识、瞳孔及生命体征变化，如术中病人出现意识不清、双侧瞳孔不等大或同时缩小、呼吸不规则等表现时，应立即停止穿刺，协助医生做好抢救工作。

2. 手术过程中应严格遵守无菌原则。

（三）术后护理

1. 病情及引流情况观察

（1）病情观察：术后观察病人的意识、瞳孔、呼吸、血压、脉搏及体温的变化，并做好详细记录；注意观察病人有无恶心、呕吐、头痛等颅内压增高症状。

（2）观察脑脊液的性状（颜色、透明度和黏稠度）：①中枢神经系统结核病人通常脑脊液呈黄色或深黄色，术后 1~2 天可带血性，以后逐渐变浅，转为浅黄色。②如突然转鲜红伴病人烦躁不安、昏迷加深、出现脑疝先兆或先前通畅的引流管突然被血块阻塞或引流量增加，常提示脑室出血。③若引流出大量血性液体提示有出血。④若引流液由清亮变混浊，呈毛玻璃状或有絮状物提示感染。

（3）观察引流量和引流速度：引流速度不宜过快，颅内压不宜在短时间内降得过低，每小时引流量应<20ml，每日引流量应<500ml。

2. 引流管护理

（1）妥善固定

1）引流管近端须缝线固定于病人头皮上，引流管远端固定于床单上，并立即在无菌条件下连接引流瓶（袋）。腰大池引流者可使用透明膜敷料固定引流管口，每 2~3 天更换，再将导管沿脊柱侧向头部方向使用丝质弹力胶布无张力延长固定，直至肩胛部位。

2）提供合适长度的脑室引流管，使病人的头部有适当活动空间。指导病人限制头部活动范围，翻身、活动时避免牵拉引流管的方法，必要时对病人进行保护性约束。

3）加强管道观察，防止受压、打折、扭曲、脱落或意外拔管。进行翻身等护理操作前后，必须先将引流管安置妥当，避免意外发生。

（2）做好引流管标识：脑脊液引流管属于高危管道，应在引流管上明确标识引流管名称、置入时间、置入深度及换药时间。

（3）保持密闭及无菌：与引流瓶（袋）接头处连接紧密、用无菌纱布或透明敷料包裹，并密切关注连接情况。确认整个引流管系统连接紧密才可开放脑室引流管。

（4）若发生非计划性拔管，应立即保持病人平卧休息，同时用无菌敷料覆盖创口，并通知医生做相应的处理。

3. 持续引流护理

（1）术后病人须绝对卧床休息，床头抬高15°~30°，以利于静脉回流，降低颅内压。

（2）确定并保持引流瓶（袋）的高度：①侧脑室引流者脑室引流瓶（袋）入口处应高于侧脑室平面（即相当于平卧时高于外耳道，侧卧时高于鼻尖）10~15cm为宜，或根据病人病情遵医嘱执行。②腰大池引流者引流管最高点应置于耳孔上10~15cm，并及时调整引流管的高度，控制每日引流量在200~250ml，速度2~4滴/min，防止引流量过多造成颅内低压或气颅等并发症。

（3）改变引流瓶（袋）高度、改变床头高度或搬动病人头部进行检查时，先将引流管暂时处于关闭状态，完成操作后应重新检查引流瓶（袋）高度，不可随意调整引流瓶（袋）的高度，无误后重新开放引流管。

（4）保持脑室引流管通畅：观察引流管内液面波动情况，引流管内液面在引流完全通畅时可随呼吸上下波动，波动幅度为10mm左右，疑有阻塞时及时通知医生处理。

4. 拔管护理

（1）脑室引流管：①一般放置5~7天，病情稳定准备拔管前24~48小时可试行夹管。若无颅内压增高如头痛、呕吐等现象，或颅内压<20cmH$_2$O可由医生拔管；反之则应推迟拔管时间，重新开放引流。②拔管后密切观察有无颅内压增高征兆，并观察局部伤口有无渗血、渗液及有无脑脊液漏，若有以上情况，及时通知医生处理。

（2）腰大池引流：①带管时间一般为 7~14 天，根据病人临床症状、脑脊液检查结果及并发症的发生情况决定带管时间。②导管留置时间≤1 周的病人，拔管后穿刺部位应加压包扎，导管留置时间>1 周的病人由于引流管形成窦道，可导致脑脊液外漏，须协助医生进行缝合，并密切观察穿刺处敷料情况。

5. Ommaya 囊植入护理

（1）应用格拉斯哥昏迷评分（GCS）充分评估病人意识状态，同时严密监测生命体征。

（2）手术切口护理：①术后及时更换切口敷料，保持清洁干燥，若有异常渗血渗液、储液囊破裂和脑脊液外漏的情况，及时报告医生进行处理。②告知家属注意配合保护好切口，避免病人抓挠切口导致切口撕裂，必要时对尚未清醒或有意识障碍的病人进行约束，防止发生意外。③拆线前，络合碘消毒切口 2 次/d，无菌纱布覆盖，愈合前均保持清洁干燥。

（3）Ommaya 储液囊持续外引流的护理：①一般将引流瓶固定于高出头部 15cm 处，根据医嘱调整引流瓶的位置，控制每日脑脊液引流量为 150~300ml。②持续外引流管及装置每 3~5 天更换 1 次。③每次储液囊穿刺前，重新进行头部备皮，注意不要剃伤埋植区皮肤，按规范消毒铺巾，再行储液囊穿刺。④妥善固定引流管针头，并用无菌敷料保护。

6. 脑室-腹腔分流护理

（1）密切观察病人颅内压的情况：如有头痛、恶心、呕吐等，说明引流不通畅，应通知医生及时处理。

（2）观察消化道症状：VPS 术后病人早期均出现不同程度的腹胀、腹泻、腹痛、恶心、呕吐、食欲减退等症状，密切观察引流管的位置，鼓励病人早期下床活动，肛门排气后才进食。

（3）观察引流管路径和切口情况：VPS 的引流管在皮下路径长，切口多，容易引起感染，特别是小儿和烦躁的病人，更容易抓破伤口引起感染，必要时做保护性约束。

（4）分流泵的使用：一般情况下不须按压分流泵，如果阀门失控或经常按压分流泵将引起颅内低压。①术后第 7 天可每日按压 1 次或 2 次，以尽快建立虹吸作用，促进术后血性脑脊液的引流，避免分流管阻塞。②病人自觉头痛时可以按压，因此时 VPS 引流管可能不通畅。③发现按压分流泵有阻力或压下不弹起时,说明分流管有阻塞,应及时报告医生进行处理。

7. 第三脑室底造瘘护理

(1) 每 30 分钟监测瞳孔和意识状态:第三脑室造瘘术后易并发急性硬膜外血肿,须注意观察病人是否出现意识障碍或者一侧瞳孔散大、对光反射消失或迟钝。术后 6 小时内,每 30 分钟监测 1 次生命体征,每 1 小时唤醒病人 1 次,并判定其定向力有无异常。

(2) 术后 24 小时内监测血压、呼吸、脉搏,每小时 1 次。如病人出现血压高、呼吸和脉搏慢的"一高两慢",要警惕颅内压增高。

(3) 避免病人抓挠伤口,保持伤口敷料干洁,敷料有渗液时要及时更换并注意无菌操作。

(4) 术后脑脊液压力突然下降时,大脑皮质凹陷,有可能引起硬膜下血肿。如病人出现头痛、恶心、呕吐、抽搐等症状,应及时通知医生,行头颅 CT 检查,以明确病情。

(5) 保持病人情绪平稳,避免出现情绪激动、高热、强刺激、突然停用镇静药等情况,预防癫痫。

(6) 预防尿崩:第三脑室底造瘘术中操作时,会刺激下丘脑或者垂体柄,都可能诱发暂时性尿崩症。严格记录病人出入量 1 周,禁食利尿或高糖食物。每 8 小时计算出入量,如出入量失衡,要警惕尿崩症的发生。

(7) 体位的护理:第三脑室底造瘘术后,病人不同体位的颅内压变化很大,容易引起脑组织与颅骨的间距增大,头部即使遭遇轻度外伤也会撕裂出血,因此病人术后 3 天内严格平卧位或侧卧位休息,第 4 天可逐渐抬高头部,5 天后才可直立坐起。

(黄东东)

第六节　心包穿刺引流术的护理

【概述】

心包穿刺术始于 1840 年,是用空心针穿入心包腔,抽取心包腔内液体,以判断积液的性质和查找病原、解除压迫症状、排脓、进行药物治疗等。

1. 目的

（1）治疗性心包穿刺：通过抽放心包腔内积存的血液或液体，解除心脏压塞，恢复心脏自身的舒张和收缩功能。

（2）诊断性心包穿刺：通过对抽取的心包积液进行各种细胞学、生物化学和/或细菌学的检测，确定心包积血或积液的原因。

2. 适应证

（1）心包积液伴有心脏压塞症状者。

（2）心包积液需明确病因者。

（3）行心包腔注射药物治疗者。

（4）炎性或脓性心包积液需反复冲洗者。

3. 禁忌证

（1）风湿性心包炎。

（2）慢性缩窄性心包炎。

（3）心包积液量少而病因未完全明确时。

（4）有严重的出血倾向者。

【护理目标】

1. 保障操作过程安全、顺利。
2. 保证引流通畅、有效。
3. 减少操作相关并发症。

【重点护理内容】

（一）术前准备

1. 病人评估

（1）评估病人意识、配合程度；向病人解说心包穿刺引流的必要性、配合方法及注意事项，消除病人焦虑情绪。

（2）完善血常规、凝血功能、感染筛查等相关检查。

（3）协助超声定位，明确积液量，并对最佳穿刺点做好标记。

（4）询问病人是否有咳嗽，必要时给予镇咳治疗，告知病人术中避免咳嗽，以免影响穿刺。

(5) 建立静脉通路。

2. 健康宣教 向病人解释手术过程和注意事项、配合方法,减轻病人的紧张心理,取得病人的配合。

3. 物品准备

(1) 常规用物准备:中心静脉导管包、治疗巾、无菌手套、透明敷料、无菌纱布、肝素帽、注射器、碘伏、利多卡因、肝素盐水、引流袋等。

(2) 抢救用物:备好除颤仪、急救车等急救设备及药品。

4. 环境准备

(1) 择期手术建议在无菌室内进行,如紧急床边穿刺时应注意避免无关人员停留或走动,应用擦拭方式消毒床单位设施,尽量保证室内环境洁净。

(2) 注意关闭门窗,保护病人隐私,保持病室安静、整洁、舒适、明亮。

(二) 术中配合

1. 为病人行心电监护,监测病人心率、心律、血压、呼吸、经皮血氧饱和度,遵医嘱给氧。

2. 协助病人选择坐位或半坐卧位,充分暴露穿刺部位,保护病人隐私,并注意保暖。

3. 嘱病人平静呼吸,勿剧烈咳嗽或深呼吸。

4. 严格无菌操作,抽液过程中随时夹闭胶管,防止空气进入心包腔。

5. 协助医生抽液时应缓慢,首次抽液量不宜超过 100ml,以后每次抽液300~500ml,抽液过快、过多会使大量血回心导致急性肺水肿;若抽出新鲜血液,应立即停止抽吸,密切观察有无心脏压塞症状。

6. 术中密切观察病人生命体征及自觉症状,如病人出现面色苍白、出汗、心率加快、气短等不适症状时应立即停止操作,放低床头,吸氧并建立静脉通道,监测生命体征,必要时行扩容强心等处理。

7. 详细记录手术情况及抽出液体的量、颜色、性状,留取标本及时送检。

(三) 术后护理

1. 穿刺后 2 小时内嘱病人卧床休息,继续心电、血压监测,并密切观察生命体征。

2. 置管术后保持病房安静、整洁,协助病人取舒适体位,并关注病人主诉,及时了解病人有无不适。

3. 保持心包引流管通畅,防止引流管受压、扭曲、打折,观察并记录引流液性质、颜色及引流量,引流量<25ml/d时,及时拔管。

4. 保持敷料干燥清洁,一旦出现敷料松脱、卷边,或敷贴下有气泡、水珠等情况,应及时更换。每日清洁、消毒局部皮肤并更换敷料。观察穿刺口有无渗血、渗液,发现异常及时通知医生处理。

5. 嘱病人进食易消化、含优质蛋白质的食物。

6. 妥善固定导管,防止扭曲。指导病人引流管护理知识,嘱病人活动时勿牵拉引流管,避免引流管滑脱;引流袋应低于穿刺点,以防积液倒流引起感染。

7. 出现导管移位时,及时行床边超声检查,确定导管位置,必要时重新置管,不可重新插入外移导管。如导管脱出,用指压法压迫穿刺点止血,根据病人的情况确定是否须重新置管。

(朝艳玲)

第七节　电子支气管镜检查的护理

【概述】

电子支气管镜是用来对肺叶、肺段以及支气管病变进行观察的工具,可以在局麻、镇静或全麻下进行,通过经鼻腔、口腔或人工气道三种路径进行检查。

临床上可以经电子支气管镜进行呼吸系统疾病的诊断及介入治疗。

1. 诊断性技术　支气管冲洗、肺泡灌洗、支气管黏膜刷检、支气管黏膜活检、肺活检、纵隔及肺门淋巴结活检等。通过以上技术获取的标本,可以对结核分枝杆菌进行病原学、细胞学、病理学及分子生物学检测,对肺结核尤其是菌阴肺结核的确诊提供了帮助。同时电子支气管镜也是诊断气管、支气管结核必不可少的检查工具。

2. 介入治疗性技术　气管/支气管内球囊扩张术、冻融术、气道支架置入术、经支气管镜热消融术(包括电烧蚀、激光、氩等离子体凝固、微波等技术)等。对于气管、支气管结核病人,在全身抗结核药物基础上,联合介入治疗,可以预防和治疗气道狭窄、闭塞、软化及引发的肺不张等。

电子支气管镜检查是一项侵入性操作,规范的操作、完善的术前准备、充分的健康宣教可以缩短手术时间、降低相关不良风险,减少操作相关的并发症。

【护理目标】

1. 保证病人安全。
2. 提高病人满意度。
3. 顺利完成电子支气管镜操作。
4. 减少操作相关性并发症。
5. 降低仪器设备损坏率。
6. 降低工作人员职业暴露风险。

【重点护理内容】

(一) 术前护理

1. 护理评估

(1) 检查检验结果评估:血常规检查、凝血功能检测、术前免疫四项、心电图检查、术前 24 小时胸部 X 线检查或 CT 检查,必要时完善心肌酶、心脏超声和肺功能检查。

(2) 适应证及禁忌证评估

1) 肺结核病人电子支气管镜检查适应证:①不明原因咯血 1 周以上。②痰检阴性的疑似肺结核病人。③气管、支气管结核须行介入治疗的病人。

2) 禁忌证:①急性心肌梗死后 4 周内,急性心肌梗死后 4~6 周内若须行支气管镜检查术,建议请心内科医生会诊。②活动性大咯血,血小板计数<20×10^9/L 时不推荐行电子支气管镜检查术。③严重心脑血管及肺部疾病,如恶性心律失常、不稳定型心绞痛、严重心肺功能不全、高血压危象、严重肺动脉高压、颅内压增高、急性脑血管事件、主动脉夹层、主动脉瘤。④严重精神疾病以及全身极度衰竭等。⑤妊娠期间不推荐行支气管镜检查术,若病情需要,除非紧急情况,尽量推迟至分娩或妊娠 28 周以后进行,并提前与妇产科医生充分沟通,评估风险。

(3) 评估药物过敏史及抗凝药物用药史,对于拟行活检的病人,术前须停用氯吡格雷 5~7 天、替格瑞洛 3~5 天、华法林 5 天、达比加群酯及利伐沙班 24 小时。

2. 健康宣教

(1) 解释手术的目的、过程和安全性、注意事项、配合方法等,减轻病人的紧张情绪。

(2) 监测心率和血压、确保所有相关检查已完成。

(3) 检查前取下活动义齿、眼镜、首饰等。

3. 病人准备

(1) 局部麻醉术前禁食 4 小时、禁水 2 小时,全身麻醉术前禁食 8 小时、禁水 2 小时。

(2) 建立静脉通道、行心电监护,术前予吸氧 5L/min、测量病人身高体重,取下活动义齿。术前 5 分钟予 2% 利多卡因 3ml 雾化吸入麻醉咽喉部。

4. 药品及器械准备　支气管镜及附件、监护仪、负压吸引器、吸氧装置、急救药品、简易呼吸球囊、各种型号气管导管、除颤仪等。

5. 用物准备　治疗车、一次性弯盘、20ml 注射器 1 个、10ml 注射器 1 个、0.9% 生理盐水 250ml、病理组织固定瓶或标本杯。

(二) 术中护理

1. 协助病人摆好体位　病人平卧,头稍向后仰,下颌抬高,两手放在躯干两侧,全身放松;亦可选用半卧位或坐位。

2. 进镜过程中安慰鼓励病人,适时以握手方式提供心理支持并防止病人反射性拉扯支气管镜。镜子在声门上向主气管喷洒 2% 利多卡因 2~3ml,进入主气道及左右主支气管时,分别注入 2% 利多卡因 2~3ml。

3. 检查操作过程中监测病人生命体征,根据病人基础情况调节心电监护报警参数,调整血压监测时间为 10 分钟 1 次。观察有无呼吸困难、窒息、发绀等现象。

4. 术中若病人出现剧烈呛咳,应暂停操作,将支气管镜退出气道,安抚病人,待呛咳缓解再进行操作。

5. 术中并发症观察及处理

(1) 低氧血症:术中 SpO_2 低于 90% 须暂时停止操作,调高氧流量,待平稳后再进行检查,如血氧持续下降,配合医生行简易呼吸球囊辅助通气,必要时行气管插管。

(2) 气道痉挛:术中出现喉、声门、气管或支气管痉挛须暂停操作,予高流量吸氧,遵医嘱使用解痉、平喘药物。

（3）出血:出血为活检常见并发症。少量出血时保持支气管镜,镜下吸除积血,局部使用4℃冰生理盐水或1:20 000肾上腺素生理盐水灌注止血。出血量≥100ml称为支气管镜诊疗操作相关大出血,须进行紧急救治:①提高氧流量;②经支气管镜引导气管镜插管;③调整体位为患侧卧位;④全身药物止血;⑤对可视的出血部位采用机械性压迫止血,不可视的出血部位采用叶段支气管封堵术,必要时行支气管动脉栓塞术,如内科治疗无效,须进行外科手术治疗。

（三）术后护理

1. 观察病情　局部麻醉推荐观察30分钟;全身麻醉推荐观察6小时,并判断病人生命体征平稳方可离院,24小时内避免高空作业及驾驶车辆。

2. 并发症观察

（1）发热:支气管镜术后一过性发热是一种比较常见的术后临床表现,目前认为是机体内的一种全身性的炎症反应,体温≤38.5℃大部分无需特殊处理;体温>38.5℃可对症处理。

（2）大咯血:立即对病人展开救治的同时,手术医生应及时与病房医生进行分析、讨论,针对性进行后续治疗。

3. 健康宣教

（1）嘱病人24小时内保持卧床休息,勿行剧烈活动。

（2）术后2小时内应避免抽烟,不要用力咳嗽,尽量避免大声讲话,防止再次发生出血及咽痛等不适。

（3）术后当天可能出现鼻咽喉不适、疼痛、声嘶、发热、痰中带血丝等,减少发声及休息后即可消失。

（4）如出现胸闷、咯血、咳嗽等症状加重,应及时告知医生处理。

（5）暂禁饮食,休息2小时后可饮用少量温水,若无呛咳等不适可进易吞咽的软食,注意细嚼慢咽,避免进食坚硬、粗糙、辛辣食物。

（李敏　张娇红）

第八节　电子胸腔镜检查的护理

【概述】

电子胸腔镜也称电视辅助胸腔镜(video-assisted thoracoscope,VATS),是一种微创术式,其操作流程为将微型摄像设备和特殊手术工具经胸壁上一个或多个小切口插入胸腔,将胸腔内部的图像传到视频监控设备上,指导医生进行手术,具有精准化、创伤小等优势。电子胸腔镜是呼吸系统疾病诊疗过程中常用的一种有创的内镜操作技术,主要应用于无创方法不能确诊的胸腔积液和胸膜疾病。对不明原因胸腔积液、结核性胸膜炎的诊断有重要的应用价值,诊断胸膜疾病的优点有:①快速准确的活检诊断;②不仅能进行壁胸膜活检,还能对膈肌、肺和纵隔进行活检;③对肺癌和弥漫性胸膜间皮瘤的诊断与分期;④排除恶性病变和高度疑似肺结核。

1. 适应证　不明原因胸腔积液;弥漫性恶性胸膜间皮瘤以及肺癌分期;恶性或复发性胸腔积液;早期脓胸;自发性顽固性气胸。

2. 禁忌证

(1) 绝对禁忌证:胸膜腔无足够的操作空间;晚期脓胸;不明原因胸膜增厚;疑似间皮瘤(脏胸膜及壁胸膜粘连融合);凝血功能严重障碍;高碳酸血症;心肺功能不全。

(2) 相对禁忌证:不能耐受侧卧位;心脏和血流动力学状况不稳定;出现严重的非氧疗不能纠正的低氧血症;有出血倾向或凝血酶原时间在 40 秒以下者;肺动脉高压;难治性咳嗽;中央气道肿瘤;预期生存期短,全身状况较差。

【护理目标】

1. 保证病人安全。

2. 提高病人满意度。

3. 顺利完成胸腔镜操作。

4. 减少操作相关并发症。

【重点护理内容】

(一) 术前护理

1. 病人评估 检查检验结果,包括血常规、凝血功能检测、术前四项、心电图检查、术前 24h 胸片或 CT 片,必要时完善心肌酶、心脏超声和肺功能。

2. 健康宣教

(1) 向病人及其家属仔细讲解电子胸腔镜检查治疗的目的、方法、过程、注意事项及可能出现的情况。

(2) 介绍检查过程中的配合方法,让病人有充分的心理准备,避免紧张、焦虑等不良情绪的影响,取得病人信任。

(3) 该类病人部分年老体弱并伴有其他心、肺、脑等疾病,术前一定要保持病人情绪稳定,充足睡眠,避免术中血压增高、心律失常等意外情况发生,使手术不能顺利进行。

(4) 禁烟:严重吸烟者术后肺部并发症的发病率较非吸烟者高 2~3 倍,术前停止吸烟 48 小时可减少碳氧血红蛋白含量而改善供氧,术前停止吸烟 2 周以上可改善清除呼吸道分泌物的能力,因此护理人员要劝告病人戒烟。

(5) 指导病人深呼吸、咳嗽、咳痰、吹气球等呼吸功能训练。

3. 病人准备

(1) 术前禁食 8 小时、禁水 4 小时。

(2) 生命体征监测并记录,建立静脉通路,吸氧 2~4L/min。

(3) 根据超声定位选择最佳穿刺点,协助病人摆放健侧卧位,患侧上肢屈肘上举与身体呈直角,必要时健侧靠枕,使患侧胸部向上突起,以增宽病人手术侧胸部的肋间隙,便于手术医生操作。

(4) 穿刺点皮肤准备 穿刺点常选择在腋窝三角区内近腋中线的位置,该区域大块肌肉较少,较易进入胸腔。

1) 胸腔积液最常见于第 5、6、7 肋间,而转移性肿瘤和弥漫性恶性间皮瘤较易侵犯第 6、7 肋间。

2) 由于气胸通常好发于肺上叶,因此自发性气胸时穿刺点则应选择在第 3 或第 4 肋间,从而为检查肺尖部创造条件。

3) 对于一些特殊情况,须依据临床特征,胸部影像学或超声检查结果来确定穿刺点。

4. 药品及器械准备　急救药品、灭菌胸腔镜、胸腔镜手术包、监护仪、抢救车、负压吸引器、吸氧装置、胸腔闭式引流装置,卵圆钳 2 把(用于转运病人夹闭胸管),按医嘱准备病理标本瓶及其他标本杯。

(二) 术中护理

1. 协助医生进行皮肤消毒,并仔细清点物品及器械、严格执行安全核查。

2. 严格执行无菌技术操作原则及手术器械管理。

3. 行心电监护严密观察病人病情、意识及生命体征并记录。

4. 术中并发症处理

(1) 疼痛:是最常见的并发症,可根据疼痛程度给予镇痛药或心理安慰。

(2) 迷走神经反射症状:低血压、心率慢、出冷汗等,可暂停操作,给予充分麻醉、动作轻柔可避免发生。

(3) 出血:大部分不需要特殊处理,若出血量大,使用止血药物或转外科、介入科综合诊治。

(三) 术后护理

1. 一般护理

(1) 持续心电监护监测生命体征:检查结束后待病人完全清醒,生命体征平稳,由工作人员陪同送病人返回病房。

(2) 转运前用卵圆钳夹闭胸腔引流管防止转运途中发生胸腔闭式引流瓶倾倒情况。途中密切关注病人生命体征及引流管固定情况,关注有无恶心、呕吐,防止发生误吸。

(3) 回病房后嘱病人平卧位或低半卧位休息,如病人神志清醒,无恶心、呕吐等情况,可进高蛋白、高维生素、温凉、清淡饮食。

(4) 遵医嘱给予吸氧,行心电监测,严密观察血氧饱和度、呼吸、血压及心率。

(5) 观察病人有无胸闷、气促、疼痛、出血、发热、恶心、呕吐、头晕、皮下气肿、气体栓塞、胸膜反应、虚脱、休克等并发症。

(6) 观察伤口情况、尿量、面色、皮肤温湿度及弹性情况。观察病人胸腔闭式引流装置引流通畅情况,观察并记录引流液的量、颜色及性状,若每小时引流量 90ml 以上,连续 2 小时,同时伴有烦躁不安、面色苍白、大汗及血压下降症状时,应警惕胸腔内活动性出血发生。

(7) 胸腔闭式引流护理详见本章第三节"胸腔闭式引流术的护理"相关内容。

2. 并发症护理

(1) 胸痛:主要是胸壁切口的疼痛和胸交感神经切断痛。病人由于痛阈不同对疼痛耐受性存在差异。术后采用放松训练、注意力分散法和体位辅助等方法进行干预,增强病人的舒适感,作为非药物辅助干预措施,对减轻疼痛,促进恢复具有较好的效果。

(2) 发热:术后一般在 24~48 小时内有低、中度一过性发热,系手术本身反应引起,无须特殊处理。如发热持续不退,胸腔引流液颜色混浊,甚至脓性,应考虑胸膜腔感染的可能,须加强抗菌药物治疗及酒精擦浴、冷敷、冰袋降温等物理疗法,同时保持引流通畅。

(3) 出血:是术后常见并发症,如血量较多,会造成血管粘连而引发血管撕裂或血管损伤。对于出血量较多的病人,用止血药物进行止血,并密切观测病人的血红蛋白变化,如发现异常,应采取治疗措施。

(4) 皮下气肿:皮下气肿多发于老年病人,因皮下组织松弛而造成。护理人员应告知病人及家属避免大声谈笑、大幅度动作;多食蔬果防止便秘造成用力过大,加重皮下气肿。轻微皮下气肿无须处理,可自行吸收;严重者在无菌环境下切开排气和皮下穿刺抽气。除此之外,病人住院环境应保持干净整洁,护理人员要密切观察病人术后生命特征,如发现并发症和其他异常,及时通知医生。

(5) 复张性肺水肿:是一种罕见但可能致命的并发症,应即刻抢救。①停止胸腔闭式引流;②予高流量吸氧(4~6L/min);③局部使用肾上腺皮质激素,增加肺毛细血管膜的稳定性,同时应用强心剂(西地兰)、利尿剂(呋塞米、氢氯噻嗪)、氨茶碱等药物,并纠正水电解质和酸碱平衡失调;④严密监测病情。

(6) 气胸:原因为肺组织脆弱,较锐的器械或用力牵扯均可造成损伤,导致气胸。应指导病人深慢呼吸、避免腹压增加,同时避免连续剧烈咳嗽。

(温国欢)

第九节　支气管动脉栓塞术的护理

【概述】

肺结核是呼吸系统较常见的感染性疾病,咯血是肺结核较常见的并发症之一,位居肺结核病人病死原因第2位,对病人生命安全威胁极大。咯血最常见的出血源于支气管动脉,当肺结核合并大咯血内科保守治疗无效时,通常会考虑支气管动脉栓塞治疗咯血。

支气管动脉栓塞术是一种微创手术,安全、针对性强、操作简便、创伤小、止血迅速、可重复进行,具有广泛的临床应用价值,其治疗效果受到临床医生及病人的普遍认可。支气管动脉栓塞术常经股动脉穿刺插管,通过支气管动脉造影确定出血部位、程度及与周围血管之间的关系,在靶动脉远端的血管中使用栓塞材料进行栓塞,从而阻止靶动脉的血流。

【护理目标】

1. 病人准备充分,导管室准备完善,术前安全核查落实。
2. 术中体位摆放合理,病人感觉舒适。
3. 健康教育、沟通到位,病人合作良好。
4. 静脉通道畅通,病情观察及处理及时。

【重点护理内容】

(一) 术前护理

1. 术前评估

(1) 查看病历、影像学检查及实验室检查资料,了解病人病情、血型、咯血情况、出血部位,评估病人有无出血倾向。

(2) 开展术前访视,了解病人一般情况,评估病人心理状态、配合能力及对手术的耐受力;如病人发热、女性病人月经来潮等情况应向医生汇报,延期手术。

(3) 评估病人穿刺部位皮肤情况。

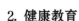

2. 健康教育

(1) 向病人及家属介绍导管室环境、手术方式、成功案例及手术配合注意事项等,减轻病人和家属紧张焦虑的心理,取得配合。

(2) 指导病人呼吸功能锻炼,练习床上排便。

(3) 常规在右上肢开通静脉通路,确保通路通畅,备皮。

(4) 进导管室前 30 分钟停止使用收缩血管的药物(垂体后叶激素等),嘱病人排空膀胱,预计手术时间较长者,留置导尿管。

3. 导管室准备

(1) 环境准备:清洁、干燥,无灰尘,温、湿度适宜,物品、设备及药品摆放规范,符合使用需求。

(2) 工作人员准备:医生、医技人员、护士就位,穿戴符合要求、防护措施得当,手卫生符合医院感染要求。

(3) 常规仪器、设备准备:数字减影血管造影机、高压注射器、心电监护仪、注射泵、输液泵等。

(4) 常规药品准备:对比剂、利多卡因、肝素钠、地塞米松磷酸钠、生理盐水等。

(5) 急救药品及物品准备:急救车、除颤仪、负压吸引装置、吸氧装置。

(6) 手术器材准备:①一次性介入包、常规器材(高压造影注射器、连接管、各类型号注射器)。②耗材,包括微导管、血管鞘、导管、导丝、栓塞剂、弹簧圈、止血器等。

(二) 术中护理

1. 术前安全核查

(1) 导管室与病区共同确认病人术前准备已完成,主动邀请病人参与核查。

(2) 核查内容

1) 核对病人信息与手术通知单是否相符,包括科别、病历号、床号、姓名、手腕带、性别、年龄、诊断、手术名称及部位等。

2) 手术医嘱所带药品、物品(如 CT、X 线检查结果)等是否齐全。

3) 手术同意书是否签署完成。

4) 导管室护士评估病人整体情况及皮肤情况,询问过敏史。

2. 病人取平卧位,头偏向一侧,连接心电监护仪,监测生命体征,吸氧,盖被保暖。

3. 安慰病人,讲解注意事项及配合要点,消除其紧张、焦虑、恐惧心理。

4. 检查静脉通路是否通畅,必要时开通另一条静脉通路。

5. 密切观察病人生命体征及血氧饱和度,发现病情变化及时向医生汇报,协助医生处理。

6. 如术中病人出现咯血,指导病人放松、深呼吸,轻轻咳出,必要时吸痰,若有窒息先兆或窒息情况发生,立即清除口咽部血液,保持呼吸道通畅,随时配合医生抢救。

7. 术中保持与病人交流,安抚、鼓励病人,指导病人配合手术。

8. 术毕,协助医生加压包扎穿刺部位,并予沙袋压迫。

9. 观察病人穿刺部位敷料有无渗血;评估双下肢血运情况,包括肢端皮肤颜色、感觉、皮肤温度及足背动脉搏动情况;评估双下肢肌力。

（三）术后护理

1. 一般护理

（1）穿刺部位弹力绷带加压包扎 24 小时,沙袋压迫 6 小时。

（2）密切监测病人生命体征及血氧饱和度,低流量吸氧,心电、血氧监护 24 小时。

（3）休息与运动:①嘱病人卧床休息 24 小时。②保持病人穿刺侧肢体伸平制动 12 小时,12 小时后若生命体征平稳、穿刺处无渗血,该侧肢体可进行床上水平移动、伸直抬高、翻身等活动,禁止屈膝屈髋。③24 小时后视病人情况可下床活动,逐步增加活动度及活动量,避免剧烈咳嗽、用力排便等增加腹压的动作。④部分使用压迫止血器的病人,参照说明书并结合临床,适当缩短卧床休息及穿刺侧肢体制动时间。

（4）饮食护理:①进食高热量、高蛋白、高维生素、营养丰富易消化的食物。②忌辛辣、刺激性食物。③多饮水,以促进对比剂的排出。

2. 病情观察 ①病人有无胸闷、疼痛等情况发生。②穿刺部位有无渗血、出血及血肿形成。③双下肢皮肤颜色、温度、足背动脉搏动情况。④双下肢有无肿胀、麻木、疼痛、无力等情况。

3. 并发症的观察及护理

（1）穿刺部位观察

1）出血、血肿:多因反复穿刺、加压包扎不到位、沙袋移位,或者病人过早下床活动引起。发现此类情况,应重新加压包扎、延长压迫止血时间、卧床休息。

2) 假性动脉瘤:常由于穿刺损伤局部血管壁造成,表现为穿刺处出现搏动性血肿,伴收缩期震颤感。应立即通知医生处理。

(2) 咯血

1) 一过性咯少量暗红色血说明支气管动脉栓塞有效,不需要处理,向病人做好解释工作,嘱静卧休息。

2) 咯鲜红色血时,密切观察病人生命体征和咯血情况,及时通知医生,安抚病人,按咯血病人常规护理。

(3) 疼痛:常表现为胸痛、肋间痛,如为轻度疼痛,不需要特殊处理,安抚病人、转移病人注意力,一般 2~3 天缓解。症状较严重或病人不耐受时,遵医嘱予药物镇痛处理。

(4) 脊髓损伤:是支气管动脉栓塞术最严重的一种并发症,要密切观察病人有无感觉、运动异常,肢体有无麻木、无力感,有无排便、排尿障碍等情况的发生,一旦发生,及时通知医生处理。

(张婕)

第十节　床旁血液净化病人的护理

【概述】

连续性肾脏替代治疗(continuous renal replacement therapy,CRRT)是指一组体外血液净化的治疗技术,是所有连续、缓慢清除水分和溶质治疗方式的总称,治疗时间为 24 小时或接近 24 小时。CRRT 可用于救治重症急慢性肾衰竭及相关的严重电解质紊乱及酸碱失衡,也可用于急性中毒、心力衰竭、难以控制的全身水肿、全身炎症反应综合征、横纹肌溶解综合征、难以纠正的高热及低温等非肾脏疾病的情况。

(一) CRRT 的治疗模式

CRRT 的治疗模式主要包括:①连续性静脉-静脉血液滤过(continuous veno-venous hemofiltration,CVVH)。②连续性静脉-静脉血液透析滤过(continuous venous-venous hemodiafiltration,CVVHDF)。③连续性静脉-静脉

血液透析(continuous veno-venous hemodialysis,CVVHD)。④缓慢连续性超滤
(slow continuous ultrafiltration,SCUF)等模式。

（二）CRRT 的特点

1. CRRT 时净超滤率低,血容量波动小,故病人血流动力学耐受性好。

2. 能更好地控制氮质血症和酸碱、电解质平衡,快速清除过多液体。

3. CRRT 滤器使用高生物相容性和高通透性滤器能更好地清除炎性介质。

4. 容易实行深静脉营养和静脉给药,通过连续性超滤可调节的余地很大。
更好地满足大量液体摄入,有利于营养支持的开展。

5. CRRT 相关并发症有低血压、过敏和空气栓塞等。对于高分解代谢伴高
钾血症病人,单纯超滤或血滤的效果不能完全满足机体的要求,可能会出现高
钾血症。

（三）CRRT 溶质清除原理

CRRT 的溶质清除主要方式有 3 种。

1. 弥散　溶质依靠浓度梯度从半透膜浓度高的一侧向浓度低的一侧转
运,溶质弥散转运能量来源于溶质分子的不规则运动(布朗运动),血液透析以
弥散清除为主。

2. 对流和超滤　跨膜压使溶液从压力高的一侧进入压力低的一侧,同时
溶液中的溶质伴随溶液进入压力低的一侧,其溶质清除的过程称为对流,溶液
清除的过程称为超滤。

3. 吸附　溶质吸附至滤器的表面,只对溶质起作用,且与溶质浓度关系
不大。

（四）CRRT 在结核病病人治疗中的意义

CRRT 在结核病病人的治疗中发挥着多方面的作用,不仅能够提供肾脏替
代治疗,还能够支持多器官功能、控制炎症反应,与其他治疗手段联合使用,为
病人提供全面的生命支持。

1. 清除炎症介质,减轻炎症反应,有助于控制因结核病引起的全身炎症
反应。

2. 重症结核病病人血流动力学不稳定,CRRT 可以缓慢清除溶质,更加平
稳地进行容量控制,维持内环境及血流动力学稳定。

3. 多器官功能支持,为心、肺等器官功能提供支持,联合 ECMO 使用时,为

结核病病人提供更全面的生命支持。

4. 提高重症结核病病人的治疗效果,减少并发症,提高生存率。

【护理目标】

1. 保证病人安全。
2. 提高病人满意度。
3. 顺利完成血液净化治疗。
4. 减少相关并发症。

【重点护理内容】

在治疗中,病人的心理护理、预防管路凝血、保持内环境稳定、精准容量管理等护理措施可有效地预防非计划性下机的发生,提高治疗效果。

(一)病人管理

1. 心理护理　行 CRRT 的病人往往存在紧张、恐惧的心理。因此,在治疗前要做好耐心细致的解释工作,让病人了解 CRRT 是在严密的监测系统下完成,以减轻病人的思想负担,积极配合治疗。

2. 严密监测病人情况　当发生病情变化时,立即对病人进行重新评估,及时调整治疗方案。

(1) 行心电监护,持续监测病人血压、心率、呼吸、SpO_2。

(2) 密切关注病人神志、意识,警惕低血压、水电解质紊乱、酸碱失衡的发生。

(3) 密切观察有无并发症的发生,常见并发症的观察及处理如下:

1) 低血压:最常见,发生率可达 50%~70%。①原因:有效血容量减少,血管收缩力降低,心源性及透析膜生物相容性差,严重贫血、感染等。②临床表现:典型症状为出冷汗、恶心、呕吐,重者表现为面色苍白、呼吸困难、心率加快,一过性意识丧失甚至昏迷。③处理措施:取头低足高位,停止超滤或减慢血泵的流速,吸氧,必要时快速静脉滴注生理盐水 100~200ml 或 50% 葡萄糖溶液 20ml,静脉输注血浆或白蛋白,并结合病因处理。

2) 失衡综合征:发生率为 3.4%~20%。①原因:血液中的毒素迅速下降,使得血浆渗透压下降,而由于血脑屏障使脑脊液中的尿素等溶质下降较慢,脑脊液的渗透压大于血液渗透压,引发脑水肿;也与透析后脑脊液与血液之间的 pH 梯度增大、脑脊液中的 pH 相对较低有关。②临床表现:轻者出现头痛、恶心、呕吐、嗜睡、烦躁不安、肌肉痉挛、视力模糊、血压升高;重者表现为癫痫发作、惊厥、木僵甚至昏迷。③处理措施:轻者不必处理,让病人静卧休息,加强观察;重者可给予 50% 葡萄糖溶液或 3% 氯化钠 10ml 静脉推注,或静脉滴注白蛋白,必要时给予镇静剂及其他对症治疗。

3)肌肉痉挛:发生率为 10%~15%,主要部位为腓肠肌、足部。①原因:低血压,透析时超滤过多、过快,低钠透析。②临床表现:多发在透析的中后期,老年人多见。以肌肉痉挛性疼痛为主,一般持续约 10 分钟。③处理措施:减慢超滤速度,静脉输注生理盐水 100~200ml、高渗糖水或高渗盐水。

4)发热:常发生在透析中或透析后。①原因:感染、致热原反应、输血反应。②临床表现:致热原反应通常发生在透析 1 小时,主要症状有寒战、高热、肌痛、恶心、呕吐、痉挛和低血压。③处理措施:静脉注射地塞米松 5mg,通常症状在几小时内自然消失,24 小时内完全恢复;有感染存在应遵医嘱应用抗生素。

5)空气栓塞:①原因:血液透析过程中各管路连接不紧密;血液管路破裂;透析器膜破损及透析液内空气弥散入血;回血时操作不慎等。②临床表现:少量无反应,如血液内进入空气 5ml 以上可出现呼吸困难、咳嗽、发绀、胸部紧迫感、烦躁、痉挛、意识丧失甚至死亡。③处理措施:立即关闭血泵并夹住静脉管路,将病人置于头低脚高、左侧卧位,严重者可行心脏穿刺抽出空气,也可行高压氧治疗。

6)溶血:①原因:透析液低渗、温度过高;透析用水中的氧化剂和还原剂(氯胺、铜硝酸盐)含量过高;消毒剂残留;血泵和管道内红细胞的机械损伤及血液透析中异型输血等。②临床表现:急性溶血时,有胸部紧迫感、心悸、心绞痛、腹背痛、气短、烦躁,可伴畏寒、血压下降、血红蛋白尿甚至昏迷。大量溶血时出现高钾血症,静脉回路血液呈淡红色。③处理措施:立即关闭血泵、停止透析、丢弃体外循环血液;给予高流量吸氧、输新鲜全血。

(二)容量管理

1.根据 CRRT 液体管理频度及管理强度,液体管理水平分为 3 级。

(1)一级液体管理以 8~12 小时为一时间单元,以此时间单元设定超滤率及超滤量。

(2) 二级液体管理以 1 小时为一时间单元,核心是将总体容量控制目标平均分到每一时间段。

(3) 三级液体管理是二级液体管理的拓展,是将血流动力学指标作为管理液体的依据。

2. 正确评估出入量　包括静脉输入、鼻饲、口服等入液量,及尿量、大便情况、不显性失水量等,正确设置超滤量。

(1) 临床医生通过监测 CRRT 病人的血流动力学,准确评价病人的容量状态,设定正确的液体平衡目标和容量安全值。

(2) 床旁护士估算病人每小时出入量,根据医生制订的脱水(超滤)目标,滴定式调节 CRRT 脱水(超滤)速率,实现每小时的液体平衡目标。

(3) 当病人的指标触及容量安全值上限或下限,及时通知医生,调整和校正液体平衡目标及容量安全值,避免容量不足或容量过多等情况发生,保证 CRRT 的顺利进行。

(三) 抗凝护理

1. 病情观察与评估

(1) 治疗前充分评估病人有无出血倾向(鼻出血、皮下淤血等),女性病人月经情况;有无外伤或手术史等。

(2) 治疗中密切监测病人生命体征变化,穿刺处或其他部位有无出血,如出现出血加重或新的出血应立即报告医生进行处理。

(3) 治疗结束后正确评估管路及滤器情况,记录。对病人进行抗凝后宣教。

2. 体外循环管路维护

(1) 正确预充管路:以 100ml/min 速度,将 100mg/500ml 肝素盐水开放式预充管路及滤器,之后浸泡 30 分钟,再使用 1 000ml 生理盐水进行冲洗,之后闭路循环 10 分钟,可减少 CRRT 非计划性下机的发生。

(2) 无肝素治疗时,定时生理盐水冲洗在预防 5 小时的 CRRT 体外循环管路凝血方面具有一定的时效性。

(四) 药物管理

1. 急性肾损伤(acute kidney injury,AKI)是抗结核药物的严重不良反应之一,以利福平导致的 AKI 最常见。重症病人连续性肾脏替代治疗时,应联合多学科专家,注意药物的相互作用和不同 CRRT 模式对药物浓度的影响。常见抗结核药物在血液透析时的代谢特点(见表 8-10-1)。

表 8-10-1　常见抗结核药物在血液透析时的代谢特点

抗结核药物	相对分子量	给药时间	血液透析清除率	代谢途径	排泄途径	观察重点
异烟肼（H）	137	透析结束后	150ml/min	肝脏	肾脏	神经毒性,监测听力
利福平（R）	823	—	不被透析清除	大部分经肝脏代谢	肾脏	急性过敏性间质性肾炎,肾间质纤维化
吡嗪酰胺(Z)	123	透析前 24h 或透析后服药	单次血液透析,血药浓度下降 45%	肝脏	肾脏	药物蓄积和排泄延迟现象,抑制尿酸排泄,引起痛风
乙胺丁醇(E)	204	QD 用药者在透析前 4~6h 给药每周 3 次透析者在透析结束时用药	部分清除	很少被代谢	80% 以原形经肾脏排泄	GFR 小于 70ml/min 时需要调整剂量
链霉素（S）	581	—	透析前给药 40% 可被清除	—	80% 以原形经肾脏排泄	听神经损害较大,肾毒性稍小

2. CRRT 能够改变大多数抗菌药物的血药浓度,临床需根据病人的具体情况制订个体化治疗方案。

(五) 血管通路的护理

CRRT 治疗的顺利进行及治疗效果极大程度上取决于血管通路的功能,良好的血管通路是高效持续进行肾脏替代治疗的必要条件。

1. 中心静脉置管护理　中心静脉导管的护理对留置导管的使用有效期及寿命有直接影响。CRRT 治疗病人导管感染常见的致病菌为葡萄球菌和革兰氏阴性杆菌。右侧颈内静脉为首选置管位置,治疗血管通路首选无涤纶套导管。

(1) 评估:使用前评估穿刺点情况,有无红肿、渗液、皮下血肿、导管外观及规格,颈静脉或锁骨下静脉置管病人嘱病人戴口罩预防感染。

（2）根据导管材料选用消毒液：①硅胶材料导管可使用乙醇消毒剂。②聚氨酯材料的导管禁止使用含乙醇类消毒剂，防止导管破损。导管消毒以穿刺口为中心向外行圆周样消毒，消毒范围直径>5cm，管口周围旋转擦拭至少15秒，无血迹后，用5ml注射器将动静脉端管腔内肝素盐水抽出，再使用20ml注射器快速回抽，如6秒内抽出液小于20ml时及时调整导管位置，确保导管流量良好。

（3）采用脉冲式冲管和正压封管技术。必须严格按照导管标记的管腔容量推注封管液。常用的封管液包括普通肝素、低分子肝素、4.0%~46.7%的枸橼酸钠溶液、抗生素封管液等。

（4）治疗中妥善固定，每次使用导管后更换敷料，选用合适的敷贴及胶布固定，防止意外脱管的发生。

2. 内瘘护理

（1）内瘘手术前宣教：指导病人保护好内瘘侧肢体的血管，避免在该侧肢体进行血管穿刺、抽血、输液；保持造瘘侧皮肤清洁、无损伤，防止术后感染。

（2）术后24小时观察有无渗血、红肿、内瘘有无震颤，可否闻及血管杂音，术后1天红外线照射肢体：距离内瘘肢体30~50cm，每日2次，每次20~30分钟。

（3）术后宣教：①内瘘侧肢体禁止抽血、输液、测血压等，禁止提重物。②注意身体睡姿，睡觉时不能压住内瘘侧肢体。③衣服袖口宜松，手表、手镯等饰物不宜过紧，避免内瘘受压。④每天检查内瘘4次以上，发现震颤减弱或消失，及时告知医护人员进行处理。

（4）CRRT穿刺前评估：①通过视、触、听来评估内瘘功能情况。②观察内瘘皮肤有无红肿、皮温是否正常、有无分泌物等局部感染情况。③选择合适的内瘘针进行穿刺，采用绳梯式或扣眼穿刺。

（5）治疗中科学固定内瘘针及管路，防止脱针的发生。

（6）治疗结束后观察局部压迫止血情况，及时摘取纱球，防止内瘘堵塞。

（六）合理营养

CRRT病人需要积极配合治疗，合理膳食，多食用高蛋白、高维生素、高热量、高钙低磷食物，多食新鲜蔬菜水果，提高机体所需营养，增强机体抵抗力。

（七）消毒隔离

每次完成治疗后或根据要求在病人治疗期间，根据机器说明书选用相应的化学清洗剂进行清洗及消毒程序。环境及用物处理（详见第三章第二节

"三、污染区环境管理"中的医院感染控制管理相关内容)。

（吕超群）

第十一节　痰标本留取

【概述】

肺结核(pulmonary tuberculosis, PTB)是由结核分枝杆菌(mycobacterium tuberculosis, MTB)引起的一种严重损害人类健康的肺部感染性疾病,促使病人早就医、早诊断、早治疗能有效遏制疾病的发展及感染的传播,其中痰标本的留取对于诊断的准确性具有重要意义,不恰当的留取可造成误诊、漏诊等严重后果。

【护理目标】

安全、正确、及时地留取病人深部痰液,正确选择标本容器,及时送检,达到检验目的。

【重点护理内容】

（一）痰标本留取顺序

近年来,结核病痰标本检验手段有日新月异的发展,应根据各医院检验工作开展的具体情况安排留痰顺序。

1. 建议首先留取 GeneXpert 检测。

2. 其次留取结核分枝杆菌核酸检测。

3. 最后留取痰培养及涂片检查。

4. 如有 3 个连续的痰标本,应每隔 8~24 小时进行收集,如在同 1 天收集 3 份深咳痰标本,留取时间至少相隔 1 小时,其中包含 1 份清晨痰标本。

（二）操作前准备

留取痰标本前,应通过图文、视频及现场示范的形式向病人提供标准化指导。

1. 病人准备　①评估病人排痰体位,如病情允许,保持直立的坐姿,最大限度促进肺部扩张。②应在病人开始进行抗结核药物治疗之前收集痰标本,如果无法完成,应在开始治疗的 7 天内进行。③指导或协助病人清水漱口,清除鼻腔分泌物,可用氯己定和制霉菌素液进行口腔冲洗,降低污染率。

2. 痰标本容器准备　应采用广口、干净、透明、密封、防泄漏、不含蜡或油、直径 40mm、高 20mm、容量 5~10ml 的一次性无菌螺旋盖塑料痰瓶。

3. 辅助物品准备　①快速手消毒液;②一次性手套;③一次性隔离衣;④面屏;⑤一次性痰标本容器;⑥医疗废物垃圾桶。

4. 环境准备　选择通风良好、远离人群、具备呼吸隔离条件的露天区域或配置紫外线杀菌条件的留痰室内完成,必要时在配备负压系统的单间内进行。不应在实验室、治疗室等清洁无菌要求高的空间及候诊室或接待室等无呼吸道隔离条件的公共场所内采集痰标本。

5. 指导病人正确留取痰标本　①深呼吸,并行吸气屏气几秒钟后缓慢呼气,连续 2 次。②第 3 次行深大吸气,屏气后,经口用力呼气。③第 4 次深吸气后收缩腹肌形成用力咳嗽。④重复呼吸运动直至获得至少 5ml 痰标本。⑤留取痰液后,立即加盖,确保盖子密闭,避免污染容器外部。

(三) 注意事项

1. 排痰困难病人应采用诱导排痰或支气管灌洗技术取痰。

2. 痰液较少的病人可行诱导排痰。予 3%~7% 的氯化钠溶液进行超声波雾化吸入 15 分钟,合并哮喘和慢性阻塞性肺疾病的病人,应先使用支气管扩张剂。

3. 痰标本应由经培训合格的检验人员验收,对痰标本的质量及外观进行评估,痰液不合格者,要求重新送检。记录痰液留取情况,如痰液的颜色、性状、量。

4. 痰标本采集后应采用专用运输盒运送,痰标本容器密封勿倒置,防止溢洒。

5. 痰标本留取后应于 24 小时内送检,如果预计出现痰标本运输延误,保存于 4℃冰箱,并注意冷链送检。

6. 痰标本采集过程中,护士应落实个人防护,佩戴医用防护口罩、一次性手套、一次性隔离衣、面屏。

(叶美玲)

第九章

结核病护理多学科协作

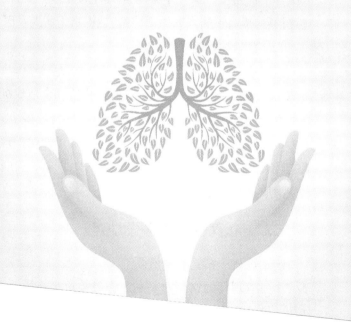

第一节　个案管理模式在结核病护理中的应用

一、概述

(一) 个案管理

个案管理(case management)是管理性照护的一种方法,集健康评估、计划、实施照护、协调与监测等于一体,以个案为中心,由个案管理师负责协调与整合各专业人员的意见,在合理的住院天数内提供符合个案需求的整体性、连续性照护服务,是重视目标导向和结果导向、希望降低成本及缩短住院天数以达到成本效益与品质兼顾的照护系统。

随着社会和医疗技术的不断发展,许多研究从病人、专科护士和其他专业人员等不同角度证实了个案管理的有效性。个案管理模式减少了医疗资源的过度消耗,提高了病人的生活质量,也提高了病人及医务人员的满意度。

(二) 结核病病人个案管理

结核病会引发一系列的社会问题,如:病人寿命缩短、社会劳动力减少、经济成本增加、社会支持减少等,这些都将给社会造成沉重负担。因此,对于结核病病人的照护服务必须兼顾生理、心理、社会等多个方面。个案管理模式以病人为中心,具有个性化和针对性,通过开发个性化护理服务流程,可以实现对病人护理的连续性,以满足病人的健康需求;同时,它在提高病人的自我管理能力和生活质量方面起着非常重要的作用。

二、结核病个案管理模式实践

(一) 明确个案管理师资质

个案管理师的文化水平和工作经验对实施优质个案管理起着十分重要的作用。结核病个案管理师的基本要求如下。

1. 应为取得本科学历且至少有 3 年的结核病护理工作经验者,或取得硕士学位且有半年的结核病护理工作经验者。

2. 掌握结核病个案管理的实践内容、工作流程及标准、工作技巧等。具体包括结核病在全球及我国的流行情况,包括发病率、发病的人群特征、发病的趋势等;还须掌握结核病及相关疾病知识、结核病诊断及治疗知识、耐药结核病及结核病并发症知识、服用抗结核药物不良反应及应对策略,以及相关政策与法律法规;掌握常用的关怀和咨询技巧,如倾听与共情、提问、沉默及非语言行为。在咨询过程中,个案管理师应本着尊重、认同、真诚的交流原则,避免出现过度惊讶、过分关注、说教或劝诫、惩罚、批评、虚假承诺、威胁等情况。

3. 结核病个案管理师还应定期参加相关的继续教育学习,以掌握疾病的最新动态,分享交流个案管理工作经验。

（二）成立结核病个案管理团队

结核病个案管理团队可由若干名个案管理师、结核科医生、病案室管理者和护理管理者组成。有条件的医院可设立结核病个案管理工作室,为每个门诊随访的结核病病人建立健康档案,以家庭为中心,兼顾结核病病人及其家庭成员的心理状态、生活质量及家庭功能、社会支持等,以此开展结核病的个案管理。

（三）结核病个案管理工作流程

结核病个案管理模式应整合全方位支持模式和强化优点模式,以个案和家庭为中心,充分利用医疗机构和社会资源,通过个案管理师的协调、整合,为结核病病人提供综合性的医疗照护。

结核病个案管理主要工作流程如下。

1. 制订入案标准,对确诊为结核病的病人进行入组条件评估,纳入符合条件的病人。

2. 进入个案管理组后进行初次评估,评估内容包括一般信息、疾病信息等,并介绍个案管理工作的相关内容、提供联系方式、讲解疾病相关知识等。

3. 制订治疗及个案管理计划书,并进行二次评估,包括病人就医的可及性及保障、服药依从性、心理社会及家庭支持系统等;建立个人信息档案,包括病人症状、服药种类、营养状况、心理状况、家庭社会支持情况、依从性、自我效能等。

4. 执行并追踪结核病预防介入措施,强化期每周进行 1 次服药依从性及障碍的评估,之后的巩固期改为每月评估 1 次。

5. 进行个案管理效果评估,包括结核病治疗效果、不良反应发生率、耐药情况、心理-社会支持状况、医疗服务的使用率及满意度等。

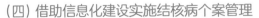

(四) 借助信息化建设实施结核病个案管理

构建基于信息化技术的结核病个案管理工作平台,对结核病病人进行动态、全面、多学科协作的随访和管理。个案管理师在该平台上对病人的就诊情况、疾病监测指标的变化、服药依从性、症状变化、心理-社会状况等方面进行追踪、随访和记录,并针对性地提出干预策略,个体化地改善病人及其家庭的生理、心理、社会状态,以帮助其顺利完成全部疗程。个案管理工作平台须实现信息的互联互通,应具有提醒、查询、检索、数据导入及导出、失访病人追踪等功能,以实现实时记录病人的就诊和随访信息,提高个案管理的工作效率。

三、对结核病重点人群开展个案管理

(一) 老年结核病病人

1. 老年结核病病人特点

(1) 老年病人相对于年轻人来说往往存在疾病接受程度差、合并其他疾病多、独居老年病人服药依从性差、家庭告知难、遭受歧视重等一系列问题。

(2) 老年病人近期记忆能力较差,出现认知衰退等现象,有时会出现重复服药或忘记服药等情况。

(3) 老年病人由于生理功能、脏器功能、免疫功能逐步发生退行性病变,其耐受力也有所降低,对于药物的敏感性往往更高,易产生不良反应,难以完成整个疗程的情况时有发生。

(4) 老年病人合并其他疾病,多种药物须终身服用,有时存在用药矛盾情况。

(5) 老年病人存在自尊心强、敏感、对病情过于关心等性格特征。

2. 老年结核病病人个案管理要点

(1) 在交流过程中,要尊重病人,语速要慢、吐字清楚,要有耐心,多采用重复、复述等谈话技巧。

(2) 尽力促成家属参与老年病人的治疗,帮助老年病人理解咨询的内容、参与老年病人的服药计划制订并督促老年病人坚持服药。

(3) 密切关注老年病人药物不良反应,除了老年病人定期到治疗点复诊外,个案管理师须根据病人情况,定期电话随访,了解服药以来病人有什么不适情况并记录下来,及时反馈给医生。

（4）与老年病人多交流，根据实际情况共同制订一个可行的服药计划，如：将每天要服用的每种药物进行整理归类，把不同的药物按服用的时间顺序放在药盒的不同格子里，在盒子上贴不同颜色的标签标注，标注的字要写得足够大。

（5）做好服药依从性细节管理，帮助老年病人在手机里设置以不同药物命名的闹钟。使每次闹钟响起后，打开手机就可以看到服药方案。可让病人每次复诊时携带剩余药物，个案管理师通过剩余药量推算病人服药依从性，从而针对性进行健康指导。

（二）儿童及青少年结核病病人

1. 儿童及青少年结核病病人特点

（1）儿童结核病症状复杂且隐匿、易出现并发症、药物不良反应多。

（2）不同年龄阶段的特征

1）幼儿：这个时期的儿童通常依赖成人并缺乏安全感，对陌生人比较抗拒。

2）学龄前儿童：这个时期的儿童已经有一定的生活认知与理解能力，他们可能因为平日生病的经历而害怕穿白大褂的工作人员。

3）学龄儿童：这个时期的儿童已经对自己的疾病和服药具有一定的认知，如自己需要定期去医院，每天按时吃药。他们对自己的病情有了一些了解，但较有限，且心智不成熟，容易陷入对未知疾病状态产生的恐惧中。

4）青少年：青少年是一个非常特殊的时期，一方面他们已经具备一定的心理承受能力，也有一定的自我形象认知，会产生较重的病耻感；另一方面，这个时期身体和心理的变化让青少年更加敏感、焦虑和逆反。

2. 儿童及青少年结核病病人个案管理要点

（1）儿童结核病症状隐匿，个案管理师不仅要掌握抗结核药物的服药方法，识别药物相关不良反应，做好消毒隔离、饮食护理及生活护理等，还要和照顾者一起做好各类症状的观察和护理。

（2）掌握服药小技巧，提高儿童病人的服药依从性。个案管理师可以指导照顾者，让儿童先吃一点饼干、面包再服药；在不影响药物有效作用的前提下加入一点果汁和牛奶去改善药物的口感；服药的时间可以安排在每天看儿童节目的时间，强化定时服药的习惯。

（3）根据不同年龄阶段儿童的具体情况，采取针对性的个案管理

1) 幼儿:个案管理师的工作重点主要是和监护人沟通好,保证儿童的服药依从性,建议家长复诊时,给孩子带上一个他(她)喜欢的小玩具,增加其安全感。

2) 学龄前的儿童:个案管理师可将自己的白大褂换为其他颜色(各医疗机构有所不同),在治疗点的候诊区和接诊室涂上儿童喜欢的图画并放上一些小玩具,来减少儿童对医院的恐惧感。个案管理师可以用画图和游戏的形式与儿童交流讨论,可以同时配合使用宣传画等宣教材料。

3) 学龄儿童:个案管理师应与其看护人共同评估儿童的认知水平,视儿童的理解能力来讲解结核病的正确知识。这个年龄段要逐渐训练儿童参与自我管理,可以让儿童自己摆药、服药,监护人在旁边起到监督作用即可,以提高儿童服药依从性。

4) 青少年:个案管理师应与看护人共同计划、全面告知其患病的事实及身体的情况。如果需要,应为其提供情绪宣泄的机会,也可以以同伴支持小组活动的形式为青少年病人提供讨论和交流的机会。

(三) 结核合并 HIV 感染病人

1. 结核病合并 HIV 感染病人的特点

(1) 结核病合并 HIV 感染是两种慢性感染性疾病同时存在于一个个体,由于疾病的特殊性和敏感性,病人需要终身服药,终身治疗。

(2) HIV 感染者的治疗和护理一般在指定的医疗机构进行。

(3) 艾滋病病人普遍受到歧视和排斥,结核病合并 HIV 感染病人在人际交往和社会生活方面会遇到许多困难,身心压力大。

2. 结核病合并 HIV 感染病人个案管理要点

(1) 重视并保持结核病合并 HIV 感染病人身体、心理和社交各方面的平衡。

(2) HIV 感染者个案管理工作已经成熟,具体可参考中国疾病预防控制中心性病艾滋病预防控制中心编制的《HIV 感染者个案管理实用手册》。

(3) 个案管理师须充分发挥个案管理师之间的联结、转介作用,与病人的HIV 感染个案管理师积极沟通,共同管理病人。

(四) 妊娠结核病病人

1. 妊娠结核病病人特点

(1) 因早孕反应,如恶心、呕吐等,会出现饮食摄入不足等问题。

（2）体内激素水平和自身免疫机制发生变化，且随着胎儿的生长身体脏器负担加重，容易导致孕妇相对营养不良、腹腔充血等，致使静止期肺结核病人转变为活动期。

（3）对于活动期的肺结核病人，特别是中、重度病灶广泛者，妊娠和分娩可能会加重病情，尤其是未进行抗结核治疗且产前未进行检查的重度病人。

（4）孕早期、中期合并肺结核者可采取终止妊娠的处理手段。

2. 妊娠结核病病人个案管理要点

（1）个案管理师须掌握妊娠合并肺结核的临床表现、辅助检查、注意事项、治疗特点、产科的处理等知识。

（2）采取终止妊娠时要做解释工作，并注意病人的心理状态，进行及时、必要的干预。

（3）终止妊娠后注意继续跟进抗结核治疗个案管理，采取有效避孕措施，积极接受抗结核治疗，以防在治疗期间再次妊娠。

（五）耐多药结核病病人

1. 耐多药结核病病人特点

（1）存在社会歧视，病人焦虑、恐惧，以及失业等问题。

（2）依从性普遍较差，对疾病知识了解肤浅，对治疗抱有怀疑、不信任等不良心理。

（3）耐多药结核病病人使用一线药物无效果、二线药物费用高且短期效果不明显，抗结核药物副作用明显，常使病人失去治疗信心，产生抑郁及悲观情绪。

2. 耐多药结核病病人个案管理要点

（1）耐多药结核病病人介入点主要为：确诊新收当天、治疗方案调整时、因各种原因中断治疗时、疗程结束前3天，疗程结束后每6个月。个案管理师应将这些时机作为健康教育的关键点，直至病人治愈后再随访2年。

（2）个案管理师应主动提供自己的联系方式，随时接受病人及家属咨询，耐心为病人及家属答疑解惑，解除病人顾虑，督促病人按医嘱规律治疗、按时复查，宣传结核病治疗免费政策。

（3）给予个体化的心理疏导并记录，必要时转介病人接受心理咨询、营养咨询等，积极提高病人的医嘱依从性。

四、个案管理展望

无论是结核病病人还是家属，都需要个案管理师的介入，以帮助解决病人家庭照顾过程中的问题，进而提高结核病病人的整体照顾质量，促进病人康复并降低结核病的扩散与传播。

但结核病个案管理的开展须得到医院人力、设备、设施、经费等方面的支持，也需多学科团队的协作，以建立完善的管理机制。如果还能得到政策和社会组织的支持，如社工的介入、医疗保险政策的倾斜等，将有助于个案管理工作的推进和发展，使结核患病群体得到更好的管理。

个案管理模式在国外发展已比较成熟，国内也有诸多领域开展个案管理，这是开展结核病个案管理研究的坚实基础和良好契机，可借鉴成功的个案管理模式，结合医院管理、病人意愿和循证证据，将结核病个案管理模式在深度及广度上进一步推进，从而弥补结核病病人全程管理的缺漏、改善病人结局。

（石义容　温敏）

第二节　专科护士角色的作用

一、康复专科护士

(一) 概述

1. 定义　康复护理（rehabilitation nursing，RN）是护理学和康复医学结合所产生的一门专科护理技术；是在康复计划的实施过程中，由护士配合康复医生和治疗师等康复专业人员，对康复对象进行基础护理和实施各种康复护理专门技术，以预防继发性残疾、减轻残疾的影响，达到最大限度的功能改善和重返社会。康复专科护士是经过系统培训与认证的康复护理学领域的专家型临床护理人员，是为需要康复治疗病人提供照顾支持的多专业团队中最核心的成员。

2. 康复专科护士在康复中的角色　康复团队需由多学科成员组成，包括医生、护士、治疗师、营养师等，在康复治疗中，康复专科护士的作用不可或缺，他不仅是康复护理评定者、康复技术实施者、康复疗效及病情的观察者、治疗组的协调者、康复治疗的督促延续者,还是培训者及教育者、心理护理的先导者、健康赋能者及跨学科协作者。

3. 康复治疗在结核病病人中的作用与意义 结核病为结核分枝杆菌引起的慢性消耗性疾病,病程长,由于营养摄入不足和机体消耗增加,导致整体功能障碍,表现为:通气功能受限、摄氧与耗氧不均衡、心功能异常、肌肉萎缩及肌力下降、病人虚弱、活动耐力下降、日常生活能力下降及恐慌、焦虑、过度紧张等,康复治疗的早期介入,可以发挥重要作用。

(1)通过实施教育,帮助病人更清楚地认识疾病及其治疗进展,包括药物治疗、物理治疗、营养支持。

(2)通过运动训练,提高病人肌肉力量及有氧耐力,改善整体健康状况。

(3)提供不同的呼吸策略和呼吸练习,提升病人呼吸效率,缓解、减轻病人的呼吸困难。

(4)为病人实施气道廓清技术,协助或指导病人排痰技巧,有效咳嗽。

(5)通过吞咽功能筛查,及时发现吞咽功能障碍病人并对其进行干预,促进吞咽功能的改善,降低误吸的发生率。

(6)提升病人健康水平及生活质量:通过康复干预,帮助缓解疲劳,帮助重新建立社交信心,恢复独立性,完成更多的日常生活活动。

(二)康复护理专科小组的组建与运作

为减轻病人功能障碍、减少活动受限程度、最大限度地预防并发症,同时提高病人日常生活活动能力,最终使病人回归家庭及社会,可在结核科成立康复护理专科小组,对小组成员进行培训,使之掌握康复相关知识和技能,并实现同质化管理。

1. 康复护理专科小组成员要求与基本架构

(1)康复护理专科小组成员基本要求

1)康复专科护士或老年专科护士。

2)经过3~6月进修并取得肺康复、呼吸康复培训合格证。

3)从事结核病病人护理工作5年以上。

4)责任心强,有较强的沟通和接受新事物能力,有奉献精神。

(2)康复护理专科小组的基本架构

1)组长一名,须为完成规范化康复专科护士培训并考核合格人员,负责小组运行方案设计、工作计划拟定、工作质量控制、组织培训与考核、持续质量改进等管理工作。

2）设副组长或秘书一名,为资料及档案管理者,并协助组长进行各项活动的组织与实施。

3）组员可以考虑从涉及康复护理较多的科室中选取,如结核 ICU、神经内科、神经外科、老年病科、心内科等,以更好地建立与临床科室的紧密连接,并能满足临床工作需求,最大化发挥小组专科优势,服务于病人。

2. 康复护理专科小组工作职责及运行管理

（1）工作职责

1）对临床护士进行康复护理相关知识及操作技能的培训。

2）参加院内专科护理会诊,实施循证护理,负责实施或指导临床护士落实康复护理措施。

3）通过个案管理的形式,跟进临床案例,为病人制订个性化康复方案,评价护士干预措施的正确性及有效性。

4）参与危重症、疑难病例讨论及多学科会诊,提出康复护理建议及方案。

5）积极参加学术交流,掌握康复护理发展的前沿动态。

6）根据本专科及医院发展需要,有计划、有目的、高质量地推广和应用专科护理新业务、新技术。收集并统计临床资料,建立数据库,开展护理研究。

7）开展康复护理科普宣传活动,普及早期康复的重要性及相关护理知识,为病人提供健康教育与咨询。

8）开展互联网 + 护理服务,为病人提供延续护理。

（2）康复护理专科小组的运作管理

1）常态化小组培训,确保小组服务能力:①小组成立初期,可结合医院发展及临床需要、参照国内康复专科护士培训班课程,选取培训教材并制订培训方案,完成初始培训,内容应包括康复专科理论知识、专科操作技能、康复护理病历或档案的记录与管理、小组工作职责与分工、专科会诊程序等运作及管理要求。②定期开展康复新知识、新进展内容学习,拓宽组员知识面、持续提升小组能力。③选取院内复杂、典型、特殊案例,开展组内康复病例讨论及个案管理,培养组员循证和实操能力,同时深化小组培训内涵。④选派组员参加业内学习与交流,提升小组视野及高度。

2) 建立专科护理质量指标,确定工作目标,并通过指标管理提升业务水平:①可通过德尔菲法或参考国内现有标准,确定康复护理质量相关指标。②制作质量指标检查表,由小组成员进行数据收集。③组长每季度对指标数据进行分析,评定小组工作质量,发现存在问题,进行持续质量改进。④通过工作质量指标分析,发现小组知识与技能的薄弱点,开展针对性培训,持续提升业务水平,并可为护理部开展全院护理质量管理及业务培训提供依据。

3) 开展康复个案管理活动:①小组成员在其所属科室针对病人实际需求,积极开展个案管理,对所管案例进行全程跟进,为病人制订并落实疾病不同阶段的康复计划,可以护嘱单形式保证措施的连续性。②每月开展组内个案分享,选取其中一例成功或有价值的案例进行讲解、讨论,总结经验、反省不足,推进小组内涵建设。

4) 开展院内专科护理会诊:如组员开展科室个案管理时,遇到复杂、特殊情况,可以申请院内会诊的方式,向组长提交护理会诊单,组长在 24 小时内完成护理会诊,必要时组织组内开展病例讨论。

5) 实行以临床科室护士-科室联络员(由小组成员担任)-康复护理专科小组组成的三级管理模式,每季度对临床康复护理质量进行评价,并向护理部提交质控数据,通过护理部的管理实现全院康复护理质量控制与提升。

6) 开展延续护理服务,保障过渡期病人安全、减少重返 ICU 发生率、提升居家生活质量:对转出 ICU 的病人及长期慢性疾病病人进行出院康复指导,制订康复计划,并督促病人落实,可以适当开展家庭访视活动,也可以利用互联网 + 护理服务平台开展居家护理指导。

7) 开展科普与宣教活动,提高民众的认知,改善慢性疾病病人生存质量:①小组成员负责对所属科室护士开展相应的培训,提高护理人员康复知识与技能水平,使之协助进一步推广病人的康复宣教与指导。②根据病人及家属的知识需求,制作疾病相关的健康宣教折页,拍摄康复技术的视频,帮助病人和家属获取通俗易懂、科学的健康信息和资源。③适时组织病友康复交流会,帮助康复需求大的病人进行沟通、交流,促进病人康复训练的实施。

8) 开展专科项目管理:收集工作中的疑难问题,组织小组成员开展循证实践,积极开展科研项目。

9) 每季度召开 1 次小组会议,对小组运行情况和数据进行汇总、分析与持续改进。

10) 护理部每季度举行 1 次专科小组工作汇报,了解小组运行情况,并给出指导与建议。

(三) 康复护理专科小组工作质量评价

1. 过程质量可通过护理记录、护嘱单、康复档案及康复护理技术落实情况进行评价。

2. 结果质量可通过建立专科护理指标对小组工作质量进行评价

(1) 结核病病人康复措施落实率。

(2) 结核病病人良肢位摆放正确率。

(3) 结核病病人吞咽功能筛查评估正确率。

(4) 结核病病人误吸发生率。

(5) 结核病病人吞咽功能改善率。

(6) 结核病病人深静脉血栓发生率。

(周红燕　温敏)

二、营养专科护士

(一) 概述

1. 营养专科护士的概念　专科护士指在特定的护理领域内,拥有特殊专长或较高技术水平的专家级别的临床护士。1985 年美国肠外与肠内营养协会护理学组提出营养支持护士(nutrition support nurse,NSN)这一概念,明确专科护士在营养管理中的重要作用。

2. 营养专科护士在肺结核治疗中的作用和意义　结核病病人的分解代谢增强,胃肠道消化吸收减少,食欲减退以及营养摄入不够,这使得病人营养危害增高,其营养不良发生率达到 38.3%~75.0%。营养不良将直接或间接影响结核病病人的治疗效果及结局。因此,在多学科护理模式中联合营养护理,来减少结核病病人营养不良造成的伤害并改善病人预后显得至关重要。

营养专科护士的作用主要体现在以下方面:

1) 应用专业的工具及方法,对结核病病人实行营养风险筛查和营养状况评估,明确病人的营养状态及可能的营养风险。

2) 依据营养原理制订膳食方案,为病人接受治疗奠定营养基础,以减轻病

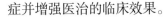

症并增强医治的临床效果。

3）为营养不良或潜在营养不良的病人制订有针对性的营养干预方案，同时落实营养管理措施，控制营养治疗质量，避免或减少并发症，从而对结核病病人结局产生积极影响。

（二）营养支持护理小组的组建与运作

建议在医院成立营养支持小组（nutrition support team NST），由临床专科医师、营养医师、药剂师和营养专科护士共同组成，还可以包括其他专职医护人员，例如必要时可包括语言治疗师、物理治疗师和呼吸治疗师。

1. 小组成员的架构

（1）组长或负责人 1 名，须为受过营养专科培训并取得合格结业证的专业人员，负责小组运行方案设计、工作计划拟定、工作质量控制、组织培训与考核、持续质量改进等管理工作。

（2）组员人数：建议 4~6 人，能更好地实现病人个案全程管理。

（3）小组秘书一人，负责收集、整理小组资料及个案档案管理，并负责协助小组活动开展。

2. 营养专科护士在 NST 小组的角色

（1）营养专科护士经过临床营养专科知识培训，具备临床营养评估和干预实践的能力，可以是 NST 小组的主导人，负责团队之间、病人与小组成员之间的联络，全面组织协调小组的工作，并发挥核心主导作用，落实病人的评估、诊疗和营养管理措施。

（2）营养专科护士工作职责

1）开展营养筛查：应用营养风险筛查 2002（NRS 2002）对入院病人进行营养风险筛查，大于 3 分通知医生或营养师进行营养评估。

2）营养评估及营养评定：营养专科护士应具有参与多学科营养评估的能力。通过人体成分测定、膳食调查等方式进行专业的营养评估及营养状态评定。

3）建立与维护肠内营养通路：根据病人病情及营养治疗方案，为病人建立适合的肠内营养通路，比如鼻胃管置入、床旁盲插鼻肠管。

4）制订及实施营养计划：营养专科护士与小组成员制订具体实施营养计划、制订个性化食谱，收集饮食记录，并定期监测营养状态。通过循证护理有效地实施肠内营养，减少并发症的发生，降低肠内营养不耐受发生率、提高喂养达标率。

5）开展营养教育：营养专科护士由于接受过专业的临床营养知识培训和技能实践，在营养搭配和计算饮食营养成分方面比责任护士更具有优势。可通过面对面、科普宣教视频、微信沟通等方式对病人进行饮食教育，提高病人饮食行为依从性，增加进食量，减少体重下降幅度，改善营养状况。

　　6）建立营养档案及营养质控：营养专科护士可以单独或者持续地对每个病人的营养需求进行评估、监测以及计划，建立营养档案，进行营养管理，让病人获得更合理、安全、有效的营养支持。

（三）营养护理质量的评价指标

　　营养护理质量评价指标从三维质量结构模式考虑，分为要素质量、过程质量、结果质量。适用于医院、科室和护理人员间质量横向比较。

　　1. 要素质量指标　是营养护理质量的基本保证，以评价人力资源的配置及服务能力指标为主。①营养管理环境及支持机制：包括是否组建营养管理小组、科室营养护理工作制度是否健全、是否为病人提供相关资源等。②护理人力配备情况：包括专病护士的护患比、专病护士的数量等。

　　2. 过程质量指标　过程质量主要针对提供营养护理服务的过程，强调过程控制。通过理论考核、问卷调查等形式评价护士营养管理知识掌握情况及病人/家属对疾病知识的了解情况。评价指标包括：①住院病人营养风险筛查评估正确率；②营养管理知识知晓率；③营养知识理论考核合格率；④病人对疾病营养相关知识知晓率；⑤喂养体位落实正确率等。

　　3. 结果质量指标　结果质量是护理效果的综合反映。可选择适合专病的生存质量量表、焦虑抑郁量表评估病人的生活质量，从而评价营养护理质量、证实营养护理效果。评价指标包括：①病人营养管理依从性；②并发症发生率；③各项营养指标（体重、BMI、白蛋白、转铁蛋白等）改善情况；④住院病人护理满意度；⑤出院随访病人护理满意度。

（伍友春　胡金花　温敏）

三、呼吸治疗师

（一）概述

1. 呼吸治疗与呼吸治疗师的定义

（1）呼吸治疗（respiratory care）是专注于心肺功能支持和康复的一门健康

治疗学科。

(2) 呼吸治疗师(respiratory therapist,RT)为从事呼吸治疗工作,在医生的指导下,运用专业手段对心肺功能不全或异常病人给予预防、评价、诊断、治疗、管理、教育和照顾的专业技术人员。

2. 呼吸治疗在肺结核病人中的作用与意义 众所周知,肺结核病人最常受累的器官就是心脏及肺脏,而近年来,虽然结核病诊疗技术发展迅速,但仍有1%~3%的病人发展为重症结核,其中呼吸衰竭和多器官功能障碍综合征是重症结核病病人收治 ICU 的主要原因,呼吸衰竭的死亡率高达 69%。而机械通气是救治包括呼吸衰竭、多器官功能障碍综合征、大咯血、结核性脑膜炎等重症结核病病人的重要手段。因此,细致、规范、有效的气道管理可以维持和改善结核病病人的有效通气功能,为结核病病人提供救治的基础保障,可以有效降低重症结核病病人的死亡率。

但在我国,呼吸治疗专业处于未分化阶段,气道管理及心肺康复等呼吸治疗工作主要由呼吸科及 ICU 的医生和护士共同承担。随着大量新诊疗技术的涌现,以及临床使用呼吸机种类的越来越多,医护人员不可能全部熟练掌握,需要专业的人员去管理、监测和维护。

我国呼吸治疗尚未完全开展且缺乏规范,各个医院的做法尚不统一,也受限于各医院的管理模式与护理人力状况,我们试着从临床护理单元现有的护理人力资源管理模式中摸索出可行的运作方案,以期将呼吸治疗专业技能融入护理工作中,从而提升重症结核病病人护理质量。

(二) 呼吸治疗护理小组的组建与运作

由于我国现仍未建立呼吸治疗相关的行业认证标准,缺乏认证制度,限制了呼吸治疗师队伍的建设和发展。可尝试在现有护理队伍中选择合适的人员进行专业培训,使之具备初级呼吸治疗师能力,但仍可按护理人力进行管理和应用。

1. 呼吸治疗小组组建基础与基本架构

(1) 呼吸治疗小组成员基本要求

1) 从事呼吸专业或重症结核病病人护理工作 3 年以上。

2) 可独立完成机械通气病人护理。

3) 身体健康,有较好的体能及精力。

（2）呼吸治疗小组的基本架构

1）组长1名,须为受过专业呼吸治疗培训并取得合格结业证人员,负责小组运行方案设计、工作计划拟定、工作质量控制、组织培训与考核、持续质量改进等管理工作。

2）组员建议为4~6名,可更好地实现病人个案全程管理。

3）可设1名副组长或组员为资料及档案管理者,并负责协助组长进行各项计划与活动的组织与实施。

2. 呼吸治疗小组工作职责与工作流程

（1）工作职责

1）通过查体、阅读病历资料、与主管医生及病人家属交流收集资料及数据,对病人呼吸功能情况进行准确评估。

2）为病人制订合适的呼吸治疗计划并动态评估,及时调整治疗方案。

3）正确实施各项呼吸治疗措施,并保证病人安全。

4）监测病人呼吸功能情况,建立呼吸治疗档案,并正确详细记录呼吸治疗实施情况、病人呼吸功能动态变化、实施效果评价及病情转归情况。

5）及时与管床医生及护士沟通,共同完成病人呼吸治疗方案的实施,并协助医生及护士做好病人管理。

6）收集临床护理工作中与呼吸治疗相关的问题,做出详细分析,并对科室护士进行呼吸功能评估、实施呼吸支持措施、气道管理知识技能等相关知识培训。

7）通过临床实践,发现呼吸治疗相关难点、重点问题,开展临床科研活动。

（2）工作流程:呼吸治疗工作安排表（表9-2-1）。

表 9-2-1　呼吸治疗工作安排表

时间	工作内容	注意事项
8:00—8:30	参与晨会交接班	注意收集病人呼吸功能数据及资料
8:30—9:00	检查呼吸治疗设备是否完好,数量是否充足	包括备用氧气瓶、呼吸机、HFNC、呼吸球囊、喉镜等设备
8:30—10:00	与医生共同查房,分析科室所有氧疗病人及接受呼吸支持病人的呼吸情况,制订或调整呼吸治疗方案	新入病人必须建立呼吸治疗档案　调整后的呼吸治疗方案必须记入呼吸治疗档案中,并与管床医生及护士沟通,取得一致意见后再实施

续表

时间	工作内容	注意事项
10:00—12:00	根据病情需要及评估结果准确实施各项呼吸治疗措施	详细记录呼吸治疗情况,注意将治疗处理情况及时反馈给管床医生及护士
12:00—14:00	午餐及休息	
14:00—17:00	根据病情需要及评估结果准确实施各项呼吸治疗措施	下班前确认呼吸治疗实施情况及效果,并与夜班护士及医生做好相应交接

（3）呼吸治疗小组的运作管理

1）可并入护理排班管理中,在白班护理人员中专设"呼吸治疗班"。

2）根据实际工作开展情况及工作完成度设立独立绩效考核系统。

3）建议对呼吸治疗小组组员在其原有护理基础待遇上增加绩效分数以表激励,可参考护理层级管理方法。

4）每月或每季度1次小组会议,对小组运行情况进行小结。

5）可在医院建立呼吸治疗师会诊制度及流程,以发挥呼吸治疗小组的最大作用,服务全院临床护理工作。

（4）呼吸治疗小组的培训与提升

1）组建初期应完成的培训内容:①可参照国内规范化呼吸治疗专业教育课程,选取国内成熟呼吸治疗师培训教材,由呼吸治疗组长及护士长共同制订培训内容,由科室主任或呼吸科专家进行最后修订。②内容包括呼吸治疗相关理论知识、呼吸治疗常用操作技能、呼吸治疗病历或档案的记录与管理。③理论知识应涵盖呼吸力学基础、呼吸生理及心肺交互作用、人工气道管理、胸部物理治疗、呼吸康复训练、呼吸机应用及机械通气基础、呼吸机参数精细化调节及并发症预防、各种氧疗工具应用等。④操作技能培训包括人工气道的建立与更换、气囊上分泌物清除及气道内吸引、气道廓清、胸部物理治疗、呼吸康复训练、呼吸力学测定、气溶胶治疗、肺复张、俯卧位通气的实施、气囊漏气试验、支气管扩张试验、规范化撤机流程等。

2）运行过程中的持续培训:①可通过个案管理与定期病例讨论促进理论与实践相结合,并不断提升小组业务能力。②利用网络会议或社交平台功能,进行实时病例讨论与呼吸治疗计划修订。③利用多学科查房深化呼吸治疗小组与护理、医疗的交流与探讨,更好地提高工作能力。④鼓励并组织小组成员进行对外交流及学习,借助高平台提升小组发展速度。

（三）呼吸治疗小组工作质量评价

1. 过程质量可通过对呼吸治疗病历完成情况、呼吸治疗措施落实情况以及呼吸治疗操作规范程度进行评价。

2. 结果质量可通过建立专科护理指标对呼吸治疗小组工作质量进行评价。

(1) 肺结核病人早期呼吸康复干预率。

(2) 肺结核病人氧疗实施正确率。

(3) 肺结核机械通气病人撤机成功率。

(4) 肺结核机械通气病人 VAP 发生率。

(5) 肺结核机械通气病人呼吸机相关性肺损伤发生率。

(6) 肺结核病人人工气道堵管发生率。

（罗蓝　温敏）

四、造口伤口专科护士

（一）概述

1. 定义　　造口伤口专科护士是指从事伤口、造口、失禁护理领域,预防和治疗并发症,并且为病人和家属提供心理、康复指导等咨询服务的专科护理人员。造口伤口专科护士参加造口伤口个案管理、专科会诊、标准制订、质量督导、护理门诊等工作,在临床专科护理、教育、科研、专业咨询和专业促进方面发挥着重要作用。

2. 造口伤口专科护士在结核病病人护理中的作用

(1) 结核病为慢性消耗性疾病,病人多体形消瘦,半数以上的病人可有长期低热或高热,并伴有疲乏、盗汗、消瘦等结核病毒性症状,而这些症状又是压力性损伤的危险因素,如果预防不当极易出现压力性损伤。

(2) 结核分枝杆菌进入肠道多在回盲部引起病变,常需要外科手术治疗。如果病人合并休克、极度营养不良,不能耐受过大的手术或肠管充血水肿严重等,手术需视病人病情的具体情况,切除或部分切除病灶后行回肠袢式造口术,3~6 个月后,待病人营养稳定、一般情况好转后再行造口回纳术。

结核病病人体形消瘦,营养状况差,回肠造口术后并发症发生率较高,常见的并发症有造口皮肤黏膜分离、造口周围粪水性皮炎等,术后病人在生理上及心理上受到严重打击,既需要他人的关心和帮助,更需要具备专业知识的护理人员的指导和护理。

(3) 造口伤口专科护士直接为病人提供系统、规范、全周期的造口护理、伤口护理、失禁护理等服务,能最大程度地避免并发症、改善病人生活质量。经过造口伤口专科护士照护后的病人,其生活质量远高于未经专业培训的照护者,病人的预后结局得到较大的改善。

(二) 造口伤口专科护士工作内容

1. 压力性损伤管理

(1) 规范压力性损伤管理要求

1) 评估工具:应用 Braden 量表进行压力性损伤风险评估。Braden 量表总分 23 分:①15~16 分为轻度危险(年龄 ≥70 岁者分值 15~18 分为轻度危险)。②13~14 分为中度危险。③≤12 分为高度危险。

2) 评估时机:①所有新入院病人均在入院当日进行风险评估 1 次。②评分结果 13~16 分,每周评估 2 次,此后根据病情进行评估;重症监护病人、评分结果 ≤12 分者须每日评估。③病人病情发生变化时随时评估。

3) 评估后处理:①护士根据分值判断危险程度,并给予相应的护理措施。②将评分 ≤12 分的病人列为重点管理对象,科室组织二级/三级护理查房,必要时请压力性损伤小组护理会诊指导。③3 期及以上压力性损伤、疑难压力性损伤须申请专科护理会诊。

(2) 造口伤口专科护士干预:①跟进临床案例,评估病人伤口情况,判断护士干预措施的正确性及有效性。②指导并协助临床护士落实复杂、疑难压力性损伤伤口的护理。③对临床护士进行压力性损伤管理相关知识培训。④当病例涉及多学科的护理问题时,提出多学科护理病例讨论,与多学科诊疗团队协作,制订最佳伤口管理计划。

(3) 开展压力性损伤管理质量控制

1) 根据医院相关质量评价标准对相关内容进行考核,每季度对各科室压力性损伤护理质量进行检查、评价,收集临床科室存在的问题及难点,组织分析及讨论,并协助临床科室制订改进方案及培训计划,持续改进护理质量。

2) 实行两个层面的三级管理模式:①各临床科室建立责任护士-高级责任护士-护士长三级护理质量控制。②院内建立造口伤口管理联络员-造口伤口专科护士-造口伤口专科护理小组三级专科护理质量控制,进行质量管理。

2. 肠造口管理 由手术医生和造口伤口专科护士组成专业医护团队,能较好地为造口病人进行全程造口管理。

(1) 造口伤口专科护士主要负责肠造口的护理,预防及治疗肠造口并发症;为病人及家属提供咨询服务和心理支持等,以助力病人完全康复。

(2) 术前由造口伤口专科护士为病人进行造口定位。

(3) 术后造口伤口专科护士根据造口及病人实际情况,指导病人选用合适的造口用品,并指导病人采取针对性措施,预防造口周围并发症。

(4) 住院期间,造口伤口专科护士负责对病人及家属全程指导造口护理的技巧,普及造口知识,帮助病人顺利过渡到居家自护模式。

(5) 造口病人出院后,由造口伤口专科护士为病人建立管理档案,定期回访了解病人自我护理情况,必要时开展家庭访视指导,并要求病人定期返回造口伤口失禁护理门诊随访,使肠造口病人出院后依然能获得持续性造口服务。

3. 培训教育

(1) 对病人及其家属开展培训教育:造口伤口专科护士对病人的指导教育贯穿其住院期间、出院后及居家自我护理全程。①可利用在伤口造口失禁护理门诊面对面,或通过线上社交软件等对病人和家属进行专业的伤口造口健康教育。②根据病人及家属的教育需求,设计健康教育课程,开展联谊会和义诊活动,帮助病人和照顾者获取高质量的健康信息和资源。③提供随访咨询服务,为病人和家属提供恰当的专科指导。

(2) 对临床护士开展培训教育:造口伤口专科护士对临床护士进行培训指导,起到教育者和咨询者的作用。①可组建造口伤口护理小组,每季度针对全院各科室联络员开展系列培训工作。②培训课程内容包括基础知识培训,如压力性损伤分期及处理、敷料种类及作用、肠造口护理、造口用品介绍、肠造口常见并发症的处理,常用伤口清创方法及伤口换药程序、典型病例查房/疑难病例多学科讨论、工作坊展示。③再由联络员向所在科室护士开展相应的培训工作。④针对结核病区压力性损伤较常发生的特点,造口伤口专科护士应主动制订针对性的培训计划,有重点、有目的地开展专项培训工作。

(三) 小结

造口伤口专科护士能够通过参与专业组织更新、传播专科知识和技能,对提高护理专科影响力,促进专科护理实践的发展起到重要作用,同时能为病人带来更专业、规范、全过程的护理服务,有效改善病人护理结局,提高其生活质量,缩短病人的住院时间、减少病人重返医院的概率,收获良好的社会效益及经济效益。

(戴文艺　温敏)

第三节　护理多学科协作模式的管理

一、护理多学科协作模式概述

多学科协作(multi-disciplinary treatment,MDT)是指由来自两个以上的相关学科组成固定的工作组,针对某一疾病的特定病人,通过会诊形式,提出适合该病人的最佳个体化诊疗方案,并由相关学科单独或多个学科联合执行该诊疗方案的工作模式。

多学科协作护理模式目前暂无统一概念,其又被称为跨专业护理团队、多专科护理小组模式,是以循证医学护理理念为引导,以高质量护理研究为基础推出的关于特定疾病的新护理模式。该护理模式不是简单的护理专业联合,而是结合营养学、康复医学、临床医学、影像学等专业服务于病人,共同为病人制订更好的护理方案,改善病人各项护理结局,既有助于改进针对某一疾病的管理流程、提高护理人员的主观能动性和业务素质,也提高了病人对护理的满意度。

二、护理多学科协作管理机制

(一)护理多学科协作团队的组建

1. 确定护理多学科协作团队服务对象　选择合适的服务对象纳入多学科协作管理是保障多学科协作团队稳定开展工作的前提。合适的服务对象应符合以下要求:

(1)护理问题复杂,护理程序落实涉及 2 个或 2 个以上临床专科。

(2)针对同一类型结核病病人群建立护理多学科协作团队并设定纳入及排除标准。

（3）选择的服务对象应以结核病为主要救治原因，且该类型结核病人群有足够的基数以利于多学科协作团队定期开展工作，例如肺结核病人突发交通意外收治结核科是个体化事件，对于此类病人可以发起院内护理多学科会诊协助管理现存及潜在的护理问题，但不适合建立护理多学科协作团队。

2. 护理多学科协作专家团队组成及成员职责

（1）专家入选标准：在某一领域具有权威性、专业能力突出的专家团队，是保障多学科协作团队运行质量和专业价值的关键。但目前护理专家入选标准尚无统一规范，各单位可结合实际情况以及该团队运行，基于科内、跨科室或院际间协作，综合确定专家入选标准。

1）科内多学科协作团队专家入选标准：责任组长或科内亚专科小组组长（如已有多个亚专科成熟运行），中级及以上专业职称，从事相关领域护理工作3年及以上。

2）跨科室多学科协作团队专家入选标准：责任组长或院级专科小组核心成员，中级及以上专业职称，从事相关领域护理工作5年及以上。

3）院际间多学科协作团队专家入选标准：专科护士/护士长，副高级及以上专业职称，从事相关领域护理工作10年及以上。

（2）参与多学科协作团队的专科：结核病累及全身各个器官系统，其确诊标准、临床表现、诊疗方案及护理重点均不尽相同，团队应根据具体疾病梳理病人诊疗过程中可能涉及的所有学科，邀请相关学科的专家进入协作团队。比如肺结核多学科协作的成员应至少包括以下学科的专家成员：结核病护理专家、胸外科护理专家、危重症护理专家、营养护理专家、结核病医疗专家、药学专家、影像学专家、呼吸治疗与康复医学专家；血行播散性肺结核多学科协作的成员应至少包括以下学科的专家成员：结核病护理专家、危重症结核病护理专家、营养护理专家、结核病医疗专家、药学专家、影像学专家、呼吸治疗与康复医学专家、神经外科护理专家、神经内科护理专家。

（3）护理多学科协作团队成员职责：多学科协作团队成员分为首席专家、会诊专家、团队助理及个案管理人员。

1）首席专家为同行认可结核病护理学科带头人或权威专家，具有一定的行政组织及协调能力，建议由副主任护师及以上职称的结核病护理专家担任，主要负责多学科会诊的组织、总结及护理方案决策；紧跟结核病专业领域发展

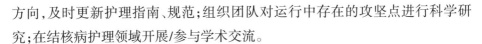

方向,及时更新护理指南、规范;组织团队对运行中存在的攻坚点进行科学研究;在结核病护理领域开展/参与学术交流。

2) 会诊专家为参与多学科协作团队的各个学科的权威专家,主要职责为准时参加多学科会诊及会议,对目前护理措施提出分析和建议,指导个案管理人员跟进会诊意见的实施及效果反馈,指导个案管理人员完成病人随访和总结,参与指南规范的制订和更新,参与相关科学研究及学术交流。

3) 团队助理可由首席专家指定中级及以上职称人员担任,主要负责病例会诊的汇总及分析、质量数据收集、会议准备及存档资料的整理和保存、协调安排会诊及会议。

4) 个案管理人员为入组病例的直接跟进人员,负责督导会诊意见落实并跟进效果,完成案例随访及案例报告表的填写,总结案例经验,如有特殊情况应在多学科协作会议上进行反映,必要时可联系多次多学科协作。

(二) 管理机制

1. 拟定团队活动方案　由负责人拟定详细的团队活动方案,内容包括但不限于:多学科协作团队服务对象入组标准、排除标准及退出标准,学科组成及具体成员,组织架构及职责,多学科协作运行计划、知情告知书、收费标准、质控方式及评价标准、案例随访方案等,方案提交护理部审批后实施。

2. 团队运作过程管理

(1) 多学科协作会诊

1) 多学科协作会诊发起和申请:符合纳入或排除标准的案例经科内查房或讨论后仍存在护理疑点、难点的或护理效果不佳的病人由责任组长/护士长向团队负责人发起会诊申请。科室须至少提前 1 个工作日提出申请,会诊前须完善病人主要诊疗护理经过,整理并做汇报准备,明确会诊目的并书面提交会诊申请。如收取费用应在会诊前完成病人告知并签署知情告知书。

2) 多学科协作会诊记录:建立专用的会诊记录模板,内容包括:会诊时间、地点、发起者、组织者及参与者(记录姓名、专业、职称,并签名)、病人病情汇报、会诊目的、会诊专家讨论记录、指导意见或最终方案,会诊结束后将会诊记录整理存档,一份由多学科协作团队保存,一份由发起科室保存,最终方案记录至护理记录中。

(2) 多学科协作案例随访:多学科协作会诊结束后应指定专人负责会诊意

见落实情况跟进及反馈,记录病人护理问题、疑难点改善情况,定期对病人进行评估,根据随访计划跟进病人结局。如落实效果欠佳或原有问题未得到有效解决,可再次提出多学科协作会诊。

(3) 多学科协作会议:多学科协作会议在多学科协作团队管理中具有重要意义,所有团队成员均应按时参加。

1) 团队负责人应按多学科协作项目计划,定期组织多学科协作会议,了解团队运行情况。

2) 会议主要内容可包括:相关领域最新指南学习,并根据指南进行护理流程及规范更新的讨论;个案管理人员汇报入组病例管理情况、目前存在问题,提出解决方案;讨论入组病例中护理效果不佳的原因及改进措施;讨论该疾病管理流程是否存在不完善之处并提出改进措施。

3) 多学科协作会议记录:建立专用的会议记录模板,内容包括会议时间、地点、主持人及参与者(记录姓名、专业、职称,并签名)、会议主要内容。会议结束后整理存档。

3. 多学科协作质量评价及持续改进　　为保障多学科协作的有效运行,多学科协作团队应针对团队运行、结核病病人护理进行质量评价及持续改进。可选择以下质量指标:MDT 实施的数量和占比、方案执行情况、治疗费用;住院期间痰标本留取规范率、肺结核防治知识知晓率、用药依从率、焦虑抑郁发生率;出院后门诊随访依从率、抗结核全程化疗完成率、病人遵医行为合格率、自我护理能力水平等。

三、护理多学科协作运行模式

目前护理多学科协作运行模式尚未统一,各护理单元可根据实际情况灵活开展,主要包括以下几种运行模式。

(一) 以专科护士为主体的多学科协作运行模式

成立以营养专科护士、康复专科护士、危重症专科护士等专科护士组成的多学科团队,针对结核病病人疑难、复杂临床护理问题提出见解及建议,由结核科护士负责结合实际情况落实并评价效果,动态调整护理措施,以改善病人临床结局。

（二）基于多学科协作的个案管理模式

由个案管理师协调组织多学科团队对个案管理过程中遇到的疑难复杂问题进行会诊，由发起科室医护人员负责落实，个案管理师随时跟进会诊意见的落实情况及效果，必要时可在疾病进展的每一时间点组织多学科会诊。

（三）医护一体化多学科协作模式

对于诊断不明确、合并症及并发症多的疑难、复杂病例，护理团队可参与到医疗的多学科协作中，提出从护理角度出发的见解及意见，为病人改善临床结局。

（费琴 温敏）

第十章

案例展示

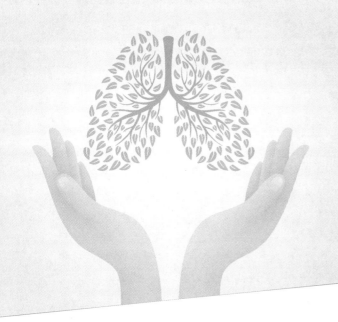

第一节　护理教学查房案例

一、一例继发性肺结核伴老年综合征病人的护理教学查房

查房日期:2022 年 11 月 10 日

查房地点:肺病一科

主查者:护士长

查房对象:科室 N1 级护士

参加人员:科室全体护士

查房主题:继发性肺结核伴老年综合征病人的护理

查房目的:①复习与回顾老年综合征的相关护理知识,提高责任护士的理论水平。②评价护理计划、护理措施的落实与护理效果,提高护士业务能力,确保护理工作质量。

(一) 病例汇报

1. 一般资料　张××,女性,72 岁,住院号 2532××,因发现肺部病灶 10 天,于 2022 年 11 月 4 日 18:43 入院。诊断:①继发性肺结核(初治,药物敏感)涂阴培阳;②1 型糖尿病;③糖尿病性周围神经病;④糖尿病性视网膜病变;⑤糖尿病性自主神经病;⑥骨质疏松;⑦甲状腺结节;⑧高血压;⑨阿尔茨海默病。

2. 现病史　2022 年 11 月 1 日在外院就诊,胸部 CT 检查示:双肺多发感染性病变,左肺上叶前段部分实性结节,右肺水平裂少量积液,予抗感染对症治疗,效果不明显,遂来我院治疗。2022 年 11 月 4 日在我院行气管镜检查示:气管支气管炎,右下肺背段瘢痕样闭塞,右下肺基底段见坏死物附着,考虑结核病改变。2022 年 11 月 7 日我院结核分枝杆菌 GeneXpert 检测示:结核分枝杆菌基因检测阳性(低)。起病以来,神志清醒,精神、睡眠、食欲稍差,大小便正常,体重无明显增减。

3. 既往史　既往有糖尿病史 3 年、高血压病史 4 年,预防接种不详,无药物或食物过敏史,无手术史,无外伤史,无输血及输血制品史。

4. 流行病学史　无近期外出、旅行史,未到过地方病或传染病流行地区。

5. 家族史　父母已去世,子女身体健康,家族内未发现遗传病病人。

6. 阳性检查结果　入院时查血清钠 131mmol/L,钾 2.9mmol/L,白蛋白 29.5g/L,葡萄糖 8.48mmol/L,糖化血红蛋白百分比 10.2%,D-二聚体 1.00μg/ml。胸部 CT 检查示:符合双肺继发性结核改变,右肺下叶小空洞形成;右侧微量胸腔积液;心包少量积液;左冠状动脉部分钙化。

(二) 治疗措施

1. 予异烟肼、利福平静脉滴注,吡嗪酰胺、乙胺丁醇口服抗结核。

2. 监测空腹及三餐后 2 小时血糖情况,予降糖及补充电解质等对症治疗。

(三) 护理评估

1. 护理查体　神志清醒,神情淡漠,对查体存在抵触行为,拒绝接受焦虑自评量表(self-rating anxiety scale,SAS)评估;T 36.6 ℃,P 86 次/min,R 22 次/min,BP 102/68mmHg,SpO$_2$ 96%;呼吸运动平顺,双肺呼吸音清,未闻及干、湿啰音,无胸膜摩擦音。双肺叩诊无明显异常;会阴部皮肤潮红,局部可见红斑,诉针刺感。

2. 护理风险评估　尿失禁,偶有大便失禁(<1 次/周),BADL 评分 30 分(C 级,中度依赖);跌倒风险评分 8 分(高风险);Braden 压力性损伤评分 14 分(中风险);改良洼田饮水试验评分 Ⅱ 级(分次饮尽 30ml 温开水,吞咽功能尚可);NRS 2002 营养风险评分 5 分(高风险);VTE 风险评分 5 分(高危险)。

(四) 护理诊断/问题及护理措施

1. 有误吸的危险:改良洼田饮水试验评分 Ⅱ 级　与口、咽等吞咽相关器官功能下降有关。

护理措施:

(1) 观察病人吞咽功能的变化情况。

(2) 保持床头抬高 30°~45°。

(3) 悬挂"防误吸"警示牌,备吸痰用物,保证吸引器处于备用状态。

(4) 协助病人进食前、后漱口,进食时取直立坐位或抬高床头 45°~60°。

(5) 指导正确喂食:①选择密度均匀,黏稠度较低的食物。②选择合适的餐具,如 5ml 容量、勺面较小的调羹,不接触鼻部的广口杯,禁止使用吸管。③食物放在舌中后部。④喂食速度宜慢,确认第一口咽下后再喂下一口。⑤进食后保持原有体位≥30 分钟。

2. 皮肤完整性受损：失禁性皮炎 与尿液刺激有关。

护理措施：

（1）评估、处理并记录皮肤损伤情况（面积、深度、渗出、变化）。

（2）加强巡视，主动检查尿布是否潮湿，及时更换。

（3）采用自然通风法，保持会阴部及肛周皮肤干爽，不可使用吹风筒或烤灯，预防皮肤干裂。

（4）可用无刺激性的湿巾及清洗液移除排泄物，采用冲洗或轻拍的方式清洁皮肤，避免擦拭，注意水温不可超过45℃，预防皮肤损伤。

（5）必要时应用隔离剂（如造口粉、液体敷料）或留置尿管，隔离尿液或粪便刺激。

3. 尿失禁 与盆底肌及尿道括约肌松弛有关。

护理措施：

（1）保持会阴部皮肤清洁干燥，存在尿路感染时积极治疗。

（2）提示排尿法：观察记录病人的排尿时间，根据排尿记录，制订排尿计划，定时提醒，帮助养成规律的排尿习惯。

（3）确保病人排尿时舒适、私密而不受干扰。

（4）使用其他外引流装置或必要时给予导尿。

（5）心理护理：充分理解、尊重老年病人，注意保护其隐私。

4. 营养失调：低于机体需要量 与机体消耗增加、食欲减退有关。

护理措施：

（1）邀请临床营养科会诊，制订全面的饮食营养计划。

（2）尊重病人的饮食习惯，尽可能采用病人喜欢的烹调方法和喜好的食物。

（3）提供良好的就餐环境，病人进食时应心情愉快，细嚼慢咽，促进食物的消化吸收。

（4）为病人提供高热量、高蛋白、富含维生素的饮食，保证每天蛋白质摄入量达1.5~2.0g/kg，其中优质蛋白占一半以上。

（5）在营养医生的指导下使用肠内营养制剂，观察记录病人的进食情况。

5. 自理能力缺陷 与认知程度及体力下降有关。

护理措施：

（1）协助病人进餐、床上排便及身体清洁等，提供日常生活照护，使病人身心舒畅。

(2) 加强巡视,关心体贴病人,以理解宽容的态度主动与病人交往,了解其生活所需,尽量满足其要求。

(3) 鼓励病人尽量发挥自护能力、协助病人完成自理活动。

6. 有跌倒、坠床的危险　与认知障碍及体力下降有关。

护理措施:

(1) 悬挂风险警示牌,降低床身、固定床刹、拉起床挡。

(2) 病人个人物品置于安全可及范围。

(3) 24 小时留陪护,病人离床活动及外出检查时必须有人陪同。

(4) 加强巡视,及时排除地面湿滑及障碍物等危险因素。

(5) 指导病人及陪护人员预防跌倒的方法及注意事项。

(五) 讨论

护士长:通过责任护士对病人病情及护理过程的介绍,我们看到这个老年病人的身上出现了多种因为身体功能退化而造成的问题,包括尿失禁、吞咽功能受损、跌倒的风险等,这些都是老年综合征的表现。老年综合征是由多种疾病(呼吸、循环、神经等系统疾病)或因素(正常老化、认知损害、功能损害、移动障碍)导致老年人表现出一系列复杂的健康问题,而这些问题无法通过医学疾病进行分类,需要进行多方面评估和干预治疗,以提升病人的生活质量、维护其身心健康。

经过护理查体,观察到病人会阴部皮肤潮红,局部可见红斑,主诉针刺感,这是失禁性皮炎的表现。请责任护士谈谈如何判断失禁性皮炎的分级?

责任护士:失禁性皮炎分为轻、中、重三级。轻度失禁性皮炎局部皮肤完整,轻度发红,病人可感到烧灼感或针刺感。中度失禁性皮炎时,受刺激的局部皮肤发亮或呈明显红色,皮肤剥脱,可见水疱或小范围部分皮层受损,伴有疼痛或不适。重度失禁性皮炎,局部皮肤变暗或呈深红色,大面积皮肤剥落受损,伴渗出或出血。查体见病人会阴部皮肤发红及红斑,但是皮层完整,无明显疼痛感,故判为轻度失禁性皮炎。

护士长:判断是正确的。采取哪些护理措施能促进失禁性皮炎处尽快恢复正常呢?

护士 A(N1 级):①首先应该尽可能地隔绝尿液或粪便的刺激,经常主动检查尿布是否潮湿,及时更换,若失禁的情况一时无法好转可以考虑留置导尿管。②其次应保持局部皮肤的清洁及干燥,使用温和无刺激的、兼具护肤功能的湿巾清洁皮肤,清洁时避免摩擦皮肤,可采用冲洗或轻拍方式清洁皮肤;不可使用吹风筒或烤灯干燥皮肤,以防皮肤干裂,应自然通风,保持会阴部及肛周皮肤干爽。③受损处皮肤可使用造口粉及 3M 液体敷料交替喷涂 2~3 次,形成保护屏障以隔绝刺激。④注意每班次检查并评估皮炎的级别及治疗的效果,根据实际情况调整措施。

护士长:回答较全面,失禁性皮炎主要是因病人发生大小便失禁后,皮肤长期或反复暴露于尿液和粪便中所造成的炎症,这位病人的失禁性皮炎主要由尿失禁造成,但失禁性皮炎临床护理困难更多来自大便失禁的病人,其难点主要在于排泄物的控制困难和皮肤的隔绝困难,除上述措施外,还可以采用 OB 棉条填塞肛门、利用造口袋收集大便、应用大便收集系统引流粪便等措施来控制排泄物,同时预先在肛周皮肤应用透明膜敷贴、薄型水胶体敷料进行保护。同时要做评估记录,及时完成《失禁性皮炎评估护理单》;注意严格交接班,对皮炎的变化和治疗的效果进行动态观察。

入院时对病人进行了改良洼田饮水试验,评分为Ⅱ级,存在一定误吸风险。刚才责任护士汇报的防误吸护理措施很全面,但应针对照护细节对陪护进行精细化指导,请责任组长示教关于病人进食的细节都有哪些注意事项? 如何对陪护进行饮食指导呢?

责任组长(N3 级):进食前应为病人创造安静、舒适的就餐环境和轻松愉快的氛围。有误吸风险的病人,应当谨慎选择食物的种类,并严格按要求体位进食,具体内容包括以下方面。

1)食物性状选择:给予容易吞咽的食物,其特征为密度均一、有适当的黏性、容易搓成团块而不易松散,通过咽部及食管时容易变形且不在黏膜上残留,以半流质为宜,如鸡蛋羹、烂面、水果泥、菜泥、稠粥、米糊等,同时还应顾及食物的色、香、味,对肉类、蛋类、蔬菜、水果等分类搅拌,分别盛放,保持食物的原有口味。

2)食物温度应维持在 37~42℃,冷食比热食佳,冷食可促进舌较快速地向后运动,每餐前可先予 30~50ml 冰水饮用,然后进食。

3)控制好摄食入口量,正常成人一口量为 20ml,有吞咽障碍的老年病人宜从 5~10ml 开始,酌情递增。

4) 不宜食用的食物:易掉渣、易松散的食物,如饼干;不易咀嚼的食物,如大块肉类;黏性高的食物,如年糕;有骨或有刺的食物;汤汁较多的食物;大块食物,如馒头;块状或叶、茎较长的蔬菜,如芹菜等;其他如高脂、咖啡、碳酸饮料、辛辣食品以及温度较高的食物等。

5) 餐具选择圆润、无尖角、光滑的安全舒适型餐具,避免使用刀、叉等不安全餐具,饮水禁用吸管;勺子应选柄长且粗,边缘钝厚,容量约 5~10ml;碗选用边缘倾斜的,加防滑垫;杯口不要接触到鼻部。

6) 进食体位宜取床上坐位:抬高床头 30°~60°,头部略前屈,肩背部可垫枕头。

7) 进餐的过程应保持病人注意力集中不被打扰,细嚼慢咽,前一口完全吞咽后再吃下一口。

责任护士:病人为老年病人,同时伴有多种基础疾病,需加强关注与巡视,但病人入院时存在对医护人员不信任的情绪,护患配合不理想,我们应该如何与病人进行有效沟通?

责任组长(N3):老年病人记忆力及理解力衰退,再加上患病心理压力较大,容易出现焦虑、抑郁、烦躁等不良情绪,影响病人配合度,沟通时护理人员应注意以下几点。

1) 投其所好,有效沟通。当病人出现抵触行为时,护理人员应与病人及家属进行沟通,接受和理解其情绪、行为,不指责、不纠正病人,不反驳、不责怪病人,更不可与病人发生争论,适时引导、转移病人的注意力。病人暴躁易怒时,要耐心安抚,对于一些可能不太符合常规但不违反原则的要求可以适当满足。

2) 营造安全氛围,提高依从性。注意保护病人的安全感,不随意改变物品摆放的位置。针对病人提出的问题,所有工作人员回答口径一致,避免引起病人记忆混乱。病人拒绝、不配合时,暂缓治疗,等病人情绪稳定后再进行。

3) 照护者须保持冷静,帮助病人建立和谐的照护关系,让病人多一点安全感,减少对未知的恐惧。多倾听病人的表达,洞察病人的感受并给予安慰,一旦观察到病人出现情感淡漠、激越行为或自伤、伤人等危险行为时,及时给予干预。

4) 对待老年病人最重要的是取得其信任与接纳,因此,护士一定要尊重病人,用温柔体贴的话语和适当的肢体接触给予病人关心和爱护,可以通过给病人讲故事、读报纸,一起做病人喜欢的事情等方式增强病人的接纳度,建立良好的护患关系,才能进行愉快、有效的沟通。

护士长总结:今天的教学查房完成得很好,责任护士对病人的护理问题明确,实施的护理措施有效,熟练掌握老年综合征病人的观察护理要点。责任组长在补充个性化的护理措施时指导得当,达到良好的教学目的。

对于该例病人,护士在护理服务的过程中,应密切关注病人的病情变化、身心感受及营养状态,运用护理程序对病人开展个性化的护理服务,积极宣教疾病知识及促进康复的护理指导,帮助病人尽快地恢复。

目前病人躯体症状明显,并存在一定的激越行为,责任护士在护理服务的过程中应警惕各种不良事件的发生风险,理解、尊重病人,及时满足病人的生活需要,有序开展治疗护理活动。希望大家共同关注老年综合征病人的护理,不断提高自身的护理水平。大家也可以针对临床中发现的问题提出自己的思考,展开护理研究,为护理技术的进步贡献自己的力量!

(罗蓝 曹苏南)

二、一例结核性胸膜炎病人的教学查房

查房日期:2022 年 09 月 15 日

查房地点:肺病二科

主查者:教学组长

查房对象:实习护生、带教老师

参加人员:实习护生、带教老师、教学组长

查房主题:结核性胸膜炎病人的护理

查房目的:①实习护生及带教老师掌握护理教学查房的流程。②实习护生掌握结核性胸膜炎的护理要点。

(一) 查房前准备及查房秩序

1. 查房前准备

(1) 参加人员准备:提前熟悉病例、复习相关知识。

(2) 病人准备:做好解释,取得配合,选择病人情况稳定、不影响作息及治疗的时间,嘱排空二便,做好准备。

(3) 物品准备:备查房车,有序放置病例资料、查体用物(生命体征测量用

物,如听诊器、手电筒等)、快速手消毒液。

(4) 环境准备:保持安静、宽敞明亮,温度和湿度适宜,床单位整洁,窗帘遮挡保护隐私,减少不必要的人员进入或停留。

2. 查房秩序

(1) 进入病房顺序:带教老师、实习护生(推查房车入)、N1 级护士、教学组长/护士长。

(2) 人员站位:病人右侧为带教老师、教学组长;病人左侧依次为查房护生、N1 级护士、其他实习护生;床尾放查房车。

(3) 查房护生 A 进入后向病人作自我介绍、告知查房目的,并完成病例汇报。

(二) 病例汇报

1. 一般资料   1 床,刘某,男,51 岁,职业:司机,因咳嗽 2 个月、伴活动后胸闷 1 个月,于 2022 年 9 月 9 日 10:11 步行入院。诊断:①右侧结核性胸膜炎;②肺结核待排。

2. 现病史   病人 2 个月前无明显诱因出现咳嗽,咳少许白色黏痰,夜间明显,至当地社区就诊,给予"中药"治疗 4 天,病人觉咳嗽、咳痰稍缓解。1 个月前,病人活动后觉轻度胸闷、气促,偶有低热。2022 年 9 月 1 日在外院住院治疗,期间胸部 X 线检查示"右侧中量胸腔积液伴邻近肺组织膨胀不全、渗出"、胸腔镜示"右肺胸膜广泛增厚伴多发干酪样结节",病理报"肉芽肿性炎,抗酸(+)"、查痰及肺泡灌洗液涂片抗酸染色阴性,2022 年 9 月 9 日至我院就诊,拟"结核性胸膜炎"收入我科。

3. 既往史   否认"糖尿病、甲亢"等内科疾病史;否认"伤寒、梅毒"等传染病病史;无食物、药物过敏史。

4. 阳性检查结果   胸腔积液常规示:比重 1.019,白细胞计数 $6\,654 \times 10^9$/L,红细胞计数 $4\,000 \times 10^{12}$/L,单核细胞计数 $5\,019 \times 10^9$/L。胸腔积液生化示总蛋白 52.7g/L、碱性磷酸酶 45U/L、腺苷脱氨酶 48U/L、乳酸脱氢酶 542U/L、葡萄糖 3.96mmol/L、氯 104.3mmol/L。2022 年 9 月 15 日 B 超示:可见少量胸腔积液。目前病人生命体征正常,咳嗽,咳白色黏痰,活动后气促。

(三) 治疗措施

1. 予一级护理,低流量吸氧。

2. 予 HRZE 抗结核药口服、谷胱甘肽护肝药口服等治疗。

3. 2022 年 9 月 9 日予留置右侧胸腔引流管,每日引流黄色混浊胸腔积液约 100 ml。

(四) 护理评估

1. 生命体征　T 37.6℃,P 95 次/min,R 24 次/min,BP 124/85mmHg,SpO$_2$ 96%。

2. 神经系统　意识清醒。

3. 心血管系统　心率同脉率。

4. 呼吸系统　鼻导管吸氧 2L/min,呼吸平稳。

5. 消化系统　腹部平软,无压痛、反跳痛,可自行进食。

6. 泌尿系统　自行排黄色澄清尿液。

7. 皮肤情况　右侧胸腔留置普通引流管,管道固定在位,余皮肤完整。

8. 风险评估　BADL100 分(A 级),跌倒风险评分 1 分(低风险),Braden 压力性损伤评分 22 分(无风险),Padua 评分 0 分(无风险),营养风险筛查(NRS 2002)1 分(无风险),非计划性拔管风险 11 分(低风险)。

(五) 护理诊断/问题及护理措施

1. 气体交换受损　与胸腔积液导致胸廓活动受限有关。

(1) 护理目标:病人呼吸功能得到恢复或改善。

(2) 护理措施:①予低流量吸氧。②取半卧位,使膈肌下降,利于呼吸。③观察病人有无气促、呼吸困难。

(3) 护理评价:病人呼吸功能有所改善。

2. 有感染的风险　与留置胸腔引流管有关。

(1) 护理目标:病人住院期间无感染发生。

(2) 护理措施:①密切观察生命体征变化,关注病人主诉。②监测体温及感染性指标。③严格无菌操作,保持胸腔引流置管处敷料清洁、干燥。④鼓励病人咳嗽、咳痰,加强营养。⑤遵医嘱合理应用抗生素治疗。

(3) 护理评价:病人现体温正常,无感染发生。

3. 潜在并发症:非计划性拔管。

(1) 护理目标:病人住院期间无非计划性拔管发生。

(2) 护理措施:①关注管道固定情况,观察胸腔积液引流的量、性质、颜色,准确记录。②观察管道敷贴处皮肤及穿刺口情况。③严格交接管道刻度及管道标识。

(3) 护理评价：住院期间未发生非计划性拔管。

4. 焦虑 与不了解病情、担心预后有关

(1) 护理目标：病人的心理压力减轻，紧张、焦虑等情绪得到缓解。

(2) 护理措施：①多与病人沟通，多关心、爱护病人，尽量满足其合理要求。②向病人讲解疾病与胸腔置管的相关知识，减轻其焦虑。

(3) 护理评价：病人的焦虑情绪缓解。

(六) 带教老师指导

1. 护理评估（补充查体）

(1) 查看管道固定情况、局部皮肤情况、引流情况。

(2) 肺部听诊：示范肺部听诊及叩诊方法。评估结果，病人右侧胸腔触觉语颤减弱，右下肺叩诊浊音，左肺叩诊呈清音，右下肺呼吸音减低，双肺未闻及干、湿啰音，无胸膜摩擦音。

(3) 询问病人有无咳嗽、咳痰、胸痛、胸闷及呼吸困难等症状；观察病人有无气短、气促、乏力、烦躁不安等症状。

2. 评价与指导 刚才同学 A 的病情汇报较完整，而且能以系统的思维进行护理评估，这些都是值得表扬的，但也存在一定的不足。

(1) 护理评估不全面：①护理评估方法包括视、触、叩、听、问及查阅病历资料，刚才同学 A 评估时忽略了听诊及问诊，这可能会造成评估不全面、不准确。②结核性胸膜炎伴胸腔积液者常出现胸腔积液分隔的情况，如果不进行仔细的听诊，了解肺复张情况，有时可能因为引流量减少错判为引流管堵塞或胸腔积液引净。③同时，要重视病人的主诉，通过问诊了解病人症状缓解情况，结合查体及病历资料，才能全面、正确评估病情。

(2) 护理措施补充

1) 气体交换受损：最主要的是保持有效的引流，因此，①应注意严格观察引流情况，妥善固定引流管，防止受压打折；②每日检查引流管通畅性，巡视时注意向远心方向挤压引流管；③指导病人引流时取半坐卧位，保证引流管位于胸腔低位；④注意引流速度不可太快，引流开始时注意观察，如引流速度过快，应指导病人平卧，同时调节阀门减慢引流速度，以防急性肺水肿；⑤指导病人深

呼吸及下床活动,促进胸腔积液引出,注意下床活动时引流管加强固定。

2)防感染措施:应注意保持引流袋低于胸腔,防止胸腔积液倒流入胸腔。

3)防非计划性拔管:除了护士做好管道固定、定期检查固定情况及严格交接置管刻度外,还应注意对病人及家属的宣教与指导,让病人参与到安全护理中;教会病人保护管道的方法及出现脱管时的应急处理;同时也要指导病人关注固定情况,如发现固定松脱、胶布卷边等情况及时通知护士处理。

(七)教学组长点评与指导

整个查房带教老师和同学都进行了充分的准备,基本达到学习目标。结核性胸膜炎为本病区前5位病种之一,大家只有熟悉掌握该疾病相关知识和技能,才能结合每位病人病情制订出个性化的护理措施。因此带教老师重点要培养学生的评判性思维能力;学生要有主动学习意识,多向老师提问,才能达到教学相长。补充以下内容:

护理问题

知识缺乏:缺乏疾病防治的相关知识。

护理措施:①结核病相关知识宣教。②讲解胸腔积液引流的注意事项。③讲解病人饮食及活动注意事项。

(八)讨论

教学组长:请问各位同学,该病人的健康宣教具体内容有哪些呢?

实习护士A:①指导进高热量、高蛋白、高维生素、易消化的饮食,提高机体的抵抗力。②在病人下床活动时指导病人选择合适的衣物及鞋子,保持地面整洁干燥,并加强引流管固定,避免引流管过长影响活动或导致跌倒。③其次应向病人及家属做好管道维护的知识宣教,指导其妥善安置管道的方法和应遵循的原则。若引流管从胸腔滑脱,指导病人立即用手捏闭伤口处皮肤并按铃呼叫医护人员;若引流管连接处脱落或引流管损坏,指导病人立即反折管道,再通知医护人员按无菌操作更换引流袋。

教学组长:谁回答结核性胸膜炎分为哪3型,表现有哪些呢?

实习护士B:①干性胸膜炎,症状轻重不一,有的病人很少或完全没有症状,而且可以自愈;有的病人起病较急,主要症状为胸痛,疼痛性质为剧烈尖锐的针刺样痛,深呼吸、咳嗽时更甚,浅呼吸、平卧和患侧卧位,胸痛可减轻。②渗出性胸膜炎,表现为发病急剧,高热,体温大都在38~40℃不等,病人可伴有全身不适,乏力、盗汗、食欲减退等结核病毒性症状。大量胸腔积液病人可出现气短、胸闷,甚至端坐呼吸、发绀。③结核性脓胸,结核病毒性症状明显,积脓较多的时候出现气短、呼吸困难。

教学组长:回答得很好,目前病人留置普通胸腔引流管,病情稳定,症状明显改善。请哪位同学谈谈留置胸腔引流管的手术配合及护理要点。

实习护士 C:

1. 胸腔穿刺抽液/置管术配合　①术前向病人讲解胸腔穿刺/置管的目的、方法,减轻紧张情绪。讲解术中配合要点;穿刺过程中保持体位不变,不咳嗽及深呼吸,以免损伤胸腔组织器官;嘱病人适当进食,勿空腹。②病人留置胸腔引流管时,应注意观察病人的生命体征、面色等变化,如病人出现头晕、恶心、心悸、冷汗等胸膜反应,立即停止操作,取平卧位,观察生命体征,必要时予 50%葡萄糖口服,防止休克。

2. 引流护理　①床头悬挂防脱管警示牌,做好管道标识确保病人管道固定通畅,敷料干燥清洁。每班查看管道及伤口敷料情况,每周更换敷料 1 次,潮湿或污染及时更换。②首次排液不宜超过 700ml,以后每次抽液不超过 1 000ml,每天不超过 2 000ml。③关注引流情况,评估拔管指征。如引流量突然减少,应警惕堵管或管道打折、移位的可能。如引流量持续少于 50ml,胸部 X 线检查示肺膨胀良好或胸部 B 超示胸腔积液消失,病人无呼吸困难、压迫症状改善,可考虑通知医生拔管。

实习护士 A:这位病人可以做康复锻炼吗,怎么做合适?

教学组长:胸腔积液的病人康复重点在于促进肺复张、改善通气。①督促病人进行缓慢的腹式呼吸,适当咳嗽。②进行扩胸运动一天两次每次 30 分钟,可减少胸膜粘连的发生,提高通气量。③鼓励病人下床活动,增加肺活量。

教学组长总结:实习同学对病人的护理问题明确,实施的护理措施得当。本次查房的重点是掌握留置胸腔引流管的观察护理要点;掌握护理教学查房的流程;熟悉结核性胸膜炎的病因及发病机制。通过本次查房,希望同学们在护理服务的过程中,能运用护理程序对病人开展身心的整体护理服务,积极宣教疾病知识及促进康复的护理指导,鼓励病人以乐观的态度应对疾病影响。目前病人症状明显改善,引流出的胸腔积液逐渐减少,应做好拔管评估和准备。大家也可以针对临床中发现的问题提出自己的思考,展开护理研究,为护理技术的进步贡献自己的力量! 今天的查房到此结束,谢谢各位的配合!

(罗蓝　王一　温敏)

第二节　护理业务查房案例

一、一例结核性脑膜炎合并双下肢活动障碍病人的护理查房

(一) 病例介绍

1. 一般资料　刘某,男性,32 岁,未婚,无业,住院号 2750××,因"双下肢活动障碍 9 天,发现肺部阴影 7 天"于 2023 年 01 月 22 日 15:29 入院,入院诊断:①血行播散性肺结核;②结核性脑膜炎;③颈胸腰段脊膜结核可能;④营养不良。

2. 现病史　自述连续在网吧上网后(连续半个月,每天至少 8 小时),2023 年 1 月 13 日突感双下肢无力、排尿困难,伴食欲缺乏。2023 年 1 月 15 日双下肢无力加重,不能行走,不能排尿,2023 年 1 月 16 日经 120 送至当地医院住院治疗,期间间断发热,体温最高 38.2℃,后转至我院。

3. 既往史　平素身体健康状况良好。

4. 家族史　无。

5. 个人史　生活作息不规律。

6. 家庭情况　父亲健在,母亲已故;无医疗保险,生活开支由哥哥在深圳务工支持。

(二) 治疗方案

1. 入院后告知病重,低流量吸氧。

2. 头孢哌酮钠舒巴坦钠及左氧氟沙星抗感染,泼尼松抗炎。

3. 抗结核治疗　异烟肼、乙胺丁醇、利福平、吡嗪酰胺口服。

4. 对症支持治疗　兰索拉唑护胃,葡醛内酯片护肝,白蛋白补充蛋白,20%甘露醇脱水降颅内压,予清洁灌肠及开塞露肛塞保持大便通畅等。

(三) 入院护理评估

1. 生命体征　T 36.2℃,P 118 次/min,R 20 次/min,BP 129/84mmHg,SpO$_2$ 98%。

2. 神经系统　意识清楚,呼之能应,对答切题,定向力正确。双侧瞳孔等大等圆,直径约2.5mm,对光反射灵敏。病人颈抵抗阴性,布鲁津斯基征阴性,双侧巴宾斯基征阴性;双上肢肌力5级,双下肢肌力2级,肌张力正常。颅脑3.0T MR机增强扫描示:右侧枕叶、左侧额顶叶及邻近脑膜异常强化,可疑感染性病变,可疑结核性脑膜脑炎。全脊柱3.0T MR机增强扫描示:脊膜增厚伴强化,考虑感染性病变,结核可能性大。

3. 心血管系统　无胸闷、心悸,心电图检查示窦性心动过速,听诊心音强弱正常,心律齐,心脏搏动正常。

4. 呼吸系统　胸廓形态正常、呼吸平顺,无咳嗽、咳痰,双肺呼吸运动对称,未闻及干、湿啰音。胸部CT示:两肺多发感染,结核可能性大;右侧胸膜增厚。动脉血气分析(FiO$_2$ 29%)pH 7.485,HCO$_3^-$ 31.5mmol/L,碱剩余(base excess,BE)7.4mmol/L,PO$_2$ 139mmHg,PCO$_2$ 41.9mmHg。

5. 消化系统　无腹痛及恶心、呕吐,腹部膨隆,叩诊为鼓音,左下腹实音,右下腹处听诊肠鸣音2次/min。诉腹胀,排便困难、3~5天解大便1次(需开塞露肛塞辅助排便或人工抠便),粪便类型为布里斯托分类1型。

6. 泌尿系统　排尿困难,外院予导尿处理,转院前予拔除尿管,目前未排尿,憋胀感明显。下腹部膨隆,膀胱区叩诊呈浊音。尿素氮肌酐比值60.00,肾小球滤过率123.96ml/min。泌尿系彩超:右肾小结石,大小约2mm。

7. 皮肤情况　皮肤完整,双下肢轻度凹陷性水肿。

8. 营养评估　身高169cm,体重48kg,BMI 16.81kg/m^2,NRS 2002评分4分。前白蛋白51mg/L,白蛋白26.7g/L,总蛋白53.4g/L,血糖5.68mmol/L。

9. 护理风险评估　BADL评分10分(D级,重度依赖),跌倒/坠床风险评分5分(高风险),Braden压力性损伤评分12分(高风险),VTE风险评分(Padua评分)4分(高风险),吞咽障碍筛查(改良式洼田饮水试验)阴性。

(四) 护理查房及护理过程

入院后根据病人病情及生活自理能力予一级护理、鼻导管吸氧2L/min、心电监护、建立外周静脉通路。

1. 2023年1月23日08:25责任组长床边二级查房。

(1)责任护士:汇报夜间病情,病人刘某,昨日新入院,诊断为血行播散性肺结核、结核性脑膜脑炎、颈胸腰段脊膜结核可能、营养不良。自诉排尿、排便困难,经评估重新留置导尿管。病人对疾病预后情况较为担心,处于比较焦虑的状态,夜间睡眠不佳,予心理安慰,可间断入睡。生命体征平稳,今晨 7:00 T 36.5℃,P 112 次/min,R 20 次/min,BP 120/74mmHg,SpO$_2$ 98%,24 小时入量 1 097ml,尿量 1 200ml,未排便。

(2) 责任组长:查体:①意识状态检查及瞳孔检查。②颈抵抗、布鲁津斯基征、克尼格征检查。③四肢肌力及肌张力检查。④听诊双肺呼吸音。⑤腹部叩诊及触诊,听诊肠鸣音情况。同时询问病人自觉症状及疾病知识了解情况,了解病人情绪。综合考虑提出病人目前以下护理诊断/问题。

1) 排泄功能障碍:排尿困难、排便困难　与中枢神经系统受损导致排便反射失效有关。

2) 营养不良:低于机体需要量　与疾病导致消耗增多有关。

3) 知识缺乏:缺乏疾病相关知识。

4) 焦虑　与病情重、病人生活自理能力丧失、担心预后有关。

5) 有发生压力性损伤、坠床、VTE 的风险。

(3) 责任组长提出以下护理措施。

1) 协助医生尽早为病人行腰椎穿刺术,了解颅内压情况及脑脊液检查结果,充分做好检查前准备(参见第八章第五节"脑脊液引流术的护理")。

2) 予留置尿管,恢复排尿,保护肾功能。留置尿管首次排放尿液时注意速度缓慢,排出尿液不得超过 1 000ml,避免引流尿液过多引起膀胱从高压状态迅速变为低压状态,可能导致膀胱内的小血管过度充血而破裂或膀胱挛缩、腹腔内压力急剧下降可能造成血压下降等风险。

3) 目前可使用缓泻剂或少量不保留灌肠解决便秘。后续责任护士从饮食调整、运动指导、排便习惯等方面对病人进行综合指导。

4) 病人营养不良的类型为蛋白质营养不良,且结核病主要消耗人体蛋白质。应指导病人进高蛋白饮食,并注意每餐有新鲜蔬菜瓜果,保证维生素摄取充足,同时可促进肠蠕动。病人营养风险筛查 2002(NRS 2002)4 分,有营养不良的风险,申请营养科会诊,制订个性化营养方案,护士应督促落实营养方案,观察病人营养耐受情况。

5) 病人活动受限、消瘦,存在高压力性损伤风险,予卧气垫床,严格落实防压力性损伤护理,协助更换体位,同时指导病人自我翻身技巧。每班交接班必须严格交接皮肤情况,尤其是受压部位皮肤。将日常常用物品摆放于病人伸手可及处,卧床时拉好床挡,以防坠床的发生。

6)病人双下肢活动障碍,抬高双下肢15°,尽快完善双下肢血管超声检查,如无血栓可指导病人行踝泵运动,并尽早进行双下肢气压治疗,预防深静脉血栓。

7)病人为新入院,应加强宣教指导,以帮助病人尽快熟悉环境,正确认知病情,从而克服恐惧焦虑心理,增强其抗病信心。宣教重点为病区介绍、作息时间安排、结核病疾病知识、隔离防护要点、饮食及生活注意事项。同时发放疾病宣传资料,采用分次、分重点、适当重复的方式讲解疾病相关知识,帮助病人了解疾病及治疗护理配合要点。同时,关注病人心理及情绪变化,加强主动沟通,帮助病人减轻焦虑,树立战胜疾病的信心。

2023 年 1 月 23 日,行腰椎穿刺术,测颅内压 175mmH$_2$O,脑脊液检查:微量总蛋白 2.36g/L,葡萄糖 2.0mmol/L,氯 101.3mmol/L,腺苷脱氨酶 38.3μg/L。

2. 2023 年 1 月 25 日床边三级查房。

(1) 责任护士:汇报病人情况,病人营养支持耐受良好,双下肢血管超声显示无异常,每日行气压治疗及踝泵运动。目前病人仍无尿意、便意,昨日予生理盐水 500ml+ 开塞露 60ml 灌肠,排水样伴少量粪渣样便 2 次,生命体征平稳。24 小时入量 1 443ml,尿量 1 700ml,排便 2 次,约 40ml。目前情绪稳定。

(2) 责任组长:查看病人用药情况及各项实验室检查结果,并行进行查体:①意识状态检查及瞳孔检查。②听诊双肺呼吸音。③四肢肌力及肌张力检查。④腹部叩诊及触诊,听诊肠鸣音情况。同时询问病人自觉症状,了解病人需求,提出以下建议。

1)病人目前情绪稳定,未发生 DVT、压力性损伤等并发症,能有效配合治疗及护理,可完成清洁、进食及翻身等自我护理,通过灌肠可顺利排便,说明护理措施有效,可继续目前措施。

2)行膀胱容量压力测定,考虑间歇导尿的可行性,同时帮助病人建立排尿反射:夹闭尿管,待病人有尿意或膀胱充盈时放尿。放尿前 5 分钟,指导病人全身放松,听流水声,尝试自行排尿。盆底肌训练:病人平躺,双腿屈曲,收缩肛门周围的肌肉,保持 10 秒,放松 10 秒,重复做 10~20 次为一组,每天练习 4~6 组。指导病人行肠道功能锻炼:①做好饮食指导,保证病人每日摄水量在

1 500~2 000ml,多食用植物脂肪,如核桃仁、花生等,有润肠作用。②多食用富含纤维食物,如芹菜、青菜等;腹部按摩,用大小鱼际肌从右下腹至左上腹顺时针环形按摩,每日 3~5 次,每次 5~10 分钟。③肛门括约肌训练,病人侧卧双下肢稍屈髋屈膝,操作者于肛周每个方向向内按压 5~10 次,使肛门外括约肌收缩-扩张-收缩,刺激直肠、肛门括约肌,诱发便意,3 次/d。④直肠指力刺激,戴手套示指或中指涂润滑油插入肛门 1~2 指节,用指腹一侧沿直肠壁顺时针转动,30~60s/圈,间隔 2 分钟可再次进行,每日 1 次,每次 10~15 分钟。

3）将训练内容列入护嘱单（表 10-2-1），悬挂于病人床边,由责任护士遵护嘱执行,责任组长每日检查落实情况。

表 10-2-1 护嘱单

床号:02 床　　　　　姓名:刘某　　　　　住院号:2750××　　　　　日期:2022-01-25

项目	执行频次	时间安排	执行时间	执行签名	备注
督促、协助病人翻身	1 次/2h	8:00			
		10:00			
		12:00			
		16:00			
		18:00			
		20:00			
		22:00			
		00:00			
		2:00			
		4:00			
		6:00			
床上擦浴	1 次/d	白班			
定期夹闭尿管	按需	白班			待病人有尿意或膀胱充盈时排尿
		上夜			
		下夜			
盆底肌训练	5 组/d	7:00			视病人治疗及休息情况调整时间
	（10~20 次/组）	11:00			
		15:00			
		19:00			
		22:00			

续表

项目	执行频次	时间安排	执行时间	执行签名	备注
腹部按摩	3 次/d (10~15min/次)	8:00 14:00 20:00			视病人治疗及休息情况调整时间
肛门括约肌训练	3 次/d	8:00 14:00 20:00			每次于肛周每个方向向内按压 5~10 次
直肠指力刺激	1 次/d	10:00			由康复专科护士或责任组长执行
双上肢抗阻训练	每天多次	白班 上夜 下夜			以病人不感到疲劳为宜
双下肢被动运动	3 次/d (10~15min/次)	9:00 14:00 20:00			视病人治疗及休息情况调整时间
双下肢气压治疗	2 次/d	9:00 15:00			

（3）护士长：同意病人目前的护理措施，但仍须关注病人有失用性肌萎缩、非计划性拔管、外周静脉损伤及脑疝等风险，并提出以下措施。

1）病人颅内压正常，但脑脊液生化检查中蛋白高，建议卧床休息，四肢肌力仍未恢复，应预防失用性萎缩，指导病人进行肢体及呼吸功能锻炼，具体方法如下：①指导进行双上肢抗阻训练，如使用弹力带、举沙袋或矿泉水瓶，每天不定次数，以不感到疲劳为宜。②进行呼吸功能锻炼，如：深呼吸、有效咳嗽等。③双下肢肌力 2 级，协助病人进行被动运动，例如：大小关节伸屈、转动，每天 3~5 次，每次 10~15 分钟。④训练过程中关注病人耐受情况，保持有氧训练。

2）病人留置尿管。指导病人自我护理方法，肢体训练时注意妥善安置导管位置，避免非计划性拔管。同时每日行拔管评估，尽早拔管。

3）严密观察病人生命体征、神志、瞳孔,如出现意识改变、血压升高、心率下降、呼吸减慢、头痛、呕吐等情况,及时通知医生给予处理,警惕脑疝的发生。

4）病人常规应用甘露醇静脉滴注治疗,对外周血管损伤极大,联系静脉治疗护理专科小组为病人建立 PICC 通路。

2023 年 1 月 28 日,行腰椎穿刺术,测颅内压 140mmH$_2$O,脑脊液微量总蛋白 2.92g/L,脑脊液葡萄糖 2.03mmol/L,脑脊液氯 102.7mmol/L,脑脊液腺苷脱氢酶 32.7μg/L。

2023 年 1 月 29 日病人排便恢复正常,粪便类型为布里斯托分类 4 型,排尿反射正常,予拔除尿管,可自行排尿。

3. 2023 年 2 月 6 日,床边二级查房。

（1）责任护士:汇报目前病人病情平稳,遵护嘱落实各项护理措施。

（2）责任组长:评估病人自理能力评分 55 分,查体:双下肢肌力 3 级,可进行双下肢主动活动及轻微抗阻运动,予增加下肢耐力训练。

1）空中踩踏自行车:病人平躺,将腿抬起,缓慢进行蹬自行车的动作。

2）弹力带(红色,阻力小):病人平躺,拉上床挡,弹力带系于靠近床尾的床挡上,双足钩住弹力带,往床头方向拉。

3）注意事项:训练过程中监测病人生命体征及耐受情况。

2023 年 2 月 8 日,行腰椎穿刺术,测颅内压 125mmH$_2$O,脑脊液微量总蛋白 1.92g/L,脑脊液葡萄糖 1.86mmol/L,脑脊液氯 111.3mmol/L,脑脊液腺苷脱氢酶 25.6μg/L。

2023 年 2 月 17 日双下肢肌力 4 级,改用弹力带(蓝色,阻力大)进行下肢抗阻训练。

2023 年 2 月 20 日病人脑脊液各项指标正常,协助病人下床活动,进行坐位训练、站立扶墙训练及站立训练。

2023 年 2 月 25 日病人双下肢肌力 4$^+$ 级,协助病人进行步行训练。

2023 年 3 月 1 日复查脑脊液各项指标正常,颅内压 125mmH$_2$O,白蛋白 39.5g/L,前白蛋白 183mg/L,总蛋白 65.1g/L。病人无并发症,能独立行走,步行 10~15m,自理能力评分 85 分,予办理出院。

（五）护理体会

结核性脑膜炎病死率及病残率非常高,在护理结核性脑膜炎病人的过程中,除实施常规护理干预及并发症的预防干预外,护理的重点是促进病人的肢体及生理功能的恢复。

在本案例护理过程中,科室护理团队在病人入院次日及时组织床边护理二、三级查房,全面、系统地评估病人情况,明确病人的护理重点及难点问题,并在病人住院过程中动态评估护理问题、对责任护士进行明确有效的指导,通过开立护嘱单的形式督促护理措施的落实,不仅有效地改善病人的临床结局,促进恢复健康,也能较好地实现护士的分层级使用,同时训练护士的临床思维及护理专业能力,进而提升临床护理质量。

(罗蓝　周红燕　温敏)

二、一例肺结核合并消化道出血病人的护理查房

(一) 病例介绍

1. 一般资料　林某某,男性,84 岁,退休,住院号 2615××,因"左侧腰部、右下腹部痛 2 周余,发热 3 天",于 2023 年 8 月 21 日 22:21 轮椅推送入院,入院诊断:①肺部阴影查因,可疑肺部感染、肺结核或肿瘤;②冠状动脉粥样硬化性心脏病;③慢性左心功能不全;④心房颤动;⑤高血压 3 级;⑥高尿酸血症。

2. 现病史　2 周前无明显诱因出现左侧腰部、右下腹部疼痛,未予重视;3 天前低热,至某医院予头孢哌酮钠舒巴坦钠抗感染治疗后无发热;胸部 CT 示:双肺弥漫粟粒结节,右肺下叶大片混合密度影,为排除结核病及进一步诊治,转至我院。

3. 既往史　既往心肌梗死、高血压、慢性左心功能不全、慢性肾脏病 (chronic kidney disease,CKD)4 期、心房颤动、高尿酸血症病史,目前服用氨氯地平、阿托伐他汀钙片、呋塞米片、沙库巴曲缬沙坦、复方 α-酮酸片药物治疗;否认"糖尿病、甲亢"等内科疾病史及"伤寒、梅毒"等传染病病史。否认血制品使用史及外伤史。对喹诺酮类药物可疑过敏,主要表现为咳嗽加重,无食物过敏史。

4. 家族史　家人体健,近亲中未发现遗传病。

5. 家庭情况　家庭成员和睦,对病人照顾细致。

(二) 治疗方案

1. 抗感染治疗　头孢哌酮钠舒巴坦钠静脉滴注。

2. 抗结核治疗　异烟肼、乙胺丁醇、利福平、吡嗪酰胺口服。

3. 对症支持治疗　谷胱甘肽静脉滴注护肝、呋塞米静脉推注利尿、非布司他片口服降尿酸。

（三）入院护理评估

1. 生命体征　T 36.2℃,P 88 次/min,R 20 次/min,BP 124/70mmHg,SpO_2 96%,疼痛评分 1 分(左侧腰部、右下腹部)。

2. 神经系统　意识清楚,无异常。

3. 心血管系统　心率同脉率,无胸闷、胸痛及心悸。

4. 呼吸系统　左肺呼吸音粗,右下肺呼吸音低,右下肺闻及湿啰音。

5. 消化系统　腹部平软,右下腹轻压痛、无反跳痛,可自行进食。

6. 泌尿系统　自行排黄色澄清尿液。

7. 皮肤情况　皮肤完整。

8. 风险评估　BADL 评分 45 分(B 级,部分自理能力),跌倒风险评分 9 分(高风险),Braden 压力性损伤评分 16 分(低风险),VTE 评分 5 分(高风险),NRS 2002 评分 3 分(存在营养风险)、疼痛评分 3 分(低强度)。

（四）护理查房及护理过程

入院后责任护士予一级护理,鼻导管吸氧 2L/min,建立外周静脉留置针输液治疗,低盐、低脂饮食,卧床休息,并行入院事项告知及防跌倒措施宣教指导。

1. 2023 年 08 月 22 日 08:00 床边三级查房。

（1）责任护士:汇报病人护理情况,林某某,男性,84 岁,因"左侧腰部、右下腹部痛 2 周余,发热 3 天"入院,诊断:肺部阴影查因,可疑肺部感染、肺结核或肿瘤、冠状动脉粥样硬化性心脏病、慢性左心功能不全、心房颤动、高血压 3 级、高尿酸血症。入院时 T 36.2℃,P 88 次/min,R 20 次/min,BP 124/70mmHg,SpO_2 96%,左侧腰部及右下腹部疼痛评分 1 分。入院后予一级护理,低流量鼻导管吸氧,补液治疗,生命体征平稳,食欲正常,夜间睡眠可,今晨已指导有效咳嗽并留取痰标本。病人对环境的改变仍存在轻度焦虑,对结核病的相关知识及医院感染防控知识掌握不全。

（2）责任组长:床边查体,P 88 次/min,脉细速且不规律,HR 90 次/min,心律不规则,快慢不一,心音强弱不等,心功能 Ⅱ 级。肠鸣音 6 次/min,四肢肌力 4 级,肌张力正常,吞咽障碍筛查阴性(洼田饮水试验 1 级)。病人动脉血气分析 pH 7.328,PCO$_2$ 26.8mmHg,PO$_2$ 70mmHg,实际 HCO$_3^-$ 14.0mmol/L,
BE −10.6mmol/L,氧合指数 241mmHg,乳酸 2.0mmol/L。血清淀粉酶 154.2U/L,
脂肪酶 485.9U/L。

（3）责任组长针对病人目前情况提出以下护理诊断/问题。

1）内环境紊乱:代谢性酸中毒　与肾功能不全有关。

2）知识缺乏:缺乏结核病相关知识及风险防控知识。

3）疼痛:左腰侧部、右下腹部疼痛　原因暂不明,可能与肾功能不全有关。

4）潜在并发症:DVT、跌倒、急性左心衰竭。

（4）责任组长提出以下护理措施。

1）尽快完善相关检查以准确评估心功能及明确结核病诊断,尤其是
心脏彩超及心电图检查并跟踪结果,督促病人留取合格痰标本。

2）病人血气分析提示代谢性酸中毒,结合病人存在 CKD4 及高尿酸血症
病史,应警惕病人发生肾功能恶化的可能,准确记录 24 小时尿量,并跟进肾
功能检查结果,同时关注电解质变化,重点关注血清钾水平,谨防水、电解质
紊乱。

3）病人存在脉搏短绌,既往有心肌梗死病史,关注病人有无胸痛、胸闷症
状,警惕再次发生心肌梗死;予心电监护,跟进心功能相关指标,如肌钙蛋白 I、
BNP 等结果;建议医生完善双下肢血管彩超排查 DVT。

4）病人年龄大、消瘦、咳嗽能力较弱(左侧腰部、右下腹部痛限制病人使用
腹肌配合咳嗽)、可咳出少量黄白色黏痰,听诊右下肺散在湿啰音。考虑病人情
况不适宜行机械排痰,建议为病人行手法叩背排痰,并指导病人有效咳嗽,咳
嗽、咳痰时使用软枕压在病人腹部,帮助增加腹腔压力,促进有效咳嗽。

5）病人血清淀粉酶及脂肪酶升高,经外院抗感染治疗后左侧腰部、右下腹
部痛症状较前缓解,不排除胰腺炎可能,完善腹部 CT 检查,动态观察疼痛情况、
有无恶心呕吐,嘱病人低盐、低脂、高优质蛋白、低嘌呤饮食。

（5）护士长:同意目前提出的护理问题及采取的护理措施,同时关注以下
问题。

1）目前病人左侧腰部、右下腹部痛原因未明,存在消化道疾病及腹腔脏器
疾病的可能,注意密切观察腹部体征及消化道反应,如恶心、呕吐、腹胀、腹泻、
腹肌紧张等。如疼痛持续加重,应实行暂禁食。

2）病人高龄,气道保护能力较弱,虽吞咽障碍筛查阴性,但仍须预防误吸,指导正确的喂食、进食方法,嘱病人进食时取半坐位。

3）病人有 VTE 的高危因素,现病人双下肢无水肿,双侧大小腿围相等,Homans 征阴性,指导病人踝泵运动,并跟进双下肢血管彩超结果。

4）减少氧耗,预防心血管事件:保持病室安静;保证病人休息及睡眠,避免过度劳累;关注病人情绪,避免病人过度激动或焦虑;保持大便通畅,避免用力排便等。

5）建议医生请临床营养科会诊,制订合适的营养方案并落实会诊结果。

6）病人担心疾病具有传染性,须做好隔离防护知识宣教,指导病人及家属正确佩戴口罩、正确洗手、咳嗽礼仪及正确处理痰液的方法。

7）病人存在跌倒高风险,应反复多次向病人及陪护人员宣讲、强调防跌倒的注意事项,并增加巡房频次,巡视时关注防跌倒措施的落实情况,主动为病人排除跌倒危险因素。

2. 2023 年 08 月 25 日 08:00 责任组长床边二级查房。

（1）责任护士:汇报病人情况,病人 2023 年 8 月 23 日结核分枝杆菌(+),已行 HRZE 四联抗结核治疗,并完成抗结核药物知识及感染控制相关宣教,但仍存在左腰及右下腹疼痛评分 1 分。病人精神及食欲较入院转差,自诉每日进食量约为入院前的 3/4,夜间睡眠可。

（2）责任组长:查体,病人精神倦怠、面色较前苍白,询问病人,诉轻度头晕,昨日解 1 次黑色糊状便。立即查体,腹部平软,无压痛、反跳痛,毛细血管充盈时间 3 秒;BP 102/62mmHg,SpO$_2$ 94%。查看前一日心脏彩超结果,示右心房扩大、老年性主动脉瓣退行性变并轻度反流、左心收缩功能正常,心电图示心房颤动(普通型),平均心室率 89 次/min,肌钙蛋白 I 0.01μg/L,BNP 440pg/ml;病人无胸痛、胸闷,四肢血管 B 超未见血栓形成。

（3）针对病人目前情况责任组长补充以下护理诊断/问题。

1）活动无耐力　与疾病相关。

2）潜在并发症:消化道出血、失血性休克、心肌缺血、窒息。

（4）责任组长提出以下护理措施。

1）病人出现隐性失血征象,结合前日黑色糊状便,应警惕消化道出血,立即复查血常规、动脉血气分析、留取大便标本送检。

2) 关注病人循环状态,警惕失血性休克:动态关注病人神志、血压、心率、脉压的变化,重视病人主诉,如有无口渴及眼花等,同时关注尿量变化。

3) 建立两条 20G 静脉留置针血管通路。

4) 病人年老体弱,加上精神倦怠,如有消化道出血,可能发生呕吐引起误吸,床边备负压吸引器。

5) 暂禁食,卧床休息,密切留意大便潜血试验及血常规结果。

6) 病人病情出现变化,重新评估 BADL 评分 30 分,应加强生活护理,保证病人舒适度。

3. 2023 年 08 月 25 日 11:00,检验结果显示:血红蛋白 58g/L,粪便隐血试验阳性,动脉血气分析 pH 7.35,PCO_2 32.8mmHg,PO_2 76mmHg,实际 HCO_3^- 25mmol/L,BE −8.6mmol/L,氧合指数 262mmHg,乳酸 2.0mmol/L,病人排 3 次黑色柏油样便,腹部稍膨隆,鼓音,腹痛评分 2 分,T 36.2℃,P 118 次/min,R 24 次/min,BP 92/62mmHg,SpO_2 94%,病人神志清醒,精神萎靡,诉口渴心悸。医疗诊断:上消化道出血。采取以下护理措施。

(1) 平卧休息,抬高床头 30° 以防呕吐引起误吸,提升氧流量为 4L/min,行心理安抚。

(2) 右锁骨下建立双腔中心静脉导管(central venous catheter,CVC),观察扩容治疗效果,同时为病人配型备血。

(3) 留置尿管,监测每小时尿量。

(4) 严格禁食,留置胃管,行胃肠减压,并通过胃液观察胃内出血情况,备冰盐水。

(5) 遵医嘱予抑酸护胃、止血及维持循环治疗,观察用药效果。

(6) 监测病情变化:①密切观察生命体征及精神、意识变化。②观察周围循环情况,如皮肤、口唇及甲床颜色,肢体温度等。③保证重要器官功能灌注,监测平均动脉压及氧合情况。④观察大便颜色、性状及量的变化,评估出血控制情况。

4. 2023 年 08 月 26 日 15:00 为病人行床旁胃镜下止血治疗,后病人消化道出血停止,次日拔除尿管,继续予抑酸护胃治疗。2023 年 8 月 30 日病人生命体征稳定,血红蛋白 92g/L,粪便隐血试验阴性,拔除胃管及右锁骨下 CVC,经口进温流食。

5. 2023 年 09 月 05 日　病人排黄色成形便,粪便隐血试验阴性,BADL 评分 80 分,予办理出院。责任组长给予出院指导:①出院后遵医嘱按时服药。②病人住院期间出现无明显诱因引起的消化道出血,指导病人及家属学会早期识别出血征象及应急措施,出现头晕、心悸等不适,或呕血、黑便时,立即卧床休息,保持安静,减少活动;呕吐时取侧卧位以免误吸,立即送医院治疗。

(五) 护理体会

在临床护理工作中,我们面对的病人有时存在多种基础疾病,病人可能出现意想不到的病情突变而陷入危急状态,这就要求护士具备扎实的专业知识,保持较高的专业敏感度,熟练运用各种评估方法对病人进行动态观察、全面评估,预见性地实施护理。

本案例中责任组长及护士长通过在病人入院次日晨、病情变化时及时组织床边二、三级查房,动态地评估病人情况,敏锐地发现病人存在失血征象,帮助临床护士明确病人不同时期的护理重点,在病人病情变化初期即进行有效的处理,防止病情进一步恶化,病人获得了良好结局。另一方面,通过护理业务查房培养责任护士综合观察、分析、解决临床护理问题的能力,使护士系统地掌握专科护理知识,提升护士的临床评判性思维能力,提高护理质量及团队整体力量和各层级护士的专业能力。

(罗蓝　李静　温敏)

三、一例支气管结核伴气道瘢痕狭窄病人的护理查房

(一) 病例介绍

1. 一般资料　陈某某,女性,27 岁,未婚,职员,住院号 1999××,因“抗结核治疗 1 年”于 2023 年 10 月 19 日 10:00 入院,诊断:①继发性肺结核、右肺培阳初治;②气管、右主支气管结核(瘢痕狭窄型 + 肉芽增生型)。

2. 现病史　1 年前无明显诱因出现咳嗽、咳痰,于外院诊断为“继发性肺结核涂阳初治”,行支气管镜检查示:右侧气管、右主支气管及右肺上叶大量白苔样坏死物。予抗结核治疗,3 天前出现咳嗽、咳痰、活动后气促,门诊支气管镜检查示:气管、右主支气管结核(瘢痕狭窄型 + 肉芽增生型),建议择期行球囊扩张术。

3. 既往史　无高血压、糖尿病、冠心病等疾病史;否认“伤寒、梅毒”等传染

病病史;否认血制品使用史及外伤史;无药物或食物过敏史。

4. 家族史　家人体健,近亲中未发现遗传病。

5. 家庭情况　未婚,家庭支持良好;有医保。

(二) 治疗方案

1. 抗感染　左氧氟沙星静脉滴注。

2. 抗结核　异烟肼、乙胺丁醇、利福平口服;异烟肼雾化吸入治疗。

3. 止咳化痰　勒马回胶囊口服。

4. 择期支气管镜介入治疗。

(三) 入院护理评估

1. 生命体征　T 36.5 ℃,P 80 次/min,R 23 次/min,BP 135/76mmHg,SpO_2 95%。

2. 神经系统　意识清楚,无异常。

3. 心血管系统　心律齐,无胸闷、胸痛及心悸;心电图无异常。

4. 呼吸系统　阵发性咳嗽,咳少量黄黏痰,活动后气促,右侧语颤减弱、叩诊呈浊音伴呼吸音减弱,未闻及干、湿性啰音及胸膜摩擦音。胸部 CT 平扫示:右肺继发性结核;右主支气管狭窄,考虑支气管结核;右肺膨胀不全。

5. 消化系统　腹软,无腹胀、腹痛、恶心、呕吐等,大便正常。

6. 泌尿系统　无异常。

7. 皮肤情况　皮肤完整。

8. 风险评估　BADL 评分 100 分(A 级,生活自理),跌倒/坠床风险评分 1 分(低风险),NRS 2002 评分 1 分(低风险),SAS 评分 61 分(中度焦虑)。

(四) 护理查房及护理过程

1. 2023 年 10 月 20 日 08:00 床边二级查房。

(1) 责任护士:汇报病情,病人入院后予一级护理、鼻导管吸氧 2L/min 后,SpO_2 97%~99%,建立外周静脉通道输液治疗及雾化吸入治疗,活动后气促,嘱卧床休息,SAS 评分 61 分,已为病人发放疾病宣教册并宣讲入院注意事项及疾病相关知识,焦虑未缓解。病人咳痰困难,痰标本未留取。病人目前需要指导解决的护理问题有:①活动后气促;②痰标本留取困难;③焦虑。

(2) 责任组长:床边查体,①精神状态、气促情况检查。②双肺呼吸运动、触觉语颤检查。③肺部叩诊及听诊。④查看辅助检查结果,包括血气分析、心脏彩超、胸部 CT 平扫及支气管镜检查结果。⑤询问病人夜间睡眠情况,了解病人焦虑的原因。针对病人目前情况提出以下护理问题:

1)活动无耐力　与支气管结核伴气道瘢痕狭窄及肉芽增生所致的通气功能受限有关。

2)焦虑　与病人缺乏疾病知识、担心预后有关。

3)睡眠型态紊乱　与病人焦虑情绪及呼吸急促影响卧位有关。

4)痰标本留取困难　与气道狭窄影响痰液咳出有关。

(3)责任组长提出以下护理措施。

1)病人静息状态下,R 18~20 次/min,SpO₂ 97%~99%;正常速度行走时,R 22~23 次/min,SpO₂ 93%~95%,呼吸致日常活动受限情况较为明显,嘱病人以安静休息为主,减少日常活动量。

2)异烟肼雾化吸入治疗能增加病人临床治疗效果,正确有效的雾化吸入非常重要,选择适合该病人的雾化吸入方法。超声雾化药液颗粒直径 3.7~10.5μm,气溶胶微粒主要沉积在上呼吸道;空气压缩泵雾化药液颗粒直径 3~6μm,药液微粒绝大部分可进入支气管和细支气管,甚至肺泡;氧驱动雾化吸入器产生雾滴直径 3~6μm,病人在吸入药液的同时吸入氧气,避免雾化过程缺氧。鉴于病人的情况可选择氧驱动雾化吸入法,雾化吸入治疗时指导病人经口进行慢而深的吸气,吸气末稍停片刻,使雾滴吸入更深。

3)病人复评 SAS 评分 61 分,目前所进行的宣教及心理疏导措施未能缓解其焦虑,夜间睡眠差,其主要的焦虑点在于对疾病了解不全面、对疾病预后不乐观所致的恐惧与担忧。在护理工作中应注意:①解决病人疾病知识的盲区,分层次与重点,逐步完成疾病宣教,并进行首次宣教后宣教效果评估,对病人仍未了解的、仍然担心的问题进行重复宣讲,帮助病人正确认识疾病,解除恐病心态。②主动与病人建立真诚信任的治疗性人际关系,鼓励其家属参与心理疏导及支持,使病人树立战胜疾病的信心。③邀请同病区治疗效果较好的病人与其交流,分享感受,减轻病人焦虑。④睡前可播放舒缓音乐,指导病人采取泡脚、进少量热饮等自我放松方法,促进睡眠。⑤护理巡视时加强对病人情绪及需求的关注,发现问题及时处理。

4)病人拟择期行支气管镜介入治疗,注意为病人讲解支气管镜介入治疗相关知识及准备,缓解其内心的担心与恐惧。

5) 病人咳痰困难,可使用高渗生理盐水雾化吸入,雾化治疗后指导病人深呼吸数次后,收腹并用力做咳嗽动作,诱导排痰。因晨痰菌含量较高,安排雾化治疗早晨 7:00 进行,并指导病人留晨痰。如病人经诱导后仍咳痰困难,应及时与主管医生沟通,改为支气管镜介入治疗时留取标本。

2. 2023 年 10 月 24 日 08:00,病人电子支气管镜检查治疗前护理三级查房。

(1) 责任护士:汇报病情,病人生命体征平稳,持续低流量吸氧,仍有活动后气促,精神、食欲一般,睡眠较前好转,诱导排痰后仍有部分标本未留取。拟 2023 年 10 月 23 日在局麻下行电子支气管镜介入治疗,因病人配合欠佳而未能完成,拟 2023 年 10 月 24 日 16:00 再次行电子支气管镜检查及治疗,已完善各项术前准备。

(2) 责任组长:查看病人心电图及凝血结果正常,无艾滋病、梅毒等传染性疾病,药敏检测结果显示无耐药。SAS 评分 55 分(轻度焦虑)。

(3) 责任组长提出护理措施。

1) 病人昨日电子支气管镜检查未顺利完成,与病人焦虑、配合度差有很大关系。局麻行电子支气管镜检查,病人舒适度较差,更难配合好。鉴于病人的情况,改为全麻下行电子支气管镜检查及治疗,嘱病人检查前 6 小时禁食,4 小时禁饮。

2) 再次向病人及家属详细讲解电子支气管镜检查及治疗的目的、方法、过程、注意事项及并发症,落实知情同意书的签署。

3) 通过图文及视频展播让病人直观了解检查治疗过程。

4) 请科室做同类检查体验较好的病人现身说法,让病人有充分心理准备,减轻紧张、焦虑等不良情绪的影响。

5) 检查前与呼吸内镜室做好病情的交接,完善内镜检查交接记录单。

6) 病人未留取的标本,告知主管医生改为电子支气管镜介入治疗时留取。

(4) 护士长:同意目前的护理措施,同时关注以下情况。

1) 病人为青年女性,未婚,因肺结核治疗时间长,且气道结核已经影响到病人的日常活动,从生理和心理的角度都会产生焦虑等不良情绪,需要持续动态关注病人心理状态,如心理问题未消除,可申请心理科会诊,进行专业心理干预。

2) 全麻支气管镜检查存在一定的风险,病人术后回病房须密切监测生命体征等情况,尤其是呼吸节律及血氧饱和度情况,如有异常及时处理。

2023 年 10 月 24 日 16:00,病人在全麻下行支气管综合介入治疗:钳夹清理术 + 导丝探查术 + 冻融术 + 球囊扩张术,术程顺利,17:00 返回病房,术后禁饮禁食、心电监护 6 小时,持续低流量吸氧。

2023 年 10 月 26 日病人气促较前明显缓解,SAS 评分 49 分,焦虑缓解,查体右肺呼吸音减弱,左肺呼吸音清。

病人于 2023 年 10 月 24 日至 11 月 26 日分别行 5 次支气管综合介入治疗。经治疗,病人右肺可闻及较粗呼吸音,无气促、咳嗽、咳痰,复查胸部 CT 较前好转,右肺复张,于 2023 年 11 月 28 日办理出院。

(五)护理体会

由于肺结核疾病的特殊性,病人对心理支持及精神安抚的需求,不亚于身体上的治疗和护理。在临床工作中,除了日常治疗与护理措施,医护人员更应及时了解病人的心理需求,有针对性地进行护理,积极解决病人的心理顾虑、改善病人的就医体验,从而提高病人治疗依从性,加速病人的康复,提高临床护理质量。

本案例中责任组长及护士长通过在病人入院次日晨、行支气管镜检查治疗前及时组织床边二、三级查房,动态评估病人生理及心理状态,针对性地解决病人需求,缓解其内心的焦虑,从而促进病人配合临床治疗,取得良好结局;同时更好地强化临床护士"以病人为中心的"理念,关注护理细节、换位思考问题、主动沟通交流,提供有温度的护理服务,增强病人战胜疾病的信心,提升病人的就医体验。

（罗蓝　侯君莲　温敏）

第三节　护理疑难病例讨论

一、一例继发性肺结核合并恶病质病人的护理案例

（一）病例介绍

1. 一般资料　袁某某,男性,75 岁,住院号 2801××。因"食欲减退、乏力 1 个月,SpO$_2$ 下降至 65%~75%",于 2022 年 3 月 24 日由外院经口气管插管有创

正压通气下平车转入我院结核病 ICU。入院诊断:①继发性肺结核,双肺涂阳复治;②吸入性肺炎;③右侧血气胸;④恶病质;⑤电解质紊乱;⑥低蛋白血症;⑦尿路感染;⑧多发性脑梗死;⑨多浆膜腔积液(心包、腹腔、盆腔);⑩Ⅰ型呼吸衰竭。

2. 现病史　2022 年 2 月底无诱因出现食欲减退、乏力,无发热、咳嗽、咳痰、胸闷、胸痛、气促等不适。于 3 月 12 在外院住院治疗期间予利奈唑胺、左氧氟沙星、莫西沙星、注射用头孢哌酮钠舒巴坦钠、阿米卡星、氟康唑、美罗培南抗感染治疗。3 月 22 日进食后出现恶心、呕吐,呕吐物为胃内容物,后出现胸闷、气促,SpO_2 进行性下降至 75%~80%,予高浓度吸氧,可经气道吸出大量食物残渣,SpO_2 持续在 80%~88% 波动,行经口气管插管有创正压通气,3 月 23 日病人在 CVC 置管过程中因穿刺误入右侧胸腔致右侧血气胸,胸部 X 线检查示右肺压缩 30%,紧急予右侧胸腔闭式引流,引出不凝血 400ml,病人血红蛋白浓度最低下降至 21g/L,红细胞计数最低下降至 0.69×10^{12}/L,间断予输血治疗。2022 年 3 月 22 日肺泡灌洗液提示抗酸杆菌(+)、结核分枝杆菌的脱氧核糖核酸(+),支气管肺泡灌洗液培养铜绿假单胞菌(+),为进一步诊治转至我院。病人长期饮水呛咳、食欲差,每日进食 2~3 次白粥,每次量约 150~200g。发病以来,精神睡眠差,拒绝经口进食,体重下降 5kg。

3. 既往史　2018 年 10 月曾诊断肺结核,予 HRE 抗结核治疗,服药 4 个月后自行停药,未再复查。否认高血压、糖尿病、冠心病等慢性疾病病史。

4. 家族史　配偶及子女体健,近亲中未发现遗传病。

5. 家庭情况　日常由配偶照顾,子女经济条件好,家庭支持程度良好。

(二) 治疗经过

1. 主要治疗方案

(1) 控制感染:先后予美罗培南、注射用头孢哌酮钠舒巴坦钠、注射用哌拉西林钠他唑巴坦钠、左氧氟沙星、伏立康唑等抗感染治疗,HRE 抗结核治疗。

(2) 对症支持:氨甲苯酸、垂体后叶激素止血治疗;输注红细胞悬液、补充人血清白蛋白等对症治疗;2022 年 3 月 29 日在 B 超引导下拔除右侧锁骨下 CVC 置管;右侧持续胸腔闭式引流,2022 年 3 月 29 日后胸腔闭式引流管未再见血性胸腔积液及气体引出,4 月 1 日拔除右侧胸腔闭式引流管;行纠正电解质紊乱、护肝等对症支持治疗。

（3）营养支持：视病人耐受情况分别予肠内或肠外营养支持。

2. 呼吸支持　入院后予有创正压通气，2022 年 4 月 1 日至 4 月 7 日交替使用压力支持通气（pressure support ventilation，PSV）模式通气与高流量氧疗行自主呼吸试验（spontaneous breathing trial，SBT），因病人呼吸力量弱，无法耐受。2022 年 4 月 7 日予气管切开，持续 PSV 模式通气，2022 年 4 月 8 日~5 月 21 日多次行 SBT 试验，后经过医生、护士、营养师、康复师及呼吸治疗师团队的共同努力，病人于 2022 年 5 月 21 日成功脱机。

（三）入院护理评估

1. 生命体征　T 36.8℃，HR 122 次/min，R 25 次/min，BP 160/86mmHg，SpO_2 90%，FPS-R 疼痛评分 8 分（全身持续性刺痛）。

2. 神经系统　嗜睡，左上肢肌力 4 级，右上肢肌力 5 级，双下肢肌力 2 级。

3. 呼吸系统　右上肺呼吸音减弱，右下肺叩诊呈浊音，左肺可闻及湿啰音，有创正压通气，压力控制同步间歇指令通气（pressure-controlled synchronized intermittent mandatory ventilation，P-SIMV）模式，参数设置：氧浓度 65%，PC $10cmH_2O$，PS $10cmH_2O$，F 12 次/min，PEEP $0cmH_2O$。VTE 251~398ml，R 28~47 次/min，动脉血气结果显示：pH 7.559，PO_2 88.6mmHg，PCO_2 33.2mmHg，Lac 1.7mmol/L，BE（B）7.1mmol/L，HCO_3^-act 29.6mmol/L。病人主动咳嗽能力弱，经气道可吸出黄色黏稠痰，经右侧胸腔闭式引流管可见血性胸腔积液引出，量约 400ml，右锁骨下停留 CVC 暂未拔除，置管周围可见 3cm×5cm 皮下血肿。

4. 心血管系统　窦性心动过速，律齐。心脏彩超显示：三尖瓣少量反流，微量心包积液。

5. 消化系统　腹部无压痛、反跳痛，肠鸣音 2~3 次/min，无恶心、呕吐，留置鼻胃管予肠内营养，无胃内残留，腹泻，排黄色稀水便 7~12 次/d。

6. 营养评估　身高 165cm，体重 40kg，BMI 14.69kg/m²，颞部凹陷，肱三头肌皮褶厚度 4mm，舟状腹，双小腿围均为 17cm，血清白蛋白 29.6g/L，血清前白蛋白 73mg/L。

7. 皮肤情况　病人极度消瘦，全身皮肤菲薄，干燥脱屑，骨突处极易压红，低垂部位水肿明显，双上肢散在不明原因瘀斑，部分瘀斑处皮肤破损，伴有黄色渗液；右侧胸腔闭式引流管穿刺处可触及 5cm×5cm 皮下气肿。

8. 泌尿系统　留置尿管，尿液黄色澄清，尿量 1 430~2 200ml/d，肌酐

30.6μmol/L,肾小球滤过率 146.86ml/min。

9. 内分泌系统   每 4 小时监测血糖 1 次,5.3~11mmol/L。

10. 心理-社会支持   病人家属积极配合治疗,家庭支持良好。

11. 护理风险   BADL 评分 0 分(D 级,生活完全依赖),跌倒/坠床风险评分 9 分(高风险),Braden 压力性损伤评分 9 分(高风险),Padua 评分 4 分(低风险),非计划拔管评分 24 分(高风险),NRS 2002 评分 7 分(高风险)。

12. 实验室检查结果   WBC 3.7×10^9/L,RBC 2.94×10^{12}/L,HGB 81g/L,PLT 113×10^9/L,PT 16.8 秒,纤维蛋白原 1.49g/L,Na^+ 136.5mmol/L,K^+ 3.47mmol/L。

(四)常见护理诊断/问题

1. 气体交换受损   与肺部感染、右侧血气胸等引起的呼吸面积减少有关。

2. 清理呼吸道无效   与人工气道建立、机械通气及呼吸肌力量下降致咳痰无力有关。

3. 低效性呼吸型态   与肺部感染及右侧血气胸有关。

4. 疼痛   与病人全身痛觉敏感、长期卧床皮肤菲薄、各种管道置入有关。

5. 营养失调:低于机体需要量   与摄入减少、感染导致机体消耗增加有关。

6. 电解质紊乱:低钾血症   与腹泻有关。

7. 皮肤完整性受损   与恶病质、腹泻、皮肤菲薄,低垂部位水肿有关。

8. 活动无耐力   与病人长期卧床,四肢肌力下降有关。

9. 焦虑   与担心疾病预后有关。

10. 潜在并发症:多器官功能障碍,ICU 获得性衰弱。

(五)护理措施

1. 气道护理

(1)双重固定气管插管:先以寸带八字法固定,再用弹性红棉胶带二次固定,每日更换。翻身时注意保护管道,使用约束带进行双上肢肢体约束,夜间间断使用丙泊酚镇静。

(2)落实气囊管理:维持气囊压 25~30cmH₂O,每 4 小时监测气囊压。口腔护理或者变换体位时增加气囊压 5~10cmH₂O。每 4 小时行声门下吸引,清除气囊上滞留物。

(3)保持气道通畅:翻身时叩背排痰,按需吸痰;使用伺服型湿化器进行气道的温湿化,监测病人痰液性状,根据吸痰指征行负压吸痰,并采用浅吸引(吸痰前刺激病人胸骨上窝处气管壁,诱导病人主动咳嗽后吸痰)。

2. 严密监测呼吸功能 监测呼吸机模式及参数,观察病人自主呼吸型态及频率、人机配合情况及呼吸音情况、胸部影像学检查情况、血气分析结果。

3. 胸腔闭式引流的护理

(1)保持胸腔穿刺置管处敷料干燥清洁,一旦渗湿,及时更换。

(2)保持引流瓶低于胸腔穿刺口平面60~100cm,防止引流瓶内液体逆流进入胸膜腔。

(3)定时挤压引流管,防止引流管阻塞、扭曲、受压;注意观察水柱波动情况,一般情况下水柱上下波动4~6cm;观察引流瓶内引流液的量、颜色、性状,并准确记录。

(4)妥善固定引流管,更换体位前、后注意观察引流管固定情况,防止引流管脱出。

(5)密切观察病人皮下气肿吸收情况,如范围有扩大应及时处理。可在皮下气肿上方做皮肤切口,挤压排气3~4次/d,每次排气完毕后,重新清洁消毒,予无菌纱布覆盖。

4. 疼痛护理 ①每日进行疼痛评分,评分>4分时给予病人药物镇痛,根据疼痛评分调整镇痛药的种类、剂量。②集中进行各项诊疗护理操作,减少不必要的刺激,为病人营造安静的休息环境,使病人更加舒适。

5. 营养护理 ①使用双歧杆菌调节肠道菌群,避免肠道菌群失调。②每班监测肠鸣音情况,每4小时查看胃残留。③病人腹泻时使用蒙脱石散止泻。④鼻饲或静脉补充氯化钾,纠正电解质紊乱。

6. 皮肤护理 ①动态调整肠内营养方案,控制腹泻症状,减少对肛周皮肤的刺激。②肛周失禁性皮炎处理:排便后温水清洁,肛周喷涂造口粉,除去多余粉末后再予3M液体敷料外喷并待干,重复3遍,在肛周皮肤处形成充分的保护膜。③使用防压力性损伤气垫床,抬高双上肢,皮肤瘀紫处予棉垫保护,局部破损处使用亲水银离子敷料促进愈合。④翻动或搬运病人动作应轻柔,避免损伤皮肤。

7. 心理护理 病人因气管插管无法言语,护士应多鼓励支持病人,可通过观察病人表情、手势和口型判断病人所要表达的意图,及时回应,缓解病人焦虑情绪。

（六）护理措施效果评价

2022年4月20日仍予有创正压通气,模式PSV,PS 8cmH$_2$O,PEEP 3cmH$_2$O,FiO$_2$ 0.35,间断高流量氧疗与呼吸机正压通气之间切换,无法耐受长时间脱机;病人白细胞9.7×10^9/L,中性粒细胞百分比89.1%,血清白蛋白34g/L,血红蛋白86g/L,红细胞计数2.92×10^{12}/L;持续腹泻,胃内无残留;皮肤瘀紫破损处愈合,先后予拔除CVC及右侧胸腔闭式引流管,胸壁引流口周围皮下气肿吸收。病人FPS-R疼痛评分仍在6~8分;低钾血症得到纠正,血清钾离子3.98mmol/L;病人情绪焦虑,拒绝主动活动,被动活动因疼痛亦无法顺利开展。

（七）全院护理疑难病例讨论

2022年4月20日病人感染得到有效控制,右侧血气胸已纠正,使用低支持水平有创正压通气可以维持氧合,最长脱机接高流量氧疗时间为10小时。科室护理团队通过讨论明确了护理干预的重点是改善病人营养不良状况,继续个体化康复功能锻炼,缓解病人疼痛,增加病人呼吸肌力量,最终帮助病人脱离呼吸机。针对护理重点,科室护士长向护理部提出院内护理MDT讨论申请。

1. 时间　2022年4月22日。

2. 地点　科室示教室。

3. 参加人员　营养专科护士、呼吸治疗师、康复治疗师、危重症专科护士。

4. 讨论意见

（1）营养专科护士:病人意识清醒,血流动力学稳定,身高165cm,体重约为40kg,NRS 2002评分7分,有吸入性肺炎史,恶病质,持续腹泻,急性胃肠损伤(acute gastrointestinal injury,AGI)分级Ⅲ级,消化吸收差,达不到治疗目标。建议:①留置鼻空肠管,实施幽门后喂养。②调整喂养方式,采用部分肠内营养+部分肠外营养的方式综合喂养。③可调高目标喂养量,按照能量50kcal/(kg·d),蛋白质2.0g/(kg·d)测算,目标能量2 000kcal/d,蛋白质80g/d。④调整营养方案:短肽型肠内营养剂,提供能量750kcal/d,速度30ml/h;匀浆膳3次/d,提供能量约600~900kcal/d;肠外营养液提供能量650kcal/d;也可根据病人耐受情况调整三者的比例。⑤落实管饲喂养的细节管理,监测病人腹泻改善情况。⑥密切监测病人营养相关指标变化,每周测量1次血清前白蛋白、血清白蛋白、皮下脂肪厚度、上臂围、体重等指标的变化;每日监测血糖,将血糖控制在7.8~10.0mmol/L之间,注意避免发生低血糖;监测电解质和肾功能,避免再次出现低钾血症。

（2）呼吸治疗师：病人急性呼吸衰竭病因已纠正。

1）晨起血气分析示：pH 7.432，PO_2 161.0mmHg，PCO_2 35.3mmHg，Lac 0.7mmol/L，BE 2.1mmol/L，实际碳酸氢根浓度 23.5mmol/L。

2）血流动力学稳定，HR 113~125 次/min，SpO_2>95%。

3）有创正压通气，气切套管内径 7.5mm，模式 PSV，参数设置：FiO_2 0.3，PS 8cmH_2O，PEEP 3cmH_2O，氧合指数 460mmHg，R 30~35 次/min，呼出潮气量 300~350ml，浅快呼吸指数（rapid shallow breathing index，RSBI）>105，半定量咳嗽强度分级 2 级，最长脱机时间为 10 小时。

4）因呼吸肌疲劳难以继续延长脱机时间，是目前撤机难点。建议：①更换 8.0mm 气切套管，降低吸气阻力，减少病人呼吸做功，同时也可减少因气管切开的切口过大而产生的分泌物外溢。②继续开展撤机训练，每日滴定高流量氧疗的流量和氧浓度，训练中维持 SpO_2>92%，密切监测病人呼吸频率和型态的变化，避免呼吸肌疲劳。关注病人主观感受，动态调整每日撤机训练的时间。③针对病人气管切开处皮肤切口经久不愈，且有较多分泌物外溢，护士须严格落实每 4 小时声门下吸引，同时应注意保持局部干燥清洁，可使用 14 号吸痰管接小负压持续吸引切口处分泌物，为避免皮损，可在吸痰管前端包裹一层纱布。

（3）康复治疗师：病人双上肢肌力 4~5 级，双下肢肌力 1~2 级，肌肉萎缩明显，膈肌厚度 0.08cm~0.11cm，左侧膈肌活动度 1.5cm，右侧膈肌活动度 1.1cm，厚度变化率 37.5%，存在明显的萎缩，因全身针刺样疼痛，主观上不配合肢体康复锻炼，建议如下：

1）体位管理：白班时协助病人保持床上坐位，使用辅具使头部中立，避免过伸或过屈；四肢摆放为功能位，每 2 小时变换体位。坐位有利于膈肌下沉，增加膈肌活动度。

2）开展强度递增的床上运动训练，从四肢被动活动开始，重点加强肩关节、肘关节、膝关节的被动运动，条件允许，可进行双下肢神经肌肉电刺激训练，预防大关节及下肢肌肉的萎缩。视康复情况从床上被动运动过渡到床边坐位和下床站立的主动活动。康复训练中密切评估病人的生命体征及主观感受，避免发生不良事件。

3）气道廓清：协助病人进行呼吸控制和胸廓扩张训练，在 3~5 次深呼吸后，

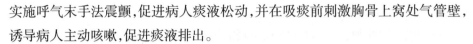

实施呼气末手法震颤,促进病人痰液松动,并在吸痰前刺激胸骨上窝处气管壁,诱导病人主动咳嗽,促进痰液排出。

(4) 危重症专科护士:病人意识清醒,血流动力学稳定,留置管饲导管、导尿管、右侧股静脉置管、气切套管,全身皮肤菲薄,关节挛缩。有以下建议。

1) 严格落实"三管"(人工气道、深静脉导管、导尿管)集束化管理措施,尽早更换股静脉管路,可经上肢留置 PICC 导管,降低导管相关性感染的风险。

2) 病人目前无须密切监测尿量,可尝试间断夹闭导尿管,锻炼膀胱功能,尽早拔管。

3) 配合康复师和呼吸治疗师进行康复及撤机训练,早日拔除气切套管。

4) 防谵妄的护理:每班使用 CAM-ICU 进行谵妄评估。可尝试停用丙泊酚镇静,通过降低各项监护仪器报警声音,合理安排夜间护理操作,控制夜间灯光和噪声水平保证病人睡眠;如发生睡眠剥夺,可适当应用右美托咪定诱导。

(八) 调整后护理措施

1. 营养护理

(1) 保证目标喂养量供给:短肽型肠内营养制剂提供能量约 750kcal/d;匀浆膳 3 次/d,含能量约 600~900kcal/d,匀浆膳成分主要为米浆、肉末、蔬菜末、鸡蛋;肠外营养液补充热量 650kcal/d,在肠外营养液中加入适量的氯化钾。

(2) 置入鼻空肠管,采取幽门后喂养,速度从 30ml/h 开始,逐渐调到 60ml/h,持续泵饲,维持血糖在 7.8~10.0mmol/L 水平;每 4 小时监测胃残留量,动态调整喂养速度。

(3) 肠内营养时,抬高床头 30°~45°,防误吸;加热喂养管路,温度保持在 40~42℃;匀浆膳现配现用,4 小时内喂完,肠内营养制剂开瓶后 24 小时内喂完,避免污染、变质。

(4) 鼻空肠管的护理:每 4 小时温开水 20ml 冲管,防止管路堵塞。

(5) 密切监测营养相关指标的变化,监测电解质和肾功能,避免再次出现低钾血症。

2. 呼吸支持　协助医生更换 8.5mm 气切套管,配合呼吸治疗师进行每日脱机训练;训练中监测病人生命体征及呼吸型态变化,关注病人主观感受,避免呼吸肌疲劳。

3. 气道廓清　每日雾化治疗后进行呼气末手法震颤促进病人痰液松动,

2次/d,10min/次;协助医生隔日行电子支气管镜吸痰。

4. 康复训练　根据机械通气病人康复训练表,白班时为病人进行床上被动运动;协助进行呼吸控制及胸廓扩张训练,10~15min/次,2次/d;行双下肢神经肌肉电刺激训练,2次/d。

5. 管道护理　拔除股静脉管路,经左上臂留置 PICC 管路;间断夹闭导尿管,行膀胱功能锻炼,争取拔除导尿管;严格落实气道管理集束化措施,使用吸痰管接小负压持续吸引气管切口处分泌物,每班更换吸痰管。

6. 疼痛护理　①每日行疼痛评分,根据疼痛评分调整瑞芬太尼剂量和速度。②减少不必要的刺激,护理操作均安排集中进行。③白班播放病人喜欢的电视节目,转移其注意力,夜间调低各项监护仪器报警声音,减少夜间护理操作,调暗灯光促进病人睡眠。④安排病人家属每日探视,让病人感受家人的关爱,缓解焦虑。

（九）调整后护理措施效果评价

2022 年 5 月 21 日病人血清白蛋白 37.8g/L,血红蛋白 117g/L,红细胞计数 $4.14×10^{12}$/L,腹泻症状缓解,排黄色软便 1~2 次/d,左上肢肌力 4 级,右上肢肌力 5 级,双下肢肌力 2 级,予撤机,拔除气切套管。2022 年 6 月 20 日病人痰涂片转阴,予办理出院。

（十）总结体会

由于家庭和自身对疾病的重视不足,老年肺结核病人常发生就医延迟,随着机体营养的慢性消耗,往往发展为恶病质,同时继发其他肺部感染,甚至进展为重症肺炎,引发多器官功能障碍。在此基础上进行机械辅助通气,往往造成撤机困难。这样的情况在结核科非常常见,是困扰临床的诸多难题之一。近年来,由医生、责任护士、康复治疗师、呼吸治疗师、营养师、专科护士等组成的呼吸康复团队通过多学科合作,对病人情况进行综合评估,制订精细化的营养治疗和呼吸康复干预方案,为病人尽早脱机提供了有力的保障,不但缩短病人 ICU 住院时间,而且提高了病人出院后的生活质量,在临床实践中使越来越多的病人获益,值得推广。

（罗蓝　余翠英　温敏）

二、一例耐多药肺结核合并呼吸衰竭病人的护理案例

(一) 病例介绍

1. 一般资料　张某,女性,61岁。住院号0131××,因"咳嗽、咳痰30年,反复气喘9年,加重2周",于2023年10月3日入院。入院诊断:①重症肺炎;②肺曲霉菌感染;③Ⅱ型呼吸衰竭;④重度营养不良;⑤耐多药肺结核、痰培养(+)复治;⑥左上肺毁损手术后,右肺代偿性肺过度充气;⑦骨质疏松。

2. 现病史　2023年9月20日起病人自觉气喘、咳痰较前加重,至外院住院治疗,血常规:白细胞计数16.62×10^9/L,血红蛋白浓度112g/L,血小板计数412×10^9/L,超敏C反应蛋白48.45mg/L,大便曲霉菌(+),痰曲霉菌(+)。胸部CT检查示:左侧液气胸,左肺毁损,右肺上叶空洞,右肺支气管扩张并感染,肺动脉高压。2023年10月3日出现SpO_2进行性下降至82%,经面罩吸氧后无改善,予经鼻气管插管有创正压通气后转至我院。

3. 既往史　病人30年前无明显诱因出现咳嗽、咳痰,诊断"继发性肺结核双肺涂阳初治"。20年前行左上肺切除术,10年前诊断"耐多药肺结核",9年前诊断为重症肺炎、Ⅱ型呼吸衰竭住院治疗,经过抗感染、机械通气等治疗后好转出院。2014年至2018年间断中药调理及营养支持、增加免疫力等治疗。2018年4月再次气喘、咳痰加重,就医后诊断为:肺性脑病、Ⅱ型呼吸衰竭、重症肺炎、感染性休克等,再次住院,接受利奈唑胺、环丝氨酸、利福布汀、帕司烟肼抗结核治疗,出院后长期家庭氧疗。后因药物消化道反应及复合感染,调整用药方案为利奈唑胺、左氧氟沙星、氯法齐明。

(二) 治疗方案

1. 呼吸支持　2023年10月3日动脉血气分析示pH 7.362,PCO_2 70.8mmHg,PO_2 186mmHg,实际碳酸氢根浓度40.3mmol/L,BE 12.4mmol/L,OI 372mmHg,行有创正压通气,模式为P-SIMV,2023年10月4日动脉血气分析示pH 7.432,PCO_2 61.4mmHg,PO_2 209mmHg,HCO_3^- act 40.9mmol/L,BE 13.7mmol/L,OI 418mmHg,更改呼吸机模式为PSV,之后在病人耐受的情况下,逐步降低支持压力和氧浓度。2023年10月13日开始予高流量湿化氧疗及机械通气交替使用。2023年10月16日SBT试验通过后拔除气管插管,予经鼻高流量湿化氧疗。

2. 抗感染　头孢呋辛钠、伏立康唑静脉滴注。

3. 平喘化痰　氨溴索静脉滴注、异丙托溴铵溶液雾化吸入。

4. 抗结核　利奈唑胺、左氧氟沙星静脉滴注,氯法齐明鼻饲。

5. 营养治疗　气管插管期间予留置胃管鼻饲营养,拔除气管插管后过渡到经口进食,予肠内营养粉加餐。

（三）入院护理评估

1. 生命体征　T 36.5℃,P 125 次/min,R 21 次/min,BP 85/51mmHg,SpO$_2$ 96%。

2. 神经系统　清醒,呼之能应,对答切题。四肢肌力 3 级,肌张力正常,病理征未引出。

3. 循环系统　窦性心动过速,心脏彩超提示心功能正常,左室射血分数 61%,肺动脉收缩压 49mmHg。肌钙蛋白 I 0.069μg/L,N 端脑钠肽 9 150pg/ml。

4. 呼吸系统　经鼻气管插管行有创正压通气。左侧胸廓塌陷、呼吸运动减弱、语颤减弱,左肺部叩诊呈浊音,左肺呼吸音低,右肺呼吸音粗,双下肺闻及湿啰音。

5. 消化系统　胃内无残留,无腹胀、恶心、呕吐,腹软,肠鸣音 4 次/min。

6. 泌尿系统　留置尿管,引出黄色澄清尿液,24 小时尿量 1 450~1 900ml,肌酐 27μmol/L,肾小球滤过率 122.85ml/min。

7. 营养评估　舟状腹,BMI 14.7kg/m^2,鼻胃管鼻饲流质饮食。白蛋白 34.6g/L,前白蛋白 126mg/L,甘油三酯 1.02mmol/L。双小腿周径均为 21cm。

8. 皮肤情况　皮肤菲薄,四肢及低垂部位中度水肿,左侧臀部 3cm×1cm 2 期压力性损伤,无渗液,骶尾部 5cm×5cm 3 期压力性损伤,伴有渗液。

9. 护理风险评估　BADL 评分 10 分(D 级,生活完全依赖),跌倒/坠床风险评分 6 分(高风险),Braden 压力性损伤评分 11 分(高风险),VTE 评分 5 分(高风险),NRS 2002 评分 6 分(高风险),非计划性拔管评分 18 分(高风险)。

（四）护理问题

1. 气体交换受损　与严重的肺部感染及左肺毁损导致的呼吸面积减少有关。

2. 清理呼吸道无效　与咳嗽反射能力弱、痰液黏稠有关。

3. 低效性呼吸型态　与呼吸肌耐力下降、左侧液气胸、左肺毁损等有关。

4. 营养失调:低于机体需要量　与摄入不足、疾病消耗有关。

5. 皮肤完整性受损 与消瘦、长期卧床、营养不良有关。

6. 有继发感染的风险 与重症肺炎及留置多条管道、机体抵抗力下降有关。

(五) 病例讨论

病人因肺部感染、呼吸衰竭反复住院,予气管插管行有创正压通气,为促使此次顺利撤机,缩短住院时长,改善疾病结局,2023 年 10 月 4 日护士长组织科室个案管理小组针对病人顺利撤机的护理干预方案开展讨论。

1. 呼吸治疗师 病人目前予经鼻气管插管行有创正压通气,模式为 PSV,参数设置为 FiO_2 0.4,PS 14cmH_2O,PEEP 3cmH_2O。2023 年 10 月 4 日血气分析示 pH 7.432,PCO_2 61.4mmHg,PO_2 209mmHg,HCO_3^- act 40.9mmol/L,BE 13.7mmol/L,OI 418mmHg,提示呼吸性酸中毒合并代谢性碱中毒。查体见病人以胸式呼吸为主,膈肌活动度下降,辅助呼吸肌参与呼吸。左侧胸廓塌陷、呼吸运动减弱、左肺呼吸音低,右肺呼吸音粗,双下肺闻及湿啰音。动态顺应性 28ml/cmH_2O,气道阻力 8cmH_2O/(L·s),$P_{0.1}$ 2.0cmH_2O,浅快呼吸指数 97。建议:①根据病人耐受情况,逐渐下调呼吸机支持力度及氧浓度。②启动强度递增的运动训练,由床上被动运动过渡到床椅转移、站立、迈步和辅助或独立步行。③病人肺动态顺应性差,待病人可下床时指导病人练习呼吸牵拉体操,改善肺的顺应性。④病人痰液黏稠,辅助病人进行呼气末震颤排痰,促进痰液排出。

2. 营养专科护士 病人体重 40kg,BMI 14.7kg/m^2,NRS 2002 评分 6 分,严重营养不良。昨日予肠内营养混悬液 500ml 鼻饲后无不耐受,根据病人体重 40kg,可适当增加能量和蛋白质摄入,按摄入能量 30~35kcal/(kg·d),摄入蛋白质 1.2~2.0g/(kg·d) 来计算,可得出目标能量为 1 200~1 400kcal/d,蛋白质 48~80g/d。建议:①将肠内营养混悬液调整为 1 500ml/d,能提供的能量为 1 575kcal,蛋白质 60g,可以满足病人基本需要量。②病人康复锻炼期间,可适当额外补充蛋白粉冲剂。③应密切观察病人胃肠耐受情况,监测胃残留量、血糖变化,建议血糖控制在 7.8~10.0mmol/L。

3. 危重症专科护士 ①导管相关性感染预防管理:病人目前有气管插管、导尿管、CVC 置管,须每日行拔管评估,尽早拔管,避免引起继发感染,严格落实 VAP 集束化护理措施。②镇静、镇痛管理:病人目前使用丙泊酚镇静,使用 RASS 准确评估病人镇静水平,行浅镇静,同时配合呼吸治疗师进行肢体运动和鼓励咳痰,防止肺部并发症。③谵妄管理:病人在外院治疗时曾发生过 ICU 谵妄(ICU 谵妄,也称为重症监护病房精神病,是一种常见的急性脑功能障碍综合征,主要表现为注意力障碍、意识水平紊乱和认知功能改变,并具有明显波动性),要警惕再次发生谵妄,可使用 ICU 意识模糊评估法(confusion assessment method for the intensive care unit,CAM-ICU)对病人进行每日评估,监测并及时处理诱发谵妄的因素,如监测镇静药的使用,每日晨起唤醒病人,保持病房安静,促进病人建立正常的睡眠周期,开展早期床上活动,积极响应病人的需求,鼓励家属多关心病人等。

4. 造口伤口专科护士　病人全身消瘦,皮肤菲薄,中度水肿,查看压力性损伤处皮肤,左侧臀部压力性损伤创面基底红润,无渗血渗液。骶尾部压力性损伤基底 75% 黄色组织和 25% 肉芽组织,少量黄色渗液。①制订个体化的翻身减压方案,可使用合适的减压装置,如减压枕、减压敷料,减少左侧卧位及平卧时间,达到充分减压的目的。②左侧臀部压力性损伤部位没有渗液,须保持创面干燥清洁,无须每日消毒,避免破坏创面微生态环境;骶尾部压力性损伤在清洁消毒处理后可分次逐步去除腐肉,根据渗液情况适当选择抑菌敷料覆盖,如银离子敷料,银离子敷料释放银离子持久杀菌,控制感染,提供湿性愈合环境。③加强对病人营养干预,营养改善有利于促进伤口愈合。

(六)护理措施

1. 机械通气的护理　①下调呼吸机支持参数为:FiO_2 0.3,PS12cmH_2O,监测并记录呼吸机运作情况及病人呼吸功能参数。24 小时后如动脉血气分析无恶化,即考虑行 PSV 法 SBT 试验。②每日两次予高卧位(抬高床头 ≥60°),每次 30~60 分钟,有利于膈肌下沉,增加通气量。

2. 气道管理　①严格落实预防 VAP 集束化护理措施。②按需吸痰,吸痰前予雾化吸入、翻身、手法叩背排痰,嘱病人主动咳嗽、行浅吸引,必要时可经胸骨上窝处刺激气管,促进病人咳嗽。③气管插管期间可每周行 1~2 次床旁支气管镜检查。④使用乙酰半胱氨酸雾化治疗促进痰液松动,每日 2~3 次,每次 15~30 分钟。⑤使用伺服控制型湿化器进行气道温湿化,保护气道并利于痰液排出。

3. 康复护理　①为病人制订康复活动计划,在病人血流动力学稳定后指导病人卧位下先行肢体功能锻炼,如举哑铃、拉弹力绳、空踩脚踏车,每日 2 次,每次 15~30 分钟。②病人可完成无支撑站立后,指导病人行踏步训练和呼吸牵拉体操锻炼,每日 2 次,每次 15~30 分钟。

4. 营养护理　①持续鼻饲肠内营养混悬液(TPF-FOS)1 500ml/d,速度 60~70ml/h。②观察喂养耐受情况,如病人可耐受,在鼻饲肠内营养混悬液的同时,间断加用肠内营养粉管饲,60g/d,每日 3 次。③喂养前后、喂养过程中每 4~6 小时温开水冲洗管路。④喂养过程中抬高床头 30°~45°,防止反流引起误吸。

5. 皮肤护理　①翻身时使用减压枕和软枕,采取左侧卧位 30 分钟、右侧卧位 2 小时的方式,最大限度地避免压力性损伤部位的受压;足踝处、足跟处使用泡沫敷料减压,两腿之间垫软枕减压。②左侧臀部 2 期压力性损伤破损处用生理盐水清洗后,覆盖泡沫敷料保护,每日查看伤口愈合效果。③骶尾部 3 期压力性损伤处伤口用 0.5% 碘伏消毒后再用生理盐水清洗,当每日渗液沾湿敷料<25% 时用泡沫敷料保护,换药,1 次/d;当每日渗液沾湿敷料≥25% 时,改用亲水纤维含银敷料覆盖吸收渗液,避免伤口周围皮肤浸渍。同时每次换药时可使用无菌棉签适当刮擦创面,以创面少量出血时为佳,逐步去除黄色组织。④敷料卷边、污染时及时更换。

6. 预防继发感染　①落实重症监护病房感染控制措施:监护室地面用 500mg/L 含氯消毒液湿拖,2 次/d;床单位使用 500mg/L 含氯消毒液擦拭,2 次/d;严格落实床边标准预防和隔离措施。②监测抗生素使用效果,密切观察病人体温的变化,尽早发现感染症状。③每日行拔管评估,尽早拔除各种留置导管。

(七) 护理效果评价

2023 年 10 月 16 日动脉血气示 pH 7.431,PCO$_2$ 50.7mmHg,PO$_2$ 139mmHg,OI 479mmHg;咳嗽半定量强度评分 4 分,行 SBT 试验通过后予拔除经鼻气管插管。10 月 30 日血清白蛋白 35.1g/L,前白蛋白 232mg/L,白细胞计数 8.59×10^9/L,超敏 C 反应蛋白 4.925mg/L。听诊双肺湿啰音减少,体重 41.5kg,双小腿周径均为 22cm。左侧臀部压力性损伤愈合;骶尾部压力性损伤创面较前缩小,现面积 2cm×2.5cm,基底红润,肉芽组织生长良好,渗液较前减少。病人在未携氧的状态下可独立行走 30 分钟,无胸闷、气促不适,予办理出院。

（八）护理体会

在该护理案例中可以看到,耐多药肺结核病人由于长期的慢性疾病消耗,身体的营养状况和免疫力均处于较低的水平,一旦合并感染,极易发展为重症肺炎,引发多器官功能的障碍,尤其是呼吸功能障碍,常需要机械通气支持呼吸。然而,因病人长期营养不良导致的肌肉储备和耐力下降,加上肺部结构破坏,给撤机拔管带来一定的难度,不仅要考虑原发病控制情况,还要考虑心肺功能及营养因素导致的呼吸机依赖。因此,在此类病人的护理过程中,应通过多学科协作,对病人进行综合评估,制订个性化的早期康复护理干预方案,提升病人肌肉耐力,改善心肺功能,缩短有创正压通气和 ICU 住院时间,改善病人住院结局和远期生存质量。

（罗蓝 罗莉 温敏）

三、一例继发性肺结核合并脓毒性休克病人的护理案例

（一）病例介绍

1. 一般情况 王某,男性,42 岁,无业人员,住院号 2852××。主诉:"反复咳嗽、咳痰 3 个月,加重伴气促 3 天"。于 2023 年 2 月 13 日经口气管插管、有创正压通气下转入结核 ICU。入院诊断:①重症肺炎,Ⅱ 型呼吸衰竭;②脓毒症休克;③急性心功能衰竭;④缺氧缺血性脑病;⑤继发性肺结核,双肺涂(+)复治;⑥高乳酸血症。

2. 现病史 3 个月前无明显诱因出现咳嗽、咳痰,无发热、胸痛、咯血、气促。3 天前咳嗽、咳痰加重伴气促,活动后明显,由"120"送入医院。病人发病以来精神、食欲差,睡眠不佳,体重减轻明显。

3. 既往史 病人 2016 年确诊为肺结核,未规范诊治。2019 年结核病复发,未规律服药。否认高血压、糖尿病、冠心病病史,无肝炎等传染病病史,无药物或食物过敏史。

（二）治疗经过

1. 主要治疗方案 氟康唑胶囊、莫西沙星片口服抗感染治疗;利福平、乙胺丁醇、吡嗪酰胺、异烟肼口服抗结核治疗;西地兰、呋塞米静脉推注抗心衰;乙酰半胱氨酸及氨溴索雾化治疗稀释痰液;选用多种肠内营养制剂鼻饲泵入进行营养治疗等。

2. 2023 年 2 月 13 日对病人采用浅镇静机械通气,进行抗感染、纠正休克治疗,同时维持水电解质平衡,并且逐步增加营养支持。2023 年 2 月 20 日以 T 管方式接高流量氧疗行 SBT 试验失败。2023 年 2 月 23 日之后循序渐进行呼吸及肢体康复训练。

（三）入院护理评估

1. 生命体征　T 36.5℃,HR 118 次/min,R 34 次/min,SpO$_2$ 93%,BP 85/63mmHg。

2. 神经系统　神志清醒,对答切题,四肢肌力均为 4 级。

3. 呼吸系统　双肺呼吸音低,可闻及散在湿啰音。呼吸机辅助通气,模式 PSV:PS 16cmH$_2$O,PEEP 6cmH$_2$O,FiO$_2$ 1.0,R 20~22 次/min,VTE 435~531ml,浅快呼吸指数 45~52,P$_{0.1}$ 0.9cmH$_2$O。胸部 CT 检查示:双肺上叶多发空洞,双侧胸腔少量胸腔积液。动脉血气分析:pH 7.359,PO$_2$ 63.6mmHg,PCO$_2$ 46.2mmHg,BE 0.3mmol/L,OI 63.6mmHg,HCO$_3^-$ act 26.0mmol/L,Lac 2.0mmol/L。

4. 循环系统　窦性心动过速(HR 125~145 次/min),心电监护示 T 波倒置,血压(86~105)/(50~60)mmHg,持续去甲肾上腺素 0.18~0.26μg/(kg·min)静脉泵入。肌钙蛋白 I 0.477μg/L。心脏彩超示:三尖瓣轻、中度反流,心功能正常,少量心包积液。

5. 消化系统　腹部平软,无压痛及反跳痛,肠鸣音 3 次/min,留置鼻胃管予肠内营养制剂 1 500ml/d 鼻饲,无胃潴留。大便 3~4 次/d,无腹痛。

6. 泌尿系统　留置尿管,尿量在 1 000~1 500ml/d,尿液澄清无絮状物,肌酐 31μmol/L,肾小球滤过率 154.65ml/min。

7. 营养评估　BMI 11.69 kg/m^2,血清白蛋白 28.5g/L,肌酐 31μmol/L,肱三头肌皮褶厚度为 4mm。

8. 皮肤情况　病人消瘦,全身皮肤完整,干燥脱屑,全身骨突处易压红。

9. 心理状态　病人求生欲望强烈,但悲观绝望、焦躁易怒。

10. 心理-社会支持　离异,育有 1 女(未成年),其他父母等亲人无联系,独居,无稳定经济来源。

11. 护理风险　BADL 评分 45 分(B 级,部分生活自理,需要帮助),跌倒/坠床风险评分 7 分(高风险),Braden 压力性损伤评分 13 分(中风险),Padua 评分 5 分(高风险),NRS 2002 评分 5 分(有营养风险),非计划性拔管风险评分

25 分(高风险)。

12. 实验室检查结果 白细胞计数 $16.78 \times 10^9/L$,中性粒细胞百分比 97.70%,淋巴细胞百分比 0.70%,C 反应蛋白 75.9mg/L,血小板计数 $99 \times 10^9/L$,纤维蛋白原 5.71g/L,钠 127.5mmol/L,钾 3.41mmol/L,血红蛋白 75g/L,D-二聚体 11.78mg/L,血糖 6.3~7.5mmol/L。

13. 胸部影像学检查 双肺纹理增多、紊乱,可见多处片状高密度影;双上肺局部透光度不均匀。结合病史考虑:①双肺肺结核并双肺上叶多发空洞改变;②双侧胸腔少量积液可能。

(四) 护理诊断/问题

1. 气体交换受损 与肺部感染导致呼吸面积减少有关。

2. 清理呼吸道无效 与病人咳嗽能力弱、痰液黏稠、建立人工气道有关。

3. 营养失调:低于机体需要量 与食欲减退、疾病消耗增多有关。

4. 焦虑 与经济来源缺乏、社会支持不足、担心疾病预后有关。

5. 有皮肤完整性受损的危险 与病人营养不良、活动受限、长期卧床有关。

6. 潜在并发症:VTE、失用性肌肉萎缩。

(五) 科内护理病例讨论

2023 年 2 月 14 日针对病人的护理问题进行科内护理病例讨论。

1. 讨论问题 该病人肺结核病史 7 年,未接受规律治疗;早年离异,长期独居,缺少家庭关爱;同时病人还存在经济收入差、生活窘迫。目前该病人感染较重,呼吸衰竭,水、电解质代谢紊乱,后期治疗费用高,远期预后差。作为护士,我们如何整合资源,开展个性化的护理,协助控制病人病情、实现早日脱机从而缩短住院时间?

2. 讨论目的 制订个性化的护理计划,拟定早期康复方案。

3. 参与人员 护士长、责任组长、呼吸治疗师、责任护士。

4. 讨论意见

(1) 责任组长:①病人目前 BP (86~105)/(50~60)mmHg,HR120~140 次/min,三尖瓣存在轻、中度反流,说明病人存在右心后负荷过重,这与病人肺内空洞、结构破坏,肺血管受牵拉及部分肺泡代偿性膨胀导致肺动脉压力增高有关,可以考虑减少通气量以降低胸腔内压。②做好护理风险管理,避免造成病情加重;

严格落实"三管"管理及手卫生,预防呼吸机相关性肺炎及 VTE 的发生;病人存在拔管高风险,应进行有效镇痛并适当肢体约束,采用防拔管手套,气管插管固定采用寸带八字法固定 + 弹力胶布双重固定。③尽早开展肠内营养,确保正常代谢;先予滋养型喂养,避免造成机体负荷,并关注胃内残留量及耐受情况。④病人咳嗽反射正常,但因镇静及人工气道原因,存在排痰障碍,应在指导病人主动咳嗽的基础上进行浅吸引,并可改行振动筛孔雾化治疗,以保证气道通畅,控制肺内感染。

(2) 呼吸治疗师:病人目前原发病未得到控制,肺部感染重,呼吸支持需求仍较高,血流动力学不稳定,营养状况较差,不适合进行 SBT 试验。应从以下方面开展早期康复:①协助医生落实诊疗方案,控制原发病。②现病人浅镇静状态下 SBI 比较理想,可考虑在持续镇痛下下调镇静剂量,以利于病人配合呼吸训练。③病人现 PO$_2$ 85.2mmHg,PCO$_2$ 63.1mmHg,应降低 FiO$_2$,在保持 PO$_2$>60mmHg 的前提下,尽量控制 FiO$_2$ 低于 0.6。同时应考虑允许性高碳酸血症,虽然病人存在通气不足及氧弥散问题,但可暂不增加 PS 及 PEEP,以防胸腔压力过高引发右心衰竭。④适当延长机械通气压力上升时间,在病人平静时控制吸气流速在 40L/min 左右,利于气体在肺内均匀分布;白班时抬高病人床头至 45°,以利膈肌下沉,同时在降低镇静剂量后指导病人行腹式呼吸,并引导病人行呼吸控制,提升呼吸效率,从而降低胸腔压力、增加通气量。⑤为病人制订康复活动计划,使病人开展以被动活动为主、适当调至坐位状态的训练,根据耐受情况及病人动态状态增加主动全关节活动。

(3) 护士长:①病人基础情况差,病情尚未稳定,每次进行早期康复前应做好充分评估,同时严密监测血流动力学变化及呼吸功能情况,以防发生并发症,加重病情。②由呼吸治疗师为主导,明确列出病人早期康复措施,督导护理团队落实。③责任组长负责与临床营养科沟通,为病人争取性价比更高的营养制剂,减轻病人经济负担。④加强病人心理护理,做好疏导及安抚,可播放家庭成员录制的鼓励视频,争取探视机会。

(六) 护理措施

综合科内病例讨论意见制定护理措施。

1. 持续机械通气的护理　①调节吸气压力上升时间为 0.3 秒,FiO$_2$ 为 0.8,在同时保证病人 SpO$_2$>92% 的情况下,每次下调 FiO$_2$ 0.1。②当吸痰时机出现时,先鼓励病人或使用气管按压刺激病人咳嗽后再行气道内吸引,与医生建议申请每周2次支气管镜吸痰。③改雾化方式为振动筛孔雾化器雾化,雾化后常规行咳嗽刺激及吸痰,并监测每日雾化前后呼气峰流速以判定雾化效果。④监测病人胸廓动态顺应性及气道阻力情况,并根据科室《人工气道拔管评估清单》(见附录九)及《有创机械通气患者撤机拔管流程》每日行拔管撤机评估。

2. 密切关注病人感染指标,检测抗菌药物使用效果。

3. 营养护理 ①改管饲方式为幽门后喂养,与临床营养科共同制订病人营养计划,逐步增加肠内营养剂,3日内达到每日予肠内营养混悬液(TPF-FOS)1 500ml。②每日2次口腔护理;每日3次行足三里穴位按摩;增进病人食欲。③建议医生加用胃肠动力药。④监测胃肠功能及营养耐受情况。

4. 早期康复 ①调整病人体位,床头抬高45°,白班血流动力学稳定时调整卧位为床头抬高60°。②减少镇静药物泵入剂量,保持病人RASS评分0~-1分,直至停用镇静药物。③疏导病人情绪,保证足够的休息与睡眠。④指导病人行全关节主动活动及协助病人行肢体被动活动,每日3次,每次15分钟。⑤协助病人行胸廓扩张及呼吸控制,同时指导病人行深呼吸及膈式呼吸训练,每日3次,每次5分钟。

5. 护理风险管理 ①落实各项防压力性损伤基础护理措施,避免污物刺激皮肤,使用3M液体敷料保护肛周皮肤;高危部位用水胶体敷料覆盖保护。气管插管寸带固定处加用纱块,增加寸带受力面积,防止医疗器械相关性压力性损伤的发生。行温水擦浴、足浴等促进局部血运循环。②落实防VTE措施。抬高双下肢,予肢体气压治疗;观察下肢血运、感觉情况并监测双下肢周径;监测D-二聚体指标。

(七) 治疗方案调整

2023年2月25日,由于其他原因导致治疗方案无法继续落实,仅能为病人提供心电监护及维持基础生命支持的有创正压通气。此时病人病情趋于稳定但仍未脱离危险,并且病人自身求生欲极高;作为责任护士,我们开始思考结合该病人目前状况,怎样充分利用有限的资源让病人获得最佳的临床结局?

护士长、责任组长及责任护士运用SWOT分析法对病人目前的情况进行分析讨论后建议:病人虽然病情危重,重度营养不良伴内环境紊乱,但组织器官未出现不可逆的失代偿状态,且为壮年男性,依靠有效的治疗方案,病人自身的修复力,加上专科护士细致专业的护理,从调整病人机体内环境入手,应该可以改善病人的临床结局。

同时科室护理团队通过讨论明确了护理干预的方向和重点内容:①尽量保护并维持病人器官功能,防止并发症。②控制或减轻病人的肺部感染。③保证病人营养代谢平衡。④提升病人活动能力从而恢复病人信心。

针对以上护理方向和重点,科室护士长向护理部提出院内护理 MDT 讨论申请。

(八)全院护理病例讨论

1. 时间　2023 年 2 月 26 日。

2. 地点　科室示教室。

3. 参加人员　呼吸治疗师、营养专科护士、康复专科护士、重症专科护士、本片区护士长、科室护士长、管床医师、责任组长及责任护士。

4. 讨论意见

(1) 呼吸治疗师

1) 分析该病人 SBT 试验失败的原因:①原发病未治愈,肺部感染未完全控制(痰液量每日 30~40ml)。②氧合情况未改善,FiO_2 0.45,PO_2 81~90mmHg,OI 180~200mmHg。③病人肌肉力量和耐力均不足,出现胸腹矛盾呼吸,辅助呼吸肌过度活动,R 25 次/min,VTE 0.3L,浅快呼吸指数 83。④营养状态未改善。

2) 建议继续当前模式及参数通气,适当提高压力水平,以减轻病人做功,缓解呼吸肌疲劳。

3) 应用水化疗法,通过机体摄入足够的液体,使病人液体量增加,增加肺部血流,肺泡内和气道内黏液分泌增多,从而起到稀释痰液的作用。

4) 重新制订适合病人的营养支持方案,确保营养摄入充足。

(2) 营养专科护士意见

1) 由医生、护士及营养师成立综合管理小组共同制订营养计划。计算病人营养需要量,制订膳食表并为病人提供饮食。身高 185cm,体重 40kg,BMI=11.7kg/m^2,能量目标摄入量 = 实际体重 × (25~30) kcal/(kg·d)=1 000~1 200kcal/d;蛋白质目标摄入量 = 实际体重 × (1.2~1.5) g/(kg·d)=(48~60) g/(kg·d);同时由于病人 PCO_2 偏高,宜减少碳水化合物摄入。

2）病人目前不能获取肠内营养剂,可考虑行气管切开后恢复经口进食。与营养食堂沟通提供营养餐,保证每日增加 25% 的能量,直至达到目标摄入量或稍高于目标摄入量。

3）监测血糖,预防代谢紊乱或耐受性差引起低血糖发生。

（3）康复治疗专科护士意见

1）继续当前肺康复,在此基础上增加呼气末震颤,促使痰液移至大气道。

2）在落实病人营养方案、保障病人营养支持后,增加病人床上无支撑坐位训练及下床坐位,根据病人耐受情况,在保障病人安全的前提下由床上坐位锻炼逐步过渡到床旁站立甚至病房内活动。

3）评估病人目前的生理和心理状态,为病人制订肢体康复训练计划（详见附录十）。

（4）重症专科护士意见

1）严格落实防 VAP 集束化管理措施,建议医生尽早行气管切开置管。

2）做好气道管理,加强叩背排痰,并保证气道湿化合理。

3）精细化液体管理,保证出入量平衡。

4）保持各管路固定及通畅,防止感染;合理延长各管道的使用时长,减少病人经济支出。

5）基础护理措施落实到位,增加病人舒适度,落实人文关怀。

（九）护理措施

1. 提升通气效率、促进氧气弥散、保护膈肌功能 ①行膈肌保护性通气、指导病人行呼吸控制加呼气末震颤,每日 3 次,每次 10 分钟。②协助病人无支撑床边坐位,情况允许下离床坐位,以利于膈肌下沉,增加肺活量,训练时提高 FiO_2 至 0.6,以防病人缺氧。③督促病人行床上肢体运动,每日 2 次,每次 10 分钟,视情况增加负重训练（负重拉皮筋）。④加用吸气训练器进行吸气训练,每日 2 次,每次 10 组。

2. 保持气道通畅,控制肺内感染 ①精细化液体管理,合理分配经肠道摄入温水量,确保气道湿化满意。②使用伺服控制型湿化器。③指导病人进行有效咳嗽及排痰训练。④加用 Acapella 进行气道内震颤及呼气训练。

3. 制订个性化的营养护理方案,改善营养状况 ①经与医生沟通,于 2023 年 2 月 27 日行气管切开置管术。②应用冰棉签刺激法开展吞咽功能训练,恢复病人气道保护能力及吞咽功能。③为病人制订营养餐,鼓励病人经口进食,同时配合匀浆膳鼻饲,保证能量摄入。④指导病人行床上抬臀运动,适当增加病人活动量,促进胃肠蠕动。

4. 加强心理支持,减轻病人焦虑 ①鼓励病人参与制订营养及康复计划,增加病人信心。②协助病人建立正常作息规律,夜间休息时避免灯光直射病人,保证病人睡眠质量。③通过收音机、电视、手机等,让病人保持外界信息的获取,减少焦虑情绪。

(十) 护理效果评价

1. 气体交换效率提升 ①吸气峰流速由 32L/min 提高至 46L/min。②通过呼吸机 P-V 环发现:在相同压力下病人的潮气量由 200ml 上升到 300ml。③$P_{0.1}$ 逐步下降,由 4.9 下降至 1.8,浅快呼吸指数维持在 40~60 的较为理想数值间。

2. 氧合情况改善 病人 PCO_2 42.8~48.7mmHg,PO_2 波动于 88~90.9mmHg,FiO_2 0.35~0.45,OI 200~250mmHg。

3. 肺部感染有所控制 白细胞及中性粒细胞数量下降、CT 提示病人双肺病灶较前吸收。

4. 病人气道廓清能力增强、气道通畅 ①病人半定量咳嗽评分 4 分,能自行将痰液咳至气管切开连接处。②双肺听诊湿啰音减少。

5. 营养状况较前改善 病人能自行经口进食,每餐量约为 200g,白蛋白及血红蛋白指标上升。

(十一) 总结体会

肺结核作为一种慢性消耗性疾病,如通过早期、联合、适量、规律、全程的规范治疗,大部分病人可治愈。但临床常见病人因多种原因,未能得到及时、规范救治,最终发展为重症结核病的情况,给治疗和护理带来很大的难度。在工作中,我们深深体会到,重症结核病病人若想达到良好的诊疗护理效果,常需要通过循证实践并开展多学科紧密合作,共同管理病人。

另外,重症结核病病人既面临着疾病的严重威胁,又承受巨大的经济压力,迫切需要来自家庭社会的情感和经济支持。然而由于诸多客观原因,往往使得病人的社会及家庭支持中断,从而错失疾病治疗的最佳转折点。作为护理人员,应从病人的实际情况出发,以个案管理的思维,整合病人可用的资源,充分发挥护理的专业作用与力量,为病人制订个性化的、切实可行的护理方案,解决病人困境、改善其生存质量及最终临床结局。

　　本案例中,该病人由于早期治疗不规范,后期社会支持的中断,使其陷入无法正常接受治疗的状态。该护理团队一方面通过实时护理查房,及时厘清病人护理重点与思路,明确护理干预目标及措施,并通过组织护理多学科讨论,制订适合病人情况的、行之有效的护理方案,及时阻止了病情的进一步恶化,改善病人预后及生存质量;另一方面,全院护理病例讨论也拓展了护士的专业知识,有效发挥了专科护士的作用,提升了护士评判性思维与循证护理能力,更重要的是体现了护理工作的人文精神与职业温度。

（罗蓝　余翠英　罗莉　魏冉　温敏）

附　录

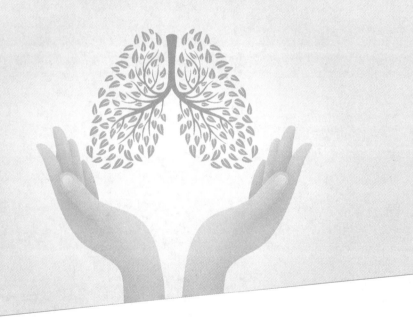

附录一　社会支持评定量表

指导语:下面的问题用于反映您在社会中所获得的支持,请按各个问题的具体要求,根据您的实际情况写。谢谢您的合作。

1. 您有多少关系密切,可以得到支持和帮助的朋友(只选一项)

　　A. 1位也没有

　　B. 1~2位

　　C. 3~5位

　　D. 6位或6位以上

2. 近一年来您(只选一项)

　　A. 远离家人,且独居一室

　　B. 住处经常变动,多数时间和陌生人住在一起

　　C. 和同学、同事或朋友住在一起

　　D. 和家人住在一起

3. 您与邻居(只选一项)

　　A. 相互之间从不关心,只是点头之交

　　B. 遇到困难可能稍微关心

　　C. 有些邻居很关心您

　　D. 大多数邻居都很关心您

4. 您与同事(只选一项)

　　A. 相互之间从不关心,只是点头之交

　　B. 遇到困难可能稍微关心

　　C. 有些同事很关心您

　　D. 大多数同事都很关心您

5. 从不同家庭成员得到的支持和照顾(在无、极少、一般、全力支持四个选项中,选择合适选项)。

　　Ⅰ. 夫妻(恋人)

　　A. 无　　　　　　　　　　B. 极少

　　C. 一般　　　　　　　　　D. 全力支持

Ⅱ. 父母

　　A. 无　　　　　B. 极少　　　　　C. 一般　　　　　D. 全力支持

Ⅲ. 儿女

　　A. 无　　　　　B. 极少　　　　　C. 一般　　　　　D. 全力支持

Ⅳ. 兄弟姐妹

　　A. 无　　　　　B. 极少　　　　　C. 一般　　　　　D. 全力支持

Ⅴ. 其他成员（如嫂子）

　　A. 无　　　　　B. 极少　　　　　C. 一般　　　　　D. 全力支持

6. 过去，在您遇到急难情况时，曾经得到的经济支持和解决实际问题的帮助的来源有

（1）无任何来源。

（2）下列来源（可选多项）

　　A. 配偶；B. 其他家人；C. 亲戚；D. 朋友；E. 同事；F. 工作单位；G. 党团工会等官方或半官方组织；H. 社会团体等非官方组织；I. 其他（请列出）。

7. 过去，在您遇到急难情况时，曾经得到的安慰和关心的来源

（1）无任何来源。

（2）下列来源（可选多项）

　　A. 配偶；B. 其他家人；C. 朋友；D. 亲戚；E. 同事；F. 工作单位；G. 党团工会等官方或半官方组织；H. 社会团体等非官方组织；I. 其他（请列出）。

8. 您遇到烦恼时的倾诉方式（只选一项）

　　A. 从不向任何人诉述

　　B. 只向关系极为密切的 1~2 个人诉述

　　C. 如果朋友主动询问您会说出来

　　D. 主动叙述自己的烦恼，以获得支持和理解

9. 您遇到烦恼时的求助方式（只选一项）

　　A. 只靠自己，不接受别人帮助

　　B. 很少请求别人帮助

　　C. 有时请求别人帮助

　　D. 有困难时经常向家人、亲友、组织求援

10. 对于团体(如党团组织、工会、学生会等)组织活动,您的参与频次(只选一项)

　　A. 从不参加　　　　　　　B. 偶尔参加

　　C. 经常参加　　　　　　　D. 主动参加并积极活动

　　注:第1~4、8~10条目为单项选择,每个条目有4个选项,依次计分为1、2、3、4分;第5条目包括5个子条目,每个子条目有"无"到"全力支持"4个选项,依次计分为1、2、3、4分,累计5个子条目的总分;第6、第7条目,若选择"无任何来源"计0分,选择"下列来源"者,有几个来源就计几分。

附录二　营养风险筛查 2002（NRS 2002）

第一步：预筛查

	筛查问题	是	否
1	BMI<20.5kg/m^2？		
2	病人在最近 3 个月内是否有体重减轻？		
3	病人在最近 1 周内是否有膳食摄入减少？		
4	病人的病情是否严重（如正在进行强化治疗）？		

如以上任何一个问题的回答为"是"，进行第二步筛查。

如每个问题的回答都为"否"，病人在以后每周进行一次预筛查。

如病人准备进行大手术，应进行预防性营养干预计划，这样可减少营养不良的风险。

第二步：正式筛查

营养状况		疾病状况（营养素需要变化）	
正常 0 分	营养状况正常	0 分	营养素需要量和正常人一样
轻度 1 分	3 个月内体重减轻>5%；或在上周膳食摄入量减少 25%~50%+ 一般状况受损	1 分	骨盆骨折* 合并急性并发症的慢性疾病，如肝硬化*、慢性阻塞性疾病* **血液透析、糖尿病、肿瘤**
中度 2 分	2 个月内体重减轻>5%；或 BMI 为 18.5~20.5kg/m^2；或上周膳食摄入为正常摄入量的 25%~50%+ 一般状况受损	2 分	胃部外科大手术* 卒中* **严重肺炎、恶性贫血**

续表

营养状况			疾病状况（营养素需要变化）	
严重 3分	1个月内体重减轻>5%（3个月内体重减轻>15%）；或BMI<18.5kg/m² ；或上周膳食摄入为正常摄入量的0%~25%		3分	头部损伤* 骨髓移植* 重症监护病人［急性生理与慢性健康评分（acute physiology and chronic health evaluation，APACHE）>10］
营养状况 得分			疾病状况 得分	

年龄得分（年龄≥70岁：1分；年龄<70岁：0分）

总分（营养状况得分 + 疾病状况得分 + 年龄得分）

（1）总分≥3分：病人有营养不良的风险，应进行营养干预。

（2）总分<3分：病人每周进行1次上述营养筛查。如病人准备进行大手术，应进行预防性营养干预计划，这样可以减少营养不良的风险

注：1. NRS 2002的制订依据现有的随机临床试验。

2. * 表明确诊的病人可直接归为此类。

3. 加粗字体的病例按照下面介绍的标准进行归类。

疾病严重程度标准：

1分 ：病人患有慢性疾病，因并发症而住院，病人身体虚弱但可以定时下床活动。病人对蛋白质的需要量增加，但对于大多数病例通过正常膳食或口服营养素补充剂就可以满足需要。

2分 ：病人卧床休息，如胃部外科大手术。病人对蛋白质的需要量增加，一些病例必须通过人工喂养才能满足需要。

3分 ：重症监护病人，如使用呼吸机病人，病人对蛋白质的需要量增加，并且通过人工喂养也不能满足需要。蛋白质分解和氮丢失显著减少。

附录三　儿科营养风险筛查评估表

姓名:＿＿＿＿　性别:＿＿＿＿　年龄:＿＿＿＿　床号:＿＿＿＿　诊断:＿＿＿＿　住院号:＿＿＿＿

日期	身高/cm	体重/kg	BMI/(kg·m⁻²)	疾病情况			饮食情况			总分	签名	复核者签名
				蛋白质需要量正常或轻度增加可通过食欲可以满足	蛋白质需要量中度增加;大多数病人通过饮食得到恢复	蛋白质需要量重度增加;通过营养支持部分外可能使蛋白质分解或氮气丢失或减少	否	减少≤50%	减少>50%			
				0	1	2	0	1	2			

注:

1. 评估时机　入院或转入时;患儿禁食、禁水3天及以上时;患儿行大手术(开腔)后3天及以上者。

2. 疾病情况评估

(1) 0分(不存在风险)常见于门诊手术者、营养调查时。

(2) 1分(可能存在风险)常见于:患儿存在饮食行为问题者、胃食管反流、先天性心脏病、小手术、脑瘫、神经肌肉痛、唇裂和腭裂、精神病、腹腔疾病、呼吸道合胞病毒、糖尿病、支气管肺炎、中度营养不良、急性腹泻病、单一的食物不耐受等情况。

(3) 2分(肯定存在风险)常见于:肠衰竭/顽固性腹泻、烧伤及严重创伤、克罗恩病、囊性纤维化、肝脏疾病、重症肺炎、苦兰-巴雷综合征、急性胰腺炎、大手术、多种食物过敏/不耐受、积极治疗中的肿瘤、肾衰/肾病、骨髓移植、早产儿、难治性癫痫、NEC、重度营养不良等情况。

3. 总分 = 疾病情况得分 + 饮食情况得分 +WFA/BMI 得分。

(1) WFA:年龄别体重,儿童体重实测值与同年龄同性别儿童体重中位数之间的差值和同年龄同性别参考儿童体重标准差相比,所得比值就是年龄别体重。

(2) <5岁患儿应用WFA;≥5岁患儿应用BMI。

(3) BMI计算公式:体重(kg)/身高(cm)]²。

附录四　日常生活活动能力量表(BI)

姓名:_____　性别:_____　年龄:_____　床号:_____　诊断:_____　住院号:_____

项目	评分标准				评估日期				
日常活动项目	独立	部分独立或需要部分帮助	需要很大帮助	完全依赖					
进餐	10	5	0						
洗澡	5	0							
修饰(洗脸、刷牙、刮脸、梳头)	5	0							
穿衣(包括系鞋带等)	10	5	0						
可控制大便	10	5(每周少于1次失控)	0(失控)						
可控制小便	10	5(每24h少于1次失控)	0(失控)						
用厕(包括擦净、整理衣裤、冲水)	10	5	0						
床旁椅转移	15	10	5	0					
平地行走45m	15	10	5	0					
上下楼梯	10	5	0						
总得分:									
评估人:									

注:1.<3岁,无须评估;≥3岁,由责任护士完成新入院病人首次评估(入院2小时内完成)。

2. 将病情和自理能力共同作为判断病人护理级别的依据。≥19分,重度依赖,完全需要他人照护(特级或Ⅰ级护理);9~18分,中度依赖,大部分需他人照护(Ⅱ级护理);4~8分,轻度依赖,少部分需他人照护(Ⅲ级护理);0~3分,无需依赖,可自理。

附录五　Morisky 服药依从性问卷(MMAS-8)

(1) 您是否有时忘记服药　　　　　　　　　　　　　　　　　　　是☐　否☐

(2) 在过去的 2 周内,是否有 1 天或几天您忘记服药?　　　　　　是☐　否☐

(3) 治疗期间,当您觉得症状加重或出现其他症状时,您是否未告知医生而自行减少药量或停止服药?　　　　　　　　　　　　　　　　　　　　　　　　是☐　否☐

(4) 当您外出旅行或长时间离家时,是否有时忘记随身携带药物?　　是☐　否☐

(5) 昨天您服药了吗?　　　　　　　　　　　　　　　　　　　　　是☐　否☐

(6) 当您觉得自己的肿瘤已经得到控制时,您是否停止过服药?　　是☐　否☐

(7) 您是否觉得要坚持治疗计划有困难?　　　　　　　　　　　　是☐　否☐

(8) 您觉得要记住按时按量服药很难吗?

　　　　　　　　从不☐　　偶尔☐　　有时☐　　经常☐　　所有时间☐

注:1~7 题的备选答案为"是""否",答"是"记 0 分、"否"记 1 分;其中第 5 题反向计分;第 8 题备选答案为"从不""偶尔""有时""经常""所有时间",分别记 1 分、0.75 分、0.50 分、0.25 分和 0 分。量表满分为 8 分,得分<6 分为依从性差,得分 6~<8 分为依从性中等,得分 8 分为依从性好。

附录六　APGAR 家庭功能问卷

　　填写下列问题,您就能对您的家庭有更好的了解,如果您对您的家庭或者本项目还有其他的补充,请写在补充说明处。"家庭"是指平常和您住在一起的成员,如果您是一个人居住,请将目前与您最密切的人当作您的家人。

专业:＿＿＿＿＿＿＿　　　　性别:＿＿＿＿＿＿＿　　　　籍贯:＿＿＿＿＿＿＿

问题	经常这样	有时这样	几乎很少
1. 当我遇到问题时,可以向家人得到满意的帮助,补充说明	☐	☐	☐
2. 我很满意家人与我讨论各种事情以及分担问题的方式,补充说明	☐	☐	☐
3. 希望从事新的活动或发展时家人都能接受且给予支持,补充说明	☐	☐	☐
4. 我很满意家人对我表达感情的方式以及对我的情绪的反应,补充说明	☐	☐	☐
5. 我很满意家人与我共度时光的方式,补充说明	☐	☐	☐

　　注:每个问题都有 3 个答案供选择,若答"经常这样"得 2 分,"有时这样"得 1 分,"几乎很少"得 0 分。总分为 7~10 分,表示家庭功能良好,4~6 分表示家庭功能中度障碍,0~3 分表示家庭功能严重障碍。

附录七 肺结核病人随访服务记录表

姓名：_____ 编号□□□-□□□□□

随访时间	年 月 日	年 月 日	年 月 日	年 月 日
治疗月程	第 月	第 月	第 月	第 月
督导人员	□医生 □家属 □自服药 □其他	□医生 □家属 □自服药 □其他	□医生 □家属 □自服药 □其他	□医生 □家属 □自服药 □其他
随访方式	□门诊 □家庭 □电话	□门诊 □家庭 □电话	□门诊 □家庭 □电话	□门诊 □家庭 □电话
症状及体征： 0-没有症状 1-咳嗽咳痰 2-低热盗汗 3-咯血或血痰 4-胸痛消瘦 5-恶心、食欲缺乏 6-关节疼痛 7-头痛失眠 8-视物模糊 9-皮肤瘙痒、皮疹 10-耳鸣、听力下降	□/□/□/□/ □/□/□ 其他	□/□/□/□/ □/□/□ 其他	□/□/□/□/ □/□/□ 其他	□/□/□/□/ □/□/□ 其他
生活方式指导 — 吸烟/(支·d⁻¹)				
生活方式指导 — 饮酒/(ml·d⁻¹)				

续表

用药	化疗方案				
	用法	□每日　□间歇	□每日　□间歇	□每日　□间歇	□每日　□间歇
	药品剂型	□固定剂量复合制剂 □散装药 □板式组合药 □注射剂	□固定剂量复合制剂 □散装药 □板式组合药 □注射剂	□固定剂量复合制剂 □散装药 □板式组合药 □注射剂	□固定剂量复合制剂 □散装药 □板式组合药 □注射剂
	漏服药次数	次	次	次	次
药物不良反应		□无　□有	□无　□有	□无　□有	□无　□有
并发症或合并症		□无　□有	□无　□有	□无　□有	□无　□有
转诊	科别				
	原因				
	2周内随访，随访结果				
处理意见					
下次随访时间					
随访医生					
停止治疗及原因	1. 出现停止治疗时间　　　　　　　　　　　　年　月　日 2. 停止治疗原因：□完成疗程　　□死亡　　□丢失 　　□转入耐多药治疗				
全程管理情况	应访视病人＿＿次，实际访视＿＿次；病人在疗程中，应服药＿＿次，实际服药＿＿次，服药率＿＿％ 评估医生签名：				

附录八　危重症营养风险评分（NUTRIC）

内容	范围	评分
年龄/岁	<50	0
	50~75	1
	>75	2
APACHE Ⅱ 评分	<15	0
	15~19	1
	20~27	2
	≥28	3
SOFA 评分	<6	0
	6~9	1
	≥10	2
合并症/个	0~1	0
	≥2	1
入住 ICU 前住院时间/d	0~1	0
	>1	1
IL-6/(ng·L^{-1})	<400	0
	≥400	1

注:APACHE Ⅱ-急性生理和慢性健康状况评分;SOFA-序贯器官功能衰竭评分;ICU-重症监护病房;IL-6-白细胞介素-6;NUTRIC 评分≥6分,存在高营养风险。

附录九 人工气道拔管评估清单

评估项目	主要内容
撤机筛查	主观标准:①未出现呼吸功增加的体征,如胸腹矛盾运动、辅助呼吸肌过度活动等;②未出现其他呼吸窘迫的体征,如大汗、焦虑、烦躁;③病因好转或去除
	客观标准:①$SaO_2 \geqslant 90\%$ 或 $PaO_2 \geqslant 60mmHg$($FiO_2 < 0.4$)或 $OI > 150mmHg$;②$PaCO_2$ 升高 $< 10mmHg$ 或 pH 降低 $\leqslant 0.10$;③$R \leqslant 35$ 次/min;④稳定的血流动力学,$HR \leqslant 140$ 次/min 或基础值增加 $\leqslant 20\%$,血压稳定,不需要血管活性药物
自主呼吸能力评估	①浅快呼吸指数;②自主呼吸试验;③$P_{0.1}$ 监测
气道开放程度评估	①气囊漏气试验;②气道超声
气道保护能力评估	①咳嗽能力;②吞咽功能

附录十　机械通气病人肢体功能锻炼表

床号＿＿＿＿　姓名＿＿＿＿　性别＿＿＿＿　病例号＿＿＿＿　诊断＿＿＿＿　日期＿＿＿＿

□主动　　　　　　　□被动

	日　期							
	开始时间							
上肢运动	屈小臂/伸小臂							
	肩关节外展/肩关节内收							
	前臂向上/前臂向前							
	直腿抬高/直腿外展							
	抗阻运动（皮筋操）							
下肢运动	桥式运动							
	踝泵运动							
	踩单车/min							
	抗阻运动（皮筋操）							
体位	坐位							
	站位							
	行走							
呼吸肌功能锻炼	MODE							
	压力支持							
	持续时间							
	VT							
	MV							
有无主观感觉不适								
精神状态是否恶化								
是否出汗								
护士签字								

参考文献

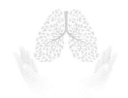

［1］中国疾病预防控制中心结核病预防控制中心.中国结核病防治工作技术指南［M］.北京：
人民卫生出版社,2021.

［2］唐神结,高文.临床结核病学［M］.2版.北京：人民卫生出版社,2019.

［3］刘剑君,王黎霞.现代结核病学［M］.北京：人民卫生出版社,2022.

［4］尤黎明,吴瑛.内科护理学［M］.7版.北京：人民卫生出版社,2022.

［5］迟家敏.实用糖尿病学［M］.4版.北京：人民卫生出版社,2015.

［6］邵肖梅,叶鸿瑁,丘小汕.实用新生儿学［M］.5版.北京：人民卫生出版社,2019.

［7］彭南海,黄迎春.肠外与肠内营养护理学［M］.南京：东南大学出版社,2016.

［8］徐桂华,马秋平.中医临床护理学(中医特色)［M］.3版.北京：人民卫生出版社,2023.

［9］FRIEDMAN LN, DEDICOAT M, DAVIES PD. 临床结核病学［M］.6版.卢水华,译.
北京：北京大学医学出版社,2024.

［10］邓国防,卢洪洲.高危人群结核病［M］.北京：人民卫生出版社,2024.

［11］中国抗癌协会肿瘤营养与支持治疗专业委员会.中国肿瘤营养治疗指南［M］.北京：
人民卫生出版社,2015.

［12］中华医学会结核病学分会结核性脑膜炎专业委员会.2019中国中枢神经系统结核病
诊疗指南［J］.中华传染病杂志,2020,38(7):400-408.

［13］中国防痨协会.耐药结核病化学治疗指南(2019年简版)［J］.中国防痨杂志,2019,41
(10):1025-1073.

［14］龚贝贝,米元元,韦彩云,等.肺结核患者规范化痰标本采集的最佳证据总结［J］.中华

护理杂志,2021,56(8):1229-1235.

[15] 姜晓颖,姜世闻,高孟秋,等.活动性肺结核患者居家治疗感染控制的意见和建议[J].中国防痨杂志,2019,41(9):920-925.

[16] 周倩茹,王玲华.耐多药结核病患者抑郁倾向相关因素研究进展[J].中国防痨杂志,2022,44(2):197-202.

[17] 中华医学会结核病学分会重症专业委员会.结核病营养治疗专家共识[J].中华结核和呼吸杂志,2020,43(1):17-26.

[18] 付亮,邓国防.泌尿系统结核诊断研究进展[J].结核病与肺部健康杂志,2018,7(4):317-322.

[19] 中华医学会结核病学分会.抗结核药物性肝损伤诊治指南(2019年版)[J].中华结核和呼吸杂志,2019,42(5):343-356.

[20] 黄迅悟,李超.关节结核与耐药诊断专家共识[J].中国矫形外科杂志,2020,28(12):1057-1062.

[21] 秦世炳.加速康复外科理念在骨结核外科中的应用前景[J].中国防痨杂志,2021,43(5):425-426.

[22] 陈洋,李卓,焦媚,等.加速康复外科理念下的营养管理在围手术期脊柱结核患者中的价值[J].中国防痨杂志,2022,44(6):549-554.

[23] 中国防痨协会骨结核专业分会,《中国防痨杂志》编辑委员会.加速康复外科理念在脊柱结核外科中应用的专家共识[J].中国防痨杂志,2023,45(3):225-234.

[24] 中华医学会感染病学分会艾滋病丙型肝炎学组,中国疾病预防控制中心.中国艾滋病诊疗指南(2021年版)[J].中国艾滋病性病,2021,27(11):1182-1201.

[25] 乐晓琴,陈军,沈银忠,等.结核分枝杆菌/利福平耐药实时荧光定量核酸扩增检测技术诊断艾滋病患者肺结核的临床应用评价[J].中华传染病杂志,2021,39(1):21-24.

[26] 张珍,杨学刚,孟娟,等.Tspot.TB在艾滋病合并肺结核感染诊断中的应用[J].中国艾滋病性病,2020,26(4):432-433.

[27] 谢祎,孙昕.结核病与艾滋病双重感染的流行现状与研究进展[J].中华医院感染学杂志,2019,29(19):3036-3040.

[28] 中华医学会结核病学分会.慢性肾脏病合并结核病的治疗专家共识(2022版)[J].中华结核和呼吸杂志,2022,45(10):996-1008.

[29] 中华医学会外科学分会,中华医学会麻醉学分会.中国加速康复外科临床实践指南(2021版)[J].中国实用外科杂志,2021,41(09):961-992.

[30] 陈燕琴,高微微.妊娠合并结核病的治疗进展[J].中华结核和呼吸杂志,2021,44(5):413-416.

[31] 潘晓鸥,陈文忠.结核病与精神障碍共病的相关因素浅探[J].中华临床医师杂志,

2016,10(13):2005-2009.

[32] 张晓林,李锋.肺结核致呼吸衰竭研究进展[J].结核与肺部疾病杂志,2022,3(4): 320-324.

[33] 中华医学会呼吸病学分会哮喘学组.咳嗽的诊断与治疗指南(2021)[J].中华结核和呼吸杂志,2022,45(1):13-46.

[34] 中华医学会重症医学分会重症呼吸学组.急性呼吸窘迫综合征患者俯卧位通气治疗规范化流程[J].中华内科杂志,2020,59(10):781-787.

[35] 中华医学会肠外肠内营养学分会.成人口服营养补充专家共识[J].中华胃肠外科杂志,2017,20(4):361-365.

[36] 黄连飘,农晓妮,王柳宁,等.中枢神经系统结核病 Ommaya 储液囊植入术的护理观察[J].名医,2022(4):105-107.

[37] 中国医院协会血液净化中心管理分会专家组.中国成人慢性肾脏病合并结核病管理专家共识[J].中国血液净化,2016,15(11):577-586.

[38] 中国医药教育协会乳腺癌个案管理师分会.中国乳腺癌个案管理模式专家共识[J].中华医学杂志,2020,100(7):493-497.

[39] 王倩云,厉春林,张雅芝,等.护士个案管理师角色体验的质性研究 Meta 整合[J].军事护理,2022,39(7):79-82.

[40] 王晴文,朱爱芳,郭兵妹,等.炎症性肠病患者营养护理质量评价指标的构建[J].中华护理杂志,2020,55(03):410-415.

[41] 岳晓红,杜翔宇,徐甜甜,等.营养专科护士主导的多学科管理方案对血液透析高磷血症患者的影响[J].护士进修杂志,2021,36(14):1327-1331.

[42] 田君叶,张佩英,丁炎明.我国伤口造口失禁专科护士工作现状调查[J].中华现代护理杂志,2021,27(6):747-753.

[43] 汪洁,裴丽燕,芦亚男,等.基于证据临床应用的多学科协作加速康复外科模式在肝切除患者护理中的应用[J].中华现代护理杂志,2021,27(14):1883-1888.

[44] 景雪冰,王硕,韩庆坤,等.多学科协作模式在临床护理实践教学中的应用与展望[J].中华医学教育杂志,2022,42(7):651-655.

[45] 罗丽敏,禹继敏,凌莉萍,等.基于多学科协作的内瘘专项小组护理模式在动静脉内瘘假性动脉瘤患者中的应用[J].中华现代护理杂志,2022,28(4):521-525.

[46] BAGCCHI S. WHO's Global Tuberculosis Report 2022 [J]. Lancet Microbe,2023,4(1):e20.

[47] RYO K, YUKO S, TOMONORI I. Severe acute atelectasis caused by complete obstruction of left main stem bronchus associated with granulomatosis with polyangiitis [J]. The Journal of rheumatology, 2020, 47(8):1293-1294.

[48] TAKUYA H, TSUYOSHI T, HONOKA H, et al. Effect of positioning and expiratory

rib-cage compression on atelectasis in a patient who required prolonged mechanical ventilation:a case report〔J〕. Journal of Medical Case Reports, 2022, 16(1):265.

〔49〕WORLD HEALTH ORGANIZATION. WHO consolidated guidelines on tuberculosis: Module 1 :diagnosis-Tuberculosis preventive treatment〔M〕. Geneva:World Health Organization:2020.

〔50〕WORLD HEALTH ORGANIZATION. WHO consolidated guidelines on tuberculosis: module 4 :treatment-drug-resistant tuberculosis treatment〔M〕. Geneva:World Health Organization, 2022.

〔51〕WORLD HEALTH ORGANIZATION. Global tuberculosis report 2020〔M〕. Geneva: World Health Organization, 2020.

〔52〕TAL R,LAWAL T,GRANGER E,et al. Genital tuberculosis screening at an academic fertility center in the United States〔J〕. Am J Obstet Gynecol,2020,223(5):e1-e10.

〔53〕LIN Y, HARRIES A D, KUMAR A M V, et al. Management of diabetes-tuberculosis: a guide to the essential practice〔M〕. Paris:International Union Against Tuberculosis and Lung Disease, 2019.

〔54〕SNIJDER J, PERAZA J, PADILLA M, et al. Pulmonary fibrosis:a disease of alveolar collapse and collagen deposition〔J〕. Expert Rev Respir Med, 2019, 7(13):615-619.

〔55〕BACHMANN M C, CRUCES P, DÍAZ F, et al. Spontaneous breathing promotes lung injury in an experimental model of alveolar collapse〔J〕. Scientific Reports, 2022, 12(1):12648.

〔56〕WORLD HEALTH ORGANIZATION. Framework for collaborative action on tuberculosis and comorbidities〔M〕. Geneva:World Health Organization, 2022.

〔57〕WANG J, WANG Y, WANG T, et al. Is extracorporeal membrane oxygenation the standard care for acute respiratory distress syndrome:a systematic review and meta-analysis 〔J〕. Heart Lung and Circulation, 2021,30(5):631-641.

〔58〕SELBY P, POPESCU R, LAWLER M, et al. The value and future developments of multidisciplinary team cancer care〔J〕. Am Soc Clin Oncol Educ Book, 2019, 39 : 332-340.

〔59〕WORLD HEALTH ORGANIZATION. Companion handbook to the WHO guidelines for the programmatic management of drug-resistant tuberculosis〔M〕. Geneva:World Health Organization, 2014.

〔60〕WORLD HEALTH ORGANIZATION. WHO operational handbook on tuberculosis: module 3 :diagnosis:rapid diagnostics for tuberculosis detection〔M〕. 3rd ed. Geneva: World Health Organization, 2022.

32枪

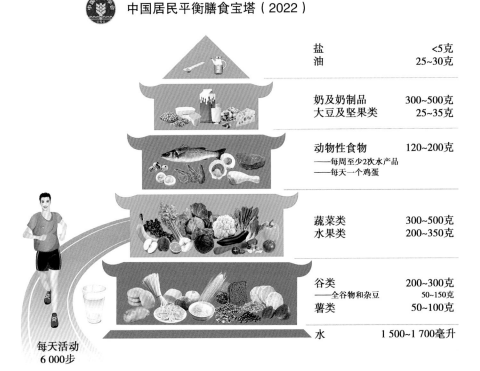

彩图 6-7-1　中国居民平衡膳食宝塔（2022）

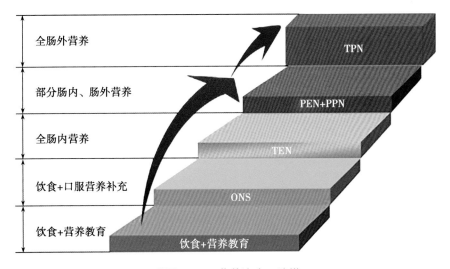

彩图 6-7-2　营养治疗五阶梯